U0225195

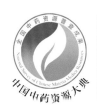

国家出版基金项目
NATIONAL PUBLICATION FOUNDATION

全国中药资源普查系列
中国中药资源大典
Natonal Survey of Chinese Materia Medica Resources

"十三五"国家重点图书出版规划项目
国家新闻出版改革发展项目
国家出版基金项目
中央本级重大增减支项目
科技基础性工作专项
全国中药资源普查项目

# 中国冷背药材

## 清源图鉴

### 第一册

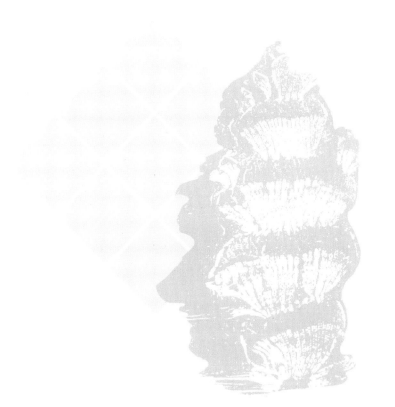

主编　彭华胜　　黄璐琦
　　　彭代银　　谢　晋

海峡出版发行集团
THE STRAITS PUBLISHING & DISTRIBUTING GROUP
福建科学技术出版社

图书在版编目（CIP）数据

中国冷背药材清源图鉴 / 彭华胜等主编. —
福州：福建科学技术出版社，2018.11
（中国中药资源大典）
ISBN 978-7-5335-5771-3

Ⅰ.①中… Ⅱ.①彭… Ⅲ.①药用植物—中
国—图谱 Ⅳ.①R282.71-64

中国版本图书馆CIP数据核字（2018）第292943号

| | | |
|---|---|---|
| 书　　名 | 中国冷背药材清源图鉴 | |
| | 中国中药资源大典 | |
| 主　　编 | 彭华胜　黄璐琦　彭代银　谢晋 | |
| 出版发行 | 福建科学技术出版社 | |
| 社　　址 | 福州市东水路76号（邮编350001） | |
| 网　　址 | www.fjstp.com | |
| 经　　销 | 福建新华发行（集团）有限责任公司 | |
| 印　　刷 | 中华商务联合印刷（广东）有限公司 | |
| 开　　本 | 889毫米×1194毫米　1 / 16 | |
| 印　　张 | 82 | |
| 图　　文 | 1278码 | |
| 版　　次 | 2018年11月第1版 | |
| 印　　次 | 2018年11月第1次印刷 | |
| 书　　号 | ISBN 978-7-5335-5771-3 | |
| 定　　价 | 980.00元（全二册） | |

书中如有印装质量问题，可直接向本社调换

# 编委会

BIANWEIHUI

| | |
|---|---|
| **主　编** | 彭华胜　黄璐琦　彭代银　谢　晋 |
| **副主编** | 程铭恩　赵玉姣　产清云 |
| **编　委** | （按姓氏笔画排序） |
| | 刘　浩　刘鹤龄　产清云　赵玉姣 |
| | 黄天慈　黄璐琦　彭代银　彭华胜 |
| | 程铭恩　储姗姗　谢　晋 |

# 凡例

F A N L I

本书共收录 851 种冷背药材。其中根及根状茎类 129 种，茎木类 33 种，皮类 16 种，叶类 40 种，花类 72 种，果实及种子类 183 种，全草类 210 种，菌藻地衣树脂及其他类 18 种，动物药类 117 种，矿物药类 33 种。

1. 每种冷背药材收载的主要内容有：

（1）药材名：首先参考《中华人民共和国药典》（简称《中国药典》），药典未收录者则参考《中药大辞典》《全国中草药汇编》《中华本草》等有关书籍，并结合药材市场历来沿用的药材商品名等确定。

（2）别名：收录药材市场常见别名，一般 2~5 个。

（3）来源：包括动植物的科名、学名及药用部位。

（4）溯源：对该药材的本草记载历史进行梳理与考证，结合市场调查，对本草记载与现在市场品种不一致者做出说明。

（5）产地：收录该药材的主要产区。

（6）采收加工：简要描述药材的采收季节和加工方法。

（7）药材性状：积极吸收从事冷背药材经营人员的鉴别经验，以科学、规范的语言描述药材的外部形态、色泽、质地、断面、气味，并对药材品质的优劣进行评价。

（8）性味功用：简要叙述该药材的性味、功效及应用。

（9）附注：上述各项未能包括的内容，均附在本项内。

2. 本书所收录的照片，均拍自鉴定后的原药材或饮片。图片附有比例尺。拍照所使用的实物标本均保存于安徽中医药大学中药资源中心。

3. 本书末附有药材中文笔画索引及药用动植物拉丁学名索引。

# 总 目 录
ZONGMULU

# 目录

MULU

（第一册）

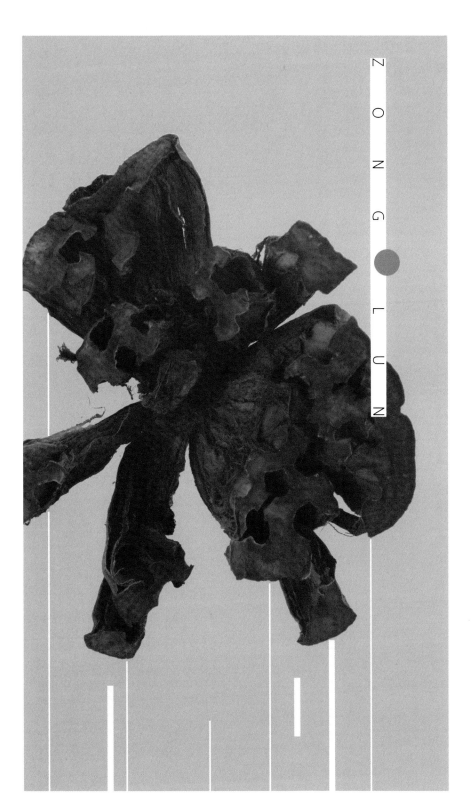

总 论

ZONG ● LUN

# 冷背药材的源流、现状及发展对策

据第三次全国中药资源普查成果显示，全国中药资源种类达 12807 种。在药材市场上交易的药材品种达 2000 余种。药材市场上，药材品种交易额差别很大，其中名贵药材、常用中药或大宗药材的交易额巨大，经营的商家多，余下的品种的交易额均较小。习惯上，将交易额较小的品种称为冷背药材。冷背药材品种多，经营商家少，药学工作者关注度也较小。近年来，民间单方、验方和偏方备受中医临床关注，冷背药材的需求相应呈现增加的趋势，一些企业也以冷背药材为主要原料开发了许多产品，药厂、药商和药农对冷背药材日益关注，很多冷背药材的销量和价格也呈现上升趋势。随着电子商务交易平台的发展，冷背药材品种可以通过电子商务渠道进行销售和流通，冷背药材的应用范围也在逐渐扩大。

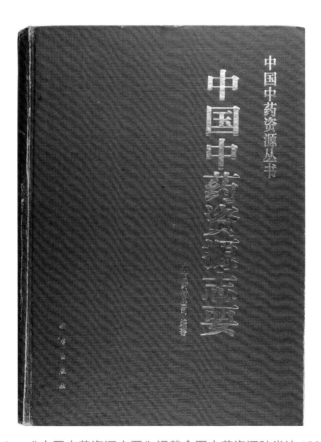

图 1  《中国中药资源志要》记载全国中药资源种类达 12807 种

　　然而，目前中医药学术界尚未对冷背药材进行系统整理与研究，对冷背药材的市场监管也严重缺失。因此，我们先后调查了安徽亳州、河北安国、黑龙江哈尔滨三棵树、四川成都荷花池、广东清平、广西玉林、广西靖西端午药市、湖北蕲春、香港高升街等中药材交易市场，对冷背药材的品种进行了调查，分析了冷背药材的现状、特点以及存在的问题，并对冷背药材今后的研究工作提出了几点建议。

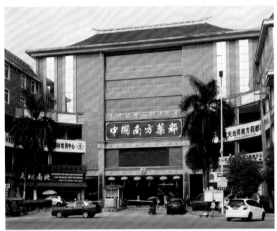
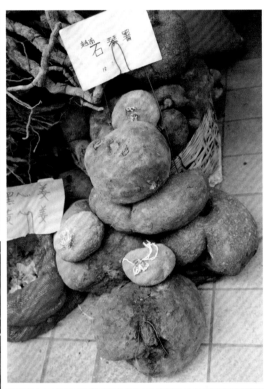
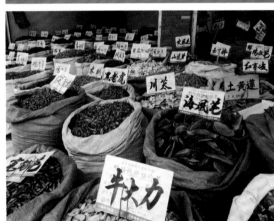
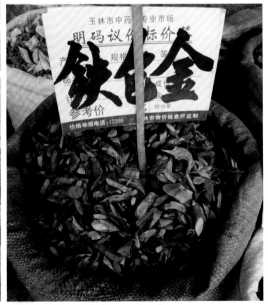
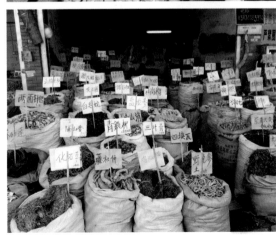

图2　广西玉林药材市场

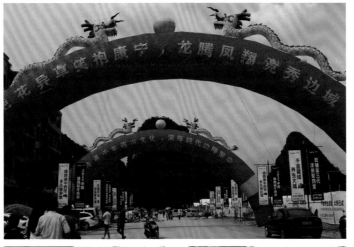

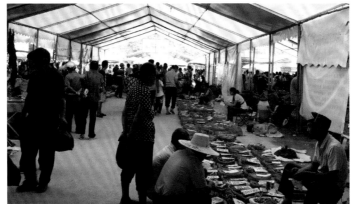

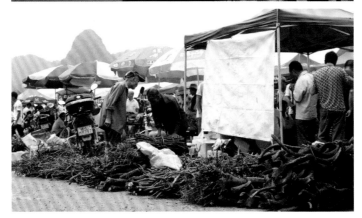

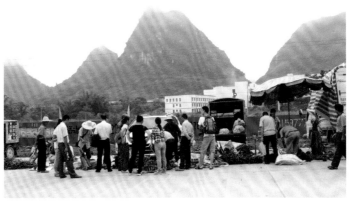

图 3-1　广西靖西端午药市

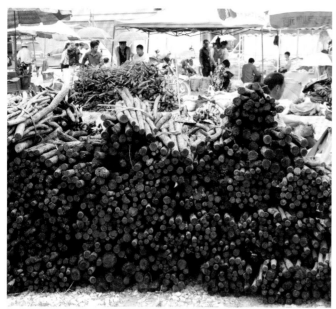
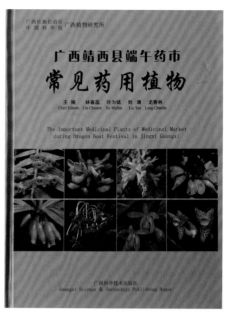

图 3-2　广西靖西端午药市

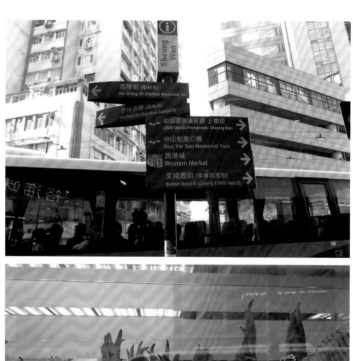
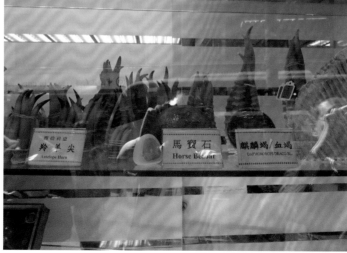

图 4-1　香港高升街药材市场

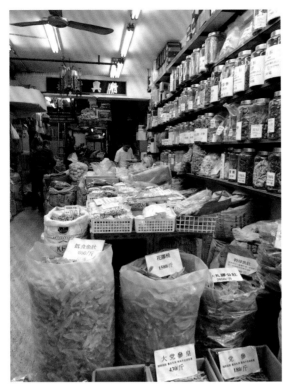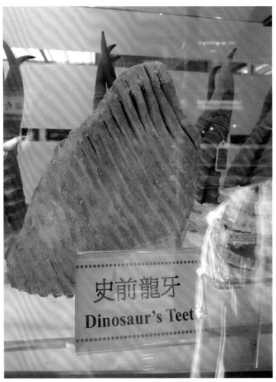

图 4-2　香港高升街药材市场

# 一、冷背药材的界定

## （一）"冷背"释义

冷，与"热"相对，具有"不常用"等涵义，如市场上常见的"冷货"一词。同时，"冷"还具有"不热闹"的意思，如冷清，冷寂。"背"，具有"偏僻"的意思，如背静，具有地域性。在商品流通中，"冷背"与"热门"是相对而言的。冷背货，通常就是指不常用、具有地域性的商品。

## （二）对冷背药材的不同认识

何时有"冷背药材"的称谓，已难考证。在 1965 年《江苏中医》杂志第 12 期刊发的社论《进一步加强中药工作，更好地为五亿农民服务》一文中已经出现"冷背"一词，但并未定义其范围。

迄今为止，尚未见对冷背药材的界定有较系统的阐述。药材经营中，有人将市场需求不多、常年少用、市场经营的商家少，年购销量在 1000t 以下，不影响药市大局的小品种统称"小三类"品种，并认为冷背药材即属于"小三类"品种。但是，关于"小三类"品种的界定也有人持不同意见，一些"小三类"品种虽然社会需求量不大，但药市上较为常见，如徐长卿、甘遂等。

"冷背药材"属于市场上经营分类用语，这样的分类用语还有大宗药材、名贵药材、地产药材等。很显然，冷背药材的含义是与大宗药材相对而言的，它们仅仅是为了区分现今市场药材交易量的大小。大宗药材常常指市场上销量大的中药材。高等中医药院校的《中药鉴定学》教材收录了359味中药（包括附药51味），可以说均属于大宗药材。常用中药与非常用中药也是相对的。常用中药范围一般指医院药房常备、临床医生经常使用的中药，是以《方剂学》为基础的，在传统临床常用方剂范围内使用的中药。而高等中医药院校的《中药学》教材收载中药的标准是以中药功效为基础的，是否常用只是重要参考依据，因此其所收载的并非全为常用中药，也收录部分冷背药材。以《中药学》（普通高等教育"十一五"国家级规划教材）为例，其所收载的冷背药材达40余种，如苦豆子、三颗针、马尾连、昆明山海棠、路路通、雪莲花、葫芦、蝼蛄、胡颓子叶等，如果包括紫草茸、雄蚕蛾、莲须等附药，则可达50种以上。作为高等中医药院校教学参考书的《中药学》（第2版）则收载了近百种冷背药材，如苍耳虫、白毛夏枯草、紫背天葵、金果榄、凤凰衣、象皮等。这些药材对于许多中医而言，临床处方极少使用，甚至不用，这些不常用中药则大部分属冷背药材。

不同时期教材中收录的冷背药材种类与数量不同。如1960年南京药学院药材学教研组编写的《药材学》中收载了波希鼠李皮、石榴树皮、金鸡纳皮、鱼藤、海葱、吐根、古柯叶、香椿叶、水葱、壁钱、象皮等大量冷背药材。这些冷背药材在后期的《药材学》或《中药鉴定学》版本中未见记载。

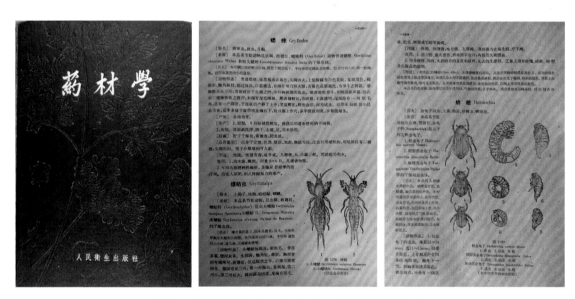

图5　《药材学》（1960年）中收载的冷背药材

《中国药典》作为国家药品质量的法典，是药品生产、供应、使用和管理的法定依据。《中国药典》收载的多为现今中药市场上交易量大的、中成药或民族药经常使用的品种。其中既包括当归、黄芪等大宗药材和常用中药，也包括三颗针、满山红、山楂叶等部分冷背药材。纵观历版药典，其收载的药材品种时有变迁，2010年版药典收载的药材品种新增65个，这些新增品种绝大部分是冷背药材，如大叶紫珠、小驳骨、石吊兰、布渣叶等。毛茛科阿尔泰银莲花 Anemone altaica Fisch. ex C. A. Mey. 的根状茎曾被早期的《中国药典》作九节菖蒲收载，后因发现与传统的九节菖蒲毫不相关，1990 年版《中国药典》中予以删除。事实上，无论药典收录与否，阿尔泰银莲花的销量始终难及天南星科的菖蒲药材销量，应属于冷背药材。

### （三）冷背药材的含义

根据对药材经营的普遍认识，冷背药材与大宗常用药材的概念是相对的。一般而言，用量大、常见、常用的药材品种称为大宗品种。据此，我们提出冷背药材的含义：冷背药材属于药材市场经营中约定俗成的术语，指那些不常用，一般的医院药房、药店不具备但又有一定需求的药材。

## 二、冷背药材的源流

### （一）追溯古代本草，具有深厚的中医药文化基础

冷背药材不是孤立产生的，很多品种可追溯到古代本草，是中医药文化中不可或缺的组成部分。《本草图经》中列"本经外草类卷第十九"和"本经外木蔓类卷第二十"，所载品种相当于当时的"冷背药材"。临床中医通常使用的中药仅有 400~500 味，明代《本草纲目》载药 1892 味，其中绝大多数品种亦属于冷背药材。

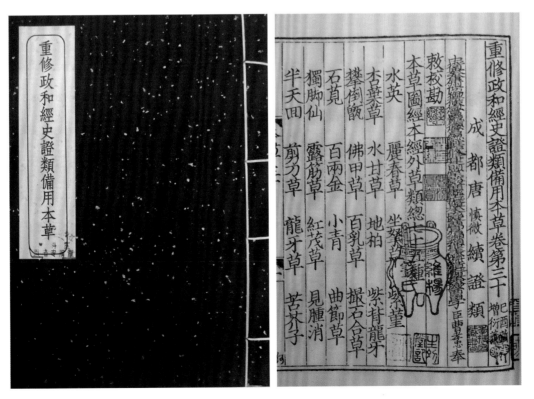

图 6-1 《重修政和经史证类备用本草》引《本草图经》中的"冷背药材"

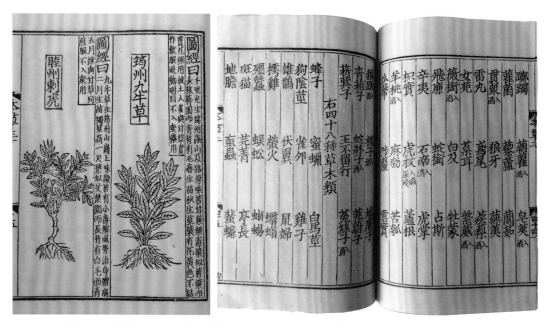

图 6-2 《重修政和经史证类备用本草》引《本草图经》中的"冷背药材"

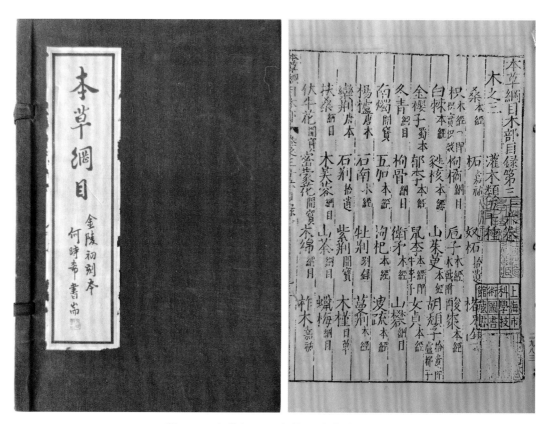

图 7 《本草纲目》中的"冷背药材"

古代一些拾遗性本草和地方区域性本草主要收载的也是当时的冷背药材，前者如《本草拾遗》《本草纲目拾遗》，后者如《履巉岩本草》《滇南本草》《岭南采药录》。以《本草拾遗》为例，收载药物692味，为补唐代《新修本草》之遗。《新修本草》载约840味，记载的大多是市场流通量大、大部分医生习用、产量较大品种，这也与太医院医官所接触本草、药物的范围有极大关系。而对那些太医几乎不用、古籍未载，甚至闻所未闻的品种则持谨慎态度。陈藏器《本草拾遗》恰补充了这些品种，将民间药物、部分地区医生所用品种悉数收录，其中很多药材属于冷背药材。《本草纲目拾遗》载药921味，除胖大海、鸦胆子等少量品种为常用大宗药材外，绝大多数品种也均为冷背药材。

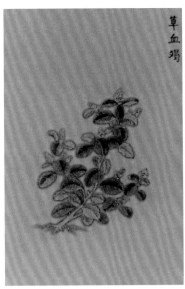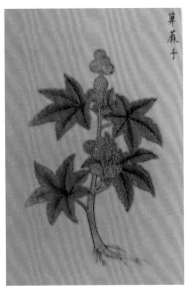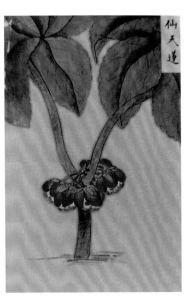

图8　《履巉岩本草》中药材绘图（草血竭、蓖麻子和仙天莲，据考为现今唇形科植物断血流、大戟科植物蓖麻和小檗科植物六角莲）

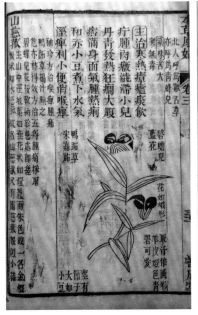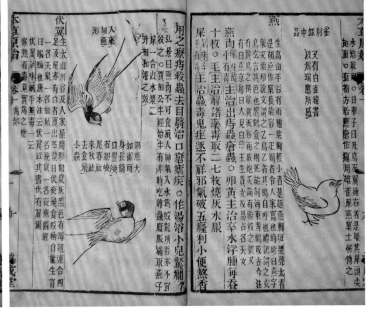

图9　《本草原始》中所绘的鸭跖草与燕

## （二）积极吸纳民间药，具有明显的时代气息

　　冷背药材具有明显的时代烙印，如清代《本草纲目拾遗》记载了众多花露，是清代末年西洋技术泛滥的结果，现已基本不用。近年来，随着对民间药的挖掘、研究和开发，一些疗效确切的民间药也逐渐进入市场，如百蕊草、青钱柳、溪黄草等。另外，伴随着疾病谱的改变，对现今困扰人们的疑难疾病有确切疗效的新药用资源被研究发现，如千层塔、藤黄等在治疗老年痴呆方面有特殊疗效，白英在抗癌方面有一定疗效，雪茶具有一定降血脂、降血压的功效。这些民间药很快出现在药材市场。绞股蓝原为一味毫不起眼的民间草药，用于清热解毒。20世纪70年代，日本学者研究发现，绞股蓝含有与人参皂苷相似或相同的成分，一时间，绞股蓝成为药厂、饮品的新宠，市场交易量剧增，短短数十年，现已成为一味较常用中药材。

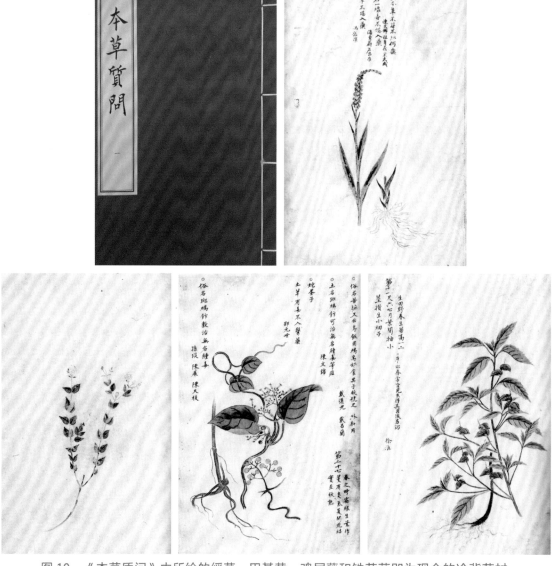

图10　《本草质问》中所绘的绶草、田基黄、鸡屎藤和铁苋菜即为现今的冷背药材

### （三）融入地区习惯用药，具有浓厚的地域特色

很多冷背药材属于地区习惯用药。各地出版、发行的地方药品标准中，收录了药典中未收录的药材品种，很多属于冷背药材。地方标准收录的品种只是地区习惯用药的冰山之一角，还有很多品种只在民间习用，未进入冷背药材市场。

地方用药还包括了部分民族药。历史上，历代本草都不同程度地吸收了少数民族药，如唐代《本草拾遗》中收载的"玳瑁"，就是来自壮族的民间用药。随着民族间医药文化的交流，一些具有民族药特色的药材品种逐渐进入市场，如傣药中的缅茄在亳州药材市场就有销售。一些药材品种既可以被少数民族所用，也可为汉民族所习用，如鸡蛋花为具有民族特色的壮药品种，在岭南地区也是汉民族习用的"五花茶"的主要组成之一。

各地药材市场所经营的冷背药材品种有别，具有一定的地域特色。如广东清平药材市场和香港高升街药材市场，岭南地区习用的岗梅根、了哥王、牛大力、龙脷叶等较常见；成都荷花池药材市场，西南地区的冷背药材较为常见。

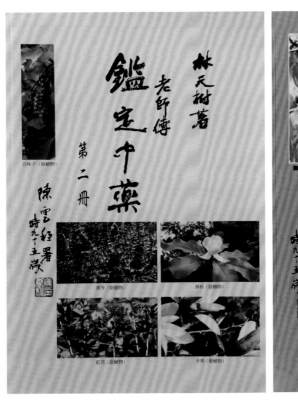 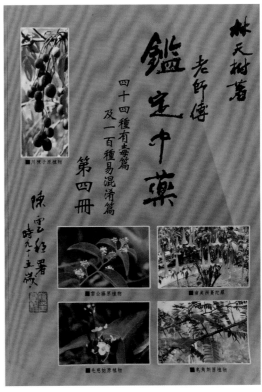

图 11　台湾出版的《老师傅鉴定中药》中收录了部分冷背药材

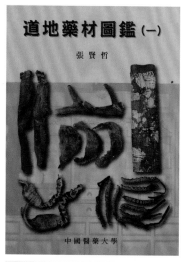
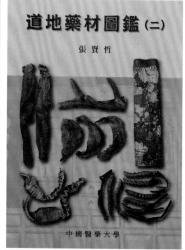
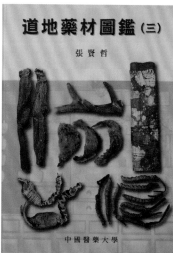
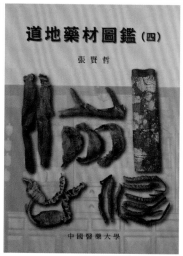
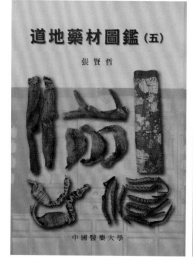
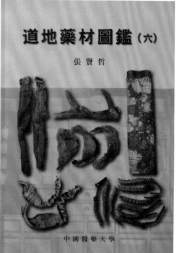
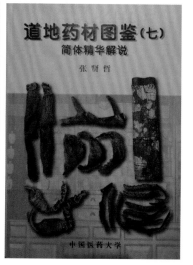

图12　台湾中药学家张贤哲先生编著的《道地药材图鉴》

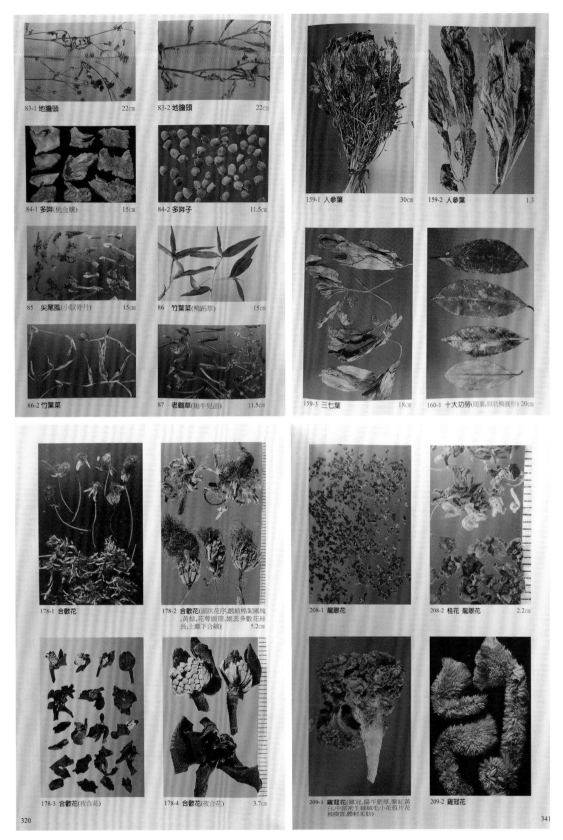

83-1 地膽頭 22cm　83-2 地膽頭 22cm

84-1 多呼(桃金娘) 15cm　84-2 多呼子 11.5cm

85 尖尾風(小駁骨丹) 15cm　86 竹葉菜(鴨跖草) 15cm

86-2 竹葉菜　87 老鸛草(鵝牛兒苗) 11.5cm

159-1 人參葉 30cm　159-2 人參葉 1.3

159-3 三七葉 18cm　160-1 十大功勞(闊葉,卵狀橢圓形) 20cm

178-1 合歡花　178-2 合歡花(頭狀花序,緻縮棉絮團塊,黃棕,花萼頭筒,雄蕊多數花絲長,上雕下合綿) 5.2cm

178-3 合歡花(夜合花)　178-4 合歡花(夜合花) 3.7cm

208-1 龍眼花　208-2 桂花 龍眼花 2.2cm

209-1 雞冠花(雞冠,扁平肥厚,紫紅黃白,中部密生絨毛小花苞片花被膜質,軟輕柔韌)　209-2 雞冠花

320　　341

图 13　台湾中药学家张贤哲先生编著的《道地药材图鉴》收录的部分冷背药材

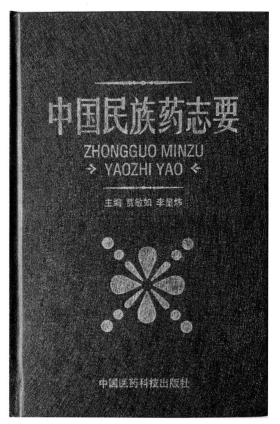

图14 《中国民族药志要》系统总结了我国的民族药

## （四）引入少数进口品种，具有国际化贸易特点

进口品种始终在中药材中占有一席之地，冷背药材也不例外。虽然种类不多，往往价格昂贵。由于猎奇心理，在国内市场上常常利润高，追逐者甚众。近年来，随着国际交流的全面扩大，国际医药交流的日益繁荣，欧洲、美洲等地传统植物药被引入中国，导致进口药材品种迅速增加，这些品种往往被归为冷背药材。如东革阿里、海底椰、薰衣草、迷迭香、玫瑰茄、巴西人参等。其中，部分品种在国内已开展人工种植。

## （五）随行就市，面向需求开拓市场

冷背药材，虽名为冷背，但与市场结合得非常紧密，一些品种面向市场需求，很快在市场上就有流通与销售。近年来，有的制药厂家为降低生产成本而寻找一些品种的替代品。因替代品与目标药材的药效成分须相同或近似，常扩大使用目标药材的药用部位。如蒺藜，传统药用部位为果实，其提取物对心脑血管疾病有治疗作用。后有药厂为降低成本，收购其全草进行提取。市场需求刺激产地对全草的采集，市场上称蒺藜的全草为"蒺藜草"。又如夏枯草，传统药用部位为果穗，在很多凉茶类饮料中均为组方之一。有的凉茶企业为降低成本，改用夏枯草的全草进行投料，很快夏枯草全草见于市场，而药典规定药用的果穗在市场上称为"夏枯球"。

## 三、冷背药材商品的特点

### （一）品种多，经营企业少，专业水平要求高

在此之前，尚未有全国性的冷背药材调查，更缺乏系统地冷背药材品种整理。据我们对亳州、安国、哈尔滨三棵树、香港高升街、广州清平和成都荷花池等药材市场的初步调查，目前全国的冷背药材有1500~2000种，品种数量为大宗药材的3~4倍，甚至更多。

冷背药材品种繁多，来源复杂，别名多样，尤其在鉴别、贮藏、分类、流通等环节，均对经营者有较高的专业技术要求，因此经营冷背药材的企业非常稀少。全国知名的企业如上海群力草药店，创建于1924年，以经营草药为主。群力草药店经营的药材，如七星草、了哥王、牛筋草、红孩儿等都是冷背药材。亳州作为全国最大的中药材市场，其中专门经营冷背药材的企业也屈指可数。

### （二）野生多，栽培少，质量参差不齐

因为大宗药材的销售量大，很多品种来源于栽培。目前有一定栽培规模的品种有200多个，均为大宗药材，如地黄、白术、金银花等。冷背药材因很多品种的销售量很小，资源多来自野生，如阴地蕨、藤梨根等。只有销量较大的少数冷背药材才来源于栽培，如在岭南地区多作为煲汤食材的霸王花、金线莲等。

冷背药材，因多来自野生，农药残留和重金属含量超标现象没有栽培药材那样突出。但是由于从业人员常常缺乏较高的专业素质，同名异物现象非常突出，误采、误收也屡见不鲜。而且市场上错别字等现象也层出不穷，再加上冷背药材在采收、加工、贮藏和运输过程中，由于缺乏必要的监管，导致其质量参差不齐。

### （三）风险大，利润丰，产地、使用地常分离

冷背药材与大宗品种不同，交易量较小，有的品种很少有人问津，长时间贮藏易导致药材生虫、霉变、走油等，使药材变质。因为流通量小，资金和场地的投入增加了经营商家的风险。加上经营商家少，市场信息不畅，价格高低不定，也使经营者风险加大。

但是另一方面，因为专营冷背药材的企业较少，常常是“踏破铁鞋无觅处”，竞争者少，一旦成交，经营者所获利润较高。

由于冷背药材常常“一药难求”，往往由需求刺激药材市场的贸易和流通。冷背与常用大宗，始终是相对的概念。南方市场常用的，北方市场可能是冷背的，如一口盅、木蝴蝶。各地中医药应用情况的差异导致冷背药材品种的应用也不尽相同。在香港的药店中，飞天蠄蟧等品种均有销售，但在中原地区和北方市场，则难得一见。另一方面，冷背药材的产地与使用地常分离。如安徽淮北平原生产、采收和销售的菥蓂（十字花科），在安徽基本不用，销售到江苏作“苏败酱”；安徽采收和销售的阴地蕨、藤梨根等，也均转销到外地使用。

### （四）异名多，近缘多，名实混乱现象突出

常用中药材经历了漫长的历史沿革，很多品种得到延续，有的品种发生变迁。经过历代学者的长期积累，对常用中药种质的研究基本比较深入。但是冷背药材不同，因其生产或应用的区域没有常用中药材那么大，同物异名和异物同名现象还是很普遍。无论是从事冷背药材野外采集的药农，还是从事收购、经营、销售的药商，都缺乏精准的植物鉴别能力。往往只是参考《全国中草药汇编》《全国中草药汇编彩色图谱》《中药大辞典》等资料，在其采集范围内，依据"像它就是它"的方式，按图索骥。这些均导致了市场上冷背药材的异名多，近缘种多，名实混乱现象非常突出。

## 四、发展冷背药材的策略

### （一）正本清源，厘清冷背药材的名与实

中药品种的混乱现象自古有之。《本草纲目》就对同名异物的中药进行了系统整理。当代，谢宗万先生对全国各地的中草药同名异物进行了系统整理，先后出版了《全国中草药名鉴》和《汉拉英对照中药材正名词典》。常用中药，经过《中药材手册》《中药志》《常用中药材品种整理和质量研究》《中药学》和《中国药典》等系统整理和规范，澄清了名实混乱的现象。但是冷背药材，一直以来缺少系统整理，市场上以讹传讹，名实混乱现象尤为突出，可以说是鱼龙混杂。有的品种，南北市场基原可能不一致，如铁包金，亳州药材市场有的店家采自安徽产的勾儿茶属植物，而香港高升街、广州清平药材市场多取自华南产的勾儿茶属植物。另外，正品的海底椰是棕榈科植物海椰子 *Lodoicea maldivica* (J. F. Gmel. ) Pers. 的果实，仅产非洲塞舌尔群岛。由于资源保护，经营海底椰需取得官方授权的经营许可证。而一般经销商难以获得许可经营，香港和内地销售的海底椰多为伪品，系棕榈科植物扇叶糖棕 *Borassus flabellifer* L. 的果实。

猴枣，始载于《中国医学大辞典》，其记载："产南洋新加坡诸海岛。其形若蛋，大小不一，打破，唇唇裹叠。一说猕猴含于口中之物所结精者，犹如牛黄、马宝之类，故功用甚捷，而治效亦相类……此物为治热痰最灵捷之神药，较之西黄八宝散不啻功胜百倍。"关于猴枣的基原，众说纷纭。早期认为猴枣是猕猴等的肠胃结石（或胆结石）。1985年国家医药局赴印度等国考察认为：猴枣是母山羊肠胃之间的结石。2018年，香港浸会大学赵中振教授赴印度中南部的泰伦加纳（Telangana）省考察，并现场对印度山羊 *Capra aegagrus hircus* 进行解剖，得出关于"猴枣"的几个结论：①市售印度猴枣的基原动物是印度山羊而不是猕猴；②结石发生的确切部位是盲肠，而不是泛指的肠胃；③结石产生的引物是豆科植物阿拉伯金合欢 *Acacia nilotica* (Linn.) Delile 的种子；④结石在动物体内形成的时间约为120天，每年常于当地传统节日排灯节（10月至11月）宰杀羊只时获得。

要解决冷背药材名实混乱的现象，应采纳谢宗万先生提出的"中药异物同名，应具实正名，依本性于用论"的观点，通过原植物调查鉴定、生药性状鉴别、本草考证、当地药用历史调查、实验研究等一系列的调查研究或其中某几项研究，弄清这些品种的来龙去脉，正本清源。冷背药材品种多，产地广，对冷背药材进行系统整理有很长的路要走。当务之急，应采用本草考证与实际调查相结合的方式，开展正本清源研究，厘清冷背药材的名与实，这对于规范冷背药材市场尤为迫切和必要。

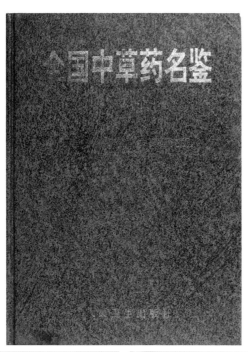

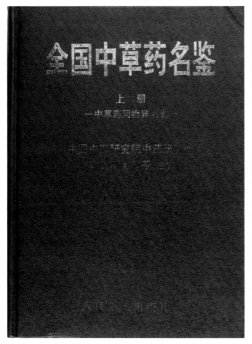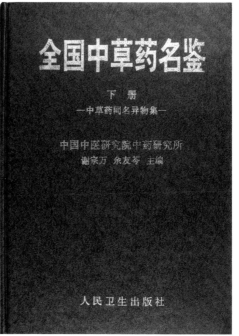

图 15 　《全国中草药名鉴》

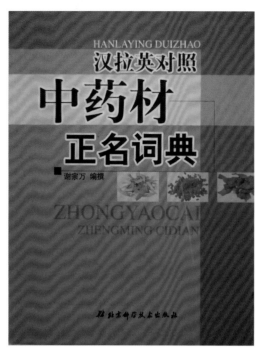

图 16  《汉拉英对照中药材正名词典》

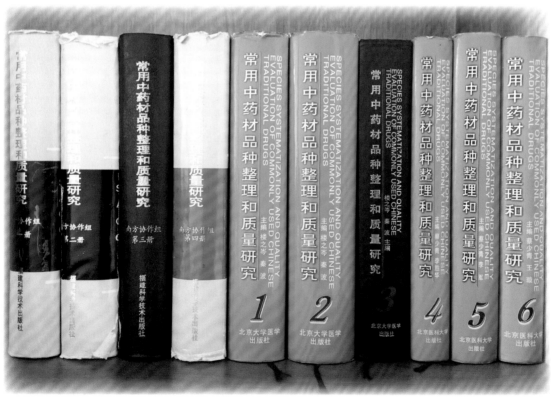

图 17  《常用中药材品种整理和质量研究》

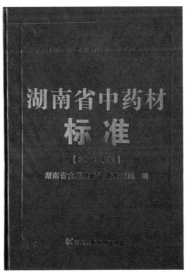

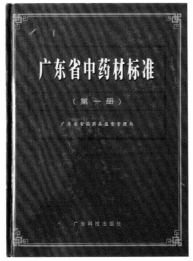
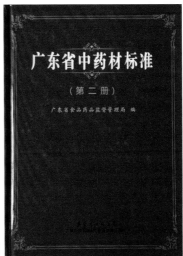

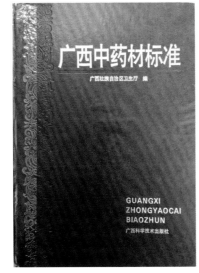
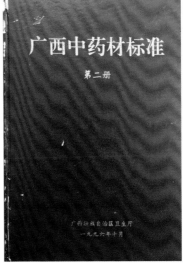

图18　各地出版的地方中药材标准（部分）

## （二）深入研究，挖掘冷背药材资源

由于时代变迁，一些大宗药材可以成为冷背药材，一些冷背药材也可以成为大宗药材。如历代本草所用的紫草，来源于紫草科植物紫草 *Lithospermum erythrorhizon* Sieb. et Zucc.，然而，药典收载新疆紫草 *Arnebia euchroma* (Royle) Johnst. 和内蒙紫草 *Arnebia guttata* Bunge 为正品。市场上，也以新疆紫草和内蒙紫草为大宗药材，而紫草已经难觅踪迹。冬虫夏草始载于《本草从新》，清代《本草备要》、民国时期赵燏黄所著的《中国药品实地之考察》，甚至 20 世纪中叶的《中药材手册》均未收载，说明冬虫夏草在清代、民国时期并不常用。但是，目前冬虫夏草已成为家喻户晓的名贵药材，说明随着历史变迁，少数冷背药材可以成为大宗药材或名贵药材。

冷背药材中很多品种在某些特殊疾病的治疗中常常可起到独特的治疗效果。但是因为对这些品种或缺乏了解，或因其适应证局限、配伍方剂较少等多种原因，它们一直没有进入广大临床医家的视线，因此没有成为常用中药。如鹤草芽具有很好的驱除绦虫的作用，已被《中药学》教材收录；断血流、百蕊草等民间药已被药典收录。有的冷背药材品种已成为中成药或保健食品的主要组成部分，如王老吉凉茶中有布渣叶等；中成药罗浮山百草油中有水芙蓉、金不换、大头陈、鸡骨香、小罗伞、地胆草、五指柑、三叉苦、人字草等 20 多种冷背药材。可以说，冷背药材是非常宝贵的药材资源，值得深入研究和探索。

## （三）保护珍稀濒危品种，可持续利用冷背药材资源

很多大宗药材由于长期采伐导致野生资源濒危，如甘草、冬虫夏草、重楼等。国务院1987 年颁发了《野生药材资源保护条例》，国家重点保护的野生药材也常集中于大宗药材。冷背药材的野生资源的濒危现状往往被忽略。冷背药材，有时也称为"冷背奇"，很多来自野生品种，其中"奇"更是侧重奇花异草、奇珍异兽。随着对冷背药材野生资源的掠夺式开发，已导致一些物种濒危，或者加速其濒危。如冷背药材龙骨风，就来自国家一级保护植物——桫椤科植物桫椤 *Alsophila spinulosa* (Wall. ex Hook.) R. M. Tryon 的茎。另一方面，由于市场价格的驱使，一些民间药材近年来资源锐减，如金线莲、滴水珠、手掌参等。"物以稀为贵"，因此常常导致"越贵越挖，越挖越稀，越稀越贵"的恶性循环。抢青采收、乱采乱挖、"杀鸡取卵"等掠夺式采挖破坏了生态平衡，影响资源的更新，使一些名贵的冷背药材面临灭顶之灾。因此，急需对冷背药材进行深入的调查和研究，结合第四次全国中药资源普查工作，掌握一些名贵的冷背药材资源现状，积极开展专题研究，制定相应的对策，科学合理地开发冷背药材资源。

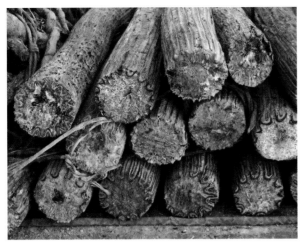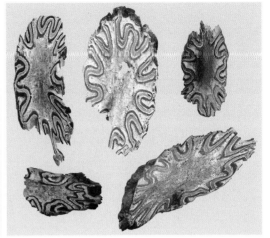

图 19 龙骨风

## 参考文献

[1] 丁立威. "小三类"作别冷背时期 [N]. 医药经济报, 2008-10-13（16）.

[2] 文工. 2006 年中药材市场发展趋势 [J]. 中国现代中药, 2006, 8（4）: 44-45.

[3] 杨宝成. 东北药市小品种销势活跃 [J]. 特种经济动植物, 2012, （9）: 17-19.

[4] 丁乡. 冷背品种热销价升——东北药市小三类药材走势调查 [J]. 中国现代中药, 2006, 8（10）: 41-42.

[5] 丁乡. 冷背品种市场升温 [N]. 中国医药报, 2005-11-10（B03）.

[6] 康廷国. 中药鉴定学 [M]. 北京: 中国中医药出版社, 2007.

[7] 高学敏. 中药学 [M]. 北京: 中国中医药出版社, 2008.

[8] 颜正华. 中药学 [M]. 第 2 版. 北京: 人民卫生出版社, 2006.

[9] 国家药典委员会. 中华人民共和国药典. 一部 [S]. 2010 年版. 北京: 中国医药科技出版社, 2010.

[10] 冯世镐. 上海群力草药店特色草药与验方精选 [M]. 上海: 上海科学技术出版社, 2000.

[11] 谢宗万, 余友芩. 全国中草药名鉴 [M]. 北京: 人民卫生出版社, 1996.

[12] 谢宗万. 汉拉英对照中药材正名词典 [M]. 北京: 北京科学技术出版社, 2004.

[13] Zhao Zhongzhen, Eric Brand, Hiu Yee Kwan, et al. Clarifying the origin of Houzao[J/OL]. Chinese Medicine , 2018, 13（1）: 25. https://doi.org/10.1186/s13020-018-0182-0.

[14] 谢宗万. 中药异物同名应具实正名, 依本性于用论 [J]. 中药材, 1994, 17（7）: 37-39.

各 论

# 根及
# 根状茎类

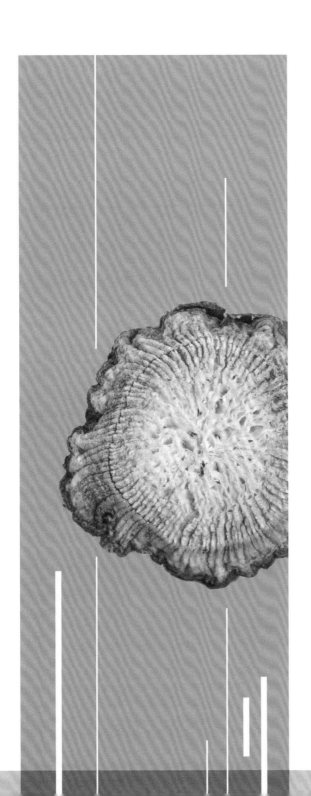

GEN JI
GENZHUANGJING LEI

# 八角枫根

● 别名

白龙须、白金条、白筋条、八角梧桐。

● 来源

八角枫科植物八角枫 *Alangium chinense* (Lour.) Harms 或瓜木 *Alangium platanifolium* (Sieb. et Zucc.) Harms 的细根。

● 溯源

本品以"八角金盘"之名始载于《本草从新》，曰："八角金盘……树高二三尺，叶如臭梧桐而八角，秋开白花细簇。"《本草纲目拾遗》称之为"木八角"，云："木八角，木高二三尺，叶如木芙蓉，八角有芒，其叶近蒂处红色者佳，秋开白花细簇。"《植物名实图考》曰："江西、湖南极多，不经樵采，高至丈余。其叶角甚多，八角言其大耳着。"所言即为本品。市场以细根为佳。

● 产地

我国南方各地均产。

● 采收加工

全年均可采，挖取根或须根，洗净，晒干。

● 药材性状

细根呈圆柱形，略成波状弯曲，长短不一，长者可至 1m 以上，直径 2~8mm，有分枝及众多纤细须状根或其残基。表面灰黄色至棕黄色，栓皮纵裂，有时剥离。质坚脆，折断面不平坦，黄白色，粉性。气微，味淡。

● 性味功用

辛、苦，微温；小毒。祛风除湿，舒筋活络，散瘀止痛。适用于风湿痹痛，四肢麻木，跌打损伤等病症。

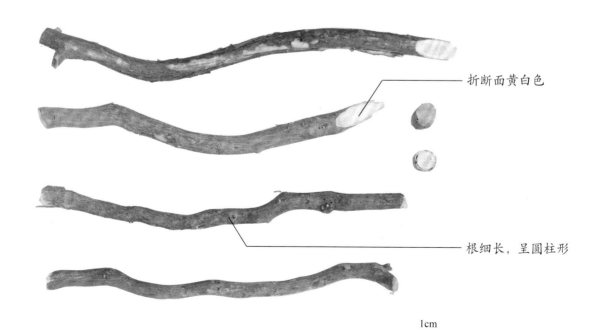

折断面黄白色

根细长，呈圆柱形

1cm

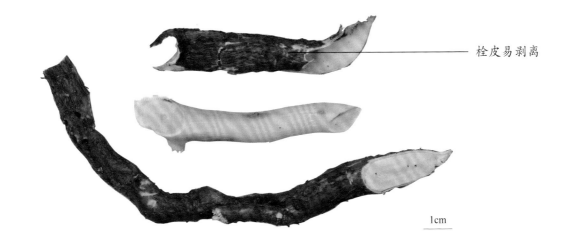

栓皮易剥离

1cm

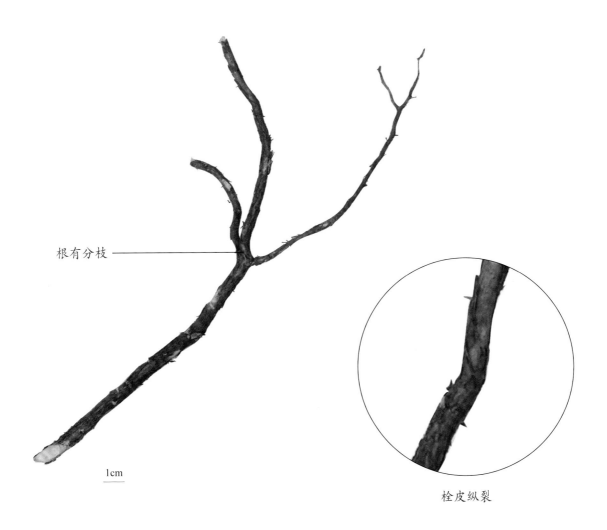

根有分枝

栓皮纵裂

1cm

● **附注**

　　八角枫根有毒，以须根毒性更大，服用过量或未炮制品可致中毒，有多例中毒或致死的报道。

# 八角莲

- **别名**
  鬼臼、八角金盘、八角七、独脚莲、独角莲、金魁莲。

- **来源**
  小檗科植物八角莲 *Dysosma versipellis* (Hance) M.Cheng ex Ying 或六角莲 *Dysosma pleiantha* (Hance) Woods. 的根状茎。

- **溯源**
  《神农本草经》载有"鬼臼"之名。《新修本草》云："此药生深山岩石之阴。叶如蓖麻、重楼辈。生一茎，茎端一叶，亦有两歧者。年长一茎，茎枯为一臼。"《本草图经》曰："花生茎间，赤色，三月开，后结实……花红紫如荔枝，正在叶下，常为叶所蔽。"所言即为本品。

- **产地**
  主产于我国长江流域。

- **采收加工**
  全年可采，除去茎叶和须根，晒干或烘干。

- **药材性状**
  根状茎横生，数个至十数个连成结节状，每一结节圆盘形，大小不一，直径0.6~4cm，厚0.5~1.5cm。表面黄棕色，上方具大型圆凹状茎痕，周围环节明显，同心圆状排列，色较浅，下方有环节及不规则皱纹或裂纹，可见圆点状根痕或须根，直径约1mm，浅棕黄色。质硬，不易折断，折断面略平坦，浅黄红色至黄白色，可见维管束小点环列；髓部明显。气微，味苦。以结节多、质坚实、味苦者为佳。

- **性味功用**
  苦、辛，凉；有毒。化痰散结，祛瘀止痛，清热解毒。适用于咳嗽，咽喉肿痛，瘰疬，瘿瘤，痈肿，疔疮，毒蛇咬伤，跌打损伤，痹症等病症。

▼ 八角莲

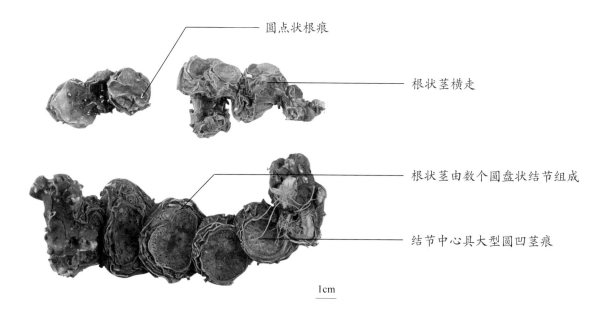

圆点状根痕

根状茎横走

根状茎由数个圆盘状结节组成

结节中心具大型圆凹茎痕

1cm

▼ 六角莲

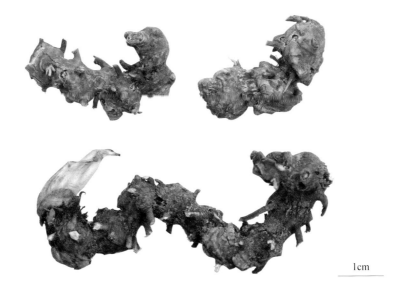

1cm

## ● 附注

同属植物川八角莲 *Dysosma veitchii* (Hemsl. et Wils.) Fu ex Ying 的根状茎在部分地区亦同等入药。曾有多例八角莲中毒事件，可导致多器官功能衰竭，甚至死亡，应用时应予注意。

# 三叶青 ●

## ● 别名

金线吊葫芦、土经丸、石猴子、蛇附子、石老鼠。

## ● 来源

葡萄科植物三叶崖爬藤 *Tetrastigma hemsleyanum* Diels et Gilg. 的块根。

## ● 溯源

本品以"蛇附子"之名始载于《植物名实图考》，云："蛇附子产建昌。蔓生，茎如初生小竹，有节。一枝三叶，叶长有尖，圆齿疏纹。对叶生须，须就地生，根大如麦冬。"另载有"石猴子"条，曰："石猴子产南安。蔓生细茎，茎距根近处有粗节手指大，如麦门冬黑褐色。节间有细须缭绕，短枝三叶，叶微似月季花叶。"以上两种均与本品相符。

## ● 产地

主产于浙江、江西、福建等地。

## ● 采收加工

夏、秋二季采收，鲜用或切片，晒干。

● 药材性状

块根呈纺锤形、卵圆形、葫芦形或椭圆形，一般长1.5~6cm，直径0.7~2.5cm。表面棕褐色，多数较光滑，或有皱纹和少数皮孔状的小瘤状隆起，有时还有凹陷，其内残留棕褐色细根。质硬而脆，断面平坦而粗糙，类白色，粉性，可见棕色形成层环，水浸液有黏性。气无，味甘。

● 性味功用

苦、辛，凉。消热解毒，祛风活血。适用于高热惊厥，肺炎，哮喘，肝炎，肾炎，风湿痹痛，跌打损伤，痈疔疮疖，湿疹，蛇伤等病症。

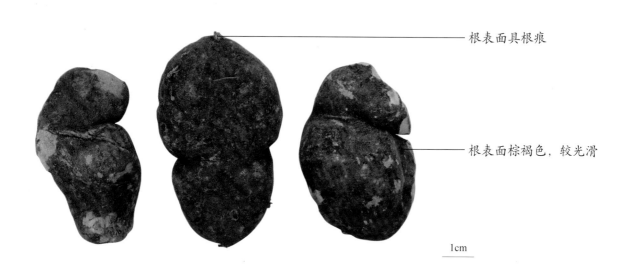

———— 根表面具根痕

———— 根表面棕褐色，较光滑

1cm

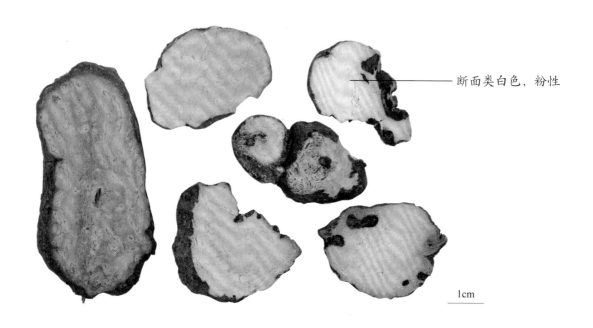

———— 断面类白色，粉性

1cm

# 九节菖蒲

- **别名**
  九节离、节菖蒲。

- **来源**
  毛茛科植物阿尔泰银莲花 *Anemone altaica* Fisch. 的根状茎。

- **溯源**
  本品始载于《中药志》。

- **产地**
  主产于陕西、山西等地。

- **采收加工**
  5~6 月叶枯倒苗前采挖，除去泥沙，晒干后搓去须根，即得。

- **药材性状**
  根状茎长纺锤形，稍弯曲，长 1~4cm，直径 3~5mm。表面棕黄色至暗棕色，具多数半环状突起的节，其上有鳞叶痕，斜向交互排列，节上有 1~3 个突起的根痕。质硬脆，易折断，断面平坦，色白，有粉性，可见淡黄色小点（维管束）6~12 个，排列成环。气微，味微酸。

- **性味功用**
  本品曾混作本草中"九节菖蒲"。很多书籍记载本品"辛，温。化痰开窍，安神，宣湿醒脾，解毒。适用于热病神昏，癫痫，气闭耳聋，多梦健忘，胸闷腹胀，食欲不振，风湿痹痛，痈疽，疥癣"，实乃抄袭自天南星科植物菖蒲的功效。本品实际的性味功用需要深入考证和研究。

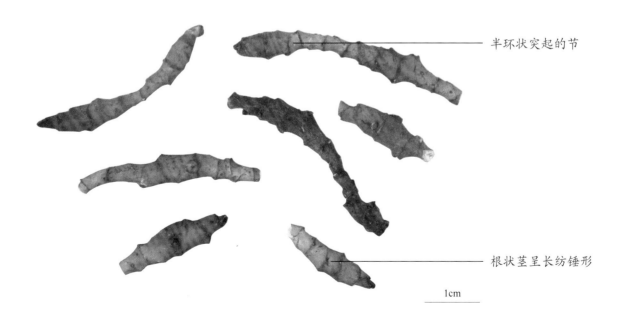

半环状突起的节

根状茎呈长纺锤形

1cm

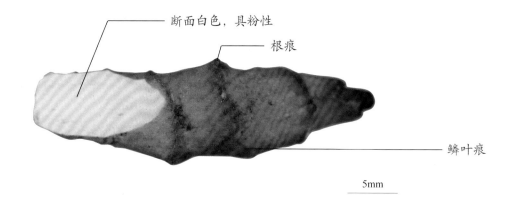

断面白色，具粉性

根痕

鳞叶痕

5mm

## 附注

《中国药典》1977年版曾收载本品，1985年版将其删除。据谢宗万先生考证，本草中记载的真正的"九节菖蒲"应为石菖蒲中最佳品。毛茛科植物阿尔泰银莲花 *Anemone altaica* Fisch. 的根状茎作"九节菖蒲"入药，是因其根状茎细瘦而多节，《药物出产辨》中"九节小菖蒲"即指本品，是被误当作菖蒲类药物。

# 九眼独活

● 别名

土当归、水白芷、水独活、川当归。

● 来源

五加科植物食用土当归 *Aralia cordata* Thunb. 的根及根状茎。

● 溯源

本品以"独活"之名始载于《四川中药志》，曰："性微温，味辛苦，无毒，入肾经。祛风除湿，舒筋活络。治风湿头痛，腰膝酸痛，目眩，牙痛，四肢痿痹及鹤膝风。"

● 产地

主产于四川、湖北、江西等地。

● 采收加工

秋后采收，洗净，晒干。

● 药材性状

根状茎粗大，圆柱形，常呈扭曲状，长10~30cm，直径3~9cm，表面灰棕色或棕褐色，粗糙。上面有6~11个圆形凹窝（茎痕），呈串珠状排列，故有"九眼独活"之称，凹窝直径1.5~3cm，深约1cm，底部或侧面残留有数条圆柱形的不定根，长2~15cm，直径4~10mm，表面有纵皱纹。质轻，坚脆，易折断，断面灰黄色或棕黄色，疏松，有多数裂隙和油点。气微香，味淡后苦。以根状茎粗壮、多眼、有弹性、香气足者为佳。

● **性味功用**

辛、苦，温。祛风除湿，舒筋活络，和血止痛。
适用于风湿疼痛，腰膝酸痛，四肢痿痹，腰肌劳损，鹤膝风，手足扭伤肿痛，骨折，头风，头痛，牙痛等病症。

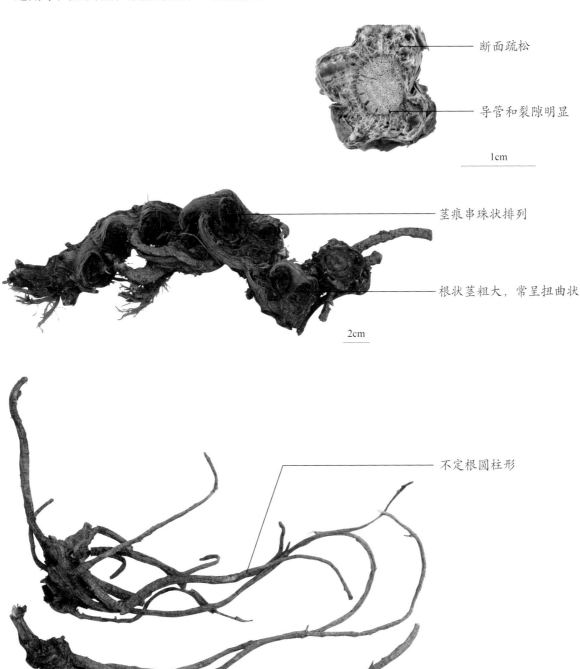

断面疏松

导管和裂隙明显

1cm

茎痕串珠状排列

根状茎粗大，常呈扭曲状

2cm

不定根圆柱形

2cm

● **附注** ─────────────────────────────

同属植物柔毛龙眼独活 *Aralia henryi* Harms、龙眼独活 *Aralia fargesii* Franch. 等在部分地区亦同等入药。

# 了哥王

● **别名**
九信菜、九信药、鸡子麻、毒除根、地棉皮、山豆了。

● **来源**
瑞香科植物了哥王 *Wikstroemia indica* (Linn.) C. A. Meyer 的根。

● **溯源**
本品以"九信菜"之名始载于《生草药性备要》，曰："九信菜有毒，能杀人，不可乱服，此药毒狗，犬食必死。"《岭南采药录》云："了哥王……其根名毒除根，十蒸九晒，治跌打将死，酒煎服即回生。"

● **产地**
主产于我国华南、西南地区。

● **采收加工**
全年可采，洗净切片，晒干备用。

● **药材性状**
根圆柱形或有分枝，长达 40cm，直径 0.5~3cm。表面黄棕色至灰棕色，具不规则纵皱纹和横向皮孔及稍突起的支根痕。质坚韧，断面皮部厚 1.5~4mm，类白色，易与木部分离，有众多绵毛状纤维；木部淡黄色，有放射状纹理。气微，味微苦，久嚼有持久的灼热感。以条粗、皮厚者为佳。

● **性味功用**
苦，寒；有毒。清热，利尿，解毒，杀虫，破积。适用于肺炎，腮腺炎，水肿臌胀，瘰疬，疮疡肿毒，跌打损伤等病症。

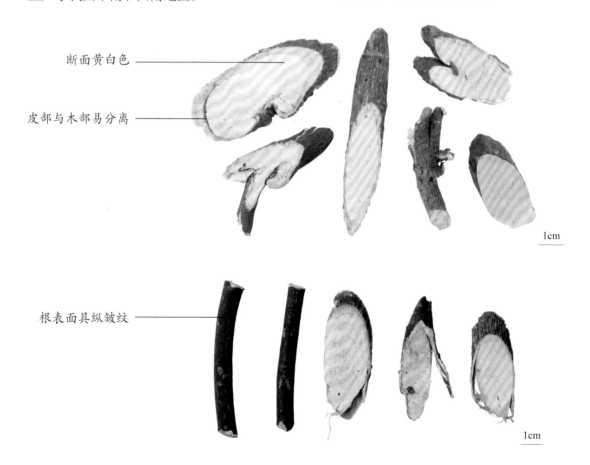

断面黄白色

皮部与木部易分离

1cm

根表面具纵皱纹

1cm

● 别名

大搜山虎、山野烟、野烟、山茄子。

● 来源

茄科植物三分三 *Anisodus acutangulus* C. Y. Wu et C. Chen ex C. Chen et C. L. Chen 或铃铛子 *Anisodus luridus* Link et Otto 等的根。

● 溯源

本品始载于《中药形性经验鉴别法》。本品为云南地区民间习用药，因其毒性较大，内服剂量不可超过三分三厘，故名三分三。

● 产地

主产于云南。

● 采收加工

秋季采挖，除去茎叶或须根，洗净，切片晒干或烘干。

● 药材性状

根呈圆形、卵圆形或不规则形的块片，直径 2~12cm，厚 0.5~2cm。表面棕褐色或黑褐色，有极多纵皱纹。切面灰白色至灰黄色，平整的横切面可见数层同心性环纹及放射状排列的导管束。质坚而脆，折断时有粉尘，断面颗粒状。气微，味微苦麻。

● 性味功用

苦、辛，温；大毒。解痉镇痛，祛风除湿。适用于胃痛，胆、肾、肠绞痛，风湿关节疼痛，腰腿痛，跌打损伤等病症。

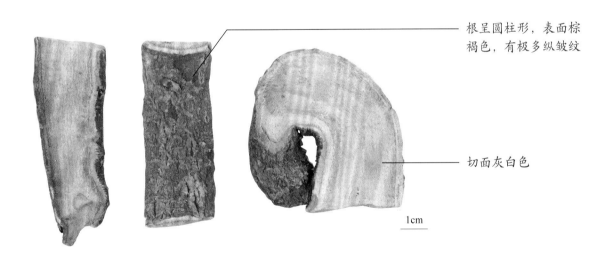

根呈圆柱形，表面棕褐色，有极多纵皱纹

切面灰白色

1cm

● 附注

茄科植物赛莨菪 *Anisodus carniolicoides* C. Y. Wu et C. Chen ex C. Chen et C. L. Chen 的根在部分地区亦同等入药。

# 三叉苦

- **别名**
  三桠苦、三丫苦、三叉虎、小黄散。

- **来源**
  芸香科植物三叉苦 *Evodia lepta* (Spreng.) Merr. 的根。

- **溯源**
  本品始载于《岭南采药录》，曰："三叉苦，味苦，清热毒，治跌打发热作痛。水煎服。"据关培生先生考证即为本品。以三叉苦为君药的三九胃泰、三九感冒灵等广泛应用于临床。本品在岭南地区亦常作凉茶配方。三叉苦药材亦有用茎叶者，注意区别。《中国药典》1977 年版曾收载本品，药用部位为本品的枝叶。《广东省中药材标准（第一册）》作"三丫苦"，药用部位是茎及带叶嫩枝。

- **产地**
  主产于我国华南、西南地区。

- **采收加工**
  全年均可采挖，洗净，趁鲜切片，晒干。

- **药材性状**
  根呈圆柱形，表面黄白色至灰褐色，有细纵皱纹，横切面皮部厚 0.5~2mm，木部占绝大部分，质脆，易折断。气微，味苦。

- **性味功用**
  苦，寒。清热解毒，散瘀止痛。适用于咽喉肿痛，风湿骨痛，疟疾，黄疸，湿疹，皮炎，跌打损伤及虫蛇咬伤等病症。

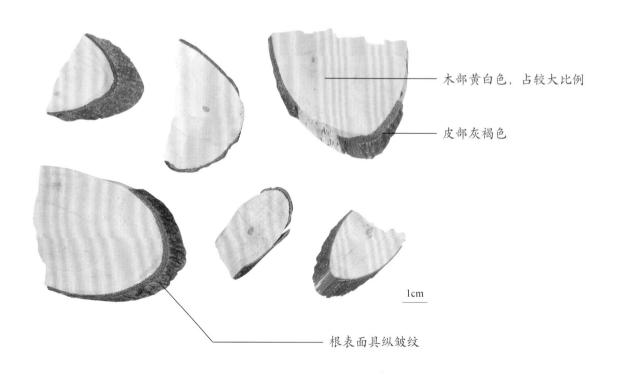

木部黄白色，占较大比例

皮部灰褐色

1cm

根表面具纵皱纹

# 三白草根

● **别名**

天性草根、白花莲、水木通、百节藕、塘边藕根。

● **来源**

三白草科植物三白草 *Saururus chinensis* (Lour.) Baill. 的根状茎。

● **溯源**

"三白草"之名始见于《本草经集注》"牵牛子"条，云："又有一种草，叶上又三白点，俗因以名三白草。"《新修本草》新增"三白草"条，曰："叶如水荭，亦似葜，又似菝葜，叶上有三黑点，高尺许。根如芹根，黄白色而粗大。"《本草纲目》，曰："三白草生田泽畔……高二三尺。茎如蓼、叶如商陆及青葙。四月其颠三叶面上，三次变作白色，余叶仍青不变……五月开花成穗，如蓼花状，而色白微香。结细实。根长白虚软，有节须，状如泥菖蒲根。"所言即为本品。

● **产地**

我国南方各地均产。

● **采收加工**

夏、秋二季采挖，除去地上部分，洗净，晒干。

● **药材性状**

根状茎呈圆柱形，稍弯曲有分枝，长短不等。表面灰褐色，粗糙，有纵皱纹及环状节，节上有须根，节间长约 2cm。质硬而脆，易折断，有纵皱纹及环状节，节上有须根，节间长约 2cm。质硬面脆，易折断，断面类白色，粉性。气微，味淡。

● **性味功用**

甘、辛，寒。利水除湿，清热解毒。适用于脚气，水肿，淋浊，带下，痈肿，流火，疔疮疥癣，风湿热痹等病症。

表面有纵皱纹

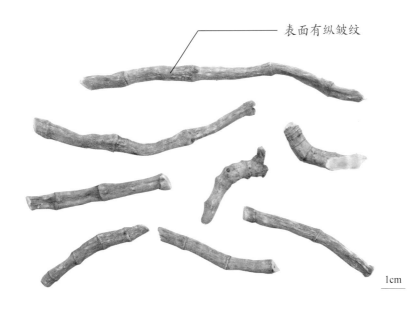

1cm

● **附注**

该植物的地上部分亦可入药，详见"三白草"条。

39

# 土人参

- **别名**
瓦参、假人参、土洋参、土参、申时花。

- **来源**
马齿苋科植物栌兰 *Talinum paniculatum* (Jacq.) Gacrtn. 的根。

- **溯源**
本品始载于《滇南本草》，曰："土人参，味甘，性寒。补虚损劳疾，妇人服之补血。"

- **产地**
我国大部分地区均有栽培。

- **采收加工**
8~9月采挖，除去细根，洗净，或刮去表皮，晒干。

- **药材性状**
根圆锥形或长纺锤形，分枝或不分枝。长7~15cm，直径0.7~1.7cm。顶端具木质茎残基；表面灰黑色或黑色，有纵皱纹及点状突起的须根痕。质坚硬，难折断。折断面平坦，中央常有大空腔。气微，味淡、微有黏滑感。

- **性味功用**
甘、淡、平。补气润肺，止咳，调经。适用于气虚乏倦，食少，泄泻，肺痨咳血，眩晕，潮热，盗汗，自汗，月经不调，带下，产妇乳汁不足等病症。

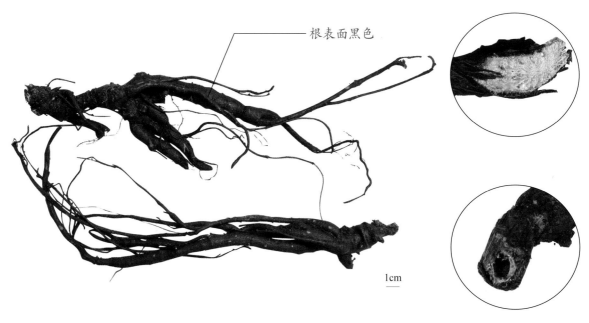

根表面黑色

1cm

折断面平坦，中央常有大空腔

# 土贝母

● **别名**

藤贝母、土贝。

● **来源**

葫芦科植物假贝母 *Bolbostemma paniculatum* (Maxim.) Franquel 的鳞茎。

● **溯源**

土贝母之名始见清代《本草从新》"贝母"条下，但历代有关贝母形态的描述及附图均涉及本品。陆机《诗疏》，曰："叶如栝楼而细小，子在根下如芋子，正白。"《本草图经》附图蔓生"贝母"，即为本品。《百草镜》云："土贝形大如钱，独瓣不分，与川产迥别，各处皆产，有出安徽六安之安山者，有出江南宜兴之章注者，有出宁国府之孙家埠者，浙江惟宁波鄞县之樟村及象山有之。入药选白大而燥皮细者良。"

又云："出川者曰川贝，出象山者名象贝，绝大者名土贝。"

● **产地**

主产于河北、河南等地。

● **采收加工**

秋、冬二季采挖鳞茎，洗净，在蒸笼上蒸透，晒干即得。

● **药材性状**

鳞茎呈不规则团块状，多角状或三棱形，高 0.5~1.5cm，直径 0.7~2cm。暗棕色至半透明的红棕色，表面凹凸不平，多裂纹，基部常有一突起芽状物。质坚硬，不易折断，断面角质样，光亮平滑。稍有焦臭，味微苦。

● **性味功用**

苦，凉。清热化痰，散结拔毒。适用于乳痈，痰核，疮疡肿毒，赘疣，蛇虫咬伤等病症。

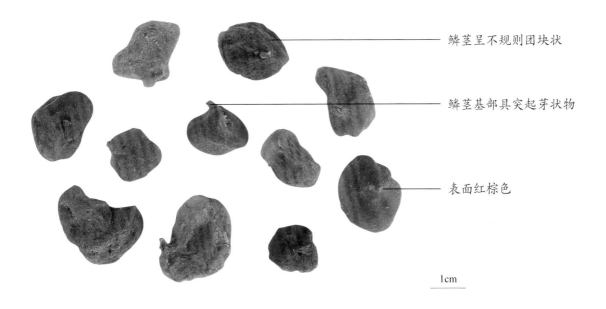

鳞茎呈不规则团块状

鳞茎基部具突起芽状物

表面红棕色

1cm

# 土牛膝

- **别名**
  杜牛膝、土牛七、倒扣草根。

- **来源**
  苋科植物牛膝 *Achyranthes bidentata* Blume 或柳叶牛膝 *Achyranthes longifolia* (Makino) Makino 等野生种的根及根状茎。

- **溯源**
  "土牛膝"之名始见于《本草图经》载"牛膝"条，曰："今福州人单用土牛膝根净洗、切、焙干，捣下筛，酒煎、温服，云治妇人血块神效。"《本草纲目》云："牛膝处处有之，谓之土牛膝，不堪服食。惟北土及川中人家栽莳者为良。"中药牛膝始载于《神农本草经》，所用为野生。自宋明以来，河南、四川等地栽培者称之为牛膝，他处野生者称之为土牛膝。

- **产地**
  我国大部分地区均产。

- **采收加工**
  全年可采，除去茎叶，洗净，晒干。

- **药材性状**
  根状茎呈圆柱状，灰棕色，上端有茎基残留，周围着生多数粗细不一的根。根长圆柱形，略弯曲，长约 15cm 以下，径可达 4mm；表面淡灰棕色，有细密的纵皱纹。质稍柔软，干透后易折断，断面黄棕色，可见成圈状散列的维管束。气微，味微甜。

- **性味功用**
  甘、微苦，寒。活血祛瘀，泻火解毒，利尿通淋。适用于闭经，跌打损伤，风湿关节痛，痢疾，白喉，咽喉肿痛，疮痛，淋证，水肿等病症。

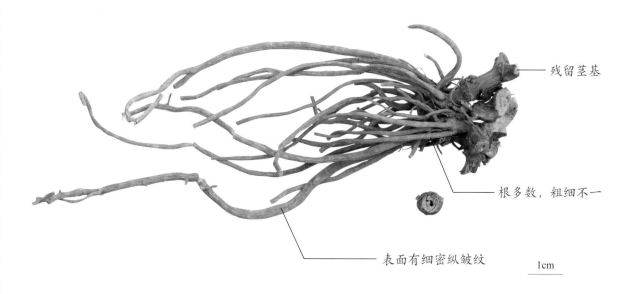

残留茎基

根多数，粗细不一

表面有细密纵皱纹

1cm

- **附注**
  该植物的地上部分入药，习称倒扣草。

# 土圜儿

● **别名**

土栾儿、破石珠、九牛子、土蛋、鸡生旦、九子羊。

● **来源**

豆科植物土圜儿 *Apios fortunei* Maxim. 的块根。

● **溯源**

本品始载于《救荒本草》，曰："土圜儿，细茎沿蔓而生，叶似绿豆叶，微尖，每三叶攒生一处，根似土瓜儿根，微团，味甜。"所言即为本品。《救荒本草》记载可以煮食块根。有土圜儿急性中毒的报道，均系生食引起，煎煮后食用则未见中毒。其块根富含淀粉，味清香。山东单县已有种植，作食用称"罗汉参""地栗子"。

● **产地**

主产于我国长江流域及其以南地区。

● **采收加工**

秋季倒苗前采挖块根，洗净，趁鲜切片，晒干。

● **药材性状**

块根呈扁长卵形，长约2.2cm，直径约1.2cm，根头部有数个茎基或茎痕，基部稍偏斜，并有支根或支根痕。表面棕色，不规则皱缩，具须根痕。质轻而较柔韧，易折断，断面粗糙，白色。味微苦涩，微有豆腥气。

● **性味功用**

甘、微苦，平。清热解毒，止咳祛痰。适用于感冒咳嗽、咽喉肿痛、百日咳、乳痈、瘰疬、无名肿痛、毒蛇咬伤、带状疱疹等病症。

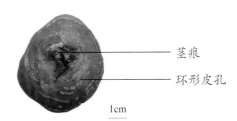

茎痕
环形皮孔

1cm

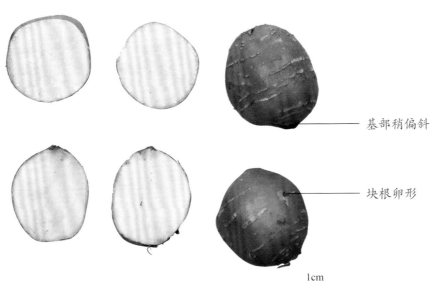

基部稍偏斜

块根卵形

1cm

# 大罗伞

● 别名

朱砂根、铁凉伞、凤凰翔、平地木、万两金。

● 来源

紫金牛科植物朱砂根 *Ardisia crenata* Sims 或 红 凉 伞 *Ardisia crenata* Sims var. *bicolor* (Walker) C. Y. Wu et C. Chen 的根。

● 溯源

本品以"朱砂根"之名始载于《本草纲目》，曰："朱砂根，生深山中，金惟太和山人采之；苗高尺许，叶似冬青叶，背甚赤；夏月常茂，根大如箸，赤色，此与百两金仿佛。"《植物名实图考》云："平地木，《花镜》载之，生山中，一名石青子。叶如木樨，夏粉红细花，结实似天竹子而扁，江西俚医呼为凉伞遮金珠，以其叶聚梢端。实在叶下，故名。"所言均为本品。

● 产地

主产于我国南方各地。

● 采收加工

秋季采挖，切段或切片，晒干。

● 药材性状

根簇生于略膨大的根状茎上，呈圆柱形，略弯曲，长5~25cm，直径2~10mm。表面棕褐色或灰棕色，具多数纵皱纹及横向或环状断裂痕，皮部与木部易分离。质硬而脆，易折断，折断面不平坦，皮部厚，约占断面的一半，类白色或浅紫红色，木部淡黄色。气微，味微苦、辛，有刺舌感。以条粗、皮厚者为佳。

● 性味功用

苦、辛，凉。清热解毒，活血止痛。适用于咽喉肿痛、风湿热痹、黄疸、痢疾、跌打损伤、乳腺炎、睾丸炎等病症。

▼ 红凉伞

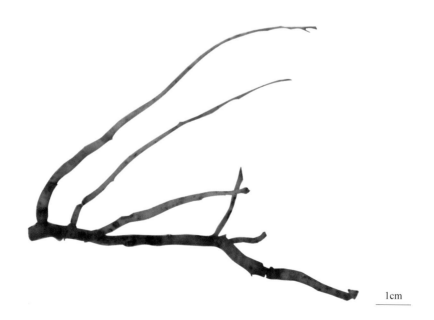

1cm

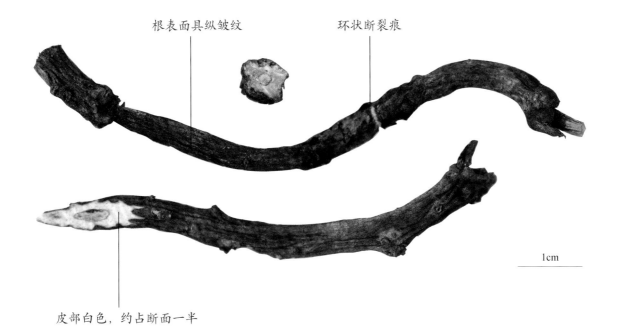

根表面具纵皱纹　　　环状断裂痕

皮部白色，约占断面一半

1cm

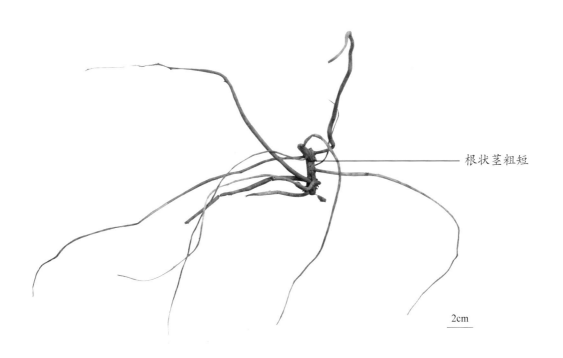

根状茎粗短

2cm

# 大骨碎补

● **别名**
猴姜、猢狲姜、石良姜、石岩姜、搜山虎、岩姜。

● **来源**
槲蕨科植物姜崖蕨 *Pseudodrynaria coronans* (Wall.) Ching 的根状茎。

● **溯源**
骨碎补始载于《雷公炮炙论》。《本草拾遗》云："骨碎补似石韦而一根，余叶生于木，岭南、虔、吉亦有，本命猴姜。"《开宝本草》曰："生江南，根着树、石上，有毛，叶如菴薗，江西人呼为胡孙姜。"《本草图经》载："生江南，今淮、浙、陕西、夔、路州郡亦有之，根生大木或石上，多在背阴处，引根成条，上有黄毛及短叶附之，又有大叶成枝，面青绿色有黄点，背青白色，有赤紫点。春生叶至冬干黄，无花实。惟根入药，采无时，削去毛用之。"《本草纲目》列入石草类，曰："其根扁长，略似姜形，其叶有桠缺，颇似贯众叶。"

而《植物名实图考》中，又有两条"骨碎补"，均说与猴姜为一类。根据历代本草所述及其附图，均属蕨类植物，但种类不一，主流品种主要有槲蕨、秦岭槲蕨、光叶槲蕨和崖姜蕨四种。

● **产地**
主产于广东、广西、福建等地。

● **采收加工**
全年均可采挖，除去泥沙，干燥，或燎去毛状鳞片。

● **药材性状**
根状茎圆柱形，表面密被条状披针形而松软的鳞片，鳞片脱落处显紫褐色，有大小不等的纵向沟脊及细小纹理。断面褐色，点状分体中柱排成类圆形。气极微，味涩。均以条粗大、棕色者为佳。

● **性味功用**
苦，温。补肾强骨，活血止痛。适用于肾虚腰痛，足膝痿弱，耳鸣耳聋，牙痛，久泄，遗尿，跌打骨折及斑秃等病症。

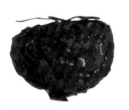

断面褐色，点状分体
中柱排成类圆形

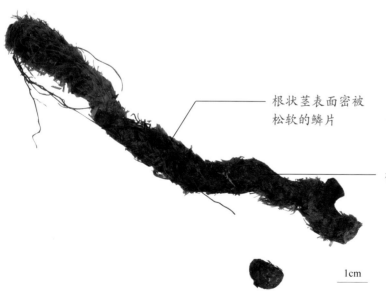

根状茎表面密被
松软的鳞片

根状茎圆柱形，横走

1cm

● **别名**

开口剑、竹根七、铁扁担、斩蛇剑、白河车。

● **来源**

百合科植物万年青 *Rohdea japonica* (Thunb.) Roth 的根状茎。

● **溯源**

本品以"千年润"之名始载于《履巉岩本草》。《本草纲目拾遗》曰："万年青，阔叶丛生，每枝独瓣无歧，梗叶颇青厚，夏则生蕊如玉黍状，开小花，从缀蕊上，入冬则结子红色。性善土山，人家多植之。浙婚礼多用之伴礼函，取其四季长青，有长春之义。"《植物名实图考》云："按九江俚医，以治无名肿毒、疔疮、牙痛。隐其名为开口剑，或谓能治蛇伤，亦呼为斩蛇剑。"所言即为本品。

● **产地**

主产于江苏、浙江、四川等地。

● **采收加工**

全年均可采挖，除去茎叶及须根，或切片，晒干。

● **药材性状**

根状茎圆柱形，长5~18cm，直径1.5~2.5cm。表面灰黄色，皱缩，具密集的波状环节，并散有圆点状根痕，有时留有长短不等的须根；顶端有时可见地上茎痕和叶痕。质带韧性，折断面不平坦，黄白色（晒干品）或浅棕至棕红色（烘干品），略带海绵性，有黄色维管束小点散布。气微，味苦、辛。

● **性味功用**

苦、微甘，寒；小毒。清热解毒，强心利尿，凉血止血。适用于咽喉肿痛，白喉，疮疡肿毒，蛇虫咬伤，心力衰竭，水肿臌胀，咯血，吐血，崩漏等病症。

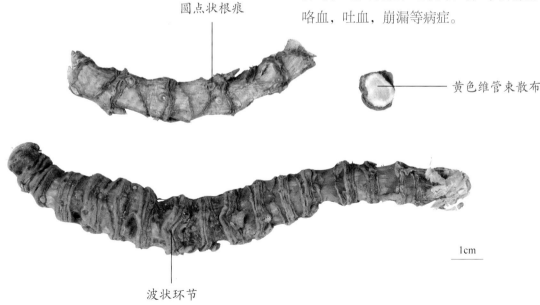

圆点状根痕

黄色维管束散布

1cm

波状环节

● **附注**

该植物地上部分亦可入药，亦称为万年青。

# 山芝麻

● **别名**

岗油麻、山油麻、仙桃草、假油麻、油麻甲、假麻甲。

● **来源**

梧桐科植物山芝麻 *Helicteres angustifolia* L. 的根。

● **溯源**

本品以"岗油麻"之名始载于《生草药性备要》，曰："根治疮去毒，止血埋口，又能润大肠。"《山草药指南》载："岗脂麻，别名山脂（芝）麻。其根味苦，性凉；敷疮去毒，止血生肌，并润大肠。"《增订岭南采药录》云："山芝麻根为凉茶主要原料，亦治骨鲠口喉。"

● **产地**

我国南方各地均产。

● **采收加工**

全年可采，洗净，切段，晒干。

● **药材性状**

根呈圆柱形，略扭曲，头部常带有结节状的茎枝残基；长 15~25cm（商品多已切成长约 2cm 的段块），直径 0.5~1.5cm。表面呈黄色至灰褐色，间有坚韧的侧根或侧根痕，栓皮粗糙，有纵斜裂纹，老根栓皮易片状剥落。质坚硬，断面皮部较厚，暗棕色或灰黄色，强纤维性，易与木部剥离并撕裂；木部黄白色，具微密放射状纹理。气微香，味苦、微涩。

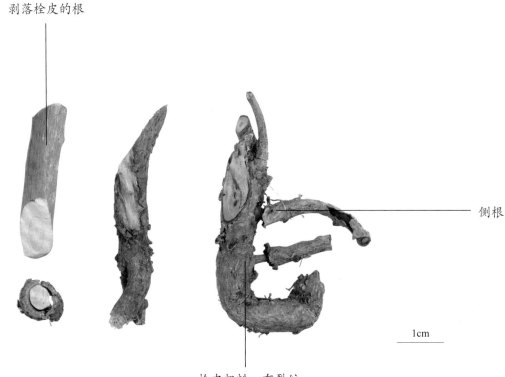

剥落栓皮的根

侧根

栓皮粗糙，有裂纹

1cm

● **性味功用**

苦，凉；小毒。清热解毒。适用于感冒发热，肺热咳嗽，咽喉肿痛，麻疹，痄腮，肠炎，痢疾，痈肿，瘰疬，毒蛇咬伤等病症。

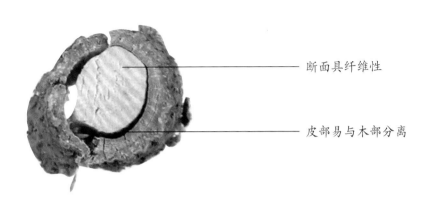

———— 断面具纤维性

———— 皮部易与木部分离

# 山苍子根

● **别名**

豆豉姜、臭枳柴、澄茄根、山香根、山椒香、木姜子根。

● **来源**

樟科植物山鸡椒 *Litsea cubeba* (Lour.) Pers. 的根。

● **溯源**

本品以"木浆子根"之名始载于《分类草药性》，曰："性温。治周身筋骨疼痛，发表，散风寒疹子，去膨胀，理气。"本品在福建闽清一带习称"臭枳柴""乏力草"，常用于食疗，"臭枳柴炖猪脚"是当地一道名菜。

● **产地**

我国南方各地均产。

● **采收加工**

全年可采，采挖根部，或趁鲜切片，晒干。

● **药材性状**

根圆锥形。表面棕色，有皱纹及颗粒状突起。质轻泡，易折断，断面灰褐色，横切面有小孔（导管）。气香，味辛辣。

● **性味功用**

辛、苦，温。祛风散寒除湿，温中理气止痛。适用于感冒头痛，心胃冷痛，腹痛吐泻，脚气，孕妇水肿，风湿痹痛，跌打损伤等病症。

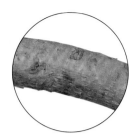

根皮表面有纵皱纹
及颗粒状突起

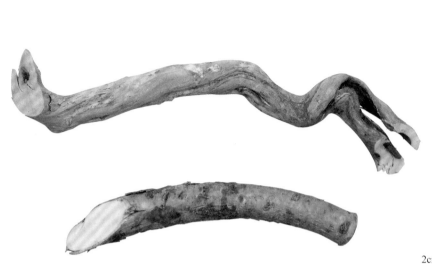

2cm

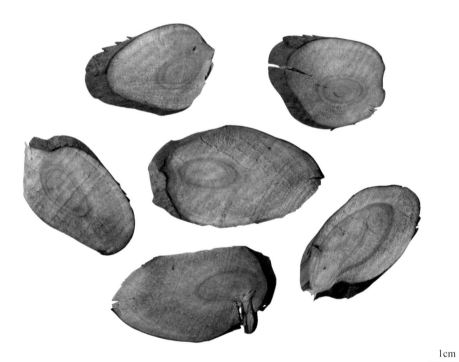

1cm

● **附注**

该植物的果实亦可入药，详见"澄茄子"条。

● 别名

山栀茶、钻山虎、皮子药、山海桐根。

● 来源

海桐花科植物海金子 *Pittosporum illicioides* Makino 的根。

● 溯源

本品以"海桐树"之名始载于《全国中草药汇编》，曰："根：祛风活络，散瘀止痛。用于风湿性关节炎，坐骨神经痛，骨折，骨痛，牙痛，高血压，神经衰弱，梦遗滑精。"《中国药典》1977 年版曾收载本品。

● 产地

主产于贵州。

● 采收加工

全年均可采挖，洗净，切片，晒干。

● 药材性状

根呈圆柱形，或略扭曲，长 10~20cm，直径 1~3cm（或更大）。表面灰黄色至黑褐色，较粗糙，可见茎基及侧根痕和椭圆形皮孔。质硬，不易折断，切面木心常偏向一侧，木部黄白色，可见环纹，皮部较木部色深，易剥离，韧皮部呈棕褐色环状。气微，味苦、涩。以条匀、质韧、色黄白者为佳。

● 性味功用

苦、辛，温。活络止痛，宁心益肾、解毒。适用于风湿痹痛，骨折，胃痛，失眠，遗精，毒蛇咬伤等病症。

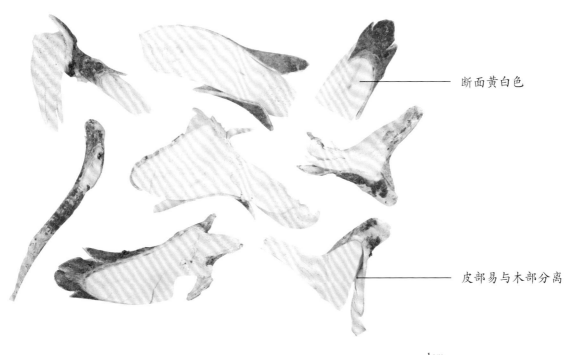

断面黄白色

皮部易与木部分离

1cm

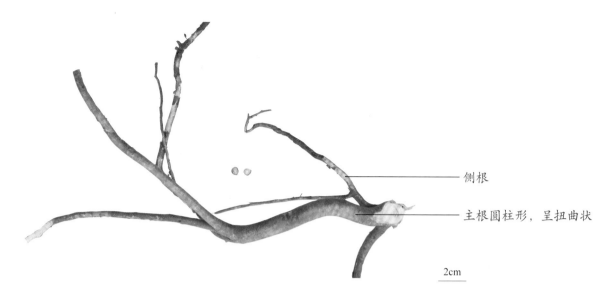

侧根

主根圆柱形,呈扭曲状

2cm

● **附注**

该植物的果实亦可入药,称为山枝仁。

# 山楂根

● 别名

野山楂根、小山楂果根、南山楂根。

● 来源

蔷薇科植物野山楂 *Crataegus cuneata* Sieb. et Zucc 的根。

● 溯源

本品始载于《本草纲目》,曰:"(山楂)根,消积,治反胃。"据调查,市售山楂根药材主体为野山楂的根,同属植物山楂、山里红的根极少药用。

● 产地

主产于江苏、安徽、河南等地。

● 采收加工

夏、秋二季采挖根部,或趁鲜切片,晒干。

● 药材性状

本品为类圆形或椭圆形厚片,表面皮部棕红色,有横向皮孔,木部淡红棕色,具细密的放射状纹理,纤维性。周边灰绿色或红棕色。质坚硬。气微,味淡而涩。

● 性味功用

甘,平。消积,祛风,止血。适用于食积,痢疾,关节痛,咯血等病症。

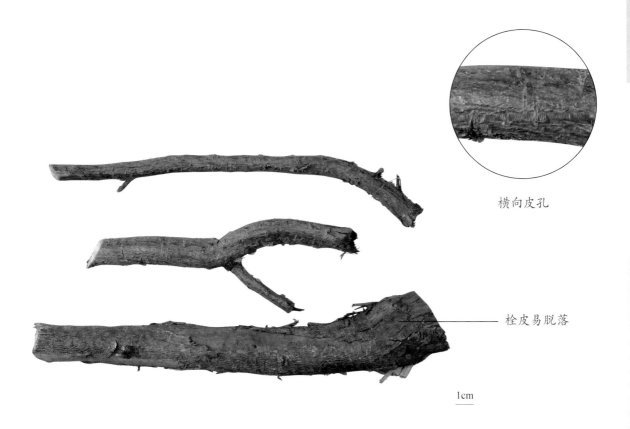

横向皮孔

栓皮易脱落

1cm

木部具放射状纹理

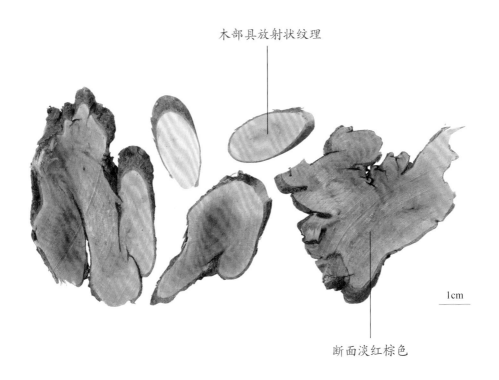

断面淡红棕色

1cm

● **附注**

《中华本草》记载为蔷薇科植物山里红 *Crataegus pinnatifida* Bunge var. *major* N. E. Brown 或野山楂 *Crataegus cuneata* Sieb. et Zucc 等的根。

# 千斤拔

● 别名

千金拔、一条根、老鼠尾、土黄鸡。

● 来源

豆科植物千斤拔 *Flemingia philippinensis* Merr. et Rolfe 的根。

● 溯源

本品始载于《植物名实图考》，曰："千斤拔产湖南岳麓，江西南安亦有之。丛生，高二尺许，圆茎淡绿，节间微红。附茎参差生小枝，一枝三叶，长几二寸，宽四五分，面背淡绿，皱纹极细。夏间就茎发苞，攒密如球，开紫花。独根，外黄内白，直韧无须，长至尺余。"《中国药典》1977年版收载本品。

● 产地

主产于广东、广西、海南、福建、台湾等地。

● 采收加工

秋后采挖，洗净，或切段，晒干。

● 药材性状

根长圆柱形，上粗下渐细，极少分枝，长30~70cm，上部直径1~2cm。表面棕黄色、灰黄色至棕褐色，有稍突起的横长皮孔及细皱纹，近顶部常成圆肩膀状，下半间见须根痕；栓皮薄，鲜时易刮离，刮去栓皮可见棕红色或棕褐色皮部。质坚韧，不易折断。横切面皮部棕红色，木部宽广，淡黄白色，有细微的放射状纹理。气微，味微甘、涩。以根条粗长、除净芦茎及须根、断面发白色者为佳。

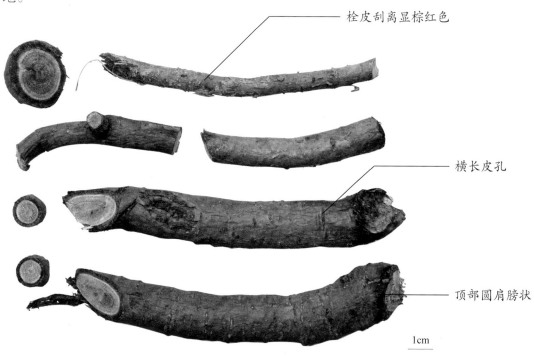

栓皮刮离显棕红色

横长皮孔

顶部圆肩膀状

1cm

● **性味功用**

甘、微涩，平。祛风利湿，强筋壮骨，活 血解毒。适用于风湿痹痛，腰肌劳损，四 肢痿软，跌打损伤，咽喉肿痛等病症。

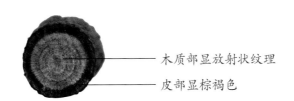

木质部显放射状纹理

皮部显棕褐色

# 土常山

● **别名**

大叶土常山、硬毛绣球、白常山、白花常山。

● **来源**

虎耳草科植物蜡莲绣球 *Hydrangea strigosa* Rehd. 或伞形绣球 *Hydrangea chinensis* Maxim. 的根。

● **溯源**

《本草图经》在"蜀漆"条下记载："今 天台山出种药，名土常山，叶苗极甘，人 用为引香，其味如蜜，又名蜜香草。"《植 物名实图考》载有"土常山"，云："土常山， 丛生，绿茎圆节，长叶相对，深尺粗纹。 夏时茎梢开四圆瓣白花，花落结子如黄粟 米，累累满枝。俚医以治跌打。"以上均 为虎耳草科绣球属植物。

● **产地**

主产于我国华东地区及湖南、陕西等地。

● **采收加工**

立冬至次年立春间，采挖其根，除去茎叶、 细根，洗净，鲜用，或擦去栓皮，切段，晒干。

● **药材性状**

根呈圆柱形，常弯曲，有分枝，长约 20cm，直径 0.5~2cm。表面淡黄色或黄白 色，外皮极薄，易脱落，脱落处露出黄色 木部。质坚硬，不易折断，断面黄白色， 有菊花状纹理。气微，味辛、酸。

● **性味功用**

辛、酸，凉。截疟，消食，清热解毒，祛 痰散结。适用于瘿瘤，食积腹胀，咽喉肿痛， 皮肤癣癞，疮疖肿毒，疟疾等病症。

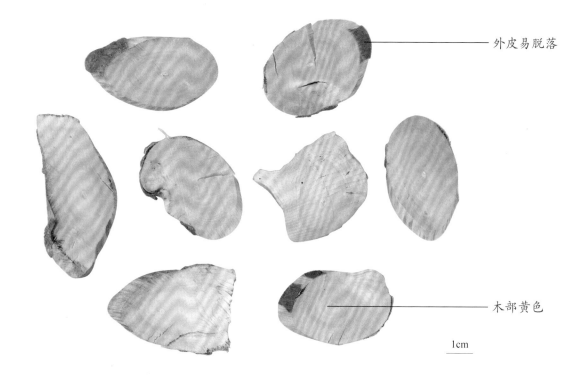

外皮易脱落

木部黄色

1cm

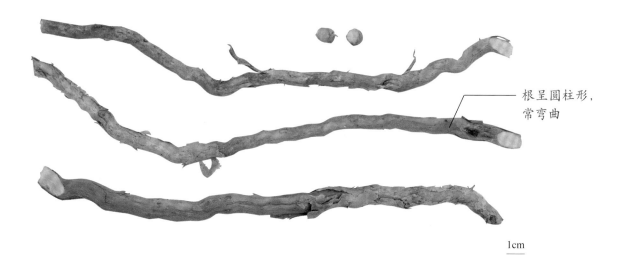

根呈圆柱形，
常弯曲

1cm

●  别名

川明党、明参、土明参。

● 来源

伞形科植物川明参 *Chuanmingshen violaceum* Sheh et Shan 的根。

● 溯源

本品始载于《四川中药志》（1979 年），为四川地区民间习用品，药食两用。在四川民间常作滋补品和菜肴，如川明参蒸鸡、川明参炖如乳鸽等。目前，各大药材市场有售。

● 产地

主产于四川。

● 采收加工

4 月上旬挖取根部，除去茎叶及泥沙，用竹刀刮去粗皮，置沸水中煮烫透心，经浸漂冷却，熏硫后，用细绳或竹蔑将根穿成串，晾干。

● 药材性状

根呈圆柱形，长 7~20cm，直径 0.5~1.2cm，多不分枝。药材多已刮皮，表面淡黄棕色。次生木质部易与次生韧皮部脱离。质稍硬，断面粉性，形成层环明显，并可见淡黄色小油点。气微，味淡。

● 性味功用

甘、微苦，凉。养阴清肺，健脾助运。适用于热病伤阴，肺燥咳嗽，脾虚食少，病后体弱等病症。

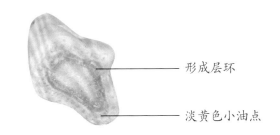

—— 形成层环

—— 淡黄色小油点

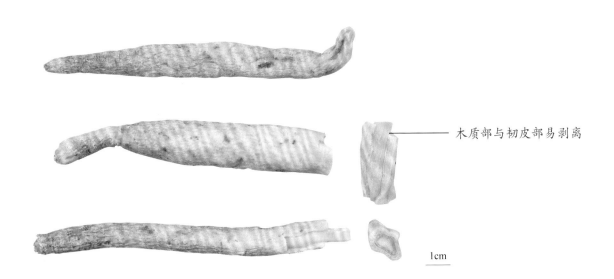

—— 木质部与韧皮部易剥离

1cm

# 及 己

● **别名**
四叶细辛、四大金刚、牛细辛、老君须。

● **来源**
金粟兰科植物及己 *Chloranthus sertusra* (Thunb.) Roem et Schult. 的根。

● **溯源**
本品始载于《名医别录》。《新修本草》云："此草一茎，茎头四叶，叶隙着白花，好生山谷阴虚软地，根似细辛而黑，有毒。"《植物名实图考》曰："及己，《别录》下品，《唐本草》注，此草一茎四叶，今湖南、江西亦呼为四叶细辛，俗名四大金刚，外科用药。"所言即为本品。

● **产地**
主产于安徽、江苏、浙江、江西、福建、广东、广西等地。

● **采收加工**
春季开花前采挖，除去茎苗和泥沙，阴干。

● **药材性状**
根状茎较短，直径约 3mm；上端有残留茎基，下侧着生多数须状根。根细长圆柱形，长约 10cm，直径 0.5~2mm；表面土灰色，有支根痕。质脆，断面较平整，皮部灰黄色，木部淡黄色。气微辛，味淡。

● **性味功用**
苦，平；有毒。活血散瘀，祛风止痛，解毒杀虫。适用于跌打损伤，骨折，经闭，风湿痹痛，疔疮疖肿，疥癣，皮肤瘙痒，毒蛇咬伤等病症。

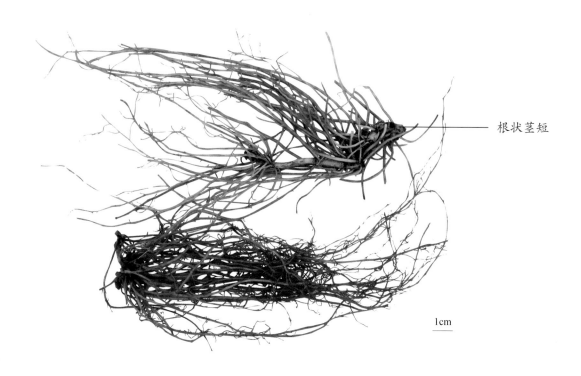

根状茎短

1cm

# 广石豆兰

● **别名**

岩枣、单叶岩珠。

● **来源**

兰科植物广东石豆兰 *Bulbophyllum kwangtungense* Schltr. 的假鳞茎。

● **溯源**

本品始载于《全国中草药汇编》，曰："广石豆兰，甘淡，凉。主治风热咽痛，肺热咳嗽，风湿关节疼痛，跌打损伤。"

● **产地**

主产于广东、广西、浙江、湖南等地。

● **采收加工**

夏、秋二季采收全草，略蒸或煮，或直接晒干。

● **药材性状**

根状茎纤细，直径1~1.5mm，每隔1.4~2.5cm有一假鳞茎。假鳞茎卵状长圆形、类圆锥形，长 0.8~1.5cm，直径 4~8mm，表面具细纵棱纹，近根状茎一侧具一凹槽，基部不收缩成柄状。气微，味淡。

● **性味功用**

甘、淡，凉。清热，滋阴，消肿。适用于风热咽痛，肺热咳嗽，阴虚内热，热病口渴，风湿痹痛，跌打损伤，乳腺炎等病症。

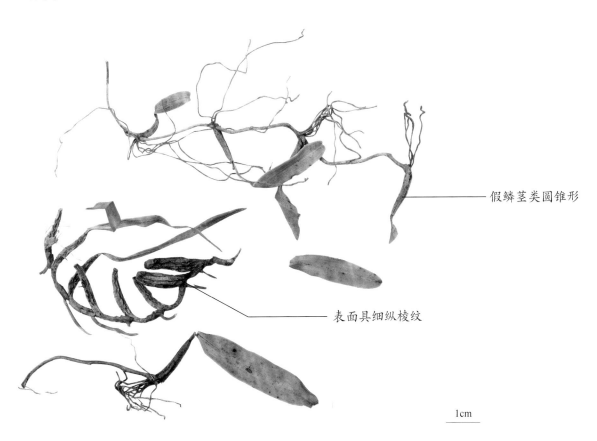

假鳞茎类圆锥形

表面具细纵棱纹

1cm

# 马尾连

- **别名**
  马尾黄连、马尾莲、金丝黄连、金丝马尾连。

- **来源**
  毛茛科植物大叶唐松草 *Thalictrum faberi Ulbr.* 的根及根状茎。

- **溯源**
  本品始载于《天目山药用植物志》。20世纪 80 年代，中药黄连价格持续走高，在部分地区以本品混充或代用，功效亦近似黄连。

- **产地**
  主产于我国华东地区及河南、湖南等地。

- **采收加工**
  夏、秋二季采挖全株，除去茎叶和泥土，晒干。

- **药材性状**
  根状茎短，下部密生数十条细根。细根长 10~25cm，直径约 1mm；表面棕褐色，皮部较疏松；木栓层脱落处，显黄色；质硬而脆，易折断；味苦。

- **性味功用**
  苦，寒。清热，泻火，解毒。适用于痢疾，腹泻，目赤肿痛，湿热黄疸等病症。

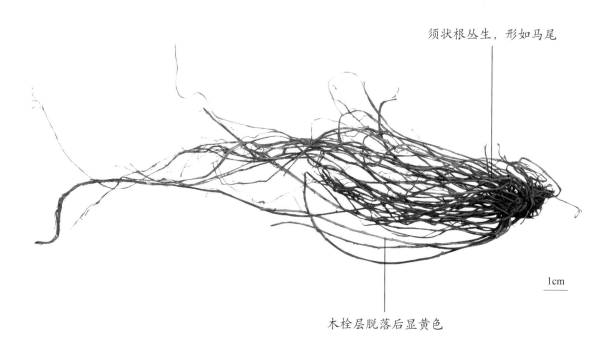

须状根丛生，形如马尾

1cm

木栓层脱落后显黄色

- **附注**

同属植物尖叶唐松草 *Thalictrum acutifolium* (Hand.-Mazz.) Boivin 和华东唐松草 *Thalictrum fortune* S. Moore 等多种植物地下部分在部分地区亦混同入药。据童玉懿等 1980 年调查，我国民间使用及商品收购的马尾连有 20 多种，品种复杂。

● **别名**

牛王茨根、阎王刺根、斗米虫树根。

● **来源**

豆科植物云实 *Caesalpinia decapetala* (Roth) Alston 的根。

● **溯源**

本品始载于《本草纲目》，曰："（云实）根，主治骨哽及咽喉痛，研汁咽之。"

● **产地**

主产于我国长江流域及其以南各地区。

● **采收加工**

全年均可采挖，洗净，切片或切段，晒干。

● **药材性状**

根圆柱形，弯曲，有分枝，长短不等，直径 2~6cm，根头膨大，外皮灰褐色，粗糙，具横向皮孔，纵皱纹明显。质坚，不易折断，断面皮部棕黄色，木部白色，占绝大部分。气微，味辛、涩、微苦。

● **性味功用**

苦、辛，平。祛风除湿，解毒消肿。适用于感冒发热、咳嗽、咽喉肿痛、牙痛、风湿痹痛、肝炎、痢疾、淋证、痈疽肿毒、皮肤瘙痒、毒蛇咬伤等病症。

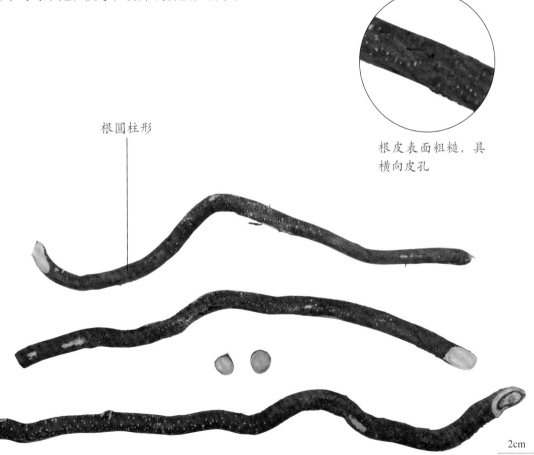

根皮表面粗糙，具横向皮孔

根圆柱形

2cm

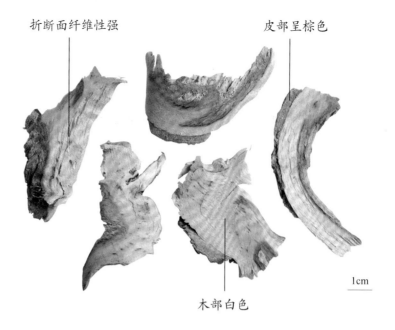

折断面纤维性强　皮部呈棕色

木部白色

1cm

● **附注**

该植物的种子亦可入药，详见"云实"条。

# 五指毛桃

● 别名

南芪、五爪龙、五指牛奶、土黄芪。

● 来源

桑科植物粗叶榕 *Ficus hirta* Vahl 的根。

● 溯源

本品以"五爪龙"之名始载于《生草药性备要》，云："五爪龙……一名五龙根，其叶五指为真的，世人多以山槟榔乱之。但五爪龙气味清香，山槟榔无味，可以别之。"所言即为本品。《岭南采药录》曰："五爪龙，别名五龙根、火龙叶，木本，其叶五歧，有毛，而气清香。亦指桑科植物粗叶榕 *Ficus hirta*。"岭南地区常以此煲汤，以健脾补肺，故又称"南芪"。本品为岭南习用药，《广东省中药材标准（第一册）》、《湖南省中药材标准》2009 年版等地方标准均收录本品。

● 产地

主产于云南、贵州、广东、广西、福建等地。

● 采收加工

全年均可采挖，洗净，切片或切成小段，晒干。

● **药材性状**

根略呈圆柱形，短段或片状，段长 2~4cm，直径 1~4cm，片厚 0.5~1cm。表面灰黄色至黄棕色，有红棕色花斑及细密纵皱纹，可见横向皮孔。质坚硬，不易折断。横断面皮部薄而韧，易剥离，富纤维性，木部宽大，淡黄白色，有较密的同心环纹。纵切面木纹顺直。气微香，有类似败油气。

● **性味功用**

甘，平。健脾补肺，行气利湿，舒筋活络。适用于脾虚浮肿，食少无力，肺痨咳嗽，盗汗，带下，产后无乳，风湿痹痛，水肿，肝硬化腹水，肝炎，跌打损伤等病症。

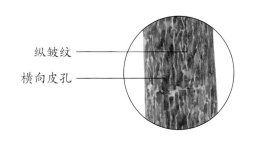

纵皱纹 ——

横向皮孔 ——

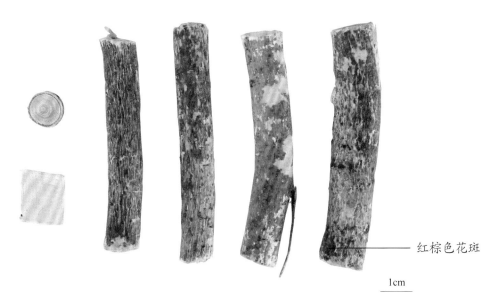

—— 红棕色花斑

1cm

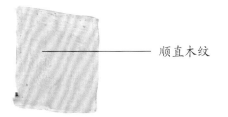

—— 顺直木纹

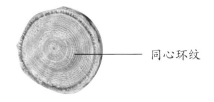

—— 同心环纹

● **附注** ——————————————————————————

《中华本草》收载极简榕 *Ficus simplicissima* Lour. 的根作"五指毛桃"，而将粗叶榕的根或枝条称之为"五爪龙"。

# 水龙骨

- **别名**
  草石蚕、石蚕、青石蚕、青石莲、石豇豆、青龙骨。

- **来源**
  水龙骨科植物水龙骨 *Polypodiode snipponica* (Mett.) Ching 的根状茎。

- **溯源**
  本品以"草石蚕"之名始载于《本草纲目拾遗》，曰："草石蚕，余杭山中多有之，叶似大叶金星，根黑色，如蚕。王安《采药方》金星凤尾，即宝剑草，其根名石蚕。"《植物名实图考》在"水龙骨"条下记载："生山石间，圆根横出分叉，蓝白色多斑，破之有丝，疏须数茎，抽茎红紫，一茎一叶，叶长厚如石韦，分破如猴姜而圆，有紫纹。"所言均为本品。

- **产地**
  主产于我国长江中下游地区。

- **采收加工**
  全年可采，洗净，晒干。

- **药材性状**
  干燥的根状茎呈细棒状，稍弯曲，有分歧，肉质。长 6~10cm，直径 3~4mm。表面黑褐色，光滑，有纵皱纹，并被白粉，一侧有须根痕或残留的须根。质硬而脆，易折断，断面较光滑。气无，味微苦。

- **性味功用**
  苦，凉。清热利湿，活血通络。适用于小便淋浊，泄泻，痢疾，风湿痹痛，跌打损伤等病症。

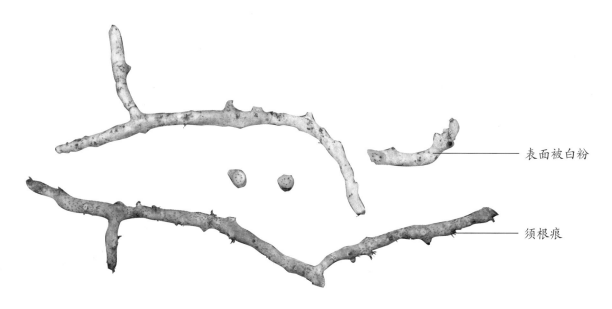

表面被白粉

须根痕

1cm

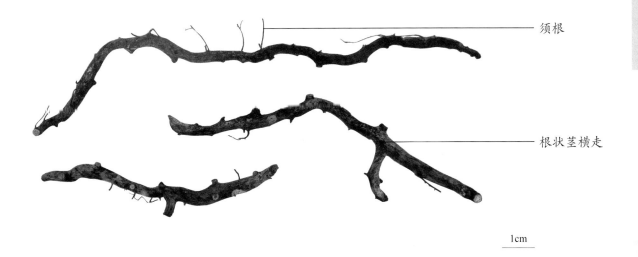

须根

根状茎横走

1cm

● **附注**

唇形科植物草石蚕 *Stachys sieboldii* Miq. 的块茎入药，详见"草石蚕"条。

# 牛大力 ●

● 别名

山莲藕、倒吊金钟、猪脚笠、金钟根。

● 来源

豆科植物美丽崖豆藤 *Millettia speciosa* Champ. 的根。

● 溯源

本品以"大力牛"之名始载于《生药草性备要》："大力牛，味甜，性劫。壮筋骨，解热毒，理内伤，治跌打，浸酒滋肾。"本品为岭南地区习用品，药食两用，常用于煲汤。《广东省中药材标准（第一册）》收载本品。主要用于病后体弱，肺结核咳嗽，腰肌劳损。20 世纪 70 年代作为壮腰健骨丸等中成药生产。

● 产地

主产于广东、广西、湖南、海南等地。

● 采收加工

夏、秋二季采挖，洗净，切片，晒干。

● 药材性状

根呈扁圆柱形，直径 1.3~2.5cm。表面灰黄色，粗糙，具纵棱和横向环纹。质坚，难折断。商品多切成不规则的横切片或斜切片，直径可达 5cm。外皮土黄色，稍粗糙，有环状横纹，断面皮部类白色，向内有一圈不甚明显的浅棕色环纹，分泌物呈深褐色，木部黄色，导管孔不明显，射线放射状排列，有粉性。气微，味微甜。

● 性味功用

甘，平。补肺滋肾，舒筋活络。适用于肺　　虚咳嗽、咳血，肾虚腰膝酸痛，遗精，带下，
风湿痹痛，跌打损伤等病症。

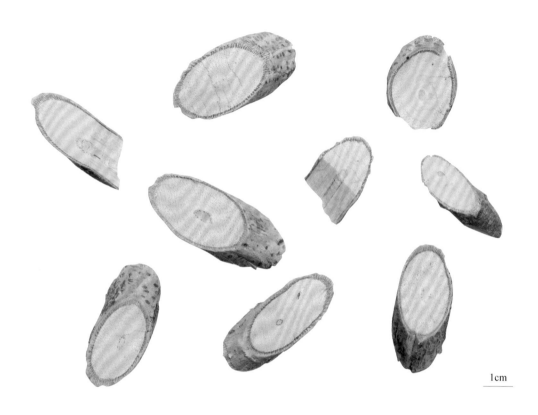

1cm

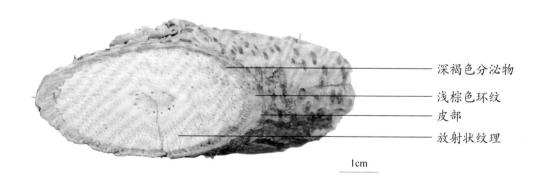

深褐色分泌物

浅棕色环纹

皮部

放射状纹理

1cm

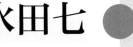

- **别名**

  水三七、水虾公、屈头鸡。

- **来源**

  蒟蒻薯科植物裂果薯 *Schizocapsa plantaginea* Hance 的块茎。

- **溯源**

  本品为贵州、广西地区民间习用药。

- **产地**

  主产于广西、贵州、广东等地。

- **采收加工**

  四季均可采挖，洗净，去掉须根，晒干。

- **药材性状**

  块茎呈圆球形成长圆形，稍弯曲，长 2~4 厘米，径 1.5~2 厘米，上端有残存的膜质叶基，表面黄白色或浅棕黄色，有粗皱纹，须根痕多数。质稍硬，折断面较平，颗粒性，暗黄褐色，微有蜡样光泽，散有点状维管束。

- **性味功用**

  苦，寒；有毒。清热解毒，散瘀消肿，理气止痛，截疟。适用于咽喉肿痛，急性胃肠炎，尿路感染，牙痛，慢性胃炎，胃及十二指肠溃疡，风湿性关节炎，月经不调，疟疾，跌打损伤；外用治疮疡肿毒，外伤出血。

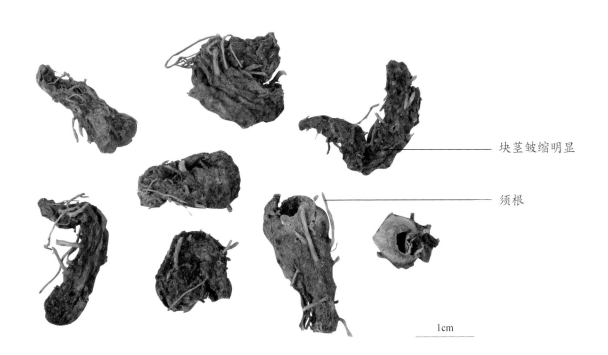

块茎皱缩明显

须根

1cm

# 水半夏

- **别名**

  珍珠半夏、土田七。

- **来源**

  天南星科植物鞭檐犁头尖 *Typhonium flagelliforme* (Lodd.) Blume 的块茎。

- **溯源**

  本品始载于《广西本草选编》，曰："水半夏，味辛，性温；有毒。解毒消肿，止血。主治痈疮疖肿，无名肿毒，毒虫咬伤，外伤出血。"本品在中药市场常混充半夏，注意区别。《中华人民共和国卫生部药品标准·中药材》第一册 1992 年版收载本品。

- **产地**

  主产于广西、湖北、安徽等地。

- **采收加工**

  夏、秋二季采收，用石灰水浸泡 24 小时，搅拌去皮后，晒干。

- **药材性状**

  块茎略呈椭圆形、圆锥形或半圆形，直径 0.5~1.5cm，高 0.8~3cm。表面类白色或淡黄色，不平滑，有多数隐约可见的点状根痕。上端类圆形，有常呈偏斜而凸起的叶痕或芽痕，呈黄棕色。有的下端略尖。质坚实，断面白色，粉性。气微，味辛辣，麻舌而刺喉。以质坚实、粉性足者为佳。

- **性味功用**

  辛，温；有毒。燥湿化痰，解毒消肿，止血。适用于咳嗽痰多，痈疮疖肿，无名肿毒，毒虫螫伤，外伤出血等病症。

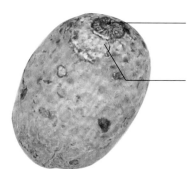

叶痕或芽痕

点状根痕

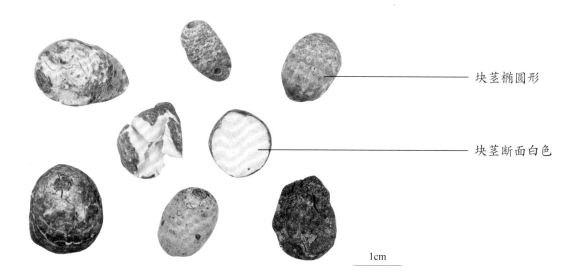

块茎椭圆形

块茎断面白色

1cm

# 水杨梅根

- **别名**
  头晕药根、水毕鸡、串鱼木。

- **来源**
  茜草科植物细叶水团花 *Adina rubella* Hance 的根。

- **溯源**
  "水杨梅"之名始载于《本草纲目》。据考，应为蔷薇科植物柔毛路边青 *Geum japonicum* Thunb. var. *Chinense* F. Bolle。茜草科植物细叶水团花称为"水杨梅"，始见于《植物名实图考》，曰："此草江西池泽边甚多，花为老絮，土人呼为水杨梅。与所引《庚辛玉册》地椒开黄花不类。"水杨梅的药用记载见于1959年出版的《广西中兽医药用植物》，《中国药典》1977年版曾收载。《上海市中药材标准》1994年版、《广东省中药材标准（第一册）》、《湖南省中药材标准》2009年版均有收载。现今多用于抗癌，销量颇大。

- **产地**
  主产于浙江、江西、湖北、湖南、广东、广西等地。

- **采收加工**
  夏、秋二季采挖多年老植物的根，洗净，切片鲜用或晒干。

- **药材性状**
  根细圆柱形，多弯曲，有分枝，长30~80cm，也有截成长5~6cm短段。根头部稍粗，往下渐细，直径2~3mm，表面灰色或灰黄色，有细纵皱纹及根痕，刮除栓皮者呈红棕色。体轻，质硬韧，不易折断，断面不平坦，皮部易剥落，木部占大部分，灰黄色至棕黄色。气微，味微苦涩。

- **性味功用**
  苦、辛，凉。清热解表，活血解毒。适用于感冒发热，咳嗽，腮腺炎，咽喉肿痛，肝炎，风湿性关节痛，创伤出血等病症。

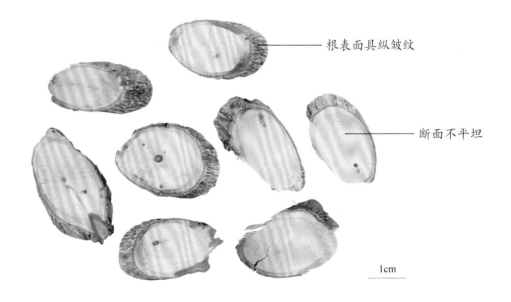

根表面具纵皱纹

断面不平坦

1cm

# 手掌参

- **别名**
  佛手参、掌参、手儿参、阴阳参。

- **来源**
  兰科植物手参 *Gymnadenia conopsea* (L.) R. Br. 或粗脉手参 *Gymnadenia crassinervis* Finet 的块茎。

- **溯源**
  本品始载于藏医典籍《四部医典》。《晶珠本草》曰："手参，叶如单刀，根似佛掌，其花白色或粉红。"所言即为本品。也为藏族、蒙古族习用药材。

- **产地**
  主产于我国东北、华北、西北地区及四川、西藏、云南等地。

- **采收加工**
  春、秋二季采挖，洗净，用沸水烫后晒干。

- **药材性状**
  手参块茎稍扁，形如手掌，长 1~4.5cm，直径 1~3cm，表面浅黄色或暗棕色，有细横皱纹，顶端有茎残基，其周围有点状根痕；下部有 4~12 指状分枝，分枝长 0.3~2.5cm，直径 2~8mm。质坚硬，不易折断，断面黄白色，角质样。气微，味淡，嚼之发黏。

- **性味功用**
  甘，平。止咳平喘，益肾健脾，理气和血，止痛。适用于肺虚咳喘，虚劳消瘦，神经衰弱，肾虚腰腿酸软，阳痿，滑精，尿频，慢性肝炎，久泻，失血，带下，乳少，跌打损伤等病症。

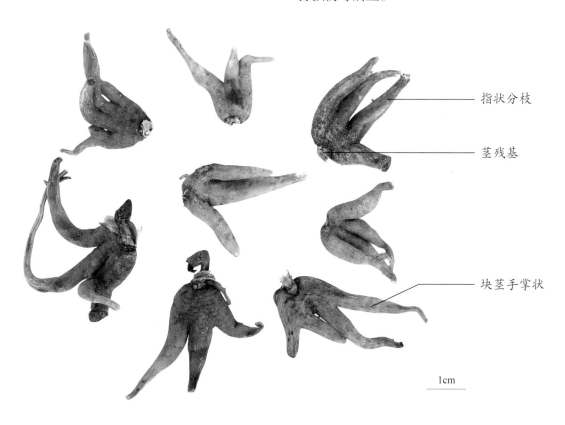

指状分枝

茎残基

块茎手掌状

1cm

● 别名

牛尾结、马尾伸根、大伸筋草、土春根、
老鼠尾、牛尾蕨。

● 来源

百合科植物牛尾菜 *Smilax riparia* A. DC. 的
根及根状茎。

● 溯源

本品始载于《救荒本草》，曰："牛尾菜，
生辉县鸦子口山野间。苗高二三尺，叶似
龙须菜叶。叶间分生叉枝，及出一丝丝蔓，
又似金刚刺叶而小，纹脉皆竖。茎叶梢间
开白花，结子黑色。"所言与此相符。

● 产地

主产于广西、贵州、湖南、陕西等地。

● 采收加工

夏、秋二季采挖，除去茎叶，洗净，晾干。

● 药材性状

根状茎呈不规则结节状，横走，有分枝，
表面黄棕色至棕褐色，每节具凹陷的茎痕
或短而坚硬的残基。根着生于根状茎的一
侧，圆柱状，细长而扭曲，长 20~30cm，
亦有长达 1m，直径约 2mm，少数有细小
支根；表面灰黄色至浅褐色，具细纵纹和
横裂纹，皮部常纵裂露出木部。质韧，断
面中央有黄色木心。气微，味微苦、涩。
以根多而长、质韧者为佳。

● 性味功用

甘、微苦，平。祛风湿，通经络，祛痰止咳。
适用于风湿痹痛，劳伤腰痛，跌打损伤，
咳嗽气喘等病症。

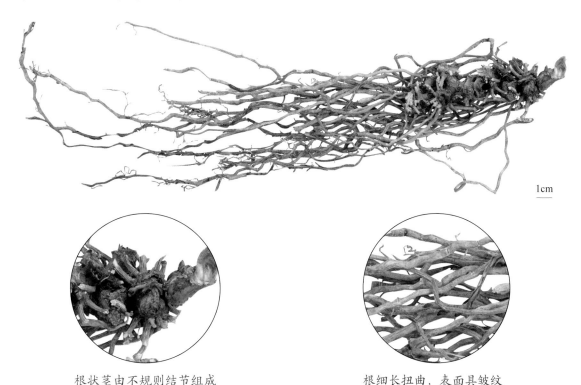

1cm

根状茎由不规则结节组成

根细长扭曲，表面具皱纹

# 牛尾独活

- **别名**
  川独活、大活。

- **来源**
  伞形科植物短毛独活 *Heracleum moellendorffii* Hance 或独活 *Heracleum hemsleyanum* Diels 的根。

- **溯源**
  本品为四川地区习用品种，始载于《中药志》。

- **产地**
  主产于四川。

- **采收加工**
  秋、冬二季采挖，洗净，鲜用或切片晒干。

- **药材性状**
  根呈长圆锥形，长 30~80cm；根状茎近圆柱形，稍膨大，直径 1~3cm，顶端有残留的棕黄色叶鞘，周围有密集而粗糙的环状叶痕及环纹，表面灰黄色至棕色。根多分支或单一，稍弯曲，直径可达 2cm，表面灰白色、浅灰棕色或灰棕色，有时上端有密集的细环纹，中下部具不规则皱缩沟纹，质坚韧，折断面不平整，皮部黄白色，略显粉性，散在深黄色油点，有裂隙，有棕色环（形成层），内心淡黄色，显菊花纹理。香气特异，味微苦麻。

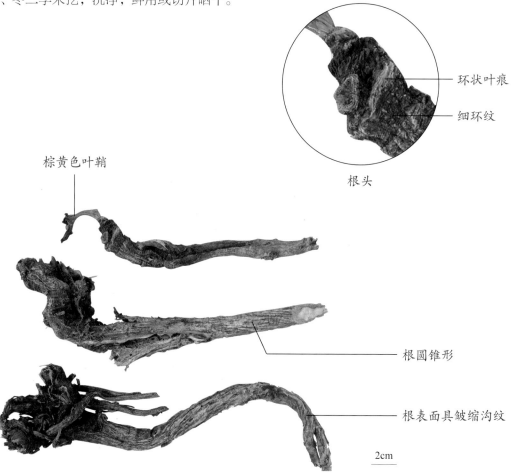

环状叶痕
细环纹

根头

棕黄色叶鞘

根圆锥形

根表面具皱缩沟纹

2cm

● **性味功用**

辛、苦，微温。祛风散寒，胜湿止痛。适

用于感冒，头痛，牙痛，风寒湿痹，腰膝
疼痛，鹤膝风，痈疮漫肿等病症。

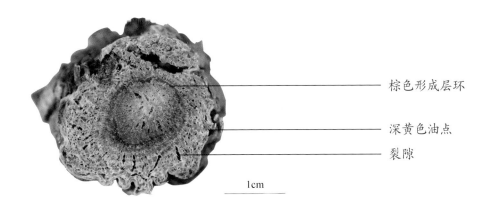

棕色形成层环

深黄色油点

裂隙

1cm

# 飞龙掌血 ●

● **别名**

三百棒、散血丹、飞见血、大救驾、黄大金根、
见血飞。

● **来源**

芸香科植物飞龙掌血 *Toddalia asiatica* (L.)
Lam. 的根。

● **溯源**

本品始载于《植物名实图考》，曰："飞
龙掌血，生滇南，粗蔓巨齿，森如鳞甲，
新蔓密刺，叶如橘叶，结圆实如枸橘微小。"
观其附图及描述，所述与今相符。传统药
用其根，现今多为根、茎皆用。云南、广西、
湖南和贵州等中药材标准均有收录。

● **产地**

主产于湖南及我国西南地区。

● **采收加工**

全年均可采挖，趁鲜切片，晒干。

● **药材性状**

根呈圆柱形，略弯曲，长约30cm，直径
0.5~4.0cm，有的根头部直径可达8cm。表
面灰棕色至深黄棕色，粗糙，有细纵纹及
稍凸起的白色类圆形或长椭圆形皮孔。栓
皮易脱落，露出棕褐色或浅红棕色的皮部。
质坚硬，不易折断，断面皮部与木部界线
明显，木部淡黄色，年轮显著。气微，味辛、
苦，有辛凉感。

● **性味功用**

辛、微苦，温；小毒。祛风止痛，散瘀止血，解毒消肿。适用于风湿痹痛，腰痛，胃痛，痛经，经闭，跌打损伤，劳伤吐血，衄血，瘀滞崩漏，疮痈肿毒等病症。

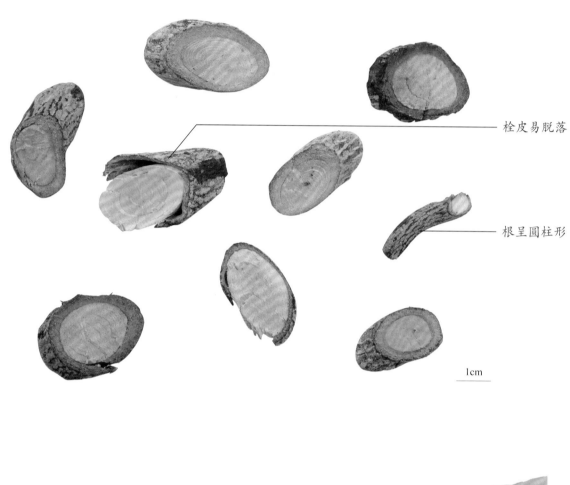

栓皮易脱落

根呈圆柱形

1cm

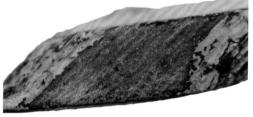

栓皮表面粗糙，有横向裂纹　　　　　　栓皮易脱落，露出棕褐色或浅红棕色的皮部

● **附注**

本品有小毒，炮制后多入丸散用；本品易导致流产，孕妇忌用。

# 牛蒡根 ●

● **别名**

牛子根、牛蒡茶。

● **来源**

菊科植物牛蒡 *Arctium lappa* L. 的根。

● **溯源**

本品以"恶实根"之名始载于《名医别录》，云："恶实根，主伤寒寒热，汗出，中风，面肿，消渴，热中，逐水。久服轻身耐老。"《药性论》云："根，细切如豆，拌面作饭食，消胀壅。又能搨一切肿毒，用根、叶入少许盐花捣。"现今亦作菜茹，供茶饮。

● **产地**

主产于我国东北、华东等地区。

● **采收加工**

秋季采挖根部，洗净，趁鲜切片，晒干。

● **药材性状**

根长纺锤形或圆柱形，肉质；皮部黑褐色，有皱纹，外层栓皮易脱落，内呈黄白色。中间有一圈明显的白色环纹（形成层）。中间（木质部）常有裂隙。味微苦而性黏。

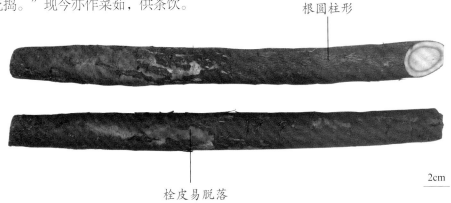

根圆柱形

栓皮易脱落

2cm

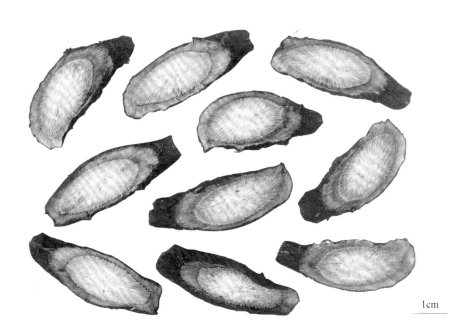

1cm

75

● 性味功用

苦、微甘，凉。散风热，消肿毒。适用于风热感冒，头痛，咳嗽，热毒面肿，咽喉肿痛，齿龈肿痛，风湿痹痛，痈疽恶疮，痔疮脱肛等病症。

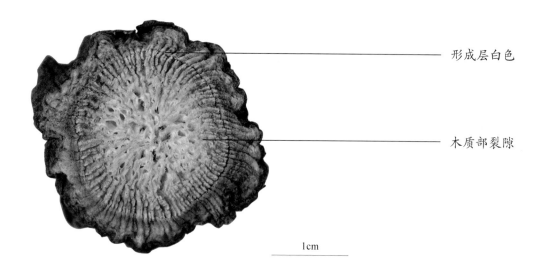

形成层白色

木质部裂隙

1cm

# 四叶参

● 别名

羊乳、山海螺、下奶参。

● 来源

桔梗科植物羊乳 Codonopsis lanceolata (Sieb. et Zucc.) Trautv. 的根。

● 溯源

本品以"羊乳"之名始载于《名医别录》。《本草拾遗》曰："羊乳根如荠苨而圆，大小如拳，上有角节，折之有白汁，苗做蔓，折之有白汁。"《本草纲目拾遗》称其为"山海螺"，曰："生山溪润滨湿地上，叶五瓣，附茎而生。根如狼毒，皮有皱旋纹，与海螺相似而生于山，故名。虽生溪畔，性却喜燥，枝叶繁弱，可以入盆玩。"并引《百草镜》云："生土山，二月采，绝似狼毒，惟皮疙瘩，掐破有白浆惟异。其叶四瓣，枝梗蔓延，秋后结子如鼻盘球，旁有四叶承之。"所言即为本品。"泰山四大名药"中"泰山参"即为本品。山东泰安民间常以此药浸泡白酒中饮用，以舒筋活血，健身补气。

● 产地

野生品主产于我国华东地区，东北地区亦有种植。

● 采收加工

秋季采挖，除去须根和茎叶，洗净，或趁鲜切片，晒干。

● 药材性状

根圆锥形或纺锤形，长15~30cm，顶端有细而长的芦头，具较密的环纹。主根较长，扭曲不直，表面土黄色，上部有环纹，下部有纵纹。质硬而脆，断面略平坦，可见多数黄色小点，木质部黄色。气味特异，味苦微辣。

● 性味功用

甘，平。补虚通乳，排脓解毒。适用于病后体虚，乳汁不足，乳腺炎，肺脓肿，痈疖疮疡等病症。

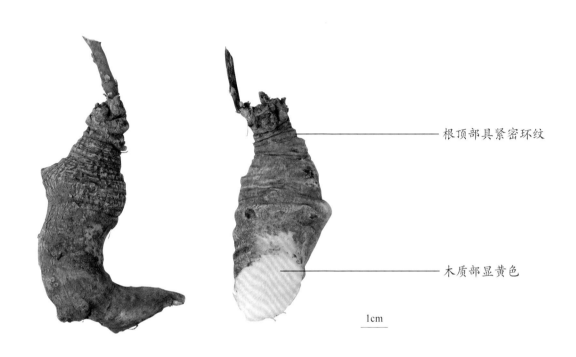

根顶部具紧密环纹

木质部显黄色

1cm

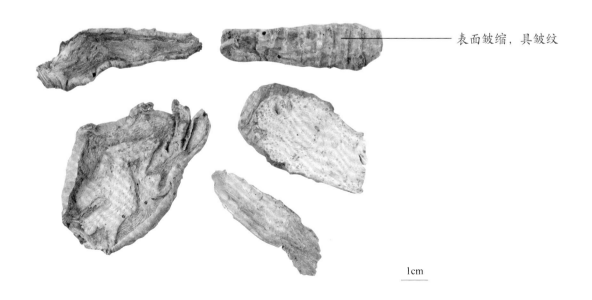

表面皱缩，具皱纹

1cm

# 毛冬青

中国冷背药材清源图鉴·各论

- **别名**
  六月霜、细叶冬青、山冬青、毛披树。

- **来源**
  冬青科植物毛冬青 *Ilex pubescens* Hook. et Arn. 的根。

- **溯源**
  本品始载于《广西中草药》，曰："毛冬青，味微苦、甘，性平，无毒。清热解毒，消肿止痛，利小便。治刀枪打伤，肺热喘咳，外感风热，预防流脑。"

- **产地**
  主产于广东、广西、福建、江西等地。

- **采收加工**
  夏、秋二季采挖，洗净，切片，晒干。

- **药材性状**
  根呈圆柱形，有的分枝，长短不一，直径1~4cm。表面灰褐色至棕褐色，根头部具茎枝及茎残基，外皮稍粗糙，有纵向细皱纹及横向皮孔。质坚实，不易折断，断面具纤维性，皮部菲薄，木部发达，土黄色至灰白色，有致密的放射状纹理及环纹。气微，味苦、涩而后甜。商品多为块片状，大小不等，厚0.5~1cm。

- **性味功用**
  苦、涩，寒。清热解毒，活血通络。适用于风热感冒，肺热喘咳，咽痛，乳蛾，牙龈肿痛，胸痹心痛，中风偏瘫，血栓闭塞性脉管炎，丹毒，烧烫伤，痈疽，中心性视网膜炎等病症。

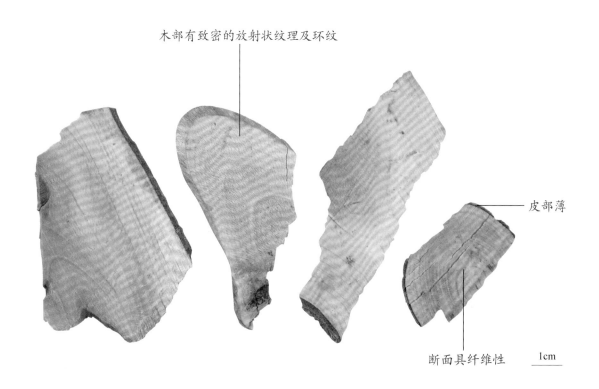

木部有致密的放射状纹理及环纹

皮部薄

断面具纤维性

1cm

- **别名**

  子母参、天鹅抱蛋、对对参、鸡卵参、玉凤花根。

- **来源**

  川续断科植物大花双参 *Triplostegia grandiflora* Gagnep. 的根。

- **溯源**

  本品始载于《云南中草药》，曰："双参，苦、微甘，平。调经活血，益肾。主治闭经，月经不调，肾虚腰疼，遗精，阳痿，不孕症。"因两个块根对生，故名双参。

- **产地**

  主产于云南和四川等地。

- **采收加工**

  秋季采挖，洗净，鲜用或晒干。

- **药材性状**

  两个块根对生，呈细长纺锤形或长条形，弯曲或稍弯曲，长 2~5cm，直径 0.2~0.9cm，表面黄白色至棕褐色，有纵皱纹，凹陷处有须根痕，顶端有茎基和芽痕。质硬而脆，易折断，断面平坦，角质样，黄白色至灰蓝色。气微，味苦。以粗壮、均匀、肉质肥厚者为佳。

- **性味功用**

  甘、微苦，平。益肾，活血调经。适用于肾虚腰痛，遗精，阳痿，月经不调，不孕，闭经等病症。

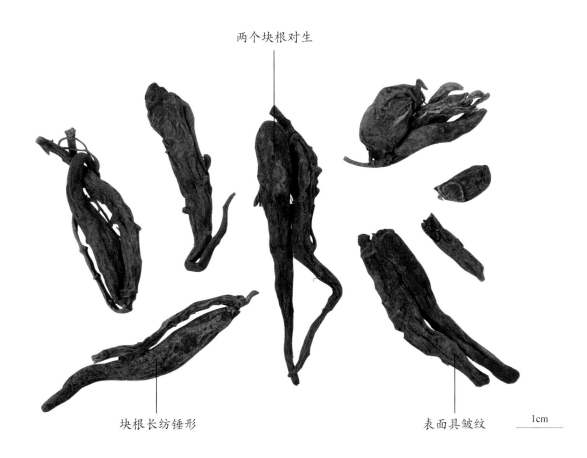

两个块根对生

块根长纺锤形

表面具皱纹

1cm

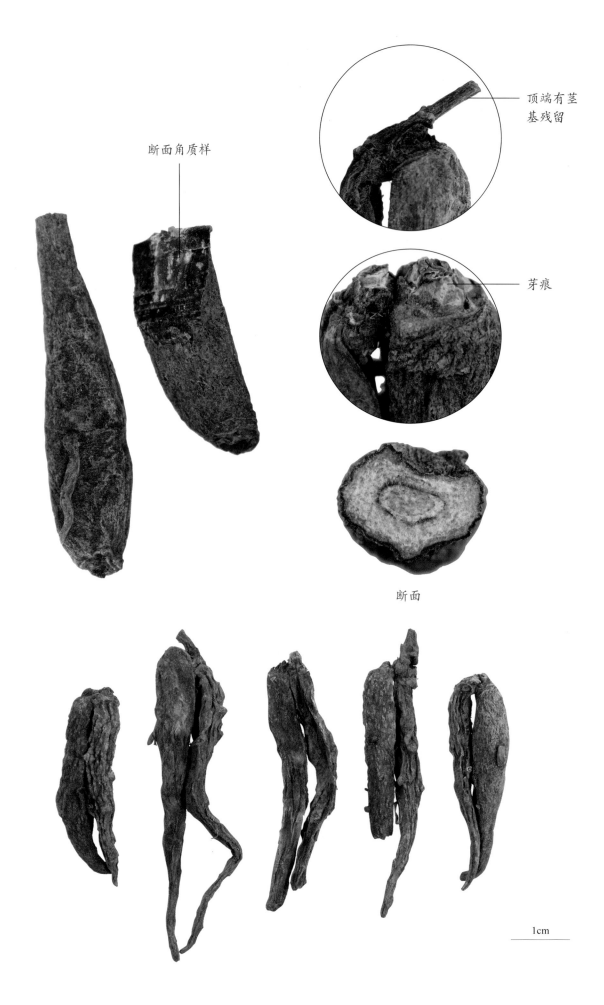

顶端有茎基残留

断面角质样

芽痕

断面

1cm

# 石 蒜

● **别名**

老鸦蒜、蒜头草、水仙根、龙爪草头。

● **来源**

石蒜科植物石蒜 *Lycoris radiata* (L' Héritier) Herbert 或中国石蒜 *Lycoris chinensis* Traub 的鳞茎。

● **溯源**

本品始载于《本草图经》，曰："水麻，生鼎州，黔州，其根名石蒜，九月采。又，金灯花，其根亦名石蒜，或云即此类也。"《本草纲目》云："石蒜，处处下湿地有之，古谓之乌蒜，俗谓之老鸦蒜、一支箭是也。春初生叶，如蒜秧及山慈菇叶，背有剑脊，四散布地。七月苗枯，乃于平地抽出一茎如箭杆，长尺许。茎端开花四五朵，六出，红色，如山丹花状而瓣长，黄蕊长须。其根状如蒜，皮色紫赤，肉白色。"所言即为本品。

● **产地**

主产于我国长江以南各地区。

● **采收加工**

秋季采挖鳞茎，洗净，晒干。

● **药材性状**

鳞茎呈广椭圆形或类球形，长 4~5cm，直径 2.5~4cm，顶端残留叶基，长约 3cm，基部生多数白色须根。表面有 2~3 层暗棕色干枯膜质鳞片包被，内有 10~20 层白色富黏性的肉质鳞片，生于短缩的鳞茎盘上，中央有黄白色的芽。气特异而微带刺激性，味极苦。以个大、均匀、肉质鳞片肥厚、少须根者为佳。

● **性味功用**

辛、甘、温；有毒。祛痰催吐，解毒散结。适用于喉风、单双乳蛾、咽喉肿痛、痰涎壅塞、食物中毒、胸腹积水、恶疮肿毒、痰核瘰疬、痔漏、跌打损伤、风湿关节痛、顽癣、烫火伤、蛇咬伤等病症。

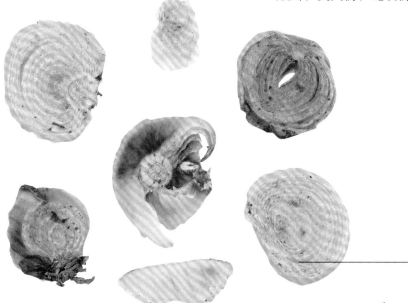

断面肉质鳞片成环

1cm

中国冷背药材清源图鉴·各论

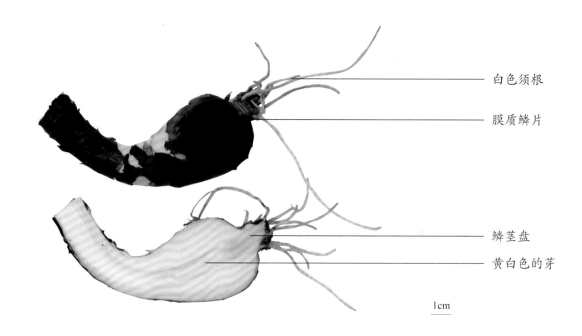

白色须根

膜质鳞片

鳞茎盘

黄白色的芽

1cm

▼ 中国石蒜的鳞茎

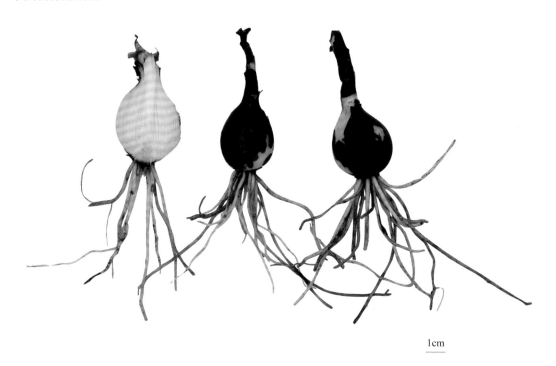

1cm

- **别名**

蝙蝠葛根、北山豆根、野豆根、黄根、黄条香。

- **来源**

防己科植物蝙蝠葛 *Menispermum dauricum* DC. 的根状茎。

- **溯源**

《本草纲目拾遗》载有"蝙蝠藤"条下记载："此藤附生岩壁、乔木及人墙茨侧，叶类葡萄而小，多歧，劲厚青滑，绝似蝙蝠形，故名。"现今该植物的根状茎作为中药"山豆根"的一种，习称北豆根。

- **产地**

主产于吉林、辽宁、河北、河南、陕西、甘肃、山东等地。

- **采收加工**

春、秋二季采挖，除去须根和泥土，洗净，晒干。

- **药材性状**

根状茎细圆柱形，略弯曲，有分枝，长30~50cm，直径3~8mm。表面黄棕色至褐棕色，有纵皱纹、细长须根或突起的须根痕，外皮极易脱落。质韧，不易折断，折断面不整齐，纤维性，木部淡黄色，中心有髓。气微，味苦。以条粗、外皮黄棕色、断面浅黄色者为佳。

- **性味功用**

苦，寒；小毒。清热解毒，消肿止痛，利湿。适用于咽喉肿痛，肺热咳嗽，疟腮，泻痢，黄疸，风湿痹痛，痔疮肿痛，蛇虫咬伤等病症。

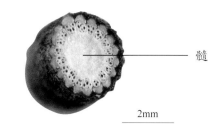

髓

2mm

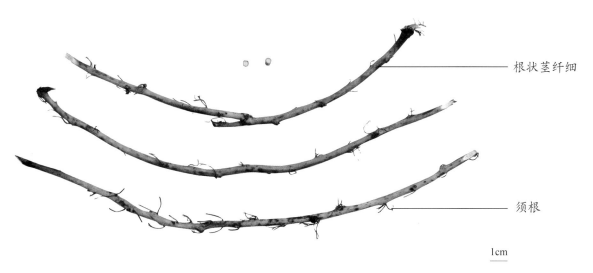

根状茎纤细

须根

1cm

- **附注**

豆科植物越南槐 *Sophora tonkinensis* Gagnep. 的根入药，习称山豆根、广豆根，注意区别。

# 白药子

- **别名**
  白药、白药根。

- **来源**
  防己科植物金线吊乌龟 *Stephania cepharantha* Hayata 的块根。

- **溯源**
  本品始载于《新修本草》。《本草图经》曰："江西出者，叶似乌桕，子如绿豆，至八月其子变成赤色。"《植物名实图考》载有"金线吊乌龟"条，云："江西、湖南皆有之，一名山乌龟。蔓生，细藤微赤，叶如小荷叶而后半不圆，末有微尖，长梗在叶中，似金莲花叶。附茎开细红白花，结长圆实，如豆成簇，生青，熟红黄色，根大如拳。"以上所述均为本品。

- **产地**
  主产于我国华东地区及湖南、江西、福建等地。

- **采收加工**
  全年或秋末冬初采挖，除去须根、泥土，洗净，或切片，晒干。

- **药材性状**
  块根呈不规则团块或短圆柱形，直径2~9cm，其下常有几个略短柱形的根相连，稍弯曲，有缢缩的横沟，根的远端有时纤细，其后膨大呈椭圆形，并常数个相连呈念珠状，根的顶端有根状茎残基。市售品多为横切或纵切的不规则块片，直径2~7cm，厚0.2~1.5cm，表面棕色或暗褐色，有皱纹及须根痕，切面粉性足，类白色或灰白色，

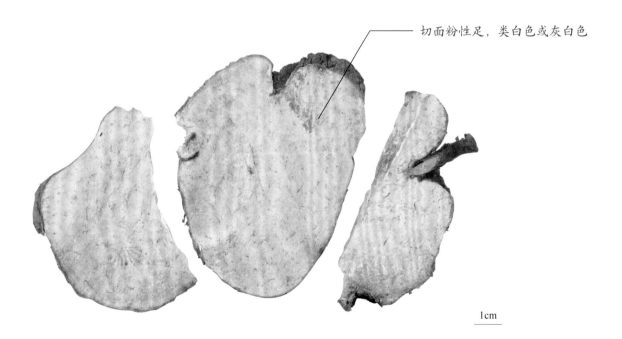

切面粉性足，类白色或灰白色

1cm

可见筋脉纹（三生维管束），呈点状或条纹状排列。质硬脆，易折断，断面粉性。气微，味苦。以片大、断面色白、粉性足者为佳。

● **性味功用**

苦、辛，凉；小毒。清热解毒，祛风止痛，凉血止血。适用于咽喉肿痛，热毒痈肿，风湿痹痛，腹痛，泻痢，吐血，衄血，外伤出血等病症。

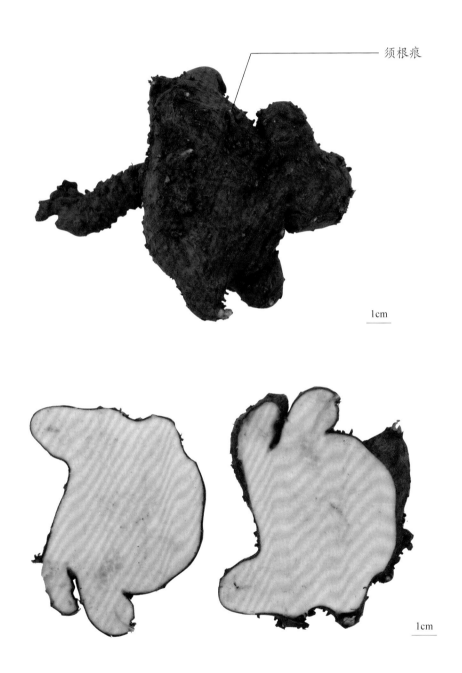

须根痕

1cm

1cm

● **附注**

在甘肃东南部，将百合科卷叶黄精 *Polygonatum cirrhifolium* (Wall.) Royle. 的根状茎也称为"白药子"。

# 白附子

- **别名**

  禹白附、鸡心白附。

- **来源**

  天南星科植物独角莲 *Typhonium giganteum* Engl. 的块茎。

- **溯源**

  "白附子"之名始载于《名医别录》，曰："白附子，主治心痛，血痹，面上百病，行药势，生蜀郡。三月采。"《本草纲目》曰："白附子，根正如草乌之小者，长寸许，干者皱纹有节。"据考，明代以前本草中白附子应为毛茛科乌头属植物。《本草蒙筌》曰："白附子，巴蜀凉州俱多，砂碛卑湿才有。"所述产地和生境与天南星科独角莲相似。《本草原始》和《本草汇言》所载白附子及附图为禹白附（天南星科植物独角莲）。

- **产地**

  主产于河南。

- **采收加工**

  冬季倒苗后，将采挖的块茎堆积发酵，使外皮皱缩易脱时，除去粗皮，晒干。

- **药材性状**

  块茎卵圆形或椭圆形，长 2~5cm，直径 1~3cm，顶端残留茎痕或芽痕。表面白色或淡黄色略平滑，有环纹及点状根痕。质坚硬，断面白色粉质。无臭味淡，麻辣刺舌。

- **性味功用**

  辛、甘，温；有毒。祛风痰，通经络，解毒镇痛。适用于中风痰壅，口眼歪斜，偏头痛，破伤风，毒蛇咬伤，瘰疬结核，痈肿等病症。

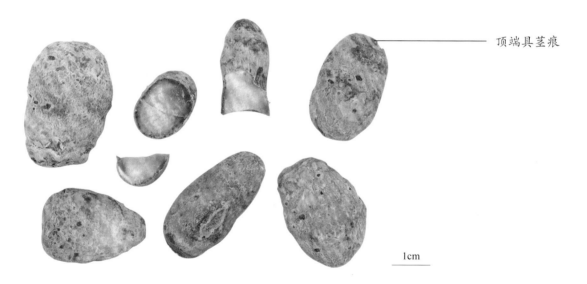

顶端具茎痕

1cm

- **附注**

  《中国药典》1977 年版收载的关白附为毛茛科黄花乌头 *Aconitum coreanum*（H. Léveillé）Rapaics 的块根，禹白附为天南星科植物独角莲的块茎。《中国药典》1985 年版及以后版本只收载天南星科植物独角莲为白附子，参见"关白附"条。

● **别名**

隔山消、白何首乌、隔山撬、隔山牛。

● **来源**

萝藦科植物牛皮消 *Cynanchum auriculatum* Royle ex Wight. 或戟叶牛皮消 *Cynanchum bungei* Decne. 的块根。

● **溯源**

宋代《开宝本草》称何首乌"有赤、白两种"，白者可能即为本品。《救荒本草》载有"牛皮消"条，曰："牛皮消，生密县山野中。拖蔓而生，藤蔓长四五尺，叶似马兜铃叶，宽大而薄，又似何首乌叶，亦宽大，开白花，结小角儿，根类葛根而细小，皮黑肉白，味苦。"《植物名实图考》所载"飞来鹤"亦为本品。江苏、山东等地所言"首乌粉""泰山何首乌"均为本品。

● **产地**

主产于山东、江苏。江苏省滨海县已有大面积种植。

● **采收加工**

早春或秋季采挖，洗净泥土，除去残茎和须根，切片晒干。

● **药材性状**

本品呈长圆柱形、长纺锤形或不规则团块状或类圆形，稍弯曲，长 2~10cm，直径 1~5cm。表面浅棕色或棕褐色，凹凸不平，有明显的纵皱纹及横长皮孔，栓皮脱落处

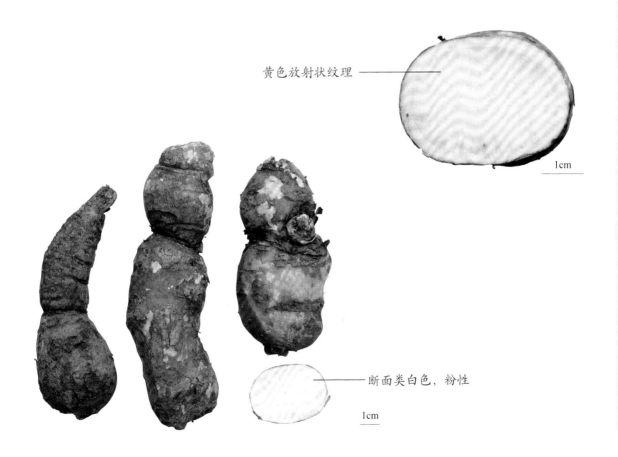

黄色放射状纹理

断面类白色，粉性

1cm

1cm

显土黄色或浅黄棕色，具网状纹理。质坚硬，断面类白色，粉性，具黄色放射状纹理。气微，味微甘后苦。以块大、粉性足者为佳。

性味功用

苦、甘、涩，微温。安神，补血。适用于体虚失眠，健忘多梦，皮肤瘙痒等病症。

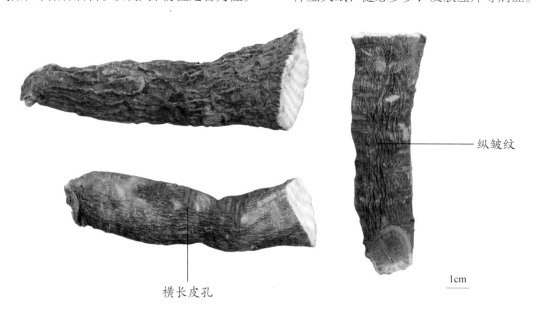

纵皱纹

1cm

横长皮孔

# 红三七

● 别名

　螺丝三七、螺丝七、蜈蚣七、荞麦三七。

● 来源

　蓼科植物支柱蓼 *Polygonum suffultum* Maxim. 的根状茎。

● 溯源

　本品始载于《陕西中草药》（1971 年）。因其根状茎环节密集，末端弯曲，状如螺丝，故又称螺丝三七。《中国药典》1977 年版以"支柱蓼"为名收录。

● 产地

　主产于湖北、陕西等地。

● 采收加工

　秋季采挖根状茎，除去须根及茎叶，洗净，晾干。

● 药材性状

　根状茎呈结节状，平直或稍弯曲，状如螺丝，长 2~9cm，直径 0.5~2cm。表面紫褐色或棕褐色，有 6~10 节，每节呈扁球形，外被残存叶基，并有残留细根及点状根痕。有时两节之间明显变细延长，习称"过江枝"。质硬，易折断，折断面近圆形，浅粉红色或灰黄色，近边缘处有 12~30 个黄白色维管束，排成断续的环状。气微，味涩。

● 性味功用

　苦，凉。止血止痛，活血调经，除湿清热。适用于跌打伤痛，外伤出血，吐血，便血，崩漏，月经不调，赤白带下，湿热下痢，痈疮等病症。

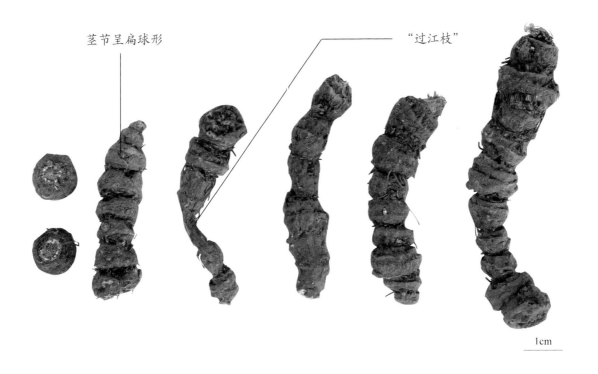

茎节呈扁球形

"过江枝"

1cm

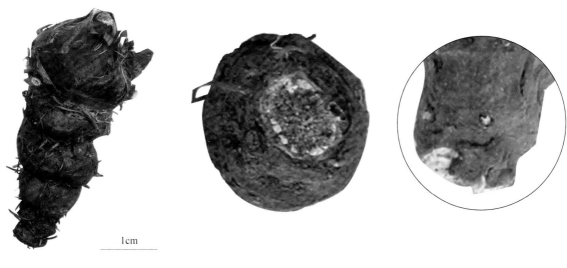

根状茎形如螺丝

黄白色维管束

点状根痕

1cm

● **附注**

同属植物中华抱茎蓼 *Polygonum amplexicaule* D. Don var. *sinense* Oliv. 的根状茎入药，别名红
三七，应注意区别。

# 包袱七

- **别名**

半碗水、铁骨散、包袱莲、一块砖、荷叶莲、药中王。

- **来源**

小檗科植物小八角莲 *Dysosma difformis* (Hemsl. et Wils.) T. H. Wang ex Ying 的根状茎及根。

- **溯源**

本品始载于《全国中草药汇编》，曰："包袱七……散风祛痰，解毒。"

- **产地**

主产于湖北、湖南、四川、贵州等地。

- **采收加工**

夏、秋二季采挖，除去茎叶，洗净，晒干。

- **药材性状**

根状茎呈不规则条块状，直径 3~6mm，表面红棕色，环节明显，有众多须状根。根长可达 10cm，直径 0.5~1.5mm，表面棕红色，有纵行细纹理，须根痕圆点状，黄色。质硬，根状茎折断面平坦，皮部狭窄，木部黄色，环列，凸出，髓部圆形，黄白色；根折断面平坦，黄色，中柱点状，色稍深。气微，味苦。

- **性味功用**

苦、辛，凉；有毒。清热解毒，化痰散结，祛瘀止痛。适用于咽喉肿痛，痈肿，疔疮，肺炎，腮腺炎，毒蛇咬伤，瘰疬，跌打损伤等病症。

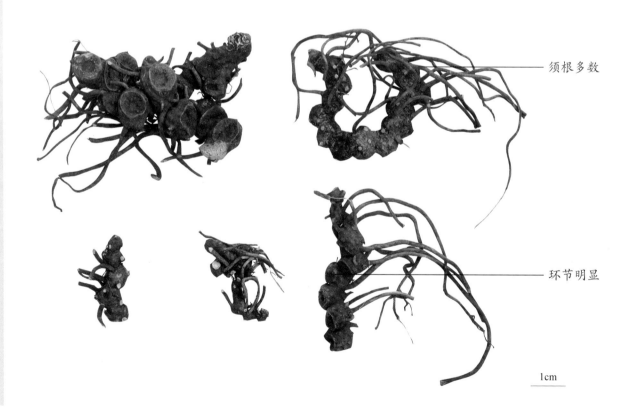

须根多数

环节明显

1cm

● **别名**

芋儿七、地珠、蛇头草、狮儿七。

● **来源**

百合科植物延龄草 *Trillium tschonoskii* Maxim. 或吉林延龄草 *Trillium kamtschaticum* Pall. ex Pursh 的根状茎及根。

● **溯源**

本品始载于《中国经济植物志》。延龄草主要分布于陕西、甘肃、安徽、浙江、湖北、四川、云南和西藏。资源较为稀少，在神农架地区的一些旅游商店中有销售。目前药材市场上药材多来源于东北的吉林延龄草。近年来价格上涨，资源面临危机。"夏开一枝花，秋结一颗珠"，即描述原植物的独特习性与形态。本品也为土家族的珍稀药材，民间有谚语："诉尽人间头痛事，约得翠草一颗珠。"

● **产地**

主产于我国东北地区及陕西、湖北等地。

● **采收加工**

夏、秋二季采挖，除去茎叶，洗净，晒干或鲜用。

● **药材性状**

根状茎呈圆柱形，肉质肥厚，直径 1~2cm，表面暗褐色，无明显环节，上端有棕色膜质鳞片及残留的茎基。须根多数，常缠绕成发髻状；根细柱形，表面有环状横纹。

● **性味功用**

甘、辛，温；小毒。镇静，止痛，活血，止血。适用于高血压病，神经衰弱，眩晕头痛，腰腿疼痛，月经不调，崩漏，外伤出血，跌打损伤等病症。

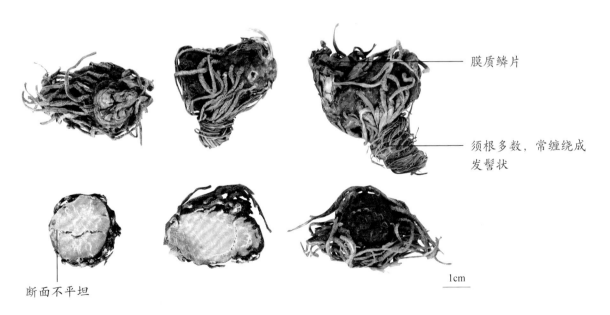

膜质鳞片

须根多数，常缠绕成发髻状

断面不平坦

1cm

● **附注**

该植物的果实亦可入药，习称天珠。

# 地下明珠

- **别名**

落地珍珠、地下珍珠、一粒金丹、陈伤子、泥里珠、茅膏菜根。

- **来源**

茅膏菜科植物茅膏菜 *Drosera peltata* Smith ex Willdenow 或光萼茅膏菜 *Drosera peltata* Smith var. *glabrata* Y. Z. Ruan 的球茎。

- **溯源**

《本草拾遗》始载"茅膏菜"。其地下球茎入药始载于《杭州药用植物志》，曰："茅膏菜……根（球形），称为陈伤子。治风湿性疼痛、头痛、四肢痛及跌伤、碰伤均有效。"

- **产地**

主产于湖北、湖南、贵州、广西、浙江等地。

- **采收加工**

夏季采挖，采得后贮存沙土内，鲜用或晒干。

- **药材性状**

球茎呈不规则的球形，直径3~8mm，表面棕黑色，粗糙，皱缩，有不规则皱纹，顶端有凹陷的茎痕，底部有须根痕，有的残留浅棕黑色的鳞片叶。质轻而硬，切面黄色、淡棕红色至淡棕色，粉性，在放大镜下观察有亮晶小点。气微，味微涩。

- **性味功用**

甘、微苦，平；小毒。祛风胜湿，活血止痛，散结解毒。适用于筋骨疼痛，腰痛，偏头痛，跌打损伤，疟疾，瘰疬，肿毒，目赤，翳障，疥疮，小儿破伤风，肺炎，感冒等病症。

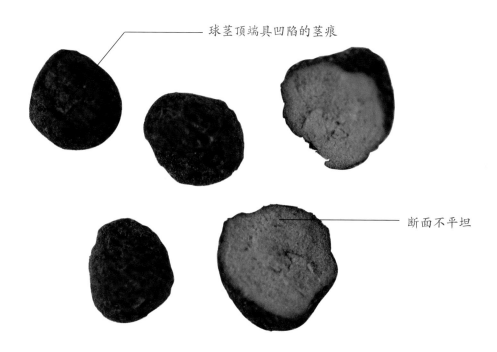

球茎顶端具凹陷的茎痕

断面不平坦

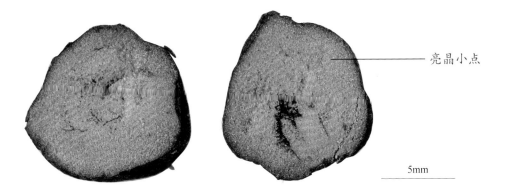

亮晶小点

5mm

● **附注**

该植物的地上部分亦可入药，详见"茅膏菜"条。

# 地不容

● 别名

金不换、山乌龟、地乌龟、白药、金丝荷叶、地胆。

● 来源

防己科植物地不容 *Stephania epigaea* H. S. Lo、云南地不容 *Stephania yunnanensis* H. S. Lo 或广西地不容 *Stephania kwangsiensis* H. S. Lo 等的块根。

● 溯源

本品以"地不容"之名始载于《滇南本草》，曰："地不容，软枝细藤，叶似小荷钱，根大而肥。味苦、辛，性温，有小毒。主治疟疾、吐痰倒食。气血虚弱之人，忌用此药，只可敷疮，不可妄服。"《植物名实图考》云："根、苗大致似交藤，而根扁而瘠，叶厚而圆，开小紫花。询诸土人，则曰其叶易衍，其根易硕，殆无隙地能容也，故名。"所言均为本品。地不容类植物为防己科千金藤属山乌龟亚属，在我国约有27种，以西南为多，多供药用。《中华本草》将该类植物分列"地不容""山乌龟""海南地不容"等条收载，中药市场常统称"地不容"，不复细分。

● 产地

主产于云南、广西等地。

● 采收加工

全年均可采挖，洗净，趁鲜切片，晒干。

● 药材性状

块根类球形或扁球形，或为不规则块状，直径10~40cm，有时可达50~70cm，重数千克，有的可达数10kg。表面褐色、灰褐色至黑褐色，有不规则的龟裂纹，散生众多小凸点。商品多为横切或纵切片，直径2~7cm，厚0.5~1cm；新鲜切面淡黄色至黄色，或放置后呈深黄棕色者，表明含有颅痛定；切面为白色者，通常不含或含量较低。断面常可见筋脉纹（三生维管束）环状排列呈同心环状，干后略呈点状突起。气微，味苦。

● 性味功用

苦，寒。散瘀止痛，清热解毒。适用于胃痛，痢疾，咽痛，跌打损伤，疮疖痈肿，毒蛇咬伤等病症。

三生维管束排列成环状

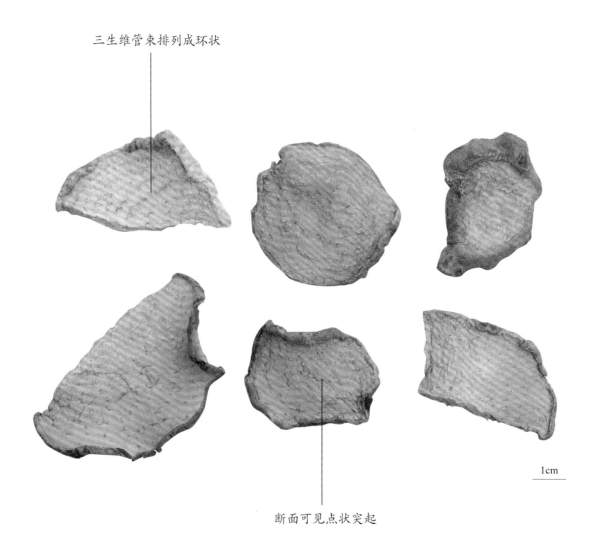

1cm

断面可见点状突起

● 附注

地不容一名白药，同属植物金线吊乌龟 *Stephania cepharantha* Hayata 的块根入药，称为白药子或白药，注意区别。

● 别名

蜈蚣三七、黑地雷、金串珠、二轮七。

● 来源

毛茛科植物林荫银莲花 *Anemone flaccida* Fr. Schmidt 的根状茎。

● 溯源

本品始载于《贵州民间药物》，云："性温，味辛、微苦。解毒，驱风湿。"

● 产地

主产于我国西南地区及湖南、湖北、陕西、甘肃等地。

● 采收加工

春、夏二季采收，洗净，晒干。

● 药材性状

根状茎条状近圆柱形，或呈长圆形块状，长 2~8cm，直径 0.2~1.2cm，节明显或不明显，节间较短。表面棕色褐色，粗糙，可见根痕及少数细长的须状根；顶端有干枯的茎及叶基。质坚，断面黄棕色。气微，味辛、苦。

● 性味功用

辛、微苦，温。祛风湿，利筋骨。适用于风湿疼痛，跌打损伤等病症。

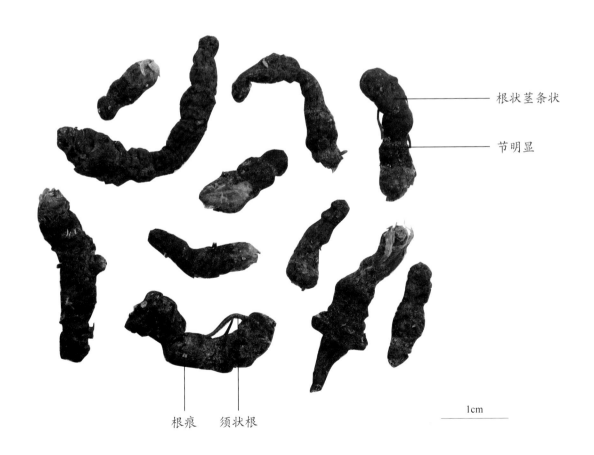

根状茎条状

节明显

根痕　　须状根

1cm

# 地骷髅

- **别名**

  枯萝卜、萝卜壳、老人头、仙人骨、气萝卜。

- **来源**

  十字花科植物莱菔 *Raphanus sativus* L. 开花结实后的老根。

- **溯源**

  本品始载于《本草纲目拾遗》，云："乃刈莱菔时偶遗未尽者，根入地，瘦而无肉，老而多筋，如骷髅然。故名。"所言正是本品。

- **产地**

  全国各地均产。

- **采收加工**

  种子成熟后，连根拔起，剪除地上部分，洗净，晒干。

- **药材性状**

  根圆柱形，长 20~25cm，直径 3~4cm，微扁，略扭曲，紫红色或灰褐色。表面不平整，具波状纵皱纹或网状纹理，可见横向排列的黄褐色条纹及长 2~3cm 的支根或支根痕；先端具中空的茎基。质轻，折断面淡黄色而疏松。气微，味略辛。

- **性味功用**

  甘、微辛，平。行气消积，化痰，解渴，利水消肿。适用于咳嗽痰多，食积气滞，腹胀痞满，痢疾，消渴，脚气，水肿等病症。

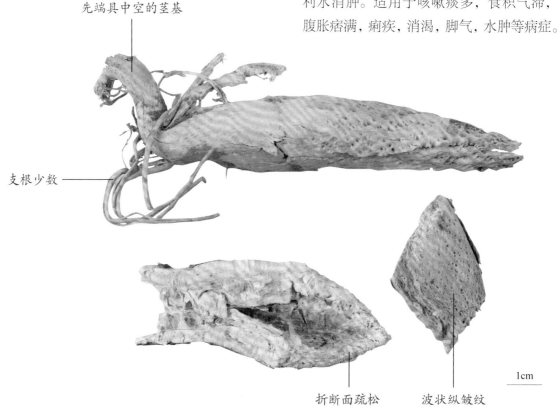

先端具中空的茎基

支根少数

折断面疏松　　波状纵皱纹

1cm

- **附注**

  该植物的种子入药，习称莱菔子。

● **别名**

八爪龙、八爪金龙、开喉箭、铁雨伞。

● **来源**

紫金牛科植物百两金 *Ardisia crispa* (Thunb.) A. DC.、大叶百两金 *Ardisia crispa* (Thunb.) A. DC. var. *amplifolia* Walker 或细柄百两金 *Ardisia crispa* (Thunb.) A. DC. var. *dielsii* (Lévl.) Walker 的根及根状茎。

● **溯源**

本品始载于《本草图经》，曰："两百金，生戎州、云安军、河中府。叶似荔枝，初生背面俱青，结花时后背紫面青；苗高二三尺，有干如木，凌冬不凋，初秋开花青碧色，结实如豆大，生青熟赤。根入药，采无时，用之槌去心。"《植物名实图考》载有"山豆根"条，云："山豆根，生长沙山中，科硬茎，茎根黑褐，根稍微白，长叶光润如木犀而柔韧，微齿圆长，有齿处边厚如卷；梢端结青实数粒如碧珠，俚

医以治喉痛……秋深实红如丹，与小青无异，又名地杨梅。"所言亦为本品。

● **产地**

主产于我国西南、华南地区。

● **采收加工**

秋、冬二季采挖，洗净，晒干。

● **药材性状**

根状茎略膨大。根圆柱形，略弯曲，长5~20cm，直径2~10mm，表面灰棕色或暗褐色，具纵皱纹及横向环状断裂痕，木部与皮部易分离。质坚脆，断面皮部厚，类白色或浅棕色，木部灰黄色。气微，味微苦、辛。

● **性味功用**

苦、辛，凉。清热利咽，祛痰利湿，活血解毒。适用于咽喉肿痛，咳嗽咯痰不畅，湿热黄疸，小便淋痛，风湿痹痛，跌打损伤，疔疮，无名肿毒，蛇咬伤等病症。

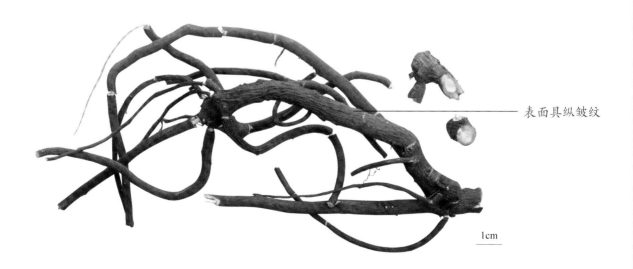

表面具纵皱纹

1cm

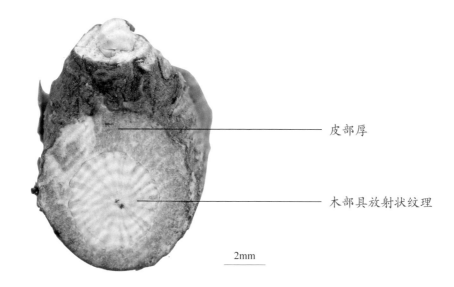

皮部厚

木部具放射状纹理

2mm

# 朱砂莲

● 别名
辟蛇雷、牛血莲、牛莲、躲蛇生、避蛇生。

● 来源
马兜铃科植物背蛇生 *Aristolochia tuberosa* C. F. Liang et S. M. Hwang 的块根。

● 溯源
本品以"辟虺雷"之名始载于《蜀本草》，曰："辟虺雷，名辟蛇雷，其状如粗块苍术，节中有眼。"《本草纲目》云："今川中峨眉、鹤鸣诸山皆有之，根状如苍术，大者若拳，彼人以充方物。苗状当俟访问。"所言即为本品。本品为四川地区习用品，用于治疗胃炎、胃溃疡等有较佳的疗效。

● 产地
主产于四川。

● 采收加工
夏季挖起块根，除去须根和泥沙，趁鲜切片，晒干。

● 药材性状
块根呈不规则结节状，长 6~18cm，直径 3~8cm。表面棕黄色至棕红色，有不规则瘤状突起和深皱纹；外皮破裂处呈红棕色。体重，质坚，断面棕色或红棕色，习称"朱砂岔"，角质样。气微闷臭，味极苦。

● **性味功用**

苦、辛，寒。清热解毒，理气止痛。适用于痈疡肿毒，暑邪痧气，腹泻痢疾，胸腹疼痛，牙痛，喉痛，吐血，蛇伤等病症。

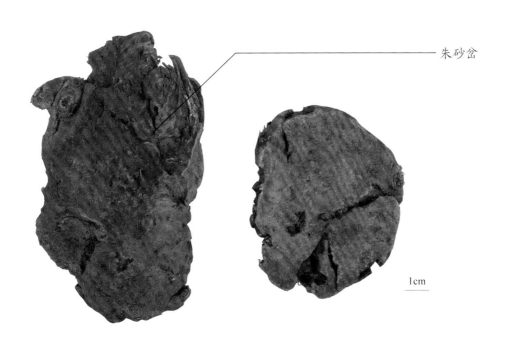

朱砂岔

1cm

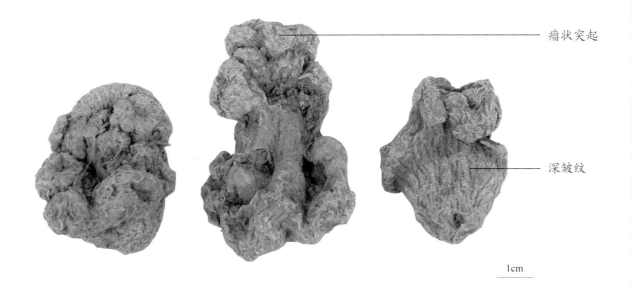

瘤状突起

深皱纹

1cm

● **附注**

蓼科植物毛脉蓼 *Polygonum cillinerve* (Nakai) Ohwi 和薯蓣科植物薯莨 *Dioscorea cirrhosa* Lour. 的地下部分入药，在部分地区亦称为朱砂莲，注意区别；详见"红药子""薯莨"条。

# 竹节参

● **别名**

竹节三七、竹节人参、竹鞭三七、白三七、罗汉三七。

● **来源**

五加科植物竹节参 *Panax japonicus* C. A. Mey. 的根状茎。

● **溯源**

本品始见于《本草纲目拾遗》"昭参"条，云："浙产台温山中。出一种竹节三七，色白如僵蚕，每条上有凹痕如臼，云此种血症良药。"并引沈学士云："竹节三七，即昭参，解醒第一，有中酒者，嚼少许，立时即解。"所言即为本品。

● **产地**

主产于我国西南地区。

● **采收加工**

9~10月挖取根状茎，除去须根，洗净，晒干。

● **药材性状**

根状茎呈竹鞭状，扁圆柱形，稍弯曲，长5~22cm，直径0.8~2.5cm，节密集，节间长0.8~2cm，每节上方有一圆形深陷的茎痕，表面灰棕色或黄褐色，粗糙，有致密的纵皱纹及根痕。质硬脆，易折断，断面较平坦，黄白色至淡黄色，有多个淡黄色维管束点痕，排列成圈。气微香，味苦、微甜。以条粗、质硬、断面色黄白者为佳。

● **性味功用**

甘、微苦，微温。补虚强壮，止咳祛痰，散瘀止血，消肿止痛。适用于病后体弱，

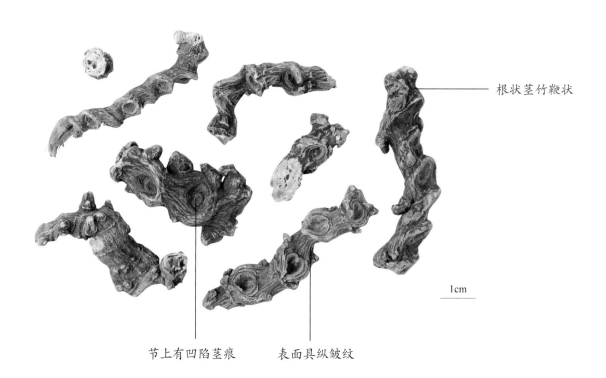

根状茎竹鞭状

1cm

节上有凹陷茎痕　　　表面具纵皱纹

食欲不振，虚劳咳嗽，咯血，吐血，衄血，便血，尿血，倒经，崩漏，外伤出血，癥瘕，瘀血经闭，产后瘀阻腹痛，跌打损伤，风湿关节痛，痈肿，痔疮，毒蛇咬伤等病症。

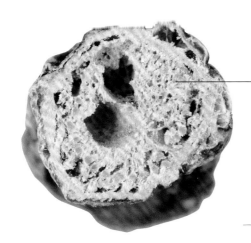

———— 淡黄色维管束点痕

5mm

# 竹叶椒根 ●

- **别名**
散血飞、见血飞、野花椒根、竹叶总管根。

- **来源**
芸香科植物竹叶椒 *Zanthoxylum armatum* DC. 的根。

- **溯源**
《本草图经》在"秦椒"条下记载："椒似茱萸，有针刺茎，叶坚而滑，蜀人作茗，皆合煮其叶以为香。今成皋诸山谓之竹叶椒，其木亦如蜀椒，少毒热，不中合药，可著饮食中。"竹叶椒根的药用始载于《贵州民间药物》。

- **产地**
主产于贵州、江西、广西、福建、湖南等地。

- **采收加工**
全年均可采挖，洗净，切片，晒干。

- **药材性状**
根圆柱形，长短不一，直径 0.5~2.6cm，暗灰色至灰黄色，有较密的浅纵沟。质坚硬，折断面纤维性，横断面栓皮灰黄色，皮部淡棕色，木部黄白色。味苦，麻舌。

● **性味功用**

辛、微苦，温；小毒。祛风散寒，温中理气，活血止痛。适用于风湿痹痛，胃脘冷痛，泄泻，痢疾，感冒头痛，牙痛，跌打损伤，痛经，刀伤出血，顽癣，毒蛇咬伤等病症。

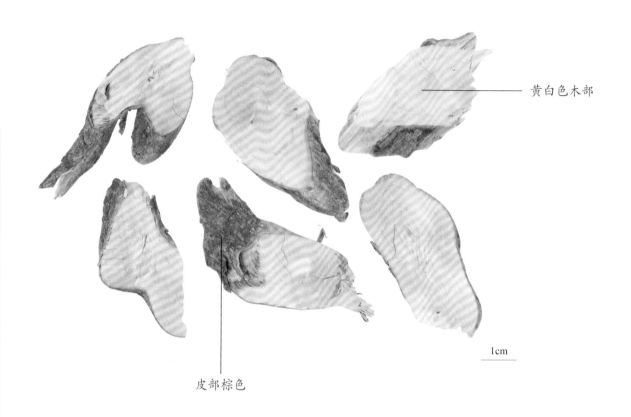

黄白色木部

皮部棕色

1cm

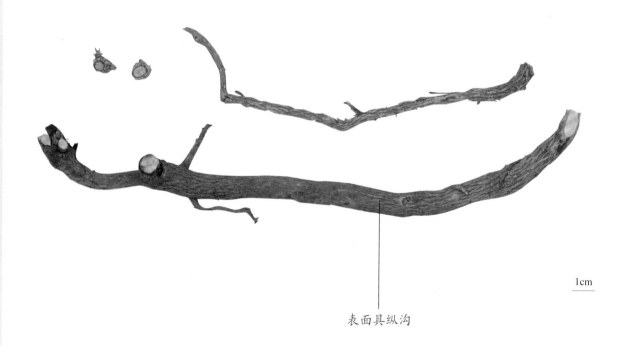

表面具纵沟

1cm

● **别名**

热参、秦参、二月旺、白毛参。

● **来源**

茄科植物华山参 *Physochlaina infundibularis* Kuang 的根。

● **溯源**

本品始载于《陕西中草药》，曰："华山参，味甘、微苦涩，性热，有毒。补虚，温中，安神，定喘。主治劳伤体弱，虚寒腹泻，失眠，心悸易惊，咳嗽痰喘，自汗盗汗。"

● **产地**

主产于陕西。

● **采收加工**

秋季采挖根部，除去芦头及茎叶，洗净，晒干。

● **药材性状**

根呈长圆锥形或圆柱形，略弯曲，有的有分枝，长 10~20cm，直径 1~2.5mm。先端常有一至数个根状茎，其上有茎痕及疣状突起。表面棕褐色，有黄白色横长皮孔、须根痕及纵皱纹，上部有密集的环纹。质硬脆，断面不平坦，皮部狭窄，类白色，木部宽广，淡黄色，可见细密的放射状纹理。气微，味微苦，稍麻舌。以体充实、断面色白者为佳。

● **性味功用**

甘、微苦，温；有毒。祛痰止咳平喘。适用于咳喘多痰。

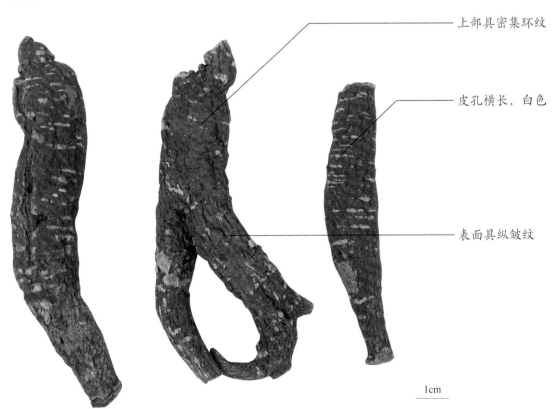

上部具密集环纹

皮孔横长，白色

表面具纵皱纹

1cm

103

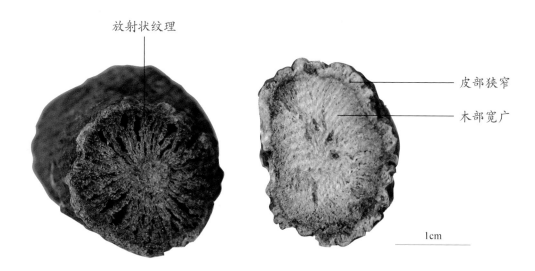

放射状纹理

皮部狭窄

木部宽广

1cm

● **附注**

华山参含阿托品类生物碱，可引起中毒。其中毒反应与阿托品类药物中毒相似。

# 关白附

● 别名

白附子、竹节白附。

● 来源

毛茛科植物黄花乌头 *Aconitum coreanum* (H. Léveillé) Rapaics 的块根。

● 溯源

本品以"白附子"之名始载于《名医别录》。《海药本草》曰："生东海及新罗国，苗与附子相似。"《本草纲目》曰："根正如草乌头之小者，长寸许，干者皱纹有节。"所言即为本品。据考，历代本草中的白附子应为本品。临床上常用于治疗面神经瘫痪的牵正散中白附子也应为关白附。

● 产地

主产于我国东北地区。

● 采收加工

8~9月采挖地下块根，除去残茎和须根，洗净，晒干。

● 药材性状

子根长卵形、卵形或长圆锥形，长3~5cm，直径 0.7~2cm；表面淡棕色，有细皱纹及侧根痕，有的有瘤状突起的侧根，顶端有芽痕；质较硬，不易折断，断面类白色，较平坦，富粉性。母根倒长圆锥形，略弯曲，长 4~5cm，直径 1~2cm；顶端有地上茎残基，表面暗棕色，有纵纹及突起的横长根痕或横列似节状；体轻，质松，断面有裂隙，粉性小。气极弱，味辛辣而麻舌。子根以个大皮细、饱满充实、断面白色、粉性大者为佳；母根粉性小，质量次。

● **性味功用**

辛、甘，热；有毒。祛风痰，定惊痫，散寒止痛。适用于中风痰壅，口眼歪斜，癫痫，偏正头痛，风痰眩晕，破伤风，小儿惊风，风湿痹痛，面部黑斑，疮疡疥癣，皮肤湿痒等病症。

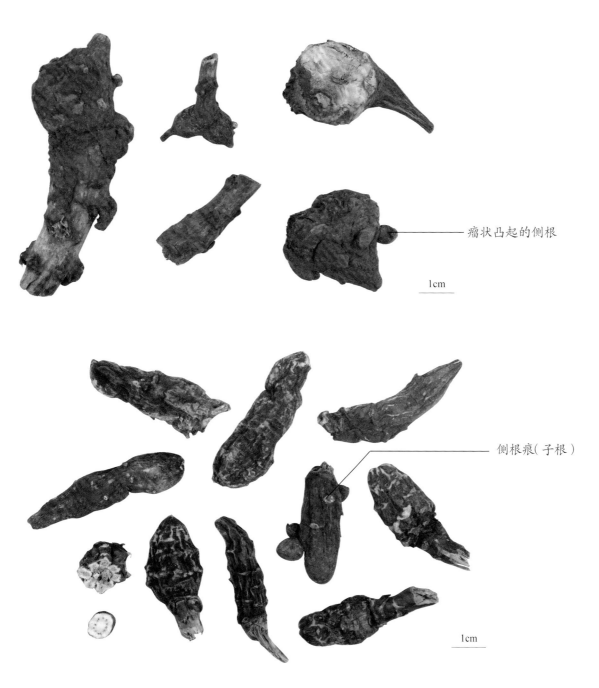

瘤状凸起的侧根

1cm

侧根痕（子根）

1cm

● **附注**

本品有大毒，使用宜慎；常炮制后供药用。

# 羊 蹄

● 别名

羊蹄根、土大黄、牛西西、羊蹄大黄、牛耳大黄。

● 来源

蓼科植物羊蹄 *Rumex japonicus* Houtt. 或尼泊尔酸模 *Rumex nepalensis* Spreng. 的根。

● 溯源

本品始载于《神农本草经》，列为下品。《本草图经》曰："叶狭长，颇似莴苣而色深。茎节间紫赤，花青白，成穗，子三棱，有若茺蔚，夏中即枯，根似牛蒡而坚实。"《本草纲目》云："近水及湿地极多。叶长尺余，似牛舌之形，不似波棱。入夏起苔，开花结子。花叶一色。夏至即枯，秋深即生，凌冬不死。根长近尺，赤黄色，如大萝卜形。"以上所言均为本品。

● 产地

我国大部分地区均产。

● 采收加工

春、秋二季挖根，洗净，或趁鲜切片，晒干。

● 药材性状

根类圆锥形，长 6~18cm，直径 0.5~2cm。根头部有残留茎基及支根痕。根表面棕灰色或黄灰色，具纵皱纹及横向突起的皮孔样疤痕。质硬易折断，断面灰黄色或淡棕色颗粒状。气特殊，味微苦涩。

● 性味功用

苦、酸、寒；小毒。清热解毒，止血，通便，杀虫。适用于鼻出血，功能性子宫出血，血小板减少性紫癜，慢性肝炎，肛门周围炎，大便秘结；外用治外痔，急性乳腺炎，黄水疮，疖肿，皮癣等病症。

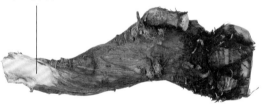

断面黄棕色

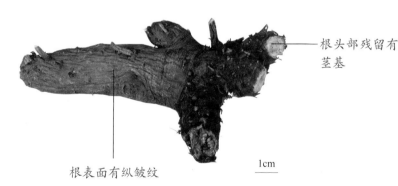

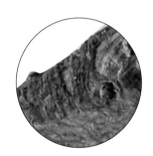

根头部残留有茎基

皮孔样疤痕

根表面有纵皱纹

1cm

● 附注

该植物的地上部分亦可入药，习称羊蹄草。

# 江南元胡

● **别名**

皖南元胡。

● **来源**

小檗科植物江南牡丹草 *Gymnospermium kiangnanense* (P. L. Chiu) Loconte 的块茎。

● **溯源**

植物江南牡丹草在 20 世纪 80 年代才被发现为新种。其块茎一直为皖南山区著名的民间药。经安徽中医药大学王德群教授首次报道其民间药用价值后，引起药学工作者的关注，始载于《中华本草》。

● **产地**

主产于安徽、浙江等地。

● **采收加工**

4 月份地上部分枯黄时采挖，洗去泥土，晒干。

● **药材性状**

块茎类圆球形，直径可达 8cm。表面土黄色，多皱缩，顶端有凹陷的茎基，周围密布淡黄色点状根痕。质坚硬，断面黄白色，富粉性。气微，味苦微涩。

● **性味功用**

苦，平。解毒消肿，活血止痛，止血。适用于跌打损伤，急性腰扭伤，落枕，胸痛，头痛头晕，胃痛，消化道出血，外伤出血等病症。

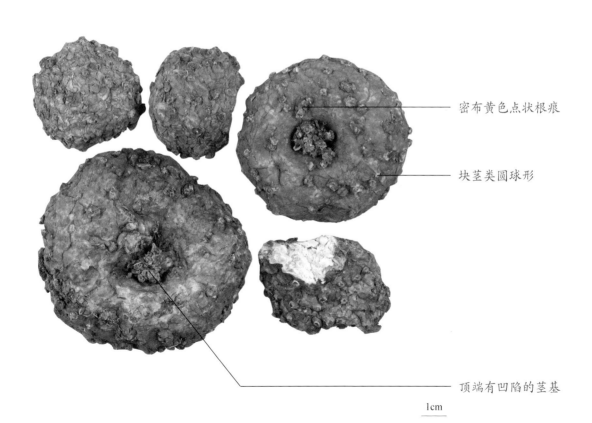

密布黄色点状根痕

块茎类圆球形

顶端有凹陷的茎基

1cm

# 红木香

● **别名**

紫金皮、紧骨香、内红消、南五味子藤。

● **来源**

五味子科植物南五味子 *Kadsura longipedunculata* Finet et Gagnep. 的根。

● **溯源**

本品始载于《本草纲目拾遗》，曰："红木香，立夏后生苗，枝茎蔓延。叶类桂，略尖而软，叶蒂红色，咀之微香，有滑涎。根入土，入药用须以水洗净，去外粗皮，取内皮色红者用之。入口气味辛香而凉，沁如龙脑。"《植物名实图考》载有"紫金皮"条，曰："紫金皮……蔓延林薄，紫根坚实，茎亦赭赤。叶如橘柚，光滑无齿。叶节间垂短茎，结青蒂，攒生十数子，圆紫如毵，鲜嫩有汁出。"结合其附图，所言即为本品。现市场上多见用根。

● **产地**

主产于浙江，江西、江苏、福建等地亦产。

● **采收加工**

立冬前后采挖，去净残茎、细根及泥土，晒干。

● **药材性状**

根圆柱形，常不规则弯曲，长10~50cm或更长，直径10~50cm或更长，直径1~2.5cm，表面灰棕色至棕紫色，略粗糙，有细纵皱纹及横裂沟，并有残断支根和支根痕。质坚硬，不易折断，断面粗纤维性，皮部与木部易分离，皮部宽厚，棕色，木部浅棕色，密布导管小孔。气微香而特异，味苦、辛。

● **性味功用**

辛、苦，温。理气止痛，祛风通络，活血消肿。适用于胃痛，腹痛，风湿痹痛，痛经，月经不调，产后腹痛，咽喉肿痛，痔疮，无名肿毒，跌打损伤等病症。

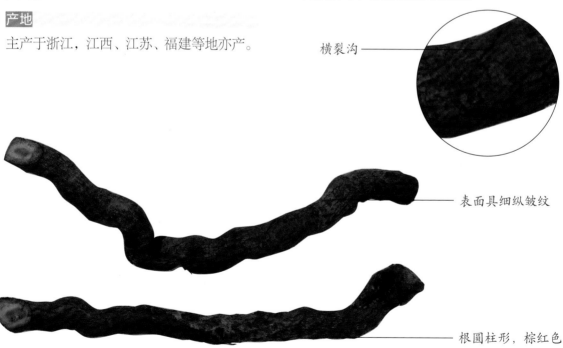

横裂沟

表面具细纵皱纹

根圆柱形，棕红色

1cm

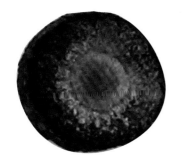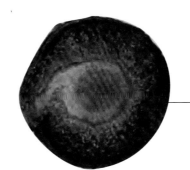

—— 皮部宽厚，棕色

● **附注** ——————————————————————————

传统药用部位为根皮，现今多药用其根；质量以根皮为佳。

# 杜鹃花根 ●

● 别名

映山红根、搜山虎、翻山虎。

● 来源

杜鹃花科植物杜鹃花 *Rhododendron simsii* Planch. 的根。

● 溯源

《本草纲目》在"山踯躅"条记载："处处山谷中有之。高者四五尺，低者一二尺。春生苗叶，浅绿色。枝少而花繁，一枝数萼。二月始开花如羊踯躅，而蒂如石榴花，有红者紫者，五出者，千叶者。小儿食其花，味酸无毒。一名红踯躅，一名山石榴，一名映山红，一名杜鹃花。"所言正是本品。杜鹃花根药用始载于《浙江民间常用草药》。本品被《广西中药材标准（第二册）》收录。

● 产地

我国秦岭－淮河以南各地均产。

● 采收加工

全年均可采，洗净，鲜用或切片晒干。

● 药材性状

根呈细长圆柱形，弯曲，有分枝。长短不等，直径约 1.5cm，根头部膨大，有多数木质茎基。表面灰棕色或红棕色，较光滑，有网状细皱纹。木质坚硬，难折断，断面淡棕色。无臭，味淡。

● 性味功用

酸、甘，温。和血止血，消肿止痛。适用于月经不调，吐血，衄血，便血，崩漏，痢疾，脘腹疼痛，风湿痹痛，跌打损伤等病症。

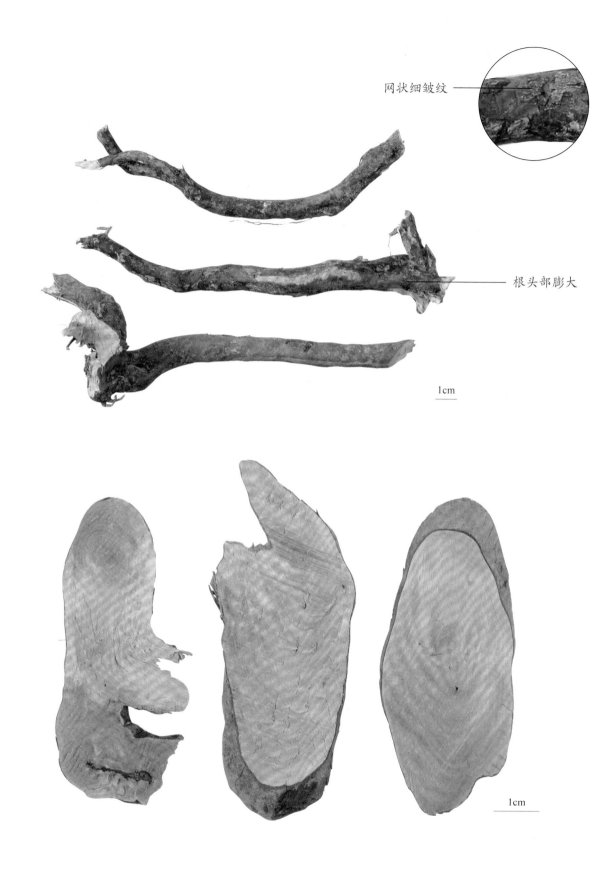

网状细皱纹

根头部膨大

1cm

1cm

● **附注** ─────────────────

关于本品是否有毒，有关文献记载不一致，使用时应予以注意。

● **别名**

红毛漆、类叶牡丹、鸡骨升麻、金丝七。

● **来源**

小檗科植物红毛七 *Caulophyllum robustum* Maxim. 的根状茎及根。

● **溯源**

本品以"红毛漆"之名始载于《峨眉山药用植物》。《四川中药志》云："红毛七⋯⋯祛风活血，行气止痛。用于风湿疼痛，跌打损伤，脘腹疼痛及月经不调。"

● **产地**

主产于四川、贵州、湖北、陕西等地。

● **采收加工**

夏、秋二季采挖，除去茎叶、泥土，洗净，晒干。

● **药材性状**

根状茎圆柱形，多分枝，节明显，先端有圆形茎痕，下端及侧面着生多数须状根，直径1~2mm。根状茎及根表面均紫棕色。质较软，断面红色。气微，味苦。

● **性味功用**

辛，苦，温。活血散瘀，祛风除湿，行气止痛。适用于月经不调，痛经，产后血瘀腹痛，脘腹寒痛，跌打损伤，风湿痹痛等病症。

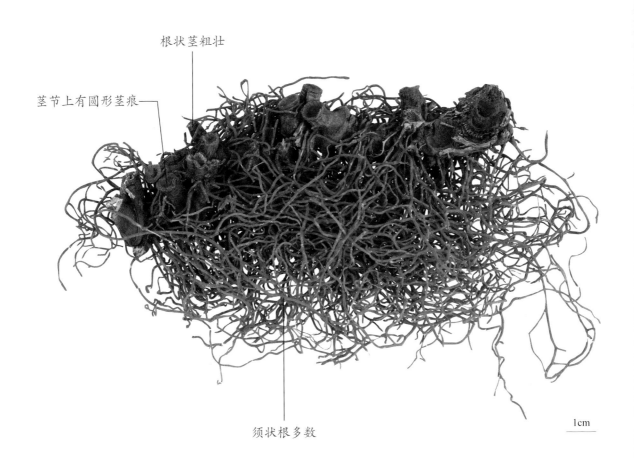

根状茎粗壮

茎节上有圆形茎痕

须状根多数

1cm

# 红药子

● **别名**

朱砂七、红药、赤药、朱砂莲、猴血七、血三七。

● **来源**

蓼科植物毛脉蓼 *Polygonum cillinerve* (Nakai) Ohwi 的块根。

● **溯源**

本品始载于《本草图经》，曰："秦州出者谓之红药子。叶似荞麦，枝梗赤色，七月开白花，其根初采湿时红赤色，暴干即黄。"所言即为本品。本品为陕西"太白七药"中的名贵草药，当地习称朱砂七。

● **产地**

主产于陕西、湖北、四川、贵州等地。

● **采收加工**

全年均可采挖，除去茎叶和须根，洗净，趁鲜切片，晒干。

● **药材性状**

根呈不规则块状，或略呈圆柱形，长8~15cm或更长，直径3~7cm，表面棕黄色。根头部有多数茎基呈疙瘩状。质极坚硬，难折断，剖面深黄色，木质部浅黄色呈环状，近髓部另有分散的浅黄色木质部束。气微，味苦。

● **性味功用**

苦、微涩，凉。清热解毒，凉血，活血。适用于上呼吸道感染，扁桃体炎，急性菌痢，急性肠炎，尿路感染，多种出血，跌打损伤，月经不调，风湿痹痛，热毒疮疡，烧伤等病症。

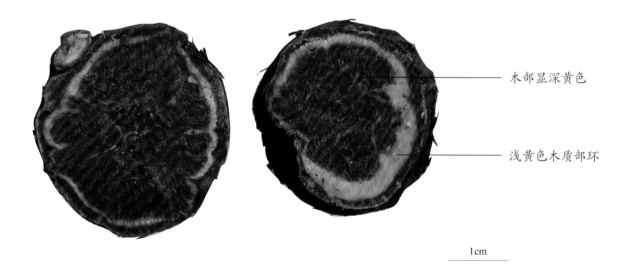

木部显深黄色

浅黄色木质部环

1cm

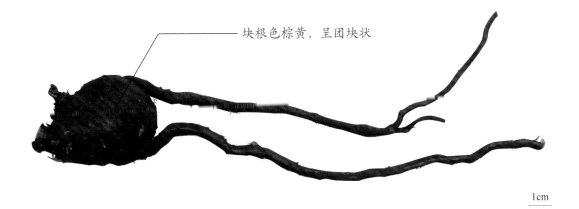

块根色棕黄，呈团块状

1cm

● **附注**

1. 本品在部分地区亦被称为或混同"朱砂莲"入药，注意区别，详见"朱砂莲"条。

2. 薯蓣科植物薯莨 *Dioscorea cirrhosa* Lour. 的块茎入药，部分地区亦称为红药子，注意区别，详见"薯莨"条。

# 苎麻根 ●

● 别名

苎根、抽根、苎麻头、白麻根。

● 来源

荨麻科植物苎麻 *Boehmeria nivea* (L.) Gaud. 的根及根状茎。

● 溯源

本品以"苎根"之名始载于《名医别录》。《本草经集注》云："苎麻，即今之绩苎尔，又有山苎亦相似，可入用也。"《本草图经》云："苎根旧不载所出州土，今闽、蜀、江、浙多有之。其皮可以绩布。苗高七八尺，叶如楮叶，面青背白，有短毛。夏秋间著细穗、青花，其根黄白而轻虚。二月、八月采。又一种山苎亦相似。"所言与今相符。一般认为，食指粗细的根入药最佳。

● 产地

主产于我国长江中下游地区。

● 采收加工

冬、春二季采挖，除去地上茎和泥土，晒干。

● 药材性状

根状茎呈不规则圆柱形，稍弯曲，长4~30cm，直径 0.4~5cm，表面灰棕色，有纵纹及多数皮孔，并有多数疣状突起及残留须根，质坚硬，不易折断，折断面纤维性，皮部棕色，木部淡棕色，有的中间有数个同心环纹，中央有髓或中空。根略呈纺锤形，长约 10cm，直径 1~1.3cm，表面灰棕色，有纵皱纹及横长皮孔，断面粉性。气微，味淡，有黏性。以色灰棕、无空心者为佳。

● **性味功用**

甘，寒。凉血止血，清热安胎，利尿，解毒。适用于血热妄行所致的咯血、吐血、衄血、血淋、便血、崩漏、紫癜，胎动不安，胎漏下血，小便淋漓，痈疮肿痛，虫蛇咬伤等病症。

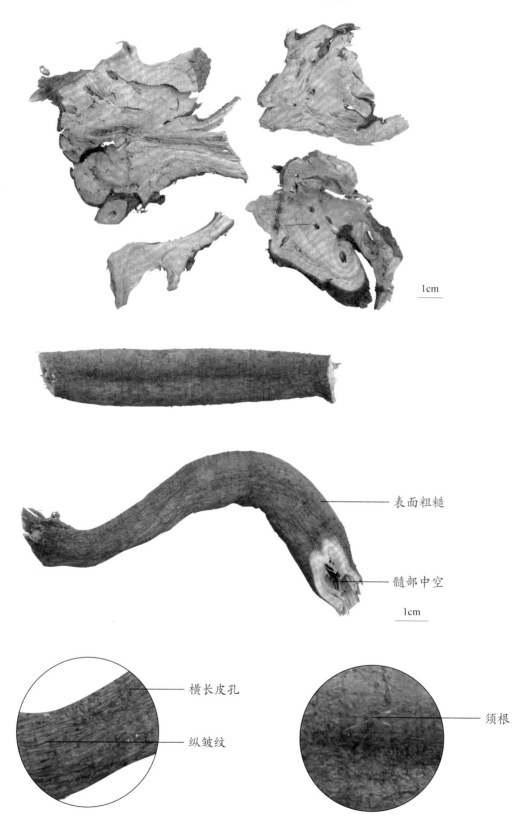

1cm

表面粗糙

髓部中空

1cm

横长皮孔

纵皱纹

须根

● 别名

大发药、走马风、山鼠、九丝马、山猪药。

● 来源

紫金牛科植物走马胎 *Ardisia gigantifolia* Stapf 的根及根状茎。

● 溯源

本品始载于《生草药性备要》，云："味劫辛，性温。祛风湿，除酒病，治走马风。"《本草纲目拾遗》云："走马胎，出粤东龙门县南周山中……山大数百里，多低槽，深峻岩穴，皆藏虎豹，药产虎穴，形如柴根，干者内白，嗅之清香，研之腻细如粉，喷座幽香，颇甜静袭人。"以上所言与本品相符。

● 产地

主产于广东、广西，福建、江西、云南等地亦产。

● 采收加工

秋季采挖，洗净，切片晒干。

● 药材性状

根呈不规则圆柱形，略呈串珠状膨大，长短不一，直径1.5~4cm。表面灰褐色或带暗紫色，具纵沟纹，习称"蛤蟆皮皱纹"，皮部易剥落，厚约2mm。质坚硬，不易折断。断面皮部淡红色，有紫红色小点，木部黄白色，可见细密放射状"菊花纹"。商品常切成斜片，厚约2mm。气微，味淡，略辛。根以质干硬、色红者为佳。

● 性味功用

苦、微辛，温。祛风湿，活血止痛，化毒生肌。适用于风湿痹痛，产后血瘀，痈疽溃疡，跌打肿痛等病症。

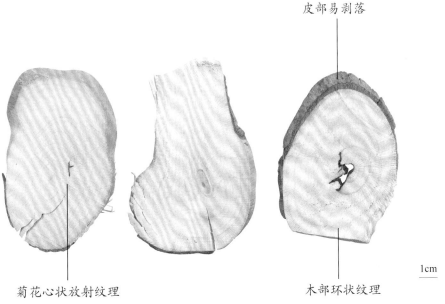

皮部易剥落

1cm

菊花心状放射纹理　　　　　　木部环状纹理

● **附注**

该植物的叶亦可入药，习称走马胎叶。

# 两头尖

- **别名**
  竹节香附。

- **来源**
  毛茛科植物多被银莲花 *Anemone raddeana* Regel 的根状茎。

- **溯源**
  两头尖古代品种比较复杂。《本草纲目》在乌头释名项下记载："乌喙，《本经》即两头尖。"并解释为"乌喙即偶生两歧者，今俗呼为两头尖，因形而名，其实乃一物也。"瑞竹堂方中的黑箭丸、天仁集效方中的名雷丸、普济方中的两头尖巴豆贴敷方、同仁堂方中的大活络丹中即为乌头类的两头尖。另一种两头尖为《名医别录》所载的动物药两头尖，即雄鼠粪，《外台秘要》的鼠粪汤、《医宗金鉴》所收的桃妇散、麦灵丹中即为雄鼠粪。据高铭功等报道，1911 年以前，黑龙江省的两头尖大量集散于营口市。1919~1931 年间，年产量达三万斤。据实地调查，东北所产的

两头尖即为毛茛科的多被银莲花 *Anemone raddeana* Regel 的根状茎。

- **产地**
  主产于我国东北地区及山东等地。

- **采收加工**
  夏季采挖，除去茎叶及须根，晒干。

- **药材性状**
  根状茎类长纺锤形，两端尖细，微弯曲，其中近一端处较膨大，长 1~3cm，直径 2~7mm。表面棕褐色或棕黑色，具微细纵皱纹，膨大部位常有 1~3 个支根痕呈鱼鳍状突起，偶见不明显的 3~5 环节。质硬而脆，易折断，断面略平坦，类白色或灰褐色，类角质样。气微，味先淡后微苦而麻辣。以质硬、断面类白色者为佳。

- **性味功用**
  辛，热；有毒。祛风湿，散寒止痛，消痈肿。适用于风寒湿痹，四肢拘挛，骨节疼痛，痈疮肿痛等病症。

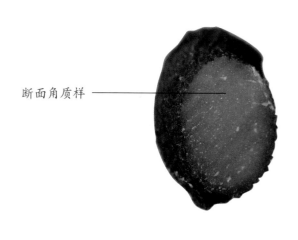

断面角质样 ——————

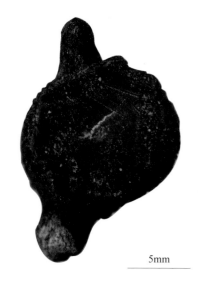

5mm

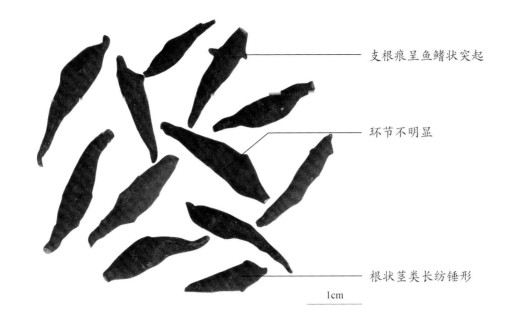

支根痕呈鱼鳍状突起

环节不明显

根状茎类长纺锤形

1cm

# 两面针

● 别名

入地金牛、双面刺、双面针。

● 来源

芸香科植物两面针 *Zanthoxylum nitidum* (Roxb.) DC. 的根。

● 溯源

有学者认为《神农本草经》中"蔓椒"即为两面针。以"入地金牛"之名载于《本草求原》，曰："细叶者良。治痰火、疬核，并急喉痰闭危笃，去外皮，煎水饮。如喉闭，水饮不入，则擂烂同黄糖煮，做成弹子含化，其效如神。"《岭南采药录》云："入地金牛，别名两面针。草本，叶卵形，边有水波纹。茎及叶之背面均有笏谓之入地金牛公。功力较胜于叶之一面无笏者。入药用根。"《本经逢原》曰："两面针……通经脉，去风寒、湿痹。"所言均为本品。因其叶两面均有棘刺，故称两面针。据考，古代本草中两面针的药用部位包括根、茎、枝、叶等多处。《中国药典》规定药用部位为根，但广西玉林等药材市场上根与茎枝均入药，习将根称为"阴枝"，茎枝称为"阳枝"。

● 产地

主产于福建、湖南、广西、广东、云南、台湾等地。

● 采收加工

全年均可采收，洗净，切片，晒干或鲜用。

● **药材性状**

根圆柱形，稍弯曲，直径0.7~5cm或更粗，表面深黄棕色至浅棕色，具粗纵皱纹，有时具横向裂隙，皮孔突起，类圆形，鲜黄色或黄褐色。横断面栓皮薄，皮部浅棕色，有稍具光泽的深黄色斑点，木部灰黄色，可见同心性环纹及密集的小孔。商品多切成不规则的块片或段，厚1~4mm。质坚硬，气微香，味辛辣麻舌而苦。以根皮厚，味浓者为佳。

● **性味功用**

辛、苦，微温；小毒。祛风通络，胜湿止痛，消肿解毒。适用于风寒湿痹，筋骨疼痛，跌打骨折，疝痛，咽喉肿痛，胃疼，蛔厥腹痛，牙痛，疮痈瘰疬，烫伤等病症。

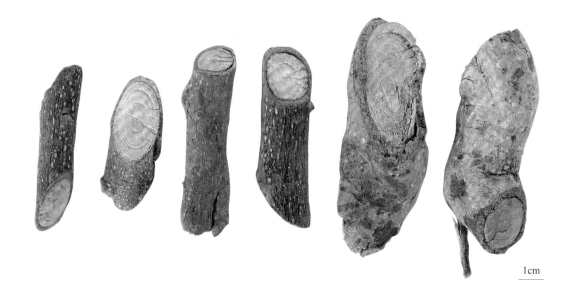

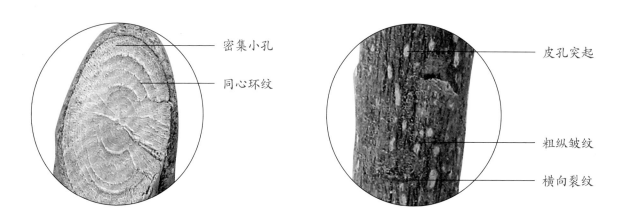

密集小孔

同心环纹

皮孔突起

粗纵皱纹

横向裂纹

● 别名

岗梅根、点秤星、天行根、山梅根、梅叶冬青。

● 来源

冬青科植物梅叶冬青 *Ilex asprella* (Hook. f. et Arn.) Champ. ex Benth. 的根。

● 溯源

本品始载于《生草药性备要》。《植物名实图考》在卷三十三"春秋"项下记载："湖南呼秤星树，以其皮有白点如秤星，故名。"冬青科植物梅叶冬青的枝条上有白的皮孔，形如秤星，与《植物名实图考》附图一致。《岭南采药录》载："木本，枝似梅。根味甘，清热散毒。煎凉茶多用之。又杀疥虫。理跌打损伤如神。"所言与本品相符。《中国药典》1977 年版曾收录本品为岭南地区常用中草药，与同属植物大叶冬青 *Ilex latifolia* Thunb.（苦丁茶）和铁冬青 *Ilex rotunda* Thunb.（救必应）均可用于配制凉茶，三者合称三冬茶。三冬茶主要用于治疗感冒发热，咽喉肿痛。《广东省中药材标准（第一册）》收录本品，药用部位为根及茎。梅叶冬青的叶也供药用。

● 产地

主产于我国华南地区。

● 采收加工

秋季采挖根部，洗去泥土，晒干。

● 药材性状

根略呈圆柱形，稍弯曲，有分枝；长 30~50cm，直径 1.5~3cm。表面灰黑色至灰褐色，有纵皱纹及须根痕。质坚硬，不易折断。气微，味先苦后甜。商品为近圆形片或段，皮部较薄，木部较宽广，浅黄色，可见放射状纹理及多数不规则环纹。

● 性味功用

苦、甘、寒。清热，生津，散瘀，解毒。适用于感冒，头痛，眩晕，热病烦渴，痧气，肺痈，百日咳，咽喉肿痛，痔血，淋病，疔疮肿毒，跌打损伤等病症。

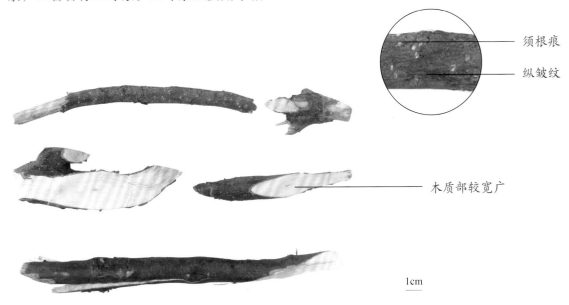

须根痕

纵皱纹

木质部较宽广

1cm

119

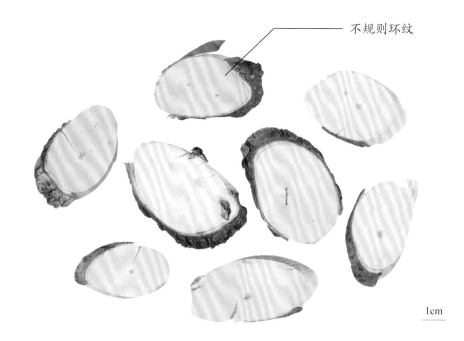

不规则环纹

1cm

# 陆英根

- **别名**
  八棱麻、走马风、接骨草根、臭草。

- **来源**
  忍冬科植物陆英 *Sambucus chinensis* Lindl. 的根。

- **溯源**
  《神农本草经》载有"陆英"条。《名医别录》称为"蒴藋"，云："秋冬采茎、根。"《本草经集注》曰："亦有酒渍根，稍饮之者。"

- **产地**
  全国大部分地区均产。

- **采收加工**
  秋后采根，趁鲜切片，晒干。

- **药材性状**
  根呈不规则弯曲状，长条形，有分枝，长15~30cm，有的长达50cm，直径4~7mm。表面灰色至灰黄色，有纵向细而略扭曲的纹及横长皮孔，偶留有纤细须根。质硬或稍软而韧，难折断，切断面皮部灰色土黄色，木部纤维质，黄白色，易与皮部撕裂分离。气微，味淡。以条均匀、不带须根及地上茎者为佳。

- **性味功用**
  甘、酸，平。祛风，利湿，活血，散瘀，止血。适用于风湿疼痛，头风，腰腿痛，月肿，淋证，带下，跌打损伤，骨折，癥积，咯血，吐血，风疹瘙痒，疮肿等病症。

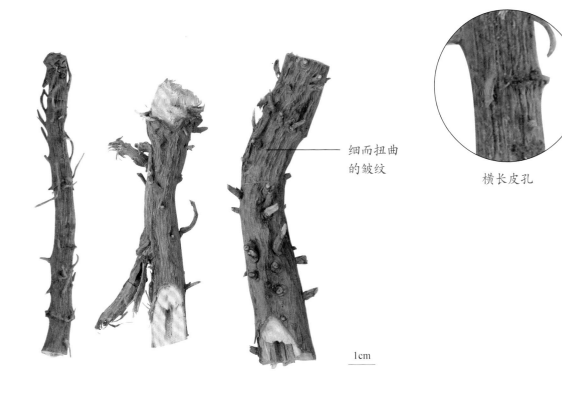

细而扭曲
的皱纹

横长皮孔

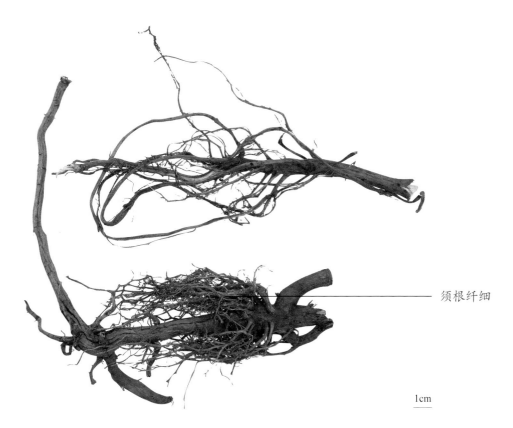

须根纤细

1cm

1cm

● **附注**

该植物的地上部分亦可入药，详见"陆英"条。

# 青木香

- **别名**

  独行根、马兜铃根、青藤香、蛇参根、铁扁担。

- **来源**

  马兜铃科植物马兜铃 *Aristolochia debilis* Sieb. et Zucc. 或北兜铃 *Aristolochia contorta* Bunge. 的根。

- **溯源**

  本品以"独行根"之名始载于《新修本草》，曰："山南名为土青木香……一名兜铃根。"《本草纲目》云："木香……昔人谓之青木香。后人因呼马兜铃根为青木香，仍呼为南木香、广木香以别之。"

- **产地**

  主产于我国华东地区。

- **采收加工**

  秋季地上部分枯萎后采挖根部，除去须根、泥土，晒干。

- **药材性状**

  根呈圆柱形或扁圆柱形，略弯曲，长3~15cm，直径0.5~1.5cm。表面黄褐色或灰棕色，粗糙不平，有纵皱纹及须根痕。质脆，易折断，断面不平坦，皮部淡黄色，木部宽广，射线类白色，放射状排列，形成层环明显，黄棕色。气香特异，味苦。

- **性味功用**

  辛、苦，寒；小毒。行气止痛，解毒消肿，平肝降压。适用于胸胁脘腹疼痛，疝气痛，肠炎，下痢腹痛，咳嗽痰喘，蛇虫咬伤，痈肿疔疮，湿疹，皮肤瘙痒，高血压病等病症。

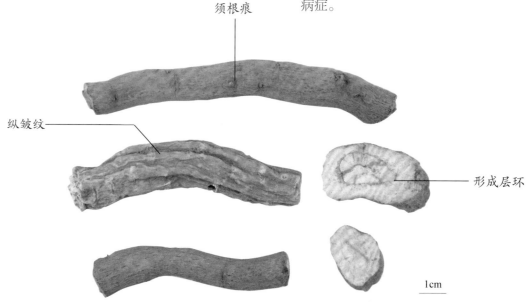

须根痕

纵皱纹

形成层环

1cm

- **附注**

  1. 该植物的地上部分、果实均可入药。
  2. 青木香所含马兜铃酸成分具有肾毒性，临床慎用。

● 别名
苦豆子。

● 来源
豆科植物苦豆子 *Sophora alopecuroides* L. 的根。

● 溯源
本品始载于《中药志》。《内蒙古中草药》载："味苦，性寒。清热解毒。主治痢疾、湿疹、牙痛、咳嗽。"现今多用于抗肿瘤治疗。

● 产地
主产于我国西北地区。

● 采收加工
夏季采收，切断晒干。

● 药材性状
根呈长圆柱形，稍弯曲，一般切成长 15~20cm 的小段，直径 0.8~2cm。表面棕黄色至褐色，粗糙，有明显的纵皱纹及裂纹，具横向皮孔，有时有支根痕。质坚硬，不易折断，断面纤维性，淡黄色，平整的切面木质部作放射状排列，有裂隙。气微弱，味苦。

● 性味功用
苦，寒；有毒。清肠燥湿，镇痛。适用于湿热痢疾，肠炎泄泻，黄疸，湿疹，咽痛，牙痛，顽癣，烫伤等病症。

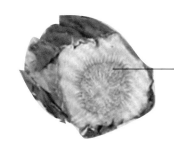

———— 木质部放射状纹理

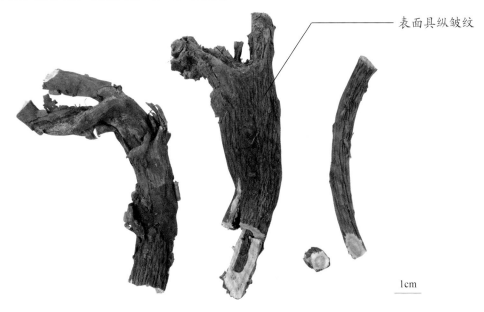

———— 表面具纵皱纹

1cm

● 附注 ————
1. 该植物的全株、种子亦可入药，习称苦豆草、苦豆子。
2. 本品有毒，使用宜慎。

# 鸢尾根

● 别名

扁竹根、蝴蝶花根、土知母、蛤蟆七、川射干。

● 来源

鸢尾科植物鸢尾 *Iris tectorum* Maxim. 的根状茎。

● 溯源

"鸢尾"之名始载于《神农本草经》。《蜀本草》载："此草叶名鸢尾，根名鸢头，亦谓之鸢根。"《本草图经》云："叶似射干布地生。黑根似高良姜而结大，数个相连。今所在皆有，九月十月采根日干。"所言即为本品。历代本草均以"鸢尾"之名收载，《中国药典》2010 版以"川射干"之名收载。

● 产地

主产于陕西、甘肃、四川、贵州等地。

● 采收加工

全年均可采挖，除去茎叶及须根，洗净，切片晒干。

● 药材性状

根状茎呈扁圆柱形，表面灰棕色，有节，节上常有分歧，节间部分一端膨大，另一端缩小，膨大部分密生同心环纹，愈近顶端愈密。质坚硬，断面可见散在的小点（维管束）。气微，味苦辛。

● 性味功用

苦、辛，寒；有毒。消积杀虫，破瘀行水，解毒。适用于食积胀满，蛔虫腹痛，癥瘕臌胀，咽喉肿痛，痔瘘，跌打伤肿，疮疖肿毒，蛇犬咬伤等病症。

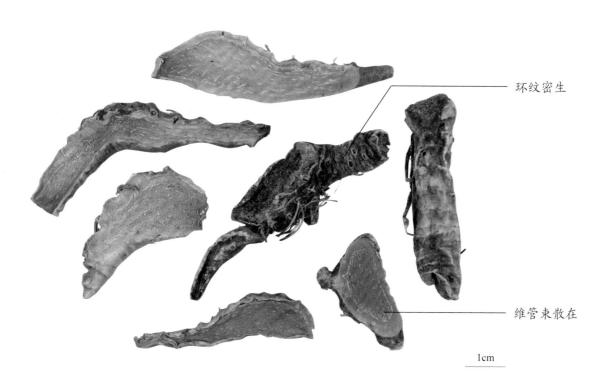

环纹密生

维管束散在

1cm

- **别名**
  牛客膝、谓牛膝、窝牛膝。

- **来源**
  爵床科植物腺毛马蓝 *Strobilanthes forrestii* Diels 的根。

- **溯源**
  本品始载于《全国中草药汇编》。

- **产地**
  主产于湖北、四川等地。

- **采收加工**
  夏、秋二季采挖，洗净，晒干。

- **药材性状**
  根状茎粗大，多分枝，盘曲结节，有多数

茎基残留。须根丛生，细长圆柱形。长可达 50cm，直径 1~6mm，有时可达 8mm。表面暗灰色，平滑无皱纹，常有环形的断节裂缝，有时剥落而露出本心。木心质坚韧，不易折断。无臭，味淡。

- **性味功用**
  苦，平。活血通络，清热利湿。适用于闭经，癥瘕，腰膝酸疼，小便淋痛等病症。

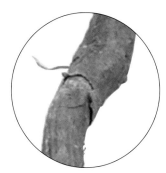

环形断节裂缝

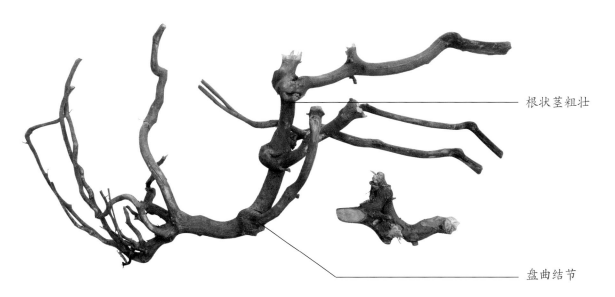

根状茎粗壮

盘曲结节

2cm

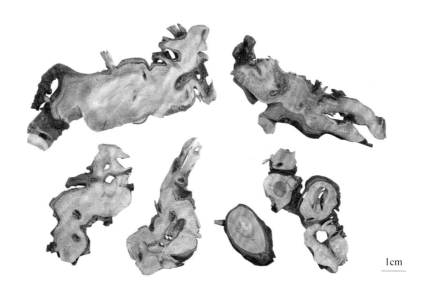

1cm

● 附注

同属植物牛膝马蓝 *Strobilanthes nemorosus* R. Ben 在部分地区亦同等入药。

# 罗锅底

● 别名

金龟莲、金腰莲、曲莲、蛇莲、苦盆莲、雪胆。

● 来源

葫芦科植物中华雪胆 *Hemsleya chinensis* Cogn. ex Forb. et Hemsl.、曲莲 *Hemsleya amabilis* Diels 或大籽雪胆 *Hemsleya macroperma* C. Y. Wu ex C. Y. Wu. et C. L. Chen 的块茎。

● 溯源

本品以"金盆"之名始载于《草木便方》，曰："金盆，苦，寒。主祛风，治火眼热毒，痔，肠胃热结气痛。"

● 产地

主产于四川、云南等地。

● 采收加工

秋末地上部分枯萎后采挖，趁鲜切厚片，晒干。

● 药材性状

药材多切成块片出售，块片呈不规则形或类圆形，稍卷曲，直径3~10cm，厚4~8mm，表面棕褐色或灰褐色，有的有凹陷的茎基痕，切面淡黄色或灰白色，质坚实，粉性。气微，味极苦。以切面色淡黄、质坚实、粉质多、味极苦者为佳。

● **性味功用**

苦，寒；小毒。清热解毒，利湿消肿，止痛止血。适用于咽喉肿痛，牙痛，目赤肿痛，胃痛，菌痢，肠炎，肝炎，尿路感染，前列腺炎，痔疮，子宫颈炎，痈肿疔疮，外伤出血等病症。

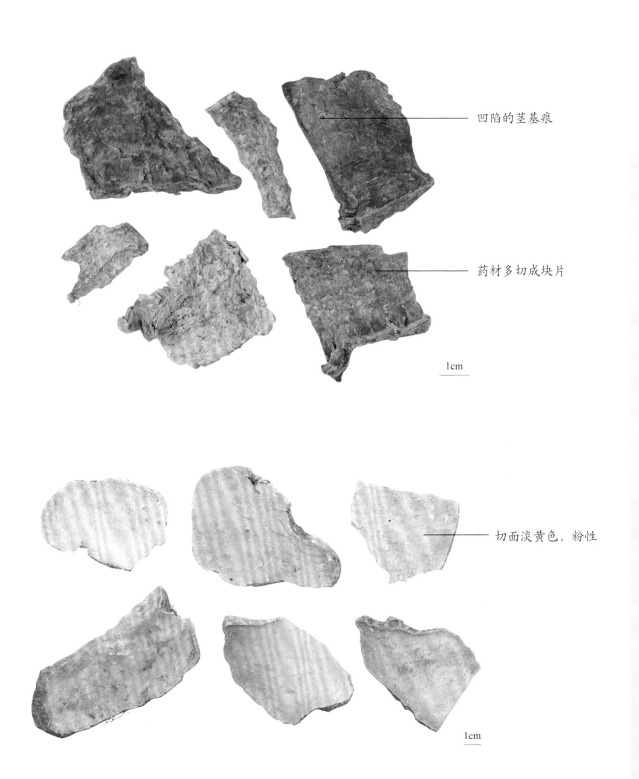

凹陷的茎基痕

药材多切成块片

1cm

切面淡黄色，粉性

1cm

# 昆明山海棠

- **别名**

  火把花根、紫金藤、雷公藤、掉毛草。

- **来源**

  卫矛科植物昆明山海棠 *Tripterygium hypoglaucum* (Lévl.) Hutch. 的根。

- **溯源**

  《本草纲目》在"钩吻"条下记载："生滇南者花红，呼为火把花。"或为此种。《植物名实图考》始载"昆明山海棠"条，曰："山海棠生昆明山中。树高丈余，大叶如紫荆而粗纹，夏开五瓣小花，绿心黄蕊，密簇成攒。旋结实如风车，形与山药子相类，色嫩红可爱，山人折以售为瓶供。"所言即为此种。

- **产地**

  主产于我国西南地区及湖南、江西等地。

- **采收加工**

  秋后采挖根部，洗净，切片，晒干。

- **药材性状**

  根圆柱形，有分枝，略弯曲，粗细不等，直径 0.4~3 (~5) cm。栓皮橙黄色至棕褐色，有细纵纹及横裂隙，易剥落。质坚韧不易折断。断面皮部棕灰色或淡棕黄色，木部淡棕色或淡黄白色。气微，味涩、苦。

- **性味功用**

  苦、辛，微温；大毒。祛风除湿，活血止血，舒筋接骨，解毒杀虫。适用于风湿痹痛，半身不遂，疝气痛，痛经，月经过多，产后腹痛，出血不止，急性传染性肝炎，慢性肾炎，红斑狼疮，癌肿，跌打骨折，骨髓炎，骨结核，附睾结核，疮毒，银屑病，神经性皮炎等病症。

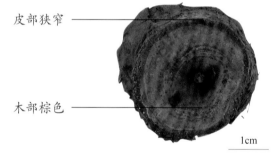

皮部狭窄 ———

木部棕色 ———

1cm

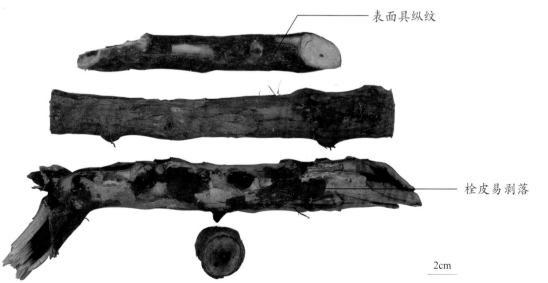

表面具纵纹

栓皮易剥落

2cm

● **别名**
毛青红、九叶岩陀、红姜、野黄姜、毛七、蛇疙瘩。

● **来源**
虎耳草科植物西南鬼灯檠 *Rodgersia sambucifolia* Hemsl. 或羽叶鬼灯檠 *Rodgersia pinnata* Franch. 的根状茎。

● **溯源**
本品始载于《云南中草药选》，云："岩陀……消炎，收敛，祛风湿，止痛。治刀伤出血，跌打损伤，风湿性关节炎，痢疾，腹泻。"《中国药典》1977年版和《云南省药品标准》1996年版收载。

● **产地**
主产于我国西南地区。

● **采收加工**
夏季采挖，洗净，趁鲜切片，晒干。

● **药材性状**
根状茎圆柱形或扁圆柱形，长 8~25cm，直径 1.5~6cm。表面褐色，有纵皱纹，上侧有数个黄褐色茎痕，一端有残留叶基和黑褐色苞片及棕色长绒毛，下侧有残存细根及根痕。质坚硬，不易折断，断面黄白色或粉红色，有纤维状突起及多数白色亮晶小点。气微，味苦、涩、微甘。以条粗、断面色黄白或粉红、质坚者为佳。

● **性味功用**
苦、涩，凉。活血调经，祛风除湿，收敛止泻。适用于跌打损伤，骨折，月经不调，痛经，风湿疼痛，外伤出血，肠炎，痢疾等病症。

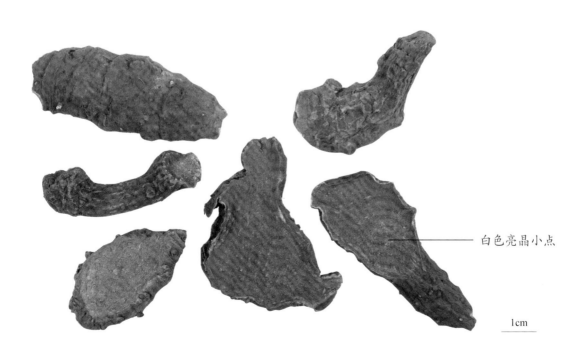

白色亮晶小点

1cm

# 金果榄

● 别名

地苦胆、青牛胆、九牛胆、金狗胆、九莲子。

● 来源

防己科植物金果榄 *Tinospora sagittata* (Oliv.) Gagnep. 的块根。

● 溯源

本品始载于《百草镜》，曰："出广西，性寒，皮有疙瘩，味苦色黄。陈廷庆云：内肉白者良。但有二种，一种味甚苦，一种味微苦，入药以味苦者良。"《药性考》曰："金梏榄产广西，生于藤根，坚实而重大者良。"《柑园小识》云："金梏榄种出交趾，近产于广西苍梧、藤邑。蔓生土中，结实如橄榄，皮似白术，剖之色微黄。味苦，土人每凿山穿石，或深丈许取之。先君尝觅得二十枚，愈数百人。而疗喉等症，有起死回生之功。"所言均为本品。

● 产地

主产于广西、湖南、贵州、四川等地。

● 采收加工

9~11 月间挖取块根，除去茎及须根，洗净切片，烘干或晒干备用。

● 药材性状

块根呈不规则长纺锤形或团块状，大小不等，长 5~10cm，直径 3~6cm。表面黄棕色或淡黄棕色，皱缩不平，有不规则深皱纹，两端往往可见细根残基。质坚硬，击破面黄白色，粉性。气无，味苦。以体重、质坚实者为佳。

● 性味功用

苦，寒。清热解毒，消肿止痛。适用于咽喉肿痛，口舌糜烂，白喉，痄腮，热咳失音，脘腹疼痛，泻痢，痈疽疔毒，毒蛇咬伤等病症。

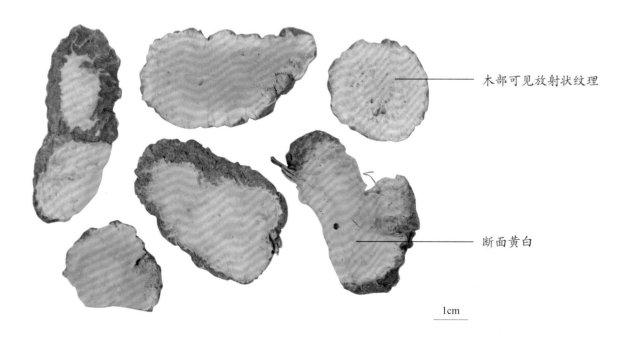

木部可见放射状纹理

断面黄白

1cm

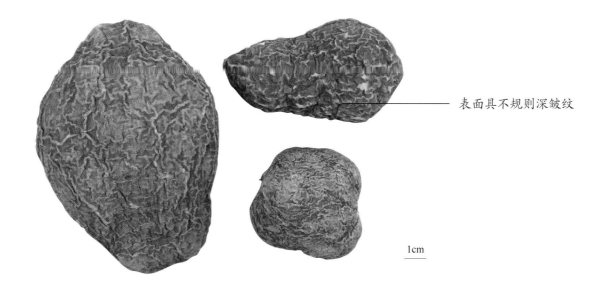

表面具不规则深皱纹

1cm

# 金雀根

● **别名**

土黄芪、金雀花根、阳雀花根、锦鸡儿。

● **来源**

豆科植物锦鸡儿 *Caragana sinica* (Buchoz) Rehd. 的根。

● **溯源**

本品以"坝齿花"之名始载于《救荒本草》，云："坝齿花，本名锦鸡儿，又名酱瓣子，生山野间，中州人家园宅间亦多栽。叶似枸杞子叶而小，每四叶攒生一处，枝梗亦似枸杞，有小刺，开黄花，状似鸟形，结小角儿，味甜。"《本草纲目拾遗》称为"金雀花"，曰："金雀花，一名黄雀花。似六月雪而本高。正二月开花，色黄，根有刺，根入药。"《植物名实图考》载有"白心皮"，所言均为本品。

● **产地**

主产于我国长江流域。

● **采收加工**

秋季采挖根部，洗净，除去细根和尾须，或趁鲜切成短段，晒干。

● **药材性状**

根呈圆柱形，未去栓皮时褐色，有纵皱纹，并有稀疏而不规则的凸出横纹。已除去栓皮者多为淡黄色，木部淡黄棕色。折断面纤维性。气微，味微苦，嚼之有豆腥味。

● **性味功用**

甘、辛，平。补肺健脾，活血祛风。适用于虚劳倦怠，肺虚久咳，妇女血崩，带下，乳少，风湿骨痛，痛风，半身不遂，跌打损伤，高血压病等病症。

具凸出的横纹

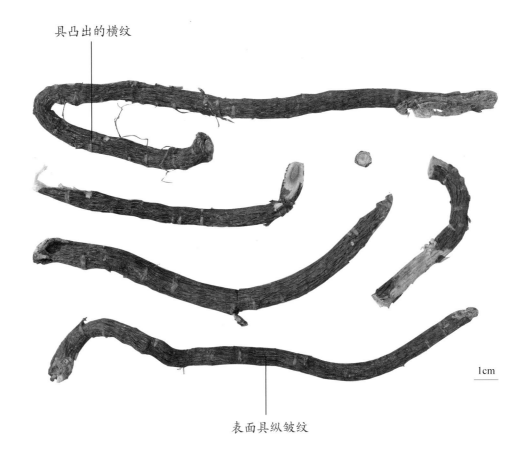

1cm

表面具纵皱纹

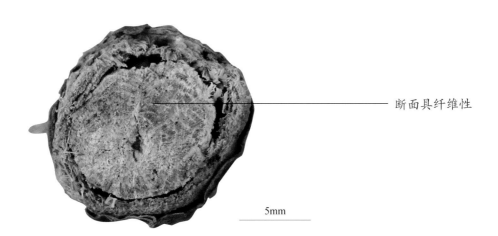

断面具纤维性

5mm

● **附注**

1. 该植物的花亦可入药，习称金雀花或锦鸡儿花。

2. 桑科植物粗叶榕 *Ficus hirta* Vahl. 的根入药，亦称土黄芪，注意区别，详见"五指毛桃"条。

# 金樱根

● **别名**

金樱子根、金英根、脱骨丹、金樱蔃。

● **来源**

蔷薇科植物金樱子 *Rosa laevigata* Michx. 的根。

● **溯源**

《日华子本草》在"金樱子"条下记载："金樱东行根，平，无毒。治寸白虫。剉二两，入糯米三十粒，水二升，煎五合。空心服，须臾泻下，神验。"《生草药性备要》云："金樱蔃，味甘性温。正蔃，旺血，理痰火，洗痔疔，痔疮。"

● **产地**

主产于江苏、安徽、浙江、江西、福建、湖南、广东等地。

● **采收加工**

全年均可采挖，洗净，趁鲜切厚片或短段，晒干。

● **药材性状**

本品为厚约 1cm 斜片或短段，直径 1~3.5cm。表面暗棕红色至红褐色，有细纵条纹，外皮（木栓层）略浮离，可片状剥落。切断面黄白色，具明显的放射状纹理。质坚实，难折断。气无，味涩、微甘。以片块大小厚薄均匀、棕红色、质坚体重者为佳。

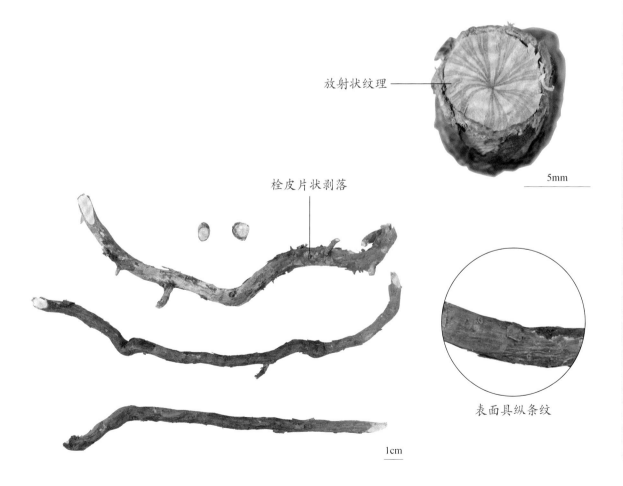

放射状纹理

5mm

栓皮片状剥落

表面具纵条纹

1cm

● **性味功用**

酸、涩、平。收敛固涩，止血敛疮，祛风活血，止痛，杀虫。适用于滑精，遗尿，泄泻，痢疾，咳血，便血，崩漏，带下，脱肛，子宫下垂，风湿痹痛，跌打损伤，疮疡，烫伤，牙痛，胃痛，蛔虫症，诸骨鲠喉，乳糜尿等病症。

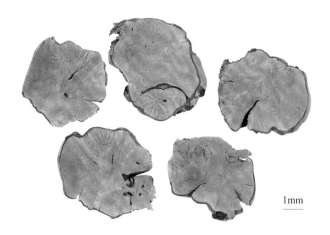

1mm

● **附注** ————————————————

该植物的果实入药，称为金樱子。

# 胡颓子根 ——————————————————

● **别名**

牛奶根、贯榨根、叶刺头。

● **来源**

胡颓子科植物胡颓子 *Elaeagnus pungens* Thunb. 的根。

● **溯源**

本品始载于《本草拾遗》，曰："胡藾子，熟赤，酢涩。小儿食之当果子。止水痢。生平林间，树高丈余，叶阴白，冬不凋，冬花春熟，最早诸果。茎及叶煮汁饲狗，主瘑……根，平，无毒。根皮煎汤，洗恶疮疥并马疥。"《本草纲目》曰："胡颓子根，酸平无毒。主治吐血不止，喉痹痛塞。"

● **产地**

主产于我国长江流域。

● **采收加工**

夏、秋二季采挖，洗净，趁鲜切片或切段，晒干。

● **药材性状**

根呈圆柱形，弯曲，多截成15~20cm长的段，粗细不一，粗根约3cm，细根为1cm。表面土黄色，根皮易脱落，露出黄白色的木部。质坚硬，横断面纤维性强，中心色较深。气微，味淡。

● **性味功用**

苦、酸，平。活血止血，祛风利湿，止咳平喘，解毒敛疮。适用于吐血，咯血，便血，月经过多，风湿关节痛，黄疸，水肿，泻痢，小儿疳积，咳喘，咽喉肿痛，疮疖，跌扑损伤等病症。

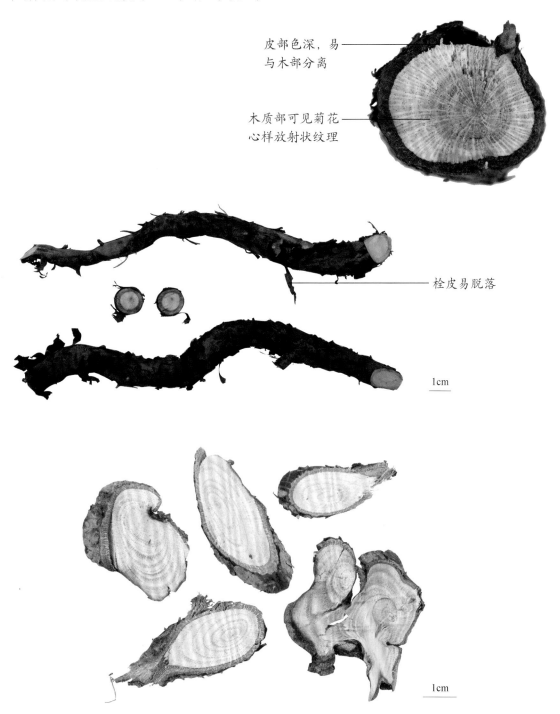

皮部色深，易与木部分离

木质部可见菊花心样放射状纹理

栓皮易脱落

1cm

1cm

● **附注**

1. 该植物的叶亦可入药，详见"胡颓子叶"条。

2. 本品在药材市场上来源比较混乱，同属小乔木类植物的根因易采集、饮片外观性状佳，常混充胡颓子根，注意鉴别。

# 法罗海

● **别名**
发罗海、法落海、土川芎、白独活。

● **来源**
伞形科植物阿坝当归 *Angelica apaensis* Shan et Yuan 的根。

● **溯源**
本品始载于《滇南本草》，曰："法罗海，产东川。叶似黄莱菔，根有菊花心。"《东川府志》载："叶类黄莱菔，茎红，花碎白，如葱韭味……法落海村产者为佳。"《本草纲目拾遗》在"建参"条附"法落海"，云："产云南东川府法戛地。乙酉，友人王鼎条患心腹痛，有客从滇带此物来，呼为法落海。用根，其形俨如上党参，色亦黄白，味甘苦，服之疾愈。"

● **产地**
主产于云南、四川等地。

● **采收加工**
秋末冬初地上部分枯萎时采收，挖取根部，除去茎叶，洗净，或切片，晒干。

● **药材性状**
根呈圆柱形或圆锥形，常单枝，少2~4分枝。长7~25cm，直径2~4cm。表面棕褐色或黑褐色，芦头周围有数层膜质叶鞘，呈紫红色，习称"红缨"。近芦头一端外表有多数密集的环纹，皮孔明显，下部有不规则皱纹。断面黄白色，有棕色环及裂隙，显菊花纹理，具有多数油点，近芦头一端纵切面有横隔。质轻泡。香气浓烈，味苦、辛辣麻舌。

● **性味功用**
辛、苦，温。理气止痛，止咳平喘。适用于胸胁脘腹疼痛，头痛，咳嗽等病症。

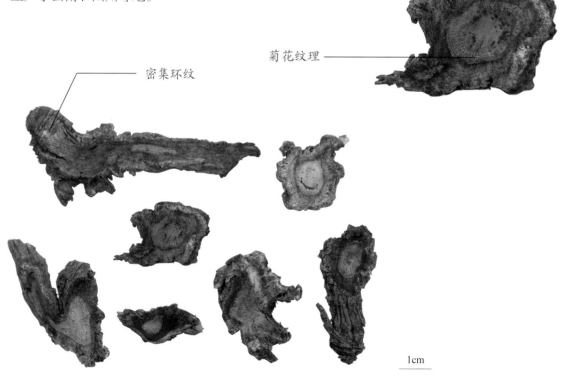

菊花纹理

密集环纹

1cm

# 宝铎草

- **别名**

  竹林霄、竹林消、石竹根、百尾笋、淡竹花。

- **来源**

  百合科植物宝铎草 *Disporum sessile* D. Don 的根及根状茎。

- **溯源**

  本品以"石竹根"之名始载于《草木便方》，曰："治痨伤，血气虚损，耳鸣，清火化痰，消气肿，痞满，积聚。"

- **产地**

  主产于我国长江流域及其以南各地。

- **采收加工**

  夏、秋二季采挖，洗净，鲜用或晒干。

- **药材性状**

  根状茎有分枝，环节明显，上有残茎痕，下侧多数须状痕。根表面黄白或棕黄色，具细纵纹，常弯曲，长 6~10cm，直径约 1mm。质硬脆，易折断，断面中间有一黄色木心，皮部色淡。气微，味淡微甜，嚼之有黏性。

- **性味功用**

  甘、淡、平。润肺止咳，健脾消食，舒筋活络，清热解毒。适用于肺热咳嗽，肺痨咯血，食积胀满，风湿痹痛，腰腿痛，骨折，烧烫伤等病症。

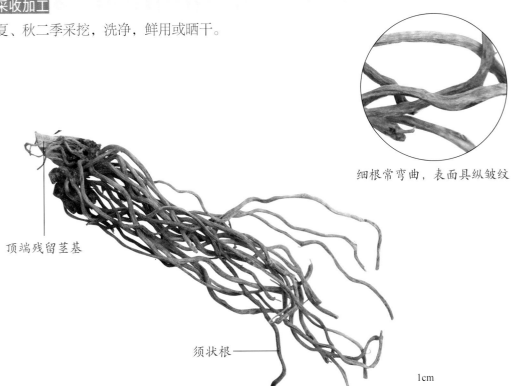

细根常弯曲，表面具纵皱纹

顶端残留茎基

须状根

1cm

- **附注**

  同属植物长蕊万寿竹 *Disporum bodinieri* (Levl. et Vaniot.) Wang et Y. C. Tang 的地下部分在部分地区亦同等入药。

# 草石蚕

● **别名**

甘露子、地蚕、宝塔菜、螺丝菜、土虫草、地牯牛。

● **来源**

唇形科植物草石蚕 *Stachys sieboldii* Miq. 的根状茎。

● **溯源**

本品始载于《本草拾遗》，曰："草石蚕，生高山石上。根如簪，上有毛，节如蚕，叶似卷柏。山人取食之。"《本草纲目》曰："草石蚕即今甘露子也。荆湘、江淮以南野中有之，人亦栽莳。二月生苗，长者近尺，方茎对节，狭叶有齿，并如鸡苏，但叶皱有毛耳。四月开小花成穗，一如紫苏花穗。结子如荆芥子。其根连珠，状如老蚕。五月掘根，蒸煮食之。味如百合。"所言即为本品。

● **产地**

主产于我国华北、华东地区。

● **采收加工**

春、秋二季采挖，洗净，晒干。

● **药材性状**

根状茎多呈纺锤形，顶端有的呈螺旋状，两头略尖，长1.5~4cm，直径3~7mm。表面棕黄色，多皱缩，扭曲，具5~15个环节，节间可见点状芽痕及根痕。质坚脆，易折断，断面平坦，白色。气微，味微甘。用水浸泡后易膨胀，节结明显。

● **性味功用**

甘，平。解表清肺，利湿解毒，补虚健脾。适用于风热感冒，虚劳咳嗽，黄疸，淋证，疮毒肿痛，毒蛇咬伤等病症。

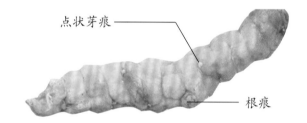

点状芽痕 —— 

—— 根痕

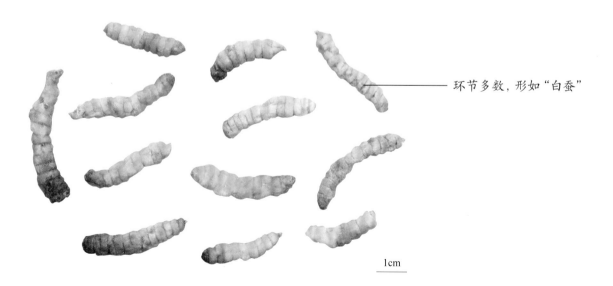

—— 环节多数，形如"白蚕"

1cm

● **别名**

红药子、黑驴蛋、红何首乌（山西王莽岭）。

● **来源**

蓼科植物翼蓼 *Pteroxygonum giraldii* Damme et Diels 的块根。

● **溯源**

本品始载于《陕西中药志》，曰："祛痰止血，消肿解毒。主治咳嗽，吐血，衄血，咽喉肿塞，恶疮痛肿"，"治红白痢疾，崩带，风湿痹痛"。《陕西中草药》《河南中草药手册》《全国中草药汇编》均有收载。

● **产地**

主产于河北、山西、陕西、甘肃、河南、四川等地。

● **采收加工**

秋季挖出块根，去掉茎叶及须根，洗净泥土，切片晒干。

● **药材性状**

块根近圆柱形，长约 10cm，直径 2~8cm。根头部留有突起的茎基或支根残基，凹凸不平，有的已切成块片。表面棕红色至棕色，光滑或皱缩，剖面可见纵横走向的维管束双纤维。质坚硬，难折断。气微，味苦。

● **性味功用**

苦、涩、辛，凉。清热解毒，凉血止血，除湿止痛。适用于咽喉肿痛，疮疖肿毒，烧伤，吐血，衄血，便血，崩漏，痢疾，泄泻，风湿痹痛等病症。

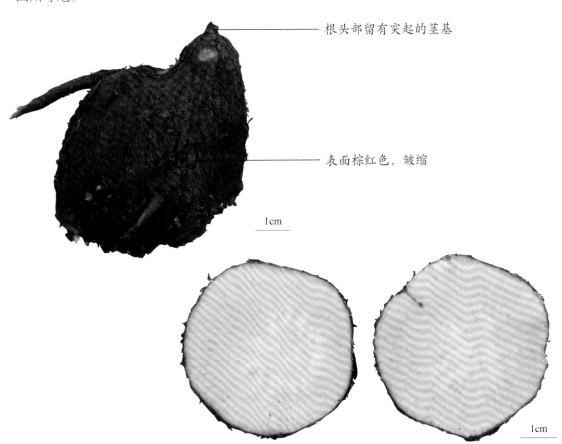

根头部留有突起的茎基

表面棕红色，皱缩

1cm

1cm

# 独定子

- **别名**

金铁锁、独丁子、对叶七、蜈蚣七。

- **来源**

石竹科植物金铁锁 *Psammosilene tunicoides* W. C. Wu et C. Y. Wu 的根。

- **溯源**

本品始载于《滇南本草》，曰："金铁锁，专治面寒疼，胃气、心气疼，攻疮痈，排脓。"《植物名实图考》云："昆明沙参即金铁锁，生昆明山中。柔蔓拖地，对叶如指厚脆，仅露直纹一缕。夏开小淡红花五瓣，极细，独根横纹，颇似沙参，壮大或如萝卜，亦有数根攒生者。"所言即为本品。

- **产地**

主产于我国西南地区。

- **采收加工**

秋后或春初发芽前采挖根部，去净苗叶、泥土，或除去栓皮，晒干。

- **药材性状**

根呈长圆锥形，挺直或略扭曲，长8~15cm，直径0.5~1.5cm。表面黄棕色，有多数纵皱纹及横皮孔纹，除去栓皮后内面黄白色，易折断，断面粉性，具黄色密集的放射状纹理。气微，味辛辣，有刺喉感。以粗壮、质坚、断面粉质、有黄色菊花心者为佳。

- **性味功用**

苦、辛，温；小毒。散瘀定痛，止血，消痈排脓。适用于跌打损伤，风湿痛，胃痛，痈疽疮疖，创伤出血等病症。

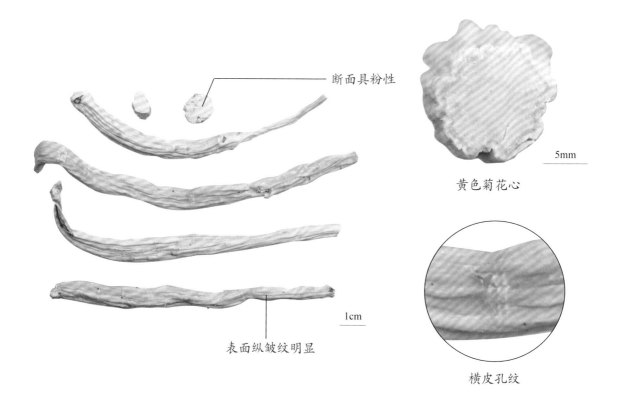

断面具粉性

5mm

黄色菊花心

表面纵皱纹明显

1cm

横皮孔纹

- **别名**

  穿地龙、穿龙骨、串地龙、地龙骨。

- **来源**

  薯蓣科植物穿龙薯蓣 *Dioscorea nipponica* Makino 的根状茎。

- **溯源**

  本品始载于《东北药用植物志》。因含有薯蓣皂苷（dioscin），其资源曾一度被大量收购，以提取薯蓣皂苷。

- **产地**

  主产于我国东北地区及河北、内蒙古、山西、陕西等地。

- **采收加工**

  秋、冬二季采挖地下部分，去掉外皮及须根，切段、晒干或烘干。

- **药材性状**

  根状茎类圆柱形，稍弯曲，有分枝，长10~15cm，直径0.3~1.5cm。表面黄白色或棕黄色，有不规则纵沟，具点状根痕及偏于一侧的突起茎痕，偶有膜状浅棕色外皮和细根。质坚硬，断面平坦，白色或黄白色，散有淡棕色维管束小点。气微，味苦、涩。

- **性味功用**

  苦，平。祛风除湿，活血通络，止咳。适用于风湿痹痛，肢体麻木，胸痹心痛，慢性气管炎，跌打损伤，疟疾，痈肿等病症。

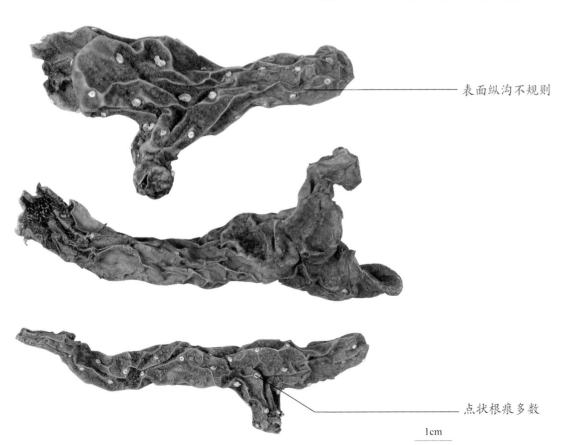

表面纵沟不规则

点状根痕多数

1cm

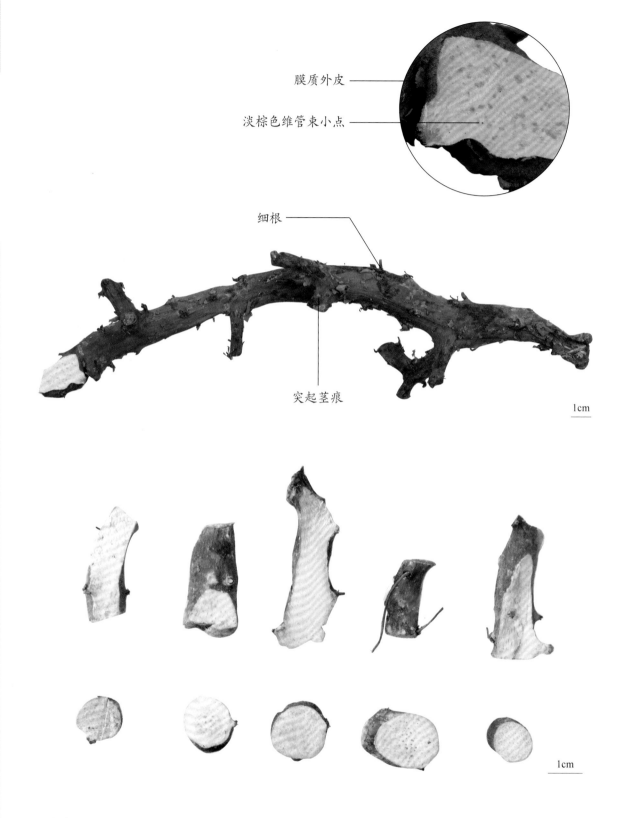

膜质外皮

淡棕色维管束小点

细根

突起茎痕

1cm

1cm

## ● 附注

同属植物柴黄姜 *Dioscorea nipponica* Makino subsp. *rosthornii* (Prain et Burkill) C. T. Ting 的根状茎亦同等入药，产于陕西、甘肃、四川、贵州、湖南、湖北等地。药材形态与穿龙薯蓣相似，唯根状茎较粗、表面较光滑、无脱落性栓皮。

● **别名**

川破石、柘根、地棉根、拉牛入石、铁篱根、九层皮。

● **来源**

桑科植物构棘 *Cudrania cochinchinensis* (Lour.) Kudo et Masam. 或柘树 *Cudrania tricuspidata* (Carr.) Bur. ex Lavallee 的根。

● **溯源**

《本草拾遗》载有"奴柘"条，云："生江南山野，似柘，节有刺，冬不凋。"《本草纲目》："此树似柘而小，有刺。叶亦如柞叶而小，可饲蚕。"《植物名实图考》载："奴柘，《本草拾遗》始著录。似柘有刺，高数尺，江西有之。"所用均为本品。《岭南采药录》始称"穿破石"，云："穿破石，木本，叶如大沙叶二较厚。根皮做红黄色，入药用根。"

● **产地**

主产于我国长江中下游以南各地及西南地区。

● **采收加工**

全年可采，挖出根部，除去须根和泥土，趁鲜切片，晒干。

● **药材性状**

根圆柱形，长短不一，直径1.5~2.5cm；或已切成圆形厚片。外皮黄色或橙红色，具显著的纵皱纹及少数须根痕。栓皮薄而易脱落。质地坚硬，不易折断，断面皮部薄，灰黄色，具韧性纤维，木部占绝大部分。黄色，柴性，导管孔明显，有的中央部位有小髓。气微，味淡。

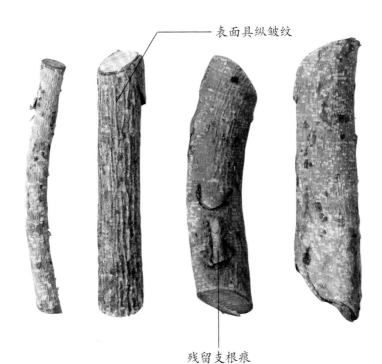

表面具纵皱纹

残留支根痕

1cm

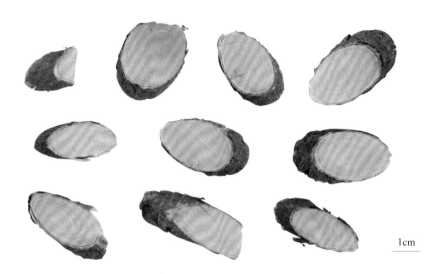

● **性味功用**

淡、微苦，凉。祛风通络，清热除湿，解毒消肿。适用于风湿痹痛，跌打损伤，黄疸，腮腺炎，肺结核，胃及十二指肠溃疡，淋浊，蛊胀，闭经，劳伤咳血，疔疮痈肿等病症。

1cm

# 珠子参

● **别名**

珠儿参、扣子七、钮子七。

● **来源**

五加科植物珠儿参 *Panax japonicus* C. A. Mey. var. *major* (Burk.) C. Y. Wu et K. M. Feng 的根状茎。

● **溯源**

清代《书影丛说》云："云南姚安府也产人参，其形扁而圆，谓之珠儿参。"《本草纲目拾遗》曰："珠参本非参类，前未闻有此，近年始行，然南中用之绝少，或云来自粤西，是三七子，又云草根。"《维西见闻纪》记载："茎叶皆类人参，根皮质亦多相似，而圆如珠，故云。奔子栏、粟地坪产之，皆在冬日盛雪之区，味苦而性燥，远不及人参也。"其所描述正是本品。因根状茎多为串珠状或类圆球形，故名珠子参。人参属植物中，根状茎如串珠状的不止珠子参和羽叶三七，还有狭叶竹节参和秀丽假人参等。

● **产地**

主产于云南。

● **采收加工**

秋季采挖，晒干；或蒸（煮）透后晒干。

● **药材性状**

本品呈扁球形、不规则团块状，直径0.5~2.8cm；有的一侧或两侧带有残存细的节间。表面棕黄色或黄褐色，有明显疣状突起及皱纹，偶有圆形凹陷茎痕。质坚硬，断面不平坦，淡黄白色，粉形。气微，味苦、微甘，嚼之刺喉。蒸（煮）者断面黄白色或黄棕色，略呈角质样，味微苦、微甘，不刺喉。

● **性味功用**

苦、微甘，寒。清热养阴，散瘀止血，消肿止痛。适用于热病烦渴，阴虚肺热，咳嗽，咳血，吐血，便血，尿血，崩漏，外伤出血，跌打肿痛，风湿痹痛，胃痛，月经不调，咽喉肿痛等病症。

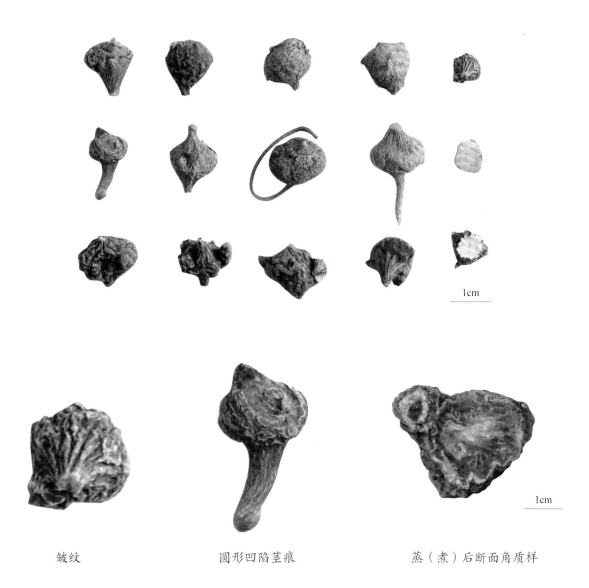

1cm

皱纹　　　　　　　圆形凹陷茎痕　　　　　　蒸（煮）后断面角质样

1cm

● **附注** ─────────────

我国人参的野生资源近乎绝迹，野生近缘种逐渐受到市场的追捧和青睐。现今珠子参野生资源已濒危。

# 夏天无

● 别名
一粒金丹、野延胡、飞来牡丹、落水珠。

● 来源
罂粟科植物伏生紫堇 *Corydalis decumbens* (Thunb.) Pers. 的块茎。

● 溯源
本品以"一粒金丹"之名始载于《本草纲目拾遗》，曰："一名洞里神仙，又名野延胡，江南人呼飞来牡丹，处处有之。叶似牡丹而小，根长二三寸，春开小紫花成穗，似柳穿鱼，结子在枝节间，生青老黄，落地复生小枝，子如豆大，其根下有结粒，年深者大如小指，小者如豆。"

● 产地
主产于江西，江苏、安徽亦产。

● 采收加工
4~5月茎叶变黄时，采挖地下块茎，除去须根、泥土，晒干。

● 药材性状
块茎类球形、长圆形或呈不规则块状，长0.5~3cm，直径0.5~2.5cm。表面灰黄色、暗绿色或黑褐色，有瘤状突起和不明显的细皱纹，上端钝圆，可见茎痕，四周有淡黄色点状叶痕及须根痕。质硬，断面黄白色或黄色，颗粒状或角质样，有的略带粉性。气无，味苦。以个大、质坚、断面黄白色者为佳。

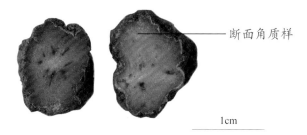

断面角质样

1cm

▼ 新鲜的块茎

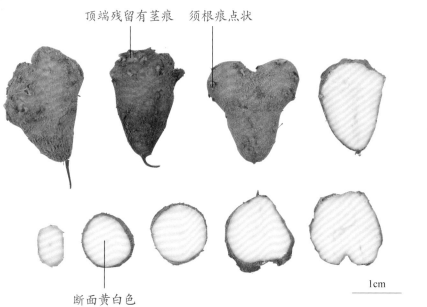

顶端残留有茎痕　须根痕点状

断面黄白色

1cm

● **性味功用**

苦、微辛，凉。祛风除湿，舒筋活血，通络止痛，降血压。适用于风湿性关节炎，中风偏瘫，坐骨神经痛，小儿麻痹后遗症，腰肌劳损，跌扑损伤，高血压等病症。

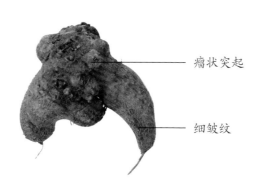

瘤状突起

细皱纹

# 梅花入骨丹 ●

● **别名**

龙须藤、圆过岗龙、九龙藤、五花血藤、羊蹄藤、黑皮藤。

● **来源**

豆科植物龙须藤 *Bauhinia championii* (Benth.) Benth. 的根或茎。

● **溯源**

龙须藤始载于《南方草木状》，曰："依树蔓生，如通草藤也，其子紫黑色，一名象豆，三年方熟，其壳贮药，历年不坏，生海南，解诸药毒。"《本草纲目》称之为"猪腰子"，曰："子紫黑色，微光，大一二寸，圆而扁；生柳州，蔓生结荚，内子大若猪之内肾，壮酷似子，长三四寸，色紫而肉紧……"。"过江龙"之名始见于《生草药性备要》，云："过江龙，……叶如燕尾，根红色作花心"。所言即为本品。药用部位以根为佳，市场上亦有以藤茎入药者。据张水利等考证，《本草纲目拾遗》引汪连仕"鲇鱼须沿藤如豆，叶二丫，内生二须，根白而粗，主治外科一切疔疮肿毒，罨之立消"，鲇鱼须即豆科龙须藤或粉叶羊蹄甲 *Bauhinia glauca* (Wall. ex Benth.) Benth. 等羊蹄甲属植物。

● **产地**

主产于海南、广西、云南等地。

● **采收加工**

全年可采收，割取根和藤茎，趁鲜切片，晒干。

● 药材性状

本品呈圆形或椭圆形横切片或不规则斜切片，直径 3~8cm，粗者可达 10cm 以上，厚 0.3~1cm，栓皮灰棕色，具粗的纵棱和多数横向皮孔。质硬，难折断。切面淡棕色，皮部薄，深棕色；木部宽广，呈多个扇形的块状排列，各具放射纹理，形如梅花，导管孔密集。气微，味淡微涩。

● 性味功用

甘、微苦，温。祛风除湿，行气活血。适用于风湿痹痛，中风偏瘫，胃脘胀痛，跌打损伤，小儿疳积，痢疾等病症。

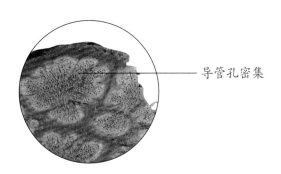

导管孔密集

皮部薄，深棕色

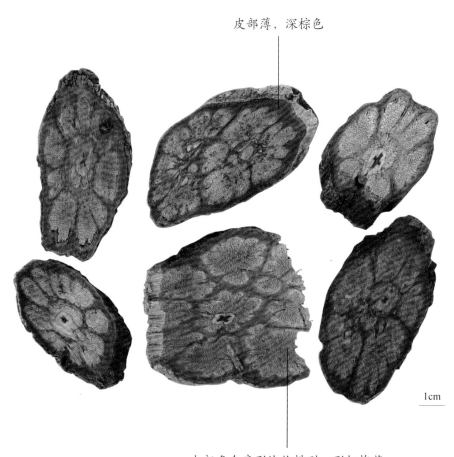

1cm

木部多个扇形块状排列，形如梅花

● 附注

同科植物榼藤子 *Entada phaseoloides* (L.) Merr. 藤茎在部分地区亦称过岗龙，注意鉴别。

- **别名**

  土田七、金山田七、南田七、水田七。

- **来源**

  伞形科植物峨参 *Anthriscus sylvestris* (L.) Hoffm. 的根。

- **溯源**

  本品为四川峨眉山地区的名产药材，始载于《峨眉山药用植物调查报告》。民间常用于滋补，兼治跌打损伤、劳伤腰痛。

- **产地**

  主产于四川、湖南、江苏等地。

- **采收加工**

  春、秋二季采挖根部，剪去须尾，刮去外皮，沸水烫后，晒干或炕干。

- **药材性状**

  根呈圆锥形，略弯曲，多分叉，下部渐细，半透明，长 3~12cm，中部粗 1~1.5cm。外表黄棕色或灰褐色，有不规则的纵皱纹，上部有细密环纹，可见突起的横长皮孔，有的侧面有疔疤。质坚实，沉重，断面黄色或黄棕色，角质样。气微，味微辛，微麻。

- **性味功用**

  甘、辛，微温。益气健脾，活血止痛。适用于脾虚腹胀，乏力食少，肺虚咳嗽，体虚自汗，老人夜尿频数，气虚水肿，劳伤腰痛，头痛，痛经，跌打瘀肿等病症。

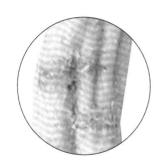

横长皮孔

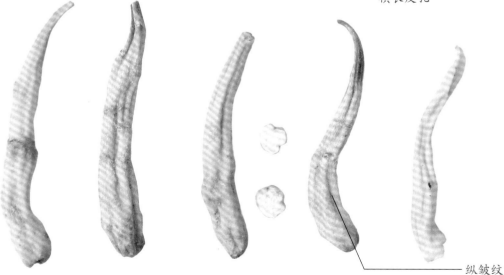

纵皱纹

1cm

# 铁棒锤

- **别名**

  铁牛七、雪上一枝蒿。

- **来源**

  毛茛科植物铁棒锤 *Aconitum pendulum* Busch 或伏毛铁棒锤 *Aconitum flavum* Hand.-Mazz. 的块根。

- **溯源**

  本品以"草乌"之名始载于《青海常用中草药手册》，曰："辛，温。温中逐寒，散风除湿，止痛。"《陕西中草药》称之为铁牛七、铁棒锤，是陕西"太白七药"中的名贵草药。

- **产地**

  主产于陕西、甘肃、青海、四川、云南等地。

- **采收加工**

  7~8月间采挖，除去茎叶及杂质，洗净，晒干。

- **药材性状**

  块根呈圆锥状或圆柱形，长 2~8cm，直径 0.5~1.5cm。表面灰棕色或黑棕色，可见凹下的支根痕或似"钉角"的支根。母根有时有纵皱纹，子根表面近于光滑。质硬，断面白色粗糙。有的可见棕黑色环纹（形成层），有的可见多角形环纹，有的中心有裂隙。气微，味涩、微苦，嚼之先有麻唇感，后产生持久的麻舌感；其粉尘有凉喉感。

- **性味功用**

  苦、辛，温；有毒。活血祛瘀，祛风除湿，消肿止痛。适用于跌打损伤，骨折瘀肿疼痛，风湿腰痛，痈肿恶疮，无名肿毒，瘰疬未溃者，毒蛇咬伤，冻疮等病症。

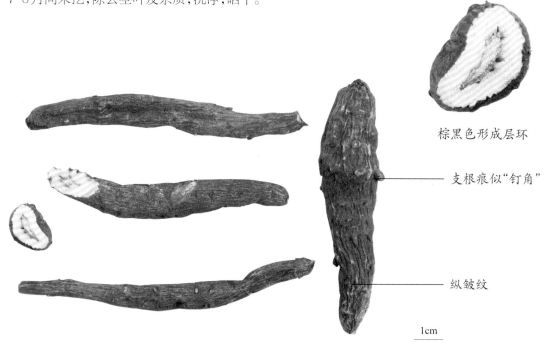

棕黑色形成层环

支根痕似"钉角"

纵皱纹

1cm

- **附注**

  本品在云南、四川等地混同"雪上一枝蒿"入药，注意区别，详见"雪上一枝蒿"条。

# 臭梧桐根

● 别名

芙蓉根、八角梧桐根。

● 来源

马鞭草科植物海州常山 *Clerodendrum trichotomum* Thunb. 的根。

● 溯源

本品以"海州常山"之名始载于《本草图经》，云："海州出者，叶似楸叶，八月有花，红白色，子碧色，似山楝子而小。"《本草纲目拾遗》载："臭梧桐，生人家墙砌下，甚多，一名芙蓉根。叶深绿色，大暑后开花，红而淡，似芙蓉，外苞内蕊，花白五出，瓣尖蒂红，霜降后苞红，中有实，作紫翠色。《百草镜》云：一名臭芙蓉，其叶圆尖不甚大，搓之气臭，叶上有红筋，夏开花，外有红苞成簇，色白五瓣，结实青圆如豆，十一月熟，蓝色。"所言即为本品。

● 产地

主产于江苏、湖北、安徽、四川等地。

● 采收加工

秋季采挖，洗净，切片晒干或鲜用。

● 药材性状

根呈圆柱形或不规则块状。外表面呈淡黄棕色或灰褐色，有纵皱纹。质轻而坚硬，不易折断，断面淡黄白色，有环纹。气微弱，味淡、微苦。

● 性味功用

苦、微辛，温。祛风止痛，行气消食。适用于头风痛，风湿痹痛，食积气滞，脘腹胀满，小儿疳积，跌打损伤，乳痈肿毒等病症。

表面具纵皱纹

木质部有环状纹理

1cm

● 附注

该植物的花亦可入药，名为臭梧桐花；嫩枝及叶亦可入药，名为臭梧桐；果实或带宿存萼的果实亦可入药，名为臭梧桐子。

# 海金沙根

- **别名**

  铁蜈蚣、铁丝草、铁脚蜈蚣根。

- **来源**

  海金沙科植物海金沙 *Lygodium japonicum* (Thunb.) Sw. 的根及根状茎。

- **溯源**

  本品始载于《贵州民间方药集》。

- **产地**

  主产于广东、浙江、江苏、湖南、四川、广西等地。

- **采收加工**

  8~9月采挖根及根状茎,洗净,或切段,晒干。

- **药材性状**

  根状茎细长,不规则分枝状,茶褐色,常残留有禾秆色细茎干。根须状,众多,黑褐色,细长,弯曲不直,具细密的纤维根。质硬而韧,略有弹性,较难折断,断面淡黄棕色。气微,味淡。

- **性味功用**

  甘、淡,寒。清热解毒,利湿消肿。适用于肺炎,感冒高热,乙型脑炎,急性胃肠炎,痢疾,急性传染性黄疸型肝炎,尿路感染,膀胱结石,风湿腰腿痛,乳腺炎,腮腺炎,睾丸炎,蛇咬伤,月经不调等病症。

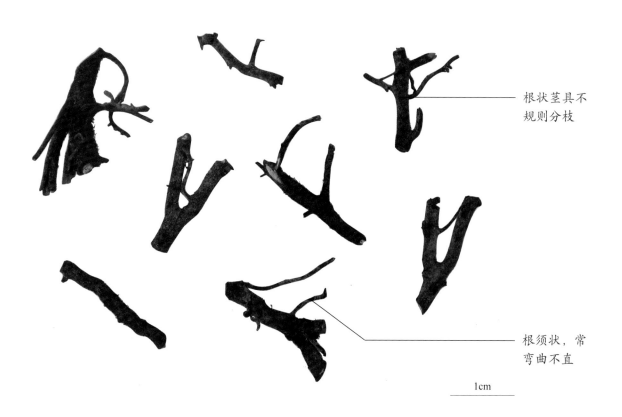

根状茎具不规则分枝

根须状,常弯曲不直

1cm

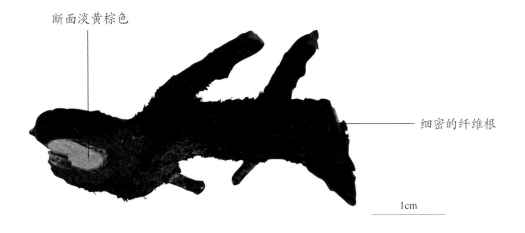

断面淡黄棕色

细密的纤维根

1cm

● **附注**

该植物的地上部分亦可入药，详见"海金沙藤"条。

# 菝　葜

● 别名

金刚藤、金刚刺。

● 来源

百合科植物黑果菝葜 *Smilax glaucochina* Warb. 或菝葜 *Smilax china* L. 的根状茎。

● 溯源

本品始载于《名医别录》，曰："菝葜，生山野，二月，八月采根，暴干。"《本草图经》云："菝葜，近京及江，浙州郡多有之。苗茎成蔓，长二三尺，有刺。其叶如冬青、乌药叶，又似菱叶差大。秋生黄花，结黑子如樱桃许大，其根作块，赤黄色。"《本草纲目》云："菝葜山野中甚多。其茎似蔓而坚强，植生有刺。其叶团大，状如马蹄，光泽似柿叶，不类冬青。秋开黄花，结红子。其根甚硬，有硬须如刺。"《中国药典》《中华本草》等认为，其基原为百合科植物菝葜的根状茎。笔者在市场调查、走访药农中发现，市售菝葜药材主体为黑果菝葜的根状茎，该种的根状茎较粗壮且浅，易于采挖。参考《本草图经》所言"苗茎成蔓""结黑子"等特征，亦与黑果菝葜相符。

● 产地

主产于浙江、江西、江苏、安徽、广西等地。

● 采收加工

全年均可采挖，洗净，切片晒干。

● **药材性状**

根状茎扁柱形，略弯曲，或不规则形，长10~20cm，直径2~4cm。表面黄棕色或紫棕色，结节膨大处有圆锥状突起的茎痕、芽痕及细根断痕，或留有坚硬折断的细根，呈刺状，节上有鳞叶，有时先端残留地上茎。质坚硬，断面棕黄色或红棕色，粗纤维性。

气微味，味微苦。以根状茎粗壮、断面色红者为佳。

● **性味功用**

甘、酸，平。祛风利湿，解毒消痈。适用于风湿痹痛、淋浊、带下、泄泻、痢疾、痈肿疮毒、顽癣、烧烫伤等病症。

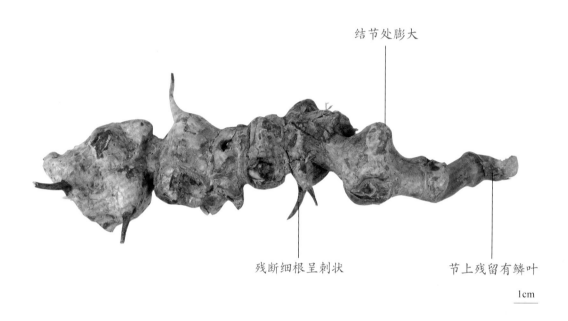

结节处膨大

残断细根呈刺状　　　　　　节上残留有鳞叶

1cm

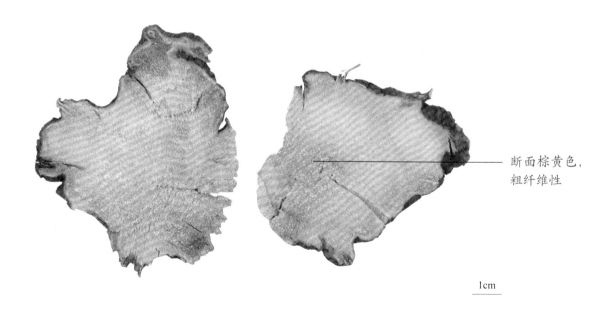

断面棕黄色，粗纤维性

1cm

●  **别名**

观音串、倒吊黄根、黄花参、黄花远志。

● **来源**

远志科植物黄花倒水莲 *Polygala fallax* Hemsl. 的根。

● **溯源**

本品始载于广州部队《常用中草药手册》，云："黄花倒水莲，甘微温。滋补强壮，散瘀消肿。病后体虚，劳损性腰腿痛，跌打损伤，每用干根 3~5 钱，水煎服。"中药市场多用根，民间多全株入药。

● **产地**

主产于广西、广东、湖南、江西、四川等地。

● **采收加工**

秋、冬二季采挖根部，切片，晒干。

● **药材性状**

根呈圆柱形，略弯曲，粗大，肥厚多肉，直径 0.6~3cm，有分枝，表面淡棕黄色或黄褐色，有深的纵纹或纵沟，可见类圆形脱落的侧根痕。断面平坦，皮部棕褐色，木部淡黄色，有数个环纹。质坚韧，味甜略苦。气微，味淡。

● **性味功用**

甘、微苦，平。补虚健脾，散瘀通络。适用于劳倦乏力，子宫脱垂，小儿疳积，脾虚水肿，带下清稀，风湿痹痛，腰痛，月经不调，痛经，跌打损伤等病症。

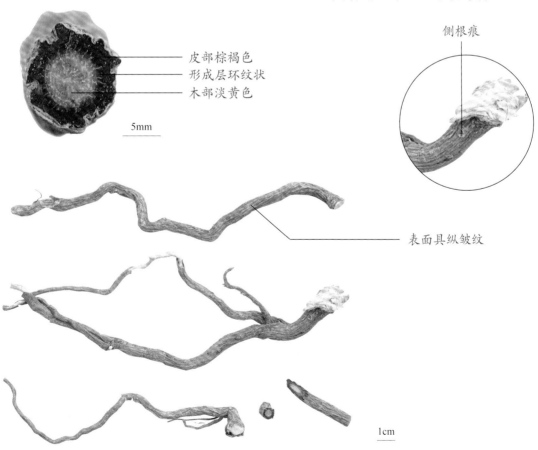

皮部棕褐色
形成层环纹状
木部淡黄色

5mm

侧根痕

表面具纵皱纹

1cm

# 黄药子

● **别名**

黄药根、黄独根、红药、金线吊蛋、黄金山药。

● **来源**

薯蓣科植物黄独 *Dioscorea bulbifera* L. 的块茎。

● **溯源**

本品始载于《千金·月令》，曰："疗忽生瘿疾一二年者。以万州黄药子半斤，须紧重者为上。"《嘉祐本草》《本草图经》《梦溪笔谈》《本草纲目》均记载黄药子，但历史上黄药子来源不一，存在多品种现象。《本草原始》云："黄药子，皮紫黑色，多须，每须处有白眼，肉色黄。"结合附图，所言即为本品。

● **产地**

主产于我国长江流域及其以南各地。

● **采收加工**

冬季采挖，除去茎叶和须根，洗净，切成厚片，晒干。

● **药材性状**

本品多为横切厚片，圆形或近圆形，直径2.5~7cm，厚0.5~1.5cm。表面棕黑色，皱缩，有众多白色、点状突起的须根痕，或有弯曲残留的细根，栓皮易剥落，切面黄白色至黄棕色，平坦或凹凸不平。质坚脆，易折断，断面颗粒状，并散有橙黄色麻点。气微，味苦。以片大、外皮棕黑色、断面黄白色者为佳。

● **性味功用**

苦，寒；小毒。散结消瘿，清热解毒，凉血止血。适用于瘿瘤，喉痹，痈肿疮毒，毒蛇咬伤，肿瘤，吐血，衄血，咯血，百日咳，肺热咳喘等病症。

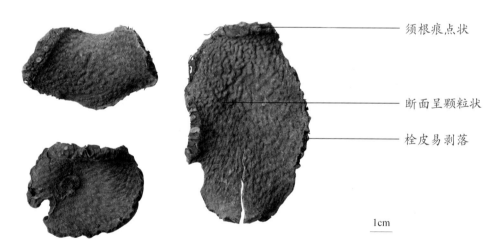

须根痕点状

断面呈颗粒状

栓皮易剥落

1cm

● **附注**

1.薯蓣科植物薯莨 *Dioscorea cirrhosa* Lour.、蓼科植物毛脉蓼 *Polygonum cillinerve* (Nakai) Ohwi 的块茎入药，在部分地区亦称为黄药子，注意区别；详见"薯莨""红药子"条。甘肃省东南部曾将虎耳草科植物老蛇盘 *Rodgersia aesculiforia* Batal. 的根状茎也称为黄药子。

2.连续服用本品，可产生肝脏损害症状，并有死亡的案例报道，临床应用应注意。

● **别名**

火头根、枕头根、黄连参、地黄姜。

● **来源**

薯蓣科植物盾叶薯蓣 *Dioscorea zingiberensis* C. H. Wright 的根状茎。

● **溯源**

本品以"火头根"之名始载于《全国中草药汇编》，云："解毒消肿。主治痈疖早起未破溃，皮肤急性化脓性感染，软组织损伤，蜂螫虫咬。"近年发现，该植物含有较高的薯蓣皂苷元，常用于合成甾体激素类药物的原料。

● **产地**

主产于湖南、江西等地。

● **采收加工**

秋、冬二季采挖，除去茎叶和须根，切片晒干。

● **药材性状**

本品呈不规则的圆柱形，多有分枝，呈鹿角状，长短不一，直径 1~2cm。根状茎顶部有时可见薄膜状鳞片覆盖。表面灰棕色或棕褐色，皱缩，有白色点状的须根痕及少数须根。栓皮棕褐色，极薄，不易脱落。气微，味微苦。

● **性味功用**

苦、微甘，凉；小毒。清肺止咳，利湿通淋，通络止痛，解毒消肿。适用于肺热咳嗽，湿热淋痛，风湿腰痛，痈肿恶疮，跌打扭伤，蜂螫虫咬等病症。

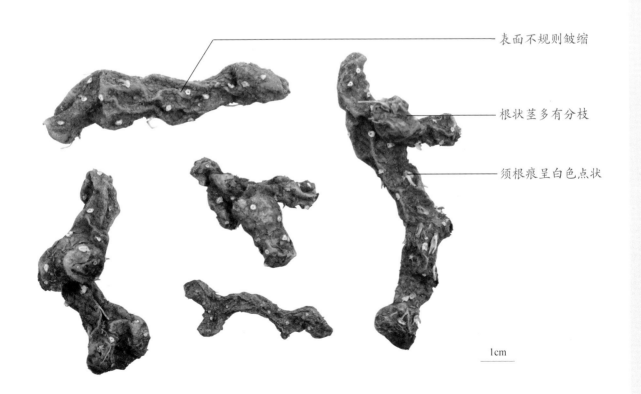

表面不规则皱缩

根状茎多有分枝

须根痕呈白色点状

1cm

# 雪上一枝蒿

● **别名**

一支蒿。

● **来源**

毛茛科植物短柄乌头 *Aconitum brachypodum* Diels、展毛短柄乌头 *Aconitum brachypodum* Diels var. *laxiflorum* Fletcher et Lauener 或曲毛短柄乌头 *Aconitum brachypodum* Diels var. *crispulum* W. T. Wang 等的块根。

● **溯源**

本品为西南地区民间习用品，始载于《科学的民间药草》。《四川中药志》曰："性大温，味辛、麻，有大毒……麻醉镇痛，除湿消肿。治顽固性风湿关节剧痛，疗劳伤，跌扑损伤，肢体疼痛及无名肿毒。"

● **产地**

主产于云南、四川等地。

● **采收加工**

夏末秋初挖取块根，除去苗叶及侧根，洗净，晒干。

● **药材性状**

块根呈长圆柱形或圆锥形，长 2.5~7.5cm，直径 0.5~1.5cm。子根表面灰棕色，光滑或有浅皱纹及侧根痕，质坚而脆，易折断，断面白色，粉性，有黑棕色环。母根表面深棕色，有纵皱纹及侧根残基，断面不平坦，中央裂隙较多。气微，味有麻舌感，有大毒。

● **性味功用**

苦、辛，温；大毒。祛风除湿，活血止痛。适用于风湿骨痛，跌打损伤，肢体疼痛，牙痛，疮疡肿毒，癌性疼痛等病症。

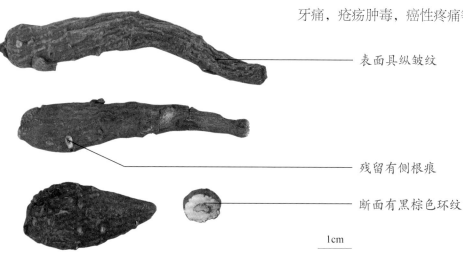

表面具纵皱纹

残留有侧根痕

断面有黑棕色环纹

1cm

● **附注**

在云南、四川部分地区，同属植物宣威乌头 *Aconitum nagarum* Stapf var. *lasiandrum* W. T. Wang、小白撑 *Aconitum nagarum* Stapf var. *heterotrichum* Fletcher et Lauener、铁棒锤 *Aconitum pendulum* Busch 或伏毛铁棒锤 *Aconitum flavum* Hand.-Mazz. 等亦作为"雪上一枝蒿"入药。其中，铁棒锤、伏毛铁棒锤的块根亦可单独入药，详见"铁棒锤"条。本品有大毒，炮制不当或服用过量易中毒，甚至致死，应用时要特别注意。

- **别名**

  雪里花、地雷根、拐子药、蛇松子。

- **来源**

  毛茛科植物单叶铁线莲 *Clematis henryi* Oliv. 的根。

- **溯源**

  本品始载于《本草纲目拾遗》，曰："雪里开，治喉疮热毒。《万氏家抄》：取根捣汁服。"

- **产地**

  主产于浙江、湖南、湖北等地。

- **采收加工**

  秋、冬二季采挖根部，除去须根及泥土，晒干。

- **药材性状**

  根纺锤形，长 6~12cm，直径 0.6~2cm，多弯曲不直。表面黄褐色，有纵皱纹。质硬，不易折断，断面白色，粉性，具稀疏的放射状纹理。气微，味微甘。

- **性味功用**

  辛、苦，凉。清热解毒，祛痰镇咳，行气活血，止痛。适用于小儿高热惊风，咳嗽，咽喉肿痛，头痛，胃痛，腹痛，跌打损伤，腮腺炎，疖毒疔疮，蛇伤等病症。

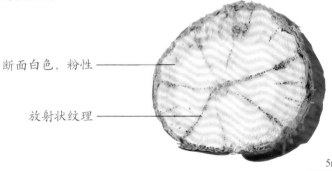

断面白色，粉性 ——

放射状纹理 ——

5mm

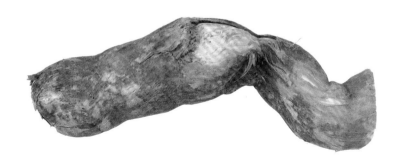

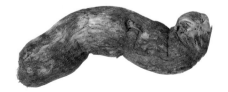

1cm

# 野棉花根

- **别名**

清水胆、铁蒿、打破碗花花、黑头翁、土白头翁。

- **来源**

毛茛科植物野棉花 *Anemone vitifolia* Buch.-Ham. 的根。

- **溯源**

《滇南本草》始载有"野棉花"条，曰："性寒，味苦，有毒。下气，杀虫，小儿寸白虫、蛔虫犯胃良效。"《植物名实图考》载："此草初生，一茎一叶，叶大如掌多尖叉，面深绿，背白如积粉，有毛。茎亦白毛茸茸，夏抽葶，颇似罂粟，开五团瓣白花，绿心黄蕊，楚楚独立，花罢蕊擎如球，老则飞絮，随风弥漫，故有棉之称。"

- **产地**

主产于我国西南地区及西藏。

- **采收加工**

全年均可采根，洗净切片，晒干。

- **药材性状**

根短圆柱状，常扭曲，长 10~15cm，直径 0.8~1.5cm，少分枝，表面棕色或棕褐色，具不规则的纵皱纹及少数侧根痕。根头部略膨大，顶端有残存的叶柄基部，密生。气微，味苦。

- **性味功用**

苦，寒；有毒。清湿热，解毒杀虫，理气散瘀。适用于泄泻、痢疾、黄疸、疟疾、蛔虫病、蛲虫病、小儿疳积、脚气肿痛、风湿骨痛、跌打损伤、痈疽肿毒、蜈蚣咬伤等病症。

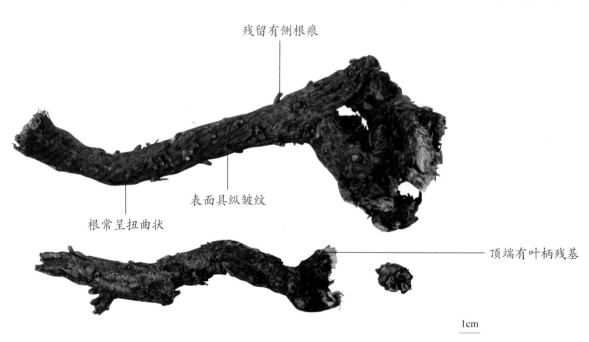

残留有侧根痕

表面具纵皱纹

根常呈扭曲状

顶端有叶柄残基

1cm

- **附注**

本品在部分地区常用来伪充中药白头翁，注意鉴别。

# 蛇六谷

- **别名**

  魔芋、鬼芋、鬼头、蛇头子、天六谷。

- **来源**

  天南星科植物疏毛磨芋 *Amorphophallus sinensis* Belval 的块茎。

- **溯源**

  蛇六谷为上海地区治疗肿瘤的特色药材之一。群力草药店是上海地区最早使用"蛇六谷"的药店之一，最初用其治疗痛疔肿毒，后来试用于癌肿。现广泛用于治疗各种癌肿，成为上海地区中医抗癌的最有特色的常用药之一。据田雨等报道，上海习用的"蛇六谷"的原植物即疏毛魔芋。

- **产地**

  主产于我国华东地区。

- **采收加工**

  10~11月采挖块茎，洗净，趁鲜切片，晒干。

- **药材性状**

  块茎呈扁球形，商品多切厚片，切面灰白色，有多数细小维管束小点，周边暗红褐色。有细小圆点及根痕，质坚硬，粉性，微有麻舌感。

- **性味功用**

  辛、苦，寒；有毒。化痰消积，解毒散结，行瘀止痛。适用于痰嗽，积滞，疟疾，瘰疬，癥瘕，跌打损伤，痈肿，疔疮，丹毒，烫火伤，蛇咬伤等病症。

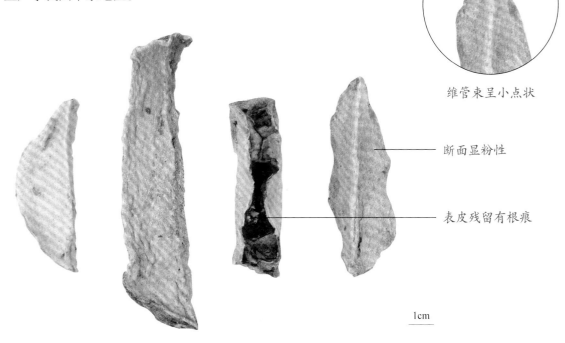

维管束呈小点状

断面显粉性

表皮残留有根痕

1cm

- **附注**

  同属植物野磨芋 *Amorphophallus variabilis* Blume. 或东川磨芋 *Amorphophallus mairei* Lévl. 的块茎在部分地区亦同等入药。

# 蛇泡筋

- **别名**

茅莓根、红莓消。

- **来源**

蔷薇科植物茅莓 *Rubus parvifolius* L. 的根。

- **溯源**

《本草拾遗》收载悬钩根皮，与今茅莓功效主治基本一致。《植物名实图考》在蔓草类中收载"红梅消"，曰："江西、湖南河滨多有之。细茎多刺，初生似丛，渐引长蔓，可五六尺，一枝三叶，叶亦似蘡田藨。初发面青，背白，渐长背即淡青，三月间开小红花，色似红梅，不甚开放，下有绿蒂，就蒂结实，如覆盆子，色鲜红，累累满枝，味酢甜可食。"所言即为本品。又谓："江西俚医以红莓消根浸酒，为养血、活血消红、退肿之药……此草滇呼红琐梅，采作果食。湖南、北谓之过江龙。"《生草药性备要》《本草求原》《岭南采药录》均收载本品。本品以"茅莓根"之名收录于《广东省中药材标准（第二册）》。《中国药典》1977年版曾收录。

- **产地**

主产于我国华东、中南地区。

- **采收加工**

秋、冬二季采挖根部，除去须根及泥沙，晒干。

- **药材性状**

根呈圆柱形，多扭曲，长 10~30cm，直径 0.3~1.2cm。根头较粗大，多凹凸不平，可见茎残基。表面灰棕至棕褐色，具纵皱纹，偶见外皮片状剥落，剥落处显红棕色。质坚硬，断面略平坦，淡黄色，可见放射状纹理。气微，味微苦。

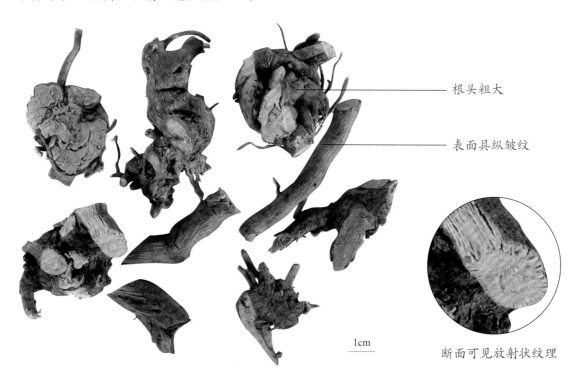

根头粗大

表面具纵皱纹

1cm

断面可见放射状纹理

162

● **性味功用**

甘、苦，微寒。清热解毒，祛风利湿，活血凉血。适用于感冒发热，风湿痹痛，湿热黄疸，湿热泄泻，湿热泻痢，水肿，淋证，吐血，崩漏，跌打损伤，疮痈肿毒，痄腮，瘰疬，湿疹，皮肤瘙痒等病症。

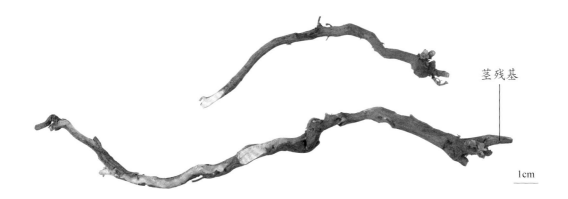

茎残基

1cm

● **附注**

该植物的地上部分亦可入药，详见"萱田薦"条。

# 萱草根 ●

● **别名**

黄花菜根、忘忧根、玉葱根、金针菜根。

● **来源**

百合科植物萱草 *Hemerocallis fulva* (L.) L.、北黄花菜 *Hemerocallis lilioasphodelus* L.、黄花菜 *Hemerocallis citrina* Baroni 或小黄花菜 *Hemerocallis minor* Mill. 的根。

● **溯源**

萱草根始载于《嘉祐本草》，曰："萱草根，凉，无毒，治砂淋，下水气。"《本草图经》曰："萱草，俗谓之鹿葱，出处田野有之。五月采花，八月采根用。今人多采其嫩苗及花跗作菹，云利胸膈甚佳。"《本草图经》并有附图，据考即为今百合科萱草属植物。

● **产地**

我国大部分地区均产。

● **采收加工**

夏、秋二季采挖，除去残茎、须根，洗净，晒干。

● **药材性状**

根状茎呈短圆柱形，长1~3cm，直径约1cm。有的顶端留有叶残基，根簇生，多数已折断。完整的根长5~15cm，上部直径3~4mm，中下部膨大成纺锤形块根，多干瘪抽皱，有多数纵皱及少数横纹，表面灰黄色或淡灰棕色。体轻，质松软，稍有韧性，不易折断，断面灰棕色或暗棕色，有多数放射状裂隙。气微香，味稍甜。以表面灰黄色、根条粗大、质充实、去尽地上部分者为佳。

● **性味功用**

甘，凉；有毒。清热利湿，凉血止血，解毒消肿。适用于黄疸，水肿，淋浊，带下，衄血，便血，崩漏，乳痈，乳汁不通等病症。

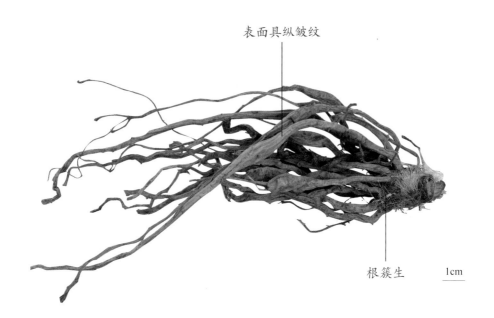

表面具纵皱纹

根簇生　　1cm

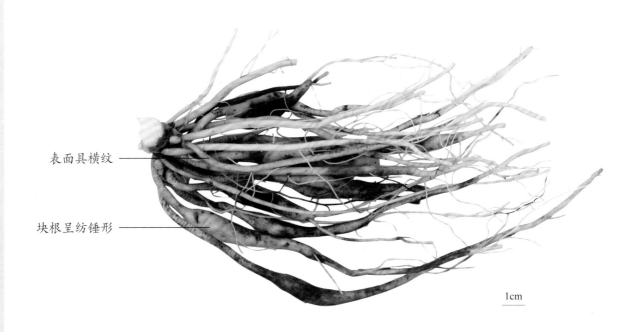

表面具横纹

块根呈纺锤形

1cm

# 蛇葡萄根

- **别名**

  山葡萄根、野葡萄根、见肿消、梦中消、外红消。

- **来源**

  葡萄科植物蛇葡萄 *Ampelopsis sinica* (Miq.) W. T. Wang 的根。

- **溯源**

  本品始载于《天目山药用植物志》，云："治肺痈、肠痈：蛇葡萄根捣汁冲酒服。"本品可用于治疗骨髓炎，曾名噪一时。

- **产地**

  主产于我国华东、中南地区。

- **采收加工**

  秋季采挖根部，洗净泥土，切片，晒干。

- **药材性状**

  本品多切成类圆形的厚片。外表皮淡灰褐色，粗糙，有纵直皱纹。切面皮部淡灰褐色，狭窄；中部淡棕色，有多数圆孔，质硬。气微，味微辛、苦。以根皮厚者为佳。

- **性味功用**

  辛、苦，凉。清热解毒，祛风除湿，活血散结。适用于肺痈吐脓，肺痨咯血，风湿痹痛，跌打损伤，痈肿疮毒，瘰疬，癌肿等病症。

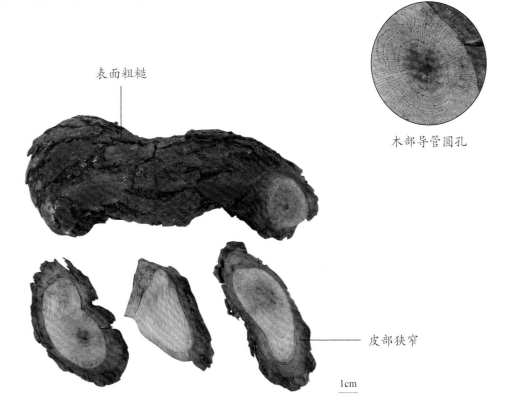

表面粗糙

木部导管圆孔

皮部狭窄

1cm

- **附注**

  本品亦有单独药用根皮者，质量更佳。

# 银不换

- **别名**
  九条牛、猪肠换、银锁匙、金线风。

- **来源**
  防己科植物毛叶轮环藤 *Cyclea barbata* (Wall.) Miers 的根。

- **溯源**
  本品始载于广州部队《常用中草药手册》。

- **产地**
  主产于广东、海南、广西等地。

- **采收加工**
  全年均可采挖，除去泥土及粗皮，切段，晒干。

- **药材性状**
  根长圆柱形，扭曲，似鸡肠，扭曲处有横沟，近结节状，直径0.5~1.2cm。外皮灰棕色或灰褐色。断面有五条放射状纹理，似角质样，有油脂气，味苦。

- **性味功用**
  苦，寒；小毒。清热解毒，散瘀止痛，利尿通淋。适用于风热感冒，咽喉疼痛，牙痛，胃痛，腹痛，湿热泻痢，疟疾，小便淋痛，跌打伤痛，扭挫伤等病症。

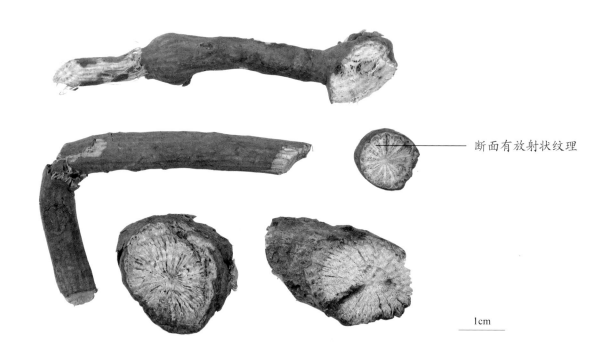

断面有放射状纹理

1cm

- **附注**

  传统药用部位为根，现多以根及茎一同入药，注意区别。

# 猫人参

- **别名**

  猫气藤、痛草、沙梨藤、糯米饭藤。

- **来源**

  猕猴桃科植物对萼猕猴桃 *Actinidia valvata* Dunn 的根或茎。

- **溯源**

  本品为浙江民间草药，首载于《浙江民间常用中草药》。因能引起猫的特异性嗜食，故名"猫人参"。据报道浙江富阳县用于治疗骨髓炎、疮疡脓肿。近年来发现还有抗癌作用，可用于治疗肿瘤。

- **产地**

  主产于我国华东地区。

- **采收加工**

  夏、秋二季采挖，洗净，切片或切段，晒干。

- **药材性状**

  茎圆柱状，粗长，直径 3~5cm，有少数分枝。表面紫褐色，较光滑，栓皮易成片状剥落，脱落处显白色粉霜，质坚硬。切面皮部棕褐色，较平坦，外皮厚 0.2~0.5cm；木质部黄白色，有细密小孔（导管），略呈同心环排列；中央髓细小，直径约 0.2cm，颗粒性，黄白色。气微，味微辛、微苦。

- **性味功用**

  苦、涩，凉。清热解毒，消肿。适用于呼吸道感染，夏季热，带下，痈肿疮疖，麻风病等病症。

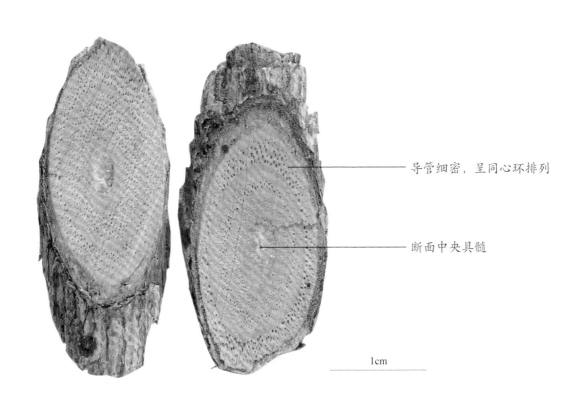

导管细密，呈同心环排列

断面中央具髓

1cm

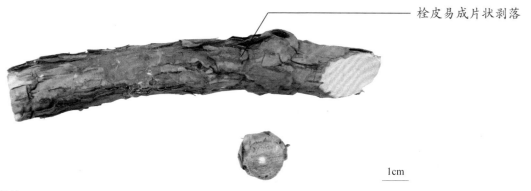

栓皮易成片状剥落

1cm

● **附注**

　　《中华本草》《全国中草药汇编》《中药大辞典》记载本品用根，《浙江省中药炮制规范》2005 年版记载为根及粗茎。中药市场上则根和茎都有，但由于根的资源有限，因此市场上以茎为多见。据倪勤武等报道，浙江省富阳县最早作为猫人参药材的为大籽猕猴桃 *Actinidia macrosperma* C.F. Liang，俗称红货，认为最正宗；对萼猕猴桃 *Actinidia valvata* Dunn 为猫人参的商品主流，俗称白货。猫人参品种混乱由来已久，民间常以猫是否嗜食来确定其真伪，而猕猴桃属中猫嗜食的不止一种。

# 落新妇

● 别名

红升麻、小升麻、金毛三七、马尾参、铁火钳、虎麻。

● 来源

虎耳草科植物落新妇 *Astilbe chinensis* (Maxim.) Franch. et Savat. 或大落新妇 *Astilbe grandis* Stapf ex Wils. 的根状茎。

● 溯源

《本草经集注》在"升麻"条下记载："建平间亦有，形大味薄不堪用，人言是落新妇根，不必尔，其形自相似，气色非也。"《本草拾遗》曰："今人多呼小升麻为落新妇，功用同于升麻。"本品自古与升麻混用，中药市场仅药用其根状茎，称为落新妇或红升麻。

● 产地

主产于河北、陕西、四川、山东、浙江、安徽、河南、云南等地。

● 采收加工

夏、秋二季采挖，除去茎叶和须根，洗净，晒干。

● 药材性状

根状茎呈不规则长块状，长 4~7cm，直径0.5~2cm。表面棕褐色至黑褐色，凹凸不平，有多数须根痕，有时可见鳞片状苞片。残留茎基生有棕黄色长绒毛或褐色膜质鳞片。质硬，不易折断，断面粉性，黄白色、略带红色或红棕色。气微，味苦、略辛。以个大、质硬、断面红棕色者为佳。

● **性味功用**

辛、苦，温。活血止痛，祛风除湿，强筋健骨，解毒。适用于跌打损伤，风湿痹痛，劳倦乏力，毒蛇咬伤等病症

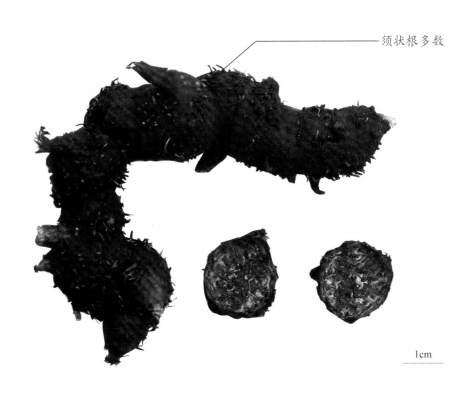

须状根多数

1cm

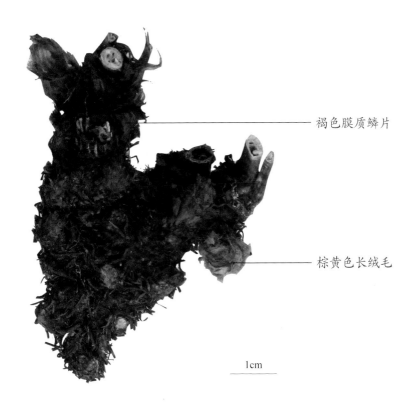

褐色膜质鳞片

棕黄色长绒毛

1cm

# 紫茉莉根

● **别名**

入地老鼠、钻地老鼠、白花参、粉果根、花粉头。

● **来源**

紫茉莉科植物紫茉莉 *Mirabilis jalapa* L. 的根。

● **溯源**

本品以"苦丁香"之名始载于《滇南本草》，曰："苦丁香，即野丁香。花开五色，用根。"《本草纲目拾遗》云："紫茉莉，此草二三月发苗，茎逢节则粗如骨节状，叶长尖光绿，前锐后大，小暑后开花，有紫、白、黄三色。又有一本五色者，花朝开暮合，结实外有苞，内含青子成簇，大如豌豆，久则黑子，内有白粉。宿根三年不取，大如牛蒡，味微甘，类山药。"《植物名实图考》所载"野茉莉"。以上所言均为此种。

● **产地**

原产于美洲热带，现全国各地均有栽培。

● **采收加工**

秋季采挖，除去芦头及须根，洗净，或刮去粗皮，晒干或炕干。

● **药材性状**

根呈长圆锥形或圆柱形，有的压扁，有的可见支根，长 5~10cm，直径 1.5~5cm。表面灰黄色，有纵皱纹及须根痕。顶端有茎基痕。质坚硬，不易折断，断面不整齐，可见环纹。经蒸煮者断面角质样。无臭，味淡，有刺喉感。

● **性味功用**

甘、淡、微寒。清热利湿，解毒活血。适用于热淋，白浊，水肿，赤白带下，关节肿痛，痈疮肿痛，乳痈，跌打损伤等病症。

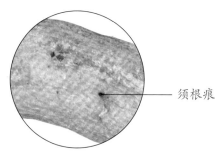

须根痕

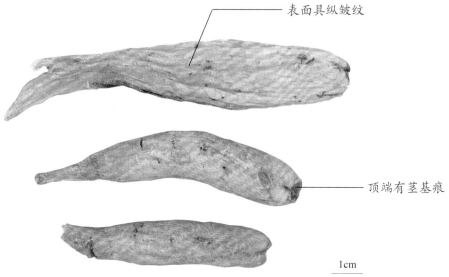

表面具纵皱纹

顶端有茎基痕

1cm

- **别名**

  凌霄花根。

- **来源**

  紫葳科植物凌霄 *Campsis grandiflora* (Thunb.) K. Schum. 或美洲凌霄 *Campsis radicans* (L.) Seem. 的根。

- **溯源**

  本品始载于《日华子本草》，云："紫葳根，治热风身痒，游风，风疹，瘀血，带下。"

- **产地**

  主产于我国华东地区。

- **采收加工**

  全年均可采，洗净，切片，晒干。

- **药材性状**

  根呈长圆柱形，外表面黄棕色或土红色，有纵皱纹，并可见稀疏的支根或支根痕。质坚硬，断面纤维性，有丝状物，皮部为棕色，木部为淡黄色。

- **性味功用**

  甘、辛，寒。凉血祛风，活血通络。适用于血热生风，身痒，风疹，腰脚不遂，痛风，风湿痹痛，跌打损伤等病症。

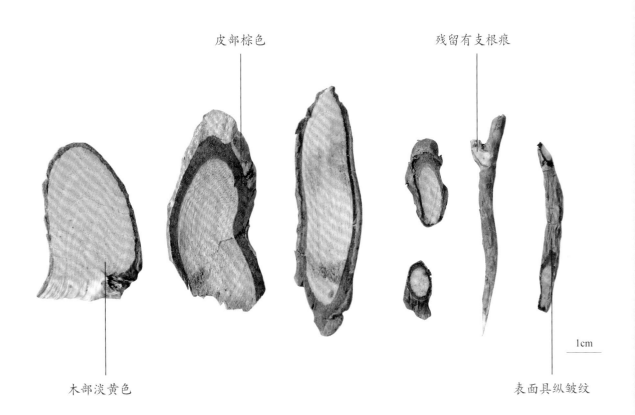

皮部棕色　　　　　　　残留有支根痕

木部淡黄色　　　　　　　表面具纵皱纹

1cm

# 黑老虎

● 别名

过山风、风沙藤、钻骨风。

● 来源

五味子科植物冷饭团 *Kadsura coccinea* (Lem.) A. C. Smith 的根及茎。

● 溯源

本品始载于《岭南采药录》，曰："黑老虎，别名：过山风，风沙藤。蔓生。根有香气。连州英德清远出产。妇女红期前后肚痛，酒煎饮之，水煎亦可。并治夫人产后风迷。凡遇产后半身不遂，浸酒饮之，颇验。"所言即为本品。传统药用其根，现今为采伐方便，多为根及老藤茎皆用。一般认为以根治疗为佳。

● 产地

主产于广西、广东，我国中南、西南地区亦产。

● 采收加工

全年可采，采挖根部，砍取老藤茎，切段，晒干。

● 药材性状

根圆柱形，略扭曲，直径 1~4cm。表面深棕色至灰黑色，有多数纵皱纹及横裂纹，弯曲处裂成横沟。质坚韧，不易折断，断面粗纤维性，栓皮深棕黑色，断面近周边有一黑褐色环圈（形成层），皮部宽厚，棕色，易剥离，嚼之有生番石榴味，渣滓很少。木质部浅棕色，质硬，有放射状排列的导管小孔。气微香，味微甘、后微辛。藤茎断面中央有深棕色的髓部，气味较根淡。以条大小均匀、皮厚色黑、气味浓者为佳。

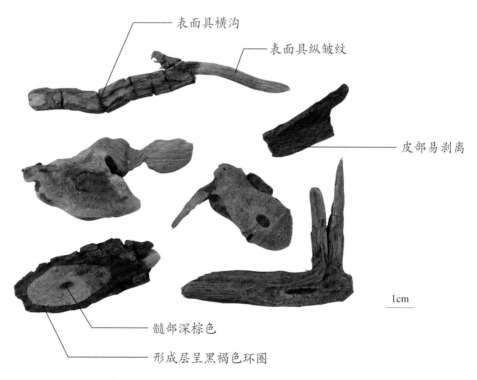

表面具横沟
表面具纵皱纹
皮部易剥离
髓部深棕色
形成层呈黑褐色环圈
1cm

● **性味功用**

辛、微苦，温。行气止痛，散瘀通络。适用于胃及十二指肠溃疡，慢性胃炎，急性胃肠炎，风湿痹痛，跌打损伤，骨折，痛经，产后瘀血腹痛，疝气痛等病症。

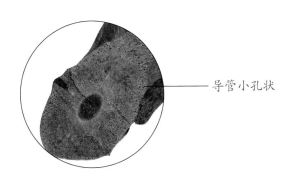

———— 导管小孔状

● **附注**

该植物的果实在部分地区亦供药用。

# 楤木根 ●

● **别名**

鸟不宿、鸟不落、雀不踏、鹰不泊、刺老包。

● **来源**

五加科植物楤木 *Aralia chinensis* L. 等的根。

● **溯源**

本品以"楤根"之名始载于《本草拾遗》，曰："楤根，生江南山谷，高丈许，直上无枝，茎上有刺，山人折取头茹食之，亦治冷气。"《本草纲目》云："今山中亦有之，树顶丛生叶，山人采食，谓之鹊不踏，以其多刺而无枝故也。"传统认为，楤木药用以根为佳，现今亦常混有茎入药者，注意区别。

● **产地**

主产于浙江、湖南、福建、四川、云南、贵州等地。

● **采收加工**

9~10月采挖根部，切片，晒干。

● **药材性状**

根圆柱形，弯曲，粗细长短不一，表面淡黄色或灰褐黄色，具不规则纵皱纹，外皮向外翘起，并有横向棱状、一字状或点状皮孔，有的具支根痕。体轻，质坚硬，不易折断，断面稍呈纤维状。老根木部中央呈空洞状，有的呈朽木状。切成段者，长1~1.5cm，切断面皮部较薄，暗棕黄色，木部淡黄色或类白色，具细密放射状纹理及数轮环状纹理，有的中央具空洞，或呈朽木状。气微，味微苦。

● **性味功用**

辛、苦，平。祛风利湿，活血通经，解毒散结。适用于风热感冒，咳嗽，风湿痹痛，腰膝酸痛，淋浊，水肿，臌胀，黄疸，带下病，痢疾，胃脘痛，跌打损伤，瘀血经闭，血崩，牙疳，阴疽，瘰疬，痔疮等病症。

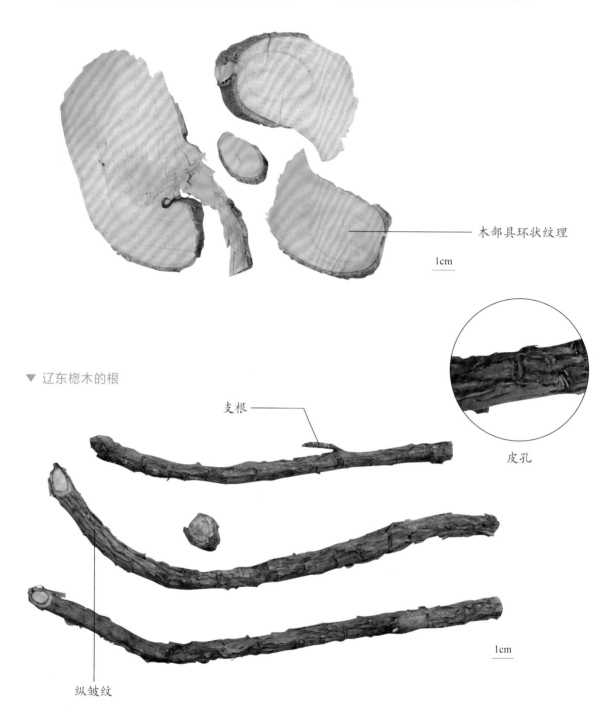

木部具环状纹理

1cm

▼ 辽东楤木的根

支根

皮孔

纵皱纹

1cm

● **附注** ──────────

1. 该植物的茎皮亦可入药，详见"楤木皮"条。

2. 同属植物白背叶楤木 *Aralia chinensis* L. var. *nuda* Nakai、头序楤木 *Aralia dasyphylla* Miq. 等在部分地区亦混同入药。

# 蜡梅根

- **别名**

  腊梅花根、铁筷子、钻石风、岩马桑根、铁钢叉、瓦乌柴。

- **来源**

  蜡梅科植物蜡梅 *Chimonanthus praecox* (Linn.) Link 的根。

- **溯源**

  本品以"钻石风"之名始载于《贵阳民间药草》，曰："辛，温；无毒。治风湿骨痛，气滞腹痛。"本品为贵州地区民间习用药，习称铁筷子。

- **产地**

  主产于贵州、陕西、山东、云南、江苏、浙江等地。

- **采收加工**

  一年四季均可采挖，洗去泥土，鲜用，或烘干、晒干。

- **药材性状**

  根圆柱形或长圆锥形，长短不等，直径2~10mm。表面黑褐色，具纵皱纹，有细须根及须根痕。质坚韧，不易折断，断面皮部棕褐色，木部浅黄白色，有放射状花纹。气芳香，味辛、辣、苦。

- **性味功用**

  辛，温；有毒。祛风止痛，理气活血，止咳平喘。适用于风湿痹痛，风寒感冒，跌打损伤，脘腹疼痛，哮喘，劳伤咳嗽，疔疮肿毒等病症。

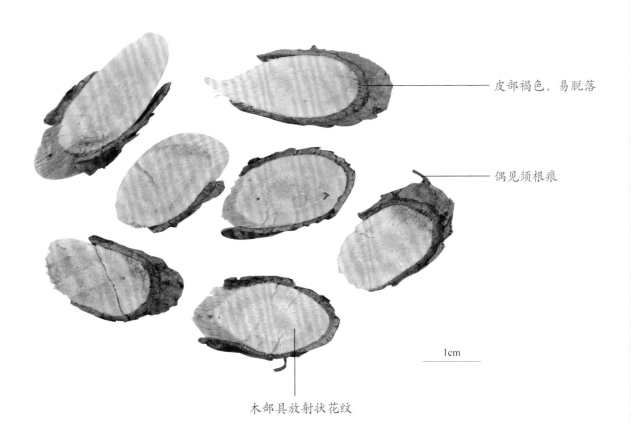

皮部褐色，易脱落

偶见须根痕

1cm

木部具放射状花纹

# 雷公藤

- **别名**
黄藤根、黄藤木、黄藤。

- **来源**
卫矛科植物雷公藤 *Tripterygium wilfordii* Hook. f. 的根。

- **溯源**
本品始载于《本草纲目拾遗》，曰："雷公藤……出江西者力大，土人采之毒鱼，凡蚌螺之属亦死，其性暴烈。……《汪连仕方》：蒸龙草即震龙根，山人呼为雷公藤，蒸酒服，治风气，合巴山虎为龙虎丹，入水药鱼，人多服即昏。"《植物名实图考》载有"莽草"条，曰："莽草……江西、湖南极多，通呼为水莽子，根尤毒，长至尺余。俗名水莽兜，亦名黄藤，浸水如雄黄色，气极臭。园圃中渍以杀虫，用之颇亟。其如亦毒，南赣呼为大茶叶，与断肠草无异。"以上所言均为本品。

- **产地**
主产于福建、浙江、安徽、湖南等地。

- **采收加工**
秋季挖取根部，刮去栓皮，晒干。

- **药材性状**
根圆柱形，扭曲，常具茎残基。直径0.5~3cm，商品常切成长短不一的段块。表面土黄色至黄棕色，粗糙，具细密纵向沟纹及环状或半环状裂隙；栓皮层常脱落，脱落处显橙黄色。皮部易剥离，露出黄白色的木部。质坚硬，折断时有粉尘飞扬，断面纤维性；横切面木栓层橙黄色，显层状；韧皮部红棕色；木部黄白色，密布针眼状孔洞，射线较明显。根状茎性状与根相似，多平直，有白色或浅红色髓部。气微、特异，味苦、微辛；有大毒。

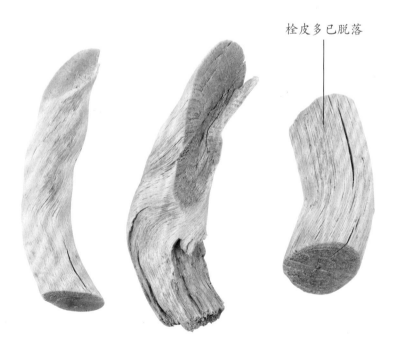

栓皮多已脱落

1cm

● 性味功用

苦、辛，凉；大毒。祛风除湿，活血通络，消肿止痛，杀虫解毒。适用于类风湿关节炎，风湿性关节炎，肾小球肾炎，肾病综合征，红斑狼疮，口眼干燥综合征，白塞病，湿疹，银屑病，麻风病，疥疮，顽癣等病症。

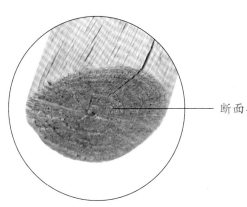

断面具纤维性，密布针眼状孔洞

# 榕树须

● 别名

榕须、榕根须、吊风根。

● 来源

桑科植物榕树 Ficus microcarpa L. f. 的气生根。

● 溯源

"榕树"之名始载于《南方本草状》，曰："南海、桂林多植之，叶如木麻，实如冬青，枝干拳曲。""榕树须"药用首载于《本草纲目拾遗》，云："《粤志》：榕叶甚茂盛，柯条节节如藤垂，其干及三人围抱，则枝上生根，连绵拂地，得土石之力，根又生枝，如此数四，枝干互相联属，无上下皆成连理。其树可以倒插，以枝为根，复以根为枝，故一名倒生树。"另言："（榕须）固齿，止牙痛。"《岭南采药录》载："（榕树须）煎作茶饮，可验麻风真假，真者觉其味甜。"

● 产地

主产于我国长江以南各地。

● 采收加工

全年可采收，割取气生根，晒干。

● 药材性状

本品呈长条圆柱形，长 1~2m，基部较粗，直径 3~6mm，末端渐细，常有分枝，有时簇生数条支根。表面红褐色，具纵皱纹，全体有灰白色或黄白色皮孔，呈圆点状或椭圆状。质柔韧，皮部不易折断，断面木部棕色。气微，味苦涩。

● **性味功用**

苦、涩，凉。清热解毒，祛风除湿，活血止痛。适用于时疫感冒，麻疹不透，目赤肿痛，风湿骨痛，痧气腹痛，胃痛，久痢，湿疹，带下，阴痒，鼻衄，血淋，跌打损伤等病症。

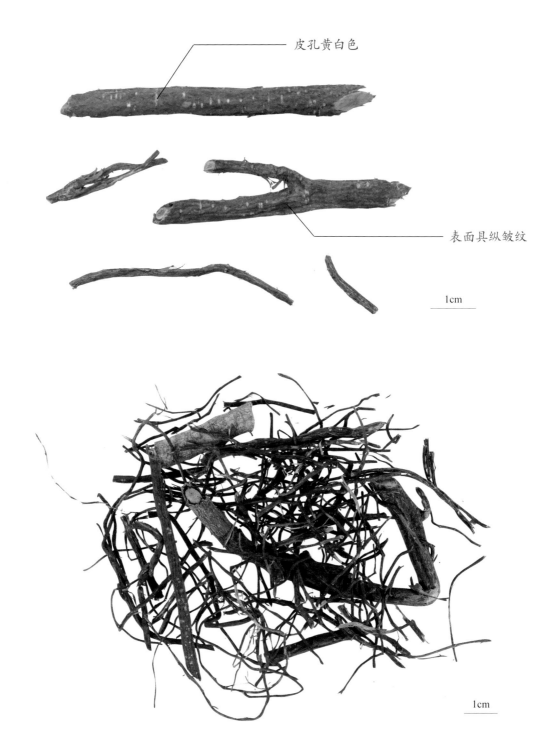

皮孔黄白色

表面具纵皱纹

1cm

1cm

● **附注**

1. 古代记载的榕树须来源于榕树多种植物的气生根，其中包括榕树 *Ficus microcarpa* L. f.。

2. 榕树的叶也入药，被收入《广东省中药材标准（第一册）》，称为小叶榕。

● **别名**

酸模、山羊蹄、牛耳大黄、酸汤菜。

● **来源**

蓼科植物酸模 *Rumex acetosa* L. 的根。

● **溯源**

《本草经集注》在"羊蹄"条下记载："又一种极相似而味酸，呼为酸模，根亦疗疥也。"《本草拾遗》曰："酸模叶酸美，小儿折食其英……叶似羊蹄。是山大黄，一名当药。"《日华子本草》云："酸模，状似羊蹄叶而子黄。"所言即为本品。

● **产地**

主产于我国长江以北地区。

● **采收加工**

夏、秋二季采挖，除去茎叶，洗净，晒干。

● **药材性状**

根状茎粗短，顶端有残留的茎基，常数条根相聚簇生，根稍肥厚，长 3.5~7cm，直径 1~6mm，表面棕紫色或棕色，有细纵皱纹。质脆，易折断，断面棕黄色，粗糙，纤维性。气微，味微苦、涩。

● **性味功用**

酸、微苦，寒。凉血止血，泄热通便，利尿，杀虫。适用于吐血、便血，月经过多，热痢，目赤，便秘，小便不通，淋浊，恶疮，疥癣，湿疹等病症。

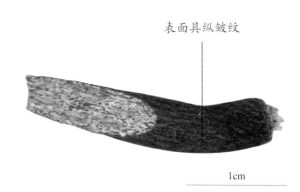

表面具纵皱纹

1cm

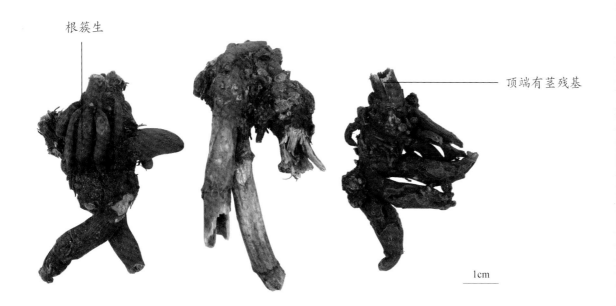

根簇生

顶端有茎残基

1cm

# 蜘蛛抱蛋

● **别名**

一叶兰、大叶万年青、竹叶盘、九龙盘。

● **来源**

百合科植物蜘蛛抱蛋 *Aspidistra elatior* Blume 的根状茎。

● **溯源**

本品以"一帆青"之名始载于《质问本草》。《植物实名图考》云："生建昌，南赣皆有之。状如初生棕叶，下细上阔，长至二尺余，粗纹韧质，凌冬不凋。近根结黑色如卵，横根甚长，稠结密须，形如百足，此以其状名之。"所言与今相符。

● **产地**

主产于我国华南、西南等地区。

● **采收加工**

全年均可采，除去须根及叶，洗净，鲜用或切片晒干。

● **药材性状**

根状茎粗壮，稍肉质。直径5~10mm，外表面棕色，有明显节和鳞片。

● **性味功用**

辛、甘，微寒。活血止痛，清肺止咳，利尿通淋。适用于跌打损伤，风湿痹痛，腰痛，经闭腹痛，肺热咳嗽，砂淋，小便不利等病症。

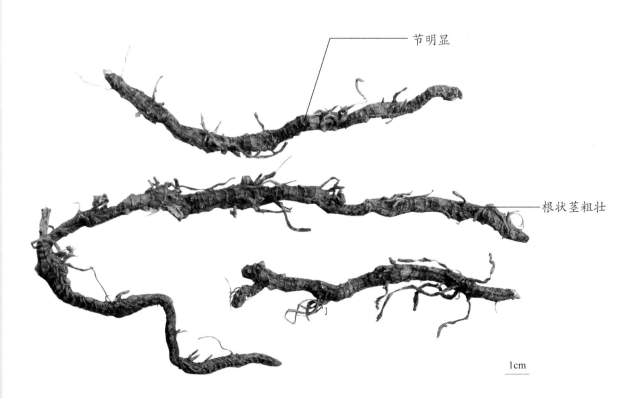

节明显

根状茎粗壮

1cm

● **别名**

马蹄香、九转香、雷公七、养血莲、臭药、乌参、连香草。

● **来源**

败酱科植物蜘蛛香 *Valeriana jatamansii* Jones 的根状茎。

● **溯源**

本品以"马蹄香"之名始载于《滇南本草》，云："马蹄香，一名鬼见愁。形似小牛舌，叶根黑。采枝叶入药。"《本草纲目》始名蜘蛛香，曰："蜘蛛香，出蜀西茂州松潘山中，草根也。黑色，有粗须，状如蜘蛛及藁本、芎䓖，味芳香，彼人亦重之。"所言即为本品。《中国药典》1977年版曾收载本品。

● **产地**

主产于陕西、河南、湖北、四川、云南等地。

● **采收加工**

9~10月采挖，除去茎叶，洗净，晒干。

● **药材性状**

根状茎呈圆柱形，略扁稍弯曲，具分枝，长2~7cm，直径0.5~2cm；表面灰褐色或灰棕色，有紧密的环节及突起的点状根痕，有的顶端膨大，具茎叶残基。质坚不易折断，断面较平整，灰棕色，可见维管束断续排列成环。根多数，细，稍弯曲。气特异，味微苦、辛。以粗壮、坚实、香气浓者为佳。

● **性味功用**

辛、微苦，温。理气和中，散寒除湿，活血消肿。适用于脘腹胀痛，呕吐泄泻，小儿疳积，风寒湿痹，脚气水肿，月经不调，跌打损伤，疮疖等病症。

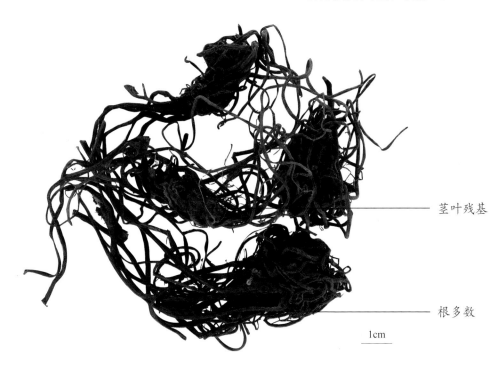

茎叶残基

根多数

1cm

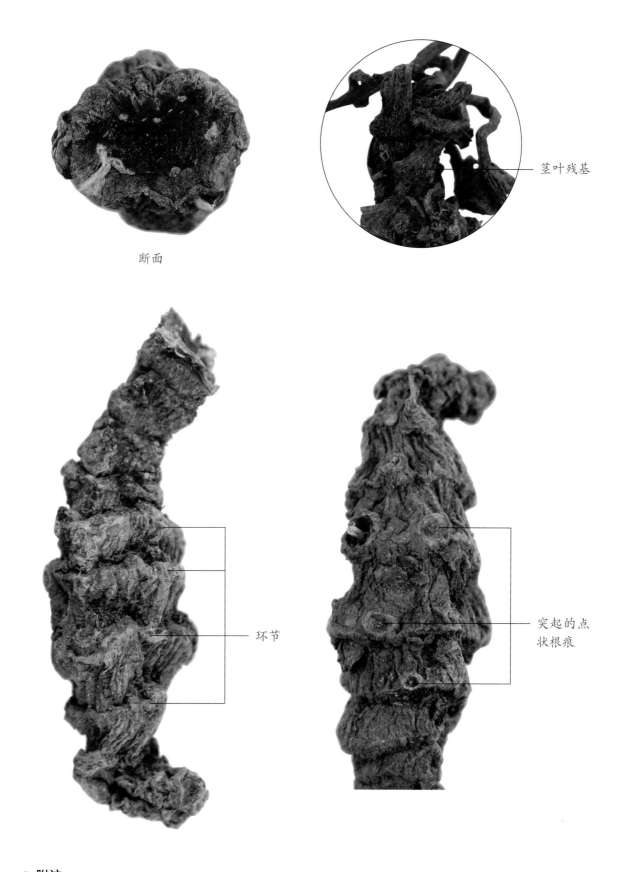

断面

茎叶残基

环节

突起的点状根痕

● 附注

　　本品为西南地区民间药，常用于治疗心腹疼痛、风湿麻木、肌肉酸痛、顺气消食等。

- **别名**

  一粒珠、心叶半夏。

- **来源**

  天南星科植物滴水珠 Pinellia cordata N. E. Br. 的块茎。

- **溯源**

  本品始载于《南京地区常用中草药》。

- **产地**

  主产于浙江、江西、福建、湖南、安徽等地。

- **采收加工**

  春、夏二季采挖地下部分，洗净，除去须根，鲜用或晒干。

- **药材性状**

  块茎扁圆球形，直径 0.8~2cm，高约 1cm，四周有时可见疣状突起的小块茎。表面浅黄色或浅棕色，顶端平，中心有凹陷的茎痕，周边有时可见点状根痕；底部扁圆，有皱纹，表面较粗糙。质坚实，断面白色，富粉性。气微，味辛、辣，麻舌而刺喉。

- **性味功用**

  辛，温。解毒消肿，散瘀止痛。适用于毒蛇咬伤，乳痈，肿毒，深部脓肿，瘰疬，头痛，胃痛，腰痛，跌打损伤等病症。

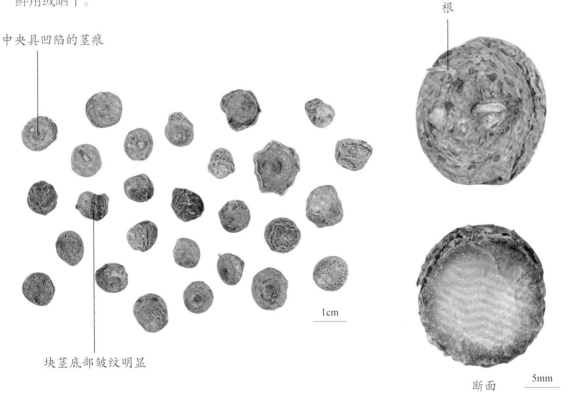

中央具凹陷的茎痕

块茎底部皱纹明显

1cm

根

断面

5mm

- **附注**

  内服时多研末装胶囊，每次 0.3~0.6g，或整粒吞服 1~3 粒，不可嚼服，以免引起口腔及食管不适。外用则适量捣敷即可。

# 蕨 麻

● **别名**

人参果、长寿果、延寿果。

● **来源**

蔷薇科植物蕨麻 *Potentilla anserina* L. 的块根。

● **溯源**

本品以"延寿果"之名始载于《本草纲目拾遗》，云："《仁恕堂笔记》：张掖河西地有草根一种，形如黄连，盘根屈曲，有若缺然，边人取之，实笾豆用之，供馈遗，名曰延寿果，俗又称鹿跑草，其味甚甜。"所言即为本品。

● **产地**

主产于西藏、青海、甘肃等地。

● **采收加工**

6~9月采挖，除去杂质，洗净，晒干。

● **药材性状**

根纺锤形、圆球形、圆柱形或不规则形，微弯曲，长0.5~3.5cm，直径2~7mm，表面棕褐色，有纵皱纹。质坚硬而脆，断面平坦，类白色，有黄白相间的同心环纹，髓部淡黄色。气微清香，味微甜，嚼之有粘牙感。

● **性味功用**

甘、微苦，寒。补气血，健脾胃，生津止渴。适用于病后贫血，营养不良，水肿，脾虚泄泻，风湿痹痛等病症。

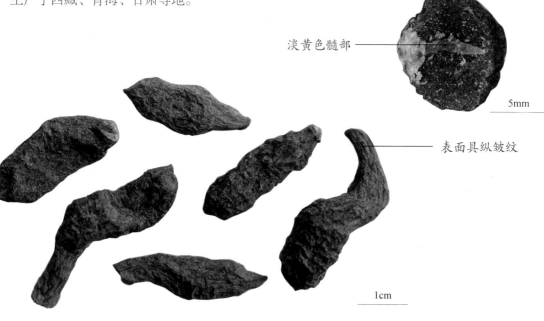

淡黄色髓部

5mm

表面具纵皱纹

1cm

● **附注**

蕨麻为藏医常用药。蕨麻原植物的分布较广泛，但《新华本草纲要》记载："只有在青藏高原，本种始有块根发育。"《月王药诊》《晶珠本草》已有记载。蕨麻在青藏地区是一种带有民族特色的民俗礼品，也是一种美食，可以与米一同煮粥，也可与肉同炖，还可以作成各种形状的藏式糕点。

- **别名**

  赭魁、薯良、朱砂莲、牛血莲、血三七、红药子、红孩儿。

- **来源**

  薯蓣科植物薯莨 *Dioscorea cirrhosa* Lour. 的块茎。

- **溯源**

  《梦溪笔谈》在"赭魁"条下记载："今赭魁南中极多，肤黑肌赤似何首乌。切破其中赤理如槟榔，有汁赤如赭。南人以染皮制靴。闽岭人谓之余粮。"《本草纲目》云："其根如魁，有汁如赭，故名。魁乃酒器名。……赭魁闽人用入染青缸中，云易上色。"所言即为本品。

- **产地**

  主产于江西、广东、广西、福建等地。

- **采收加工**

  夏季采挖，洗净，趁鲜切片，晒干。

- **药材性状**

  块茎长圆形、卵圆形、球形或结节块状，长 10~15cm，直径 5~10cm。表面深褐色，粗裂，有瘤状突起和凹纹，有时具须根或点状须根痕。纵切或斜切成块片，多数呈长卵形，长 3~12cm，厚 0.2~0.7cm。外皮皱缩，切面暗红色或红黄色。质硬而实，断面颗粒状，有明显的或隐约可见红黄相间的花纹。气微，味涩、苦。

- **性味功用**

  苦，凉；小毒。活血止血，理气止痛，清热解毒。适用于咳血、咯血、呕血、衄血、尿血、便血、崩漏、月经不调、痛经、经闭、产后腹痛、脘腹胀痛、痧胀腹痛、热毒血痢、水泻、关节痛、跌打肿痛、疮疖、带状疱疹、外伤出血等病症。

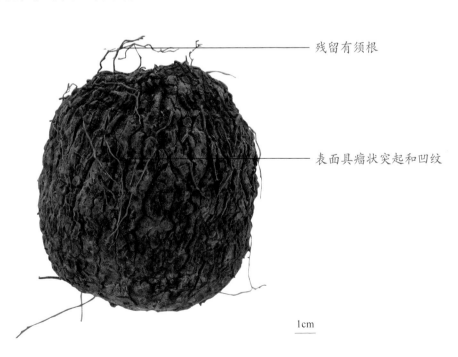

残留有须根

表面具瘤状突起和凹纹

1cm

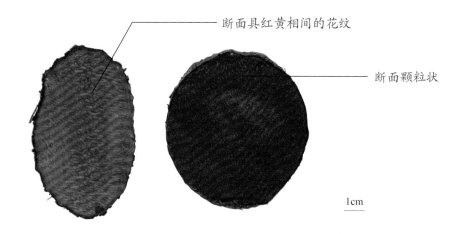

断面具红黄相间的花纹

断面颗粒状

1cm

● **附注**

1.《贵州省中药材质量标准》1988年版以"朱砂莲"之名收载本品，注意区别；详见"朱砂莲"条。

2. 本品在部分地区称为红药子，注意区别，详见"红药子"条。

# 薏苡根

● 别名

薏米根、薏苡仁根、五谷子根、数珠子根。

● 来源

禾本科植物薏苡 *Coix lacryma-jobi* L. 的根及根状茎。

● 溯源

本品始载于《神农本草经》，其在"薏苡"条下记载："根，下三虫。"《分类草药性》载："（薏苡根）消食积，清火并疝气。"

● 产地

全国大部分地区均产。

● 采收加工

秋季采挖，洗净，晒干。

● 药材性状

根细柱形或不规则形，外表皮灰黄色或灰棕色，具纵皱纹及须根痕。切面灰黄色或淡棕色，有众多小孔排列成环或已破裂，外皮易与内部分离。根状茎灰黄色或黄棕色，外表皮可见着生多数残根及茎基。质坚韧。气微，味淡。

● 性味功用

苦、甘，微寒。清热通淋，利湿杀虫。适用于热淋，血淋，石淋，黄疸，水肿，白带过多，脚气，风湿痹痛，蛔虫病等病症。

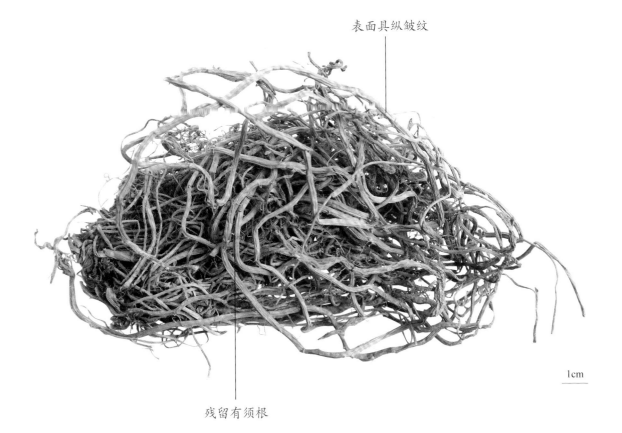

表面具纵皱纹

残留有须根

1cm

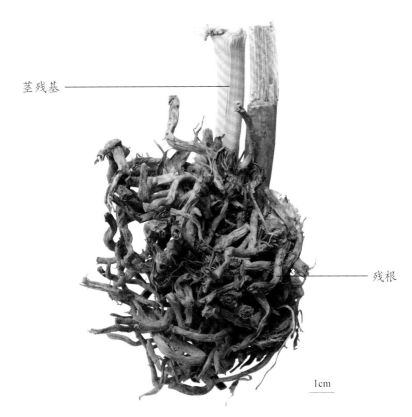

茎残基

残根

1cm

● **附注**

同属植物川谷 *Coix lacryma-jobi* L. var. *monilifer* Watt. 的地下部分在部分地区亦同等入药。

# 藤三七

- **别名**

  藤子三七、藤田七、土三七、小年药。

- **来源**

  落葵科植物落葵薯 *Anredera cordifolia* (Tenore) Steenis 的珠芽。

- **溯源**

  本品始载于《云南思茅中草药选》。

- **产地**

  我国长江流域以南各地均有栽培。

- **采收加工**

  夏、秋二季采摘珠芽，除去杂质，晒干。

- **药材性状**

  珠芽呈瘤状，少数圆柱形，直径 0.5~3cm，表面灰棕色，具突起。质坚实而脆，易碎裂。断面灰黄色或灰白色，略呈粉性。气微，味微苦。

- **性味功用**

  微苦，温。补肾强腰，散瘀消肿。适用于腰膝痹痛，病后体弱，跌打损伤，骨折等病症。

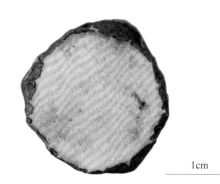

断面灰白色

1cm

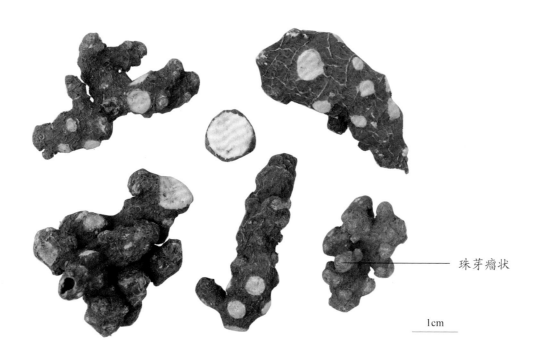

珠芽瘤状

1cm

# 藤梨根 ●

● **别名**

猕猴桃根、洋桃根。

● **来源**

猕猴桃科植物猕猴桃 *Actinidia chinensis* Planch. 的根。

● **溯源**

猕猴桃，一名藤梨，首载于《开宝本草》，果实入药。藤梨根的药用始载于《福建民间草药》。

● **产地**

主产于我国华东地区及陕西、湖北等地。

● **采收加工**

全年可采，趁鲜切片，晒干。

● **药材性状**

饮片呈椭圆形，直径 3~5cm。外皮厚 2~5mm，棕褐色或灰棕色，粗糙，具不规则纵沟纹。切面皮部暗红棕色，略成颗粒性，易折碎成小块状，布有白色胶丝样物（黏液质），尤以皮部内侧为甚，木部淡棕色，质坚硬，强木化，密布小孔（导管），髓较大，直径约 4mm，髓心呈膜质片层状，淡棕白色。气微，味淡、微涩。

● **性味功用**

微甘、涩，凉；小毒。清热解毒，祛风利湿，活血消肿。适用于肝炎，痢疾，消化不良，淋浊，带下，风湿关节痛，水肿，跌打损伤，疮疖，瘰疬结核，胃肠道肿瘤和乳腺癌等病症。

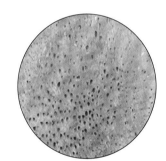

导管孔状密布

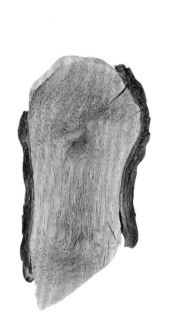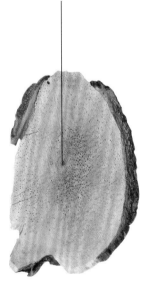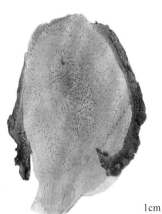

髓部

1cm

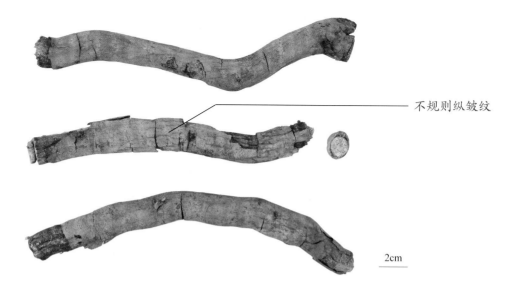

不规则纵皱纹

2cm

● **附注**

近年来，作为抗肿瘤常用药，销量颇大。传统药用其根，市场药材往往混有茎，应注意区别。

# 檵木根

● 别名

坚七扭、鱼骨柴、刺木花、满山白。

● 来源

金缕梅科植物檵木 *Loropetalum chinense* (R. Brown) Oliv. 的根。

● 溯源

《植物名实图考》载有"檵花"条，曰："丛生细茎，叶似榆而小，厚涩无齿。春开细白花，长寸余，如翦素纸，一朵数十条，纷披下垂。"所言即为本品。檵木根的药用记载始于《江西草药》。本品为我国畲族的常用药物，习称坚七扭。

● 产地

主产于我国长江中下游地区。

● 采收加工

全年均可采挖，洗净，切块，晒干或鲜用。

● 药材性状

根圆柱形，拐状不规则或弯曲或不规则分枝状，长短粗细不一。一般切成块状，表面灰褐色或黑褐色，具浅纵纹，有圆形的茎痕及支根痕，栓皮易呈片状剥落而露出棕红色的皮部。体重，质坚硬，不易折断，断面灰黄色或棕红色，纤维性。气微，味淡、微苦涩。

● **性味功用**

苦、涩，微温。止血，活血，收敛固涩。适用于咯血，吐血，便血、外伤出血，崩漏，产后恶露不尽，风湿关节疼痛，跌打损伤，泄泻，痢疾，带下，脱肛等病症。

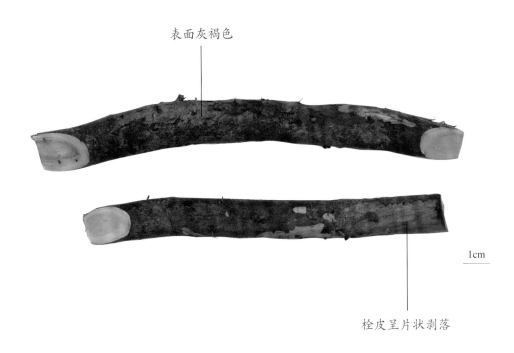

表面灰褐色

栓皮呈片状剥落

1cm

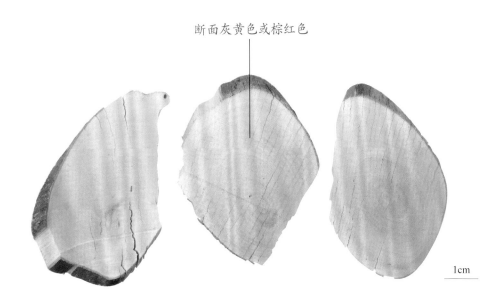

断面灰黄色或棕红色

1cm

● **附注**

该植物的叶亦可入药，习称檵木叶。

# 糯稻根

- **别名**
  糯稻根须、稻根须、糯谷根。

- **来源**
  禾本科植物糯稻 *Oryza sativa* L. var. *glutinosa* Matsum 的根及根状茎。

- **溯源**
  稻米药用始载于《名医别录》，以果实入药。糯稻根在江苏民间有习用，始载于《江苏省植物药材志》。20 世纪 50 年代，广东和湖北省曾报道应用糯稻根治疗丝虫病。《中国药典》1977 年版曾收载本品。

- **产地**
  主产于我国华东地区。

- **采收加工**
  夏、秋二季，糯稻收割后，挖取地下部分，洗净，晒干。

- **药材性状**
  本品全体集结成疏松的团状，黄棕色，体轻，质软。上端有多数残留茎基，圆柱形，中空；外包数层灰白色或黄白色的叶鞘；下端簇生细长而弯曲须根。气微，味淡。

- **性味功用**
  甘，平。养阴，止汗，健胃。适用于自汗，盗汗，肝炎等病症。

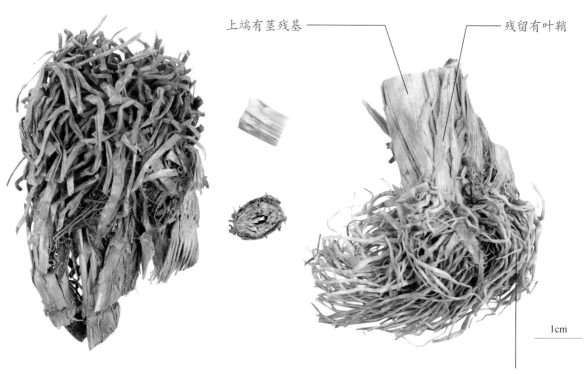

上端有茎残基 —— 残留有叶鞘

1cm

须根集成疏松的团状

- **别名**

  香樟根、土沉香、山沉香。

- **来源**

  樟科植物樟 *Cinnamomum camphora* (L.) Presl 的根。

- **溯源**

  本品以"香樟根"之名始载于《分类草药性》，曰："治一切气痛，理痹，顺气，并霍乱呕吐。"

- **产地**

  我国南方各地均产。

- **采收加工**

  夏、秋二季采挖，洗净，趁鲜切片，晒干。

- **药材性状**

  饮片为横切或斜切的圆片，直径 4~10cm，厚 2~5mm，或为不规则条块状，外表赤棕色或暗棕色，有栓皮或部分脱落，横断面黄白色或黄棕色，有年轮。质坚而重。有樟脑气，味辛而清凉。以片张大、色黄白、气味浓厚者为佳。

- **性味功用**

  辛，温。温中止痛，辟秽和中，祛风除湿。适用于胃脘疼痛，霍乱吐泻，风湿痹痛，皮肤瘙痒等病症。

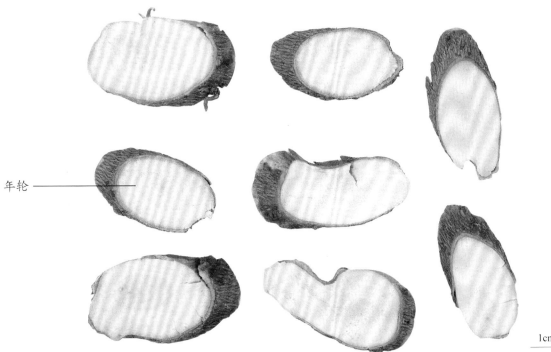

年轮

1cm

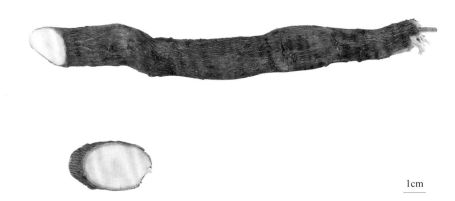

1cm

● **附注** ————————————————————————————————————

1. 该植物的叶、果实等均可入药，详见"樟树叶""樟树子""樟梨子"等条。

2. 市场药材中常混有木质茎，注意鉴别。

# 茎木类

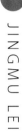

JINGMU LEI

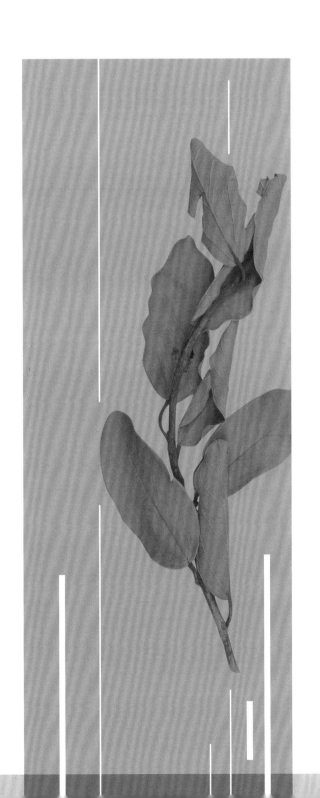

# 丁公藤

- **别名**
  包公藤、麻辣仔藤、斑鱼烈。

- **来源**
  旋花科植物丁公藤 *Erycibe obtusifolia* Benth. 或光叶丁公藤 *Erycibe schmidtii* Craib 的藤茎。

- **溯源**
  本品始载于《南史》。《中国药典》收录本品。

- **产地**
  主产于广东。

- **采收加工**
  全年可采，砍取藤茎，切段，晒干。

- **药材性状**
  藤茎呈圆柱形，直径 1~3cm。商品多为斜切片或短段，直径 1~10cm，斜片厚 1~5cm，短段长 3~5cm。粗茎外表面灰黄色、灰褐色或棕褐色，粗糙，并有不规则细密的纵裂纹或龟裂纹，皮孔多数，黄白色，点状或呈疣状突起。粗茎切面灰黄色或淡黄色，皮部菲薄，木部宽广，有异型维管束排列成花朵状或形成不规则花纹，各维管束的木质部黄白色，微突起，导管孔密集，髓小。质坚硬，不易折断。气微，味淡。

- **性味功用**
  辛，温；有小毒。祛风除湿，消肿止痛。适用于风湿痹痛，半身不遂，跌打肿痛等病症。

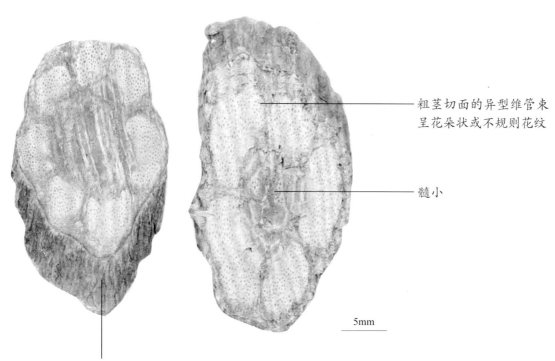

粗茎切面的异型维管束呈花朵状或不规则花纹

髓小

5mm

外表面灰褐色，粗糙，有不规则细密的纵裂纹

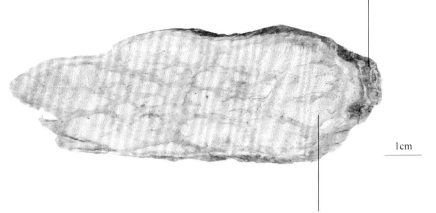

外表面皮孔多数，黄白色，点状或呈疣状突起

1cm

维管束木质部宽广，黄白色，微突起，导管孔密集

# 牛马藤

- **别名**

  油麻血藤、牛麻藤、棉麻藤。

- **来源**

  豆科植物常春油麻藤 *Mucuna sempervirens* Hemsl. 的藤茎。

- **溯源**

  本品以"牛马藤"之名始载于《草木便方》，云："牛马藤，活血化瘀，舒筋，利关节。治腰脊痛。"植物名为常春油麻藤，有的称为油麻藤。"油麻"为"牛马"二字音讹。

- **产地**

  主产于我国长江以南各地。

- **采收加工**

  全年可采收，趁鲜切片，晒干。

- **药材性状**

  藤茎呈圆柱形，直径 2.5~4.7cm。表面黄褐色，粗糙，具纵沟和细密的横向环纹，皮孔呈疣状突起；质坚韧，难折断。商品为椭圆形斜切片，韧皮部具树脂状分泌物，棕褐色，木质部灰黄色，导管孔洞状，放射状整齐排列，韧皮部与木质部相间排列成数层同心性环，髓部细小。气微，味微涩而甜。

- **性味功用**

  甘、微苦，温。活血调经，补血舒筋。适用于月经不调，痛经，闭经，产后血虚，贫血，风湿痹痛，四肢麻木，跌打损伤等病症。

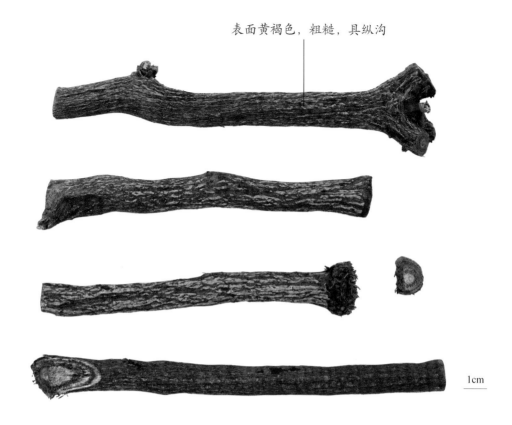

表面黄褐色，粗糙，具纵沟

1cm

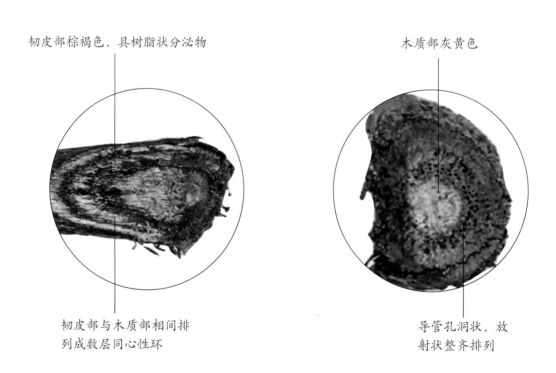

韧皮部棕褐色，具树脂状分泌物

木质部灰黄色

韧皮部与木质部相间排列成数层同心性环

导管孔洞状，放射状整齐排列

● 附注

据《常用中药材品种整理和质量研究》记载，本品在部分地区偶作鸡血藤流通，应注意鉴别。

- **别名**

  越南大叶藤、奶汁藤、假黄藤、藤黄莲。

- **来源**

  防己科植物大叶藤 *Tinomiscium petiolare* Hook. f. et Thoms. 的茎及根。

- **溯源**

  本品始载于《广西本草选编》。

- **产地**

  主产于广西、云南等地。

- **采收加工**

  全年均可采收，趁鲜切段，晒干。

- **药材性状**

  根圆柱形，弯曲而略带扭转，直径0.5~2cm，表面棕黄色或浅棕色，具不规则纵向沟纹及肋线。质硬，断面灰黄色，有放射状纹理和小孔，皮部灰棕色，易破裂。折断后皮部破裂成碎片。木质部突出，射线凹下。气微，味苦。茎圆柱形，少数略弯，直径可达2.5cm，表面灰棕色，具粗纵棱，节处隆起。质硬，断面放射状纹理较根部密而明显。

- **性味功用**

  苦，寒。祛风湿，通络，散瘀止痛，解毒。适用于风湿痹痛，腰痛，跌打损伤等病症。

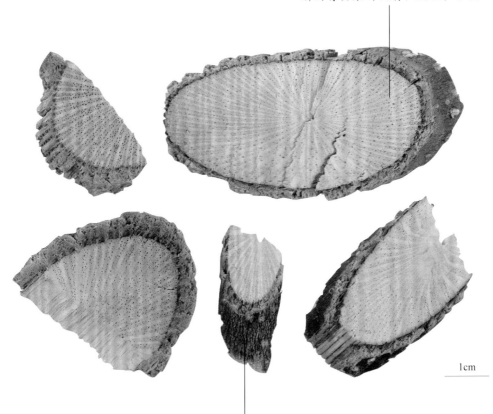

断面有密集的放射状纹理和小孔

1cm

表面灰棕色，具粗纵棱

# 山香圆

● 别名
两指剑、千打锤、千锤打、七寸丁。

● 来源
省沽油科植物锐尖山香圆 *Turpinia arguta* (Lindl.) Seem. 的茎叶。

● 溯源
本品始载于《全国中草药汇编》，云："山香圆，苦寒。活血散瘀，消肿止痛。治跌打损伤，脾脏肿大。"

● 产地
主产于江西、福建、湖南、广东、广西、四川、贵州等地。

● 采收加工
春、秋二季砍取地上部分，晒干。

● 药材性状
老枝灰褐色，幼枝具灰褐色斑点。单叶对生；叶柄长 1.2~1.8cm；托叶生于叶柄内侧；叶片椭圆形或长椭圆形，长 7~22cm，宽 2~6cm，先端渐尖，具尖尾，基部钝圆或宽楔形，边缘具疏锯齿，齿尖具硬腺体；侧脉 10~13 对，至边缘网结，连同网脉在背面隆起，在上面可见，无毛。

● 性味功用
苦，寒。活血止痛，解毒消肿。适用于跌打损伤，脾脏肿大，乳蛾，疮疖肿毒等病症。

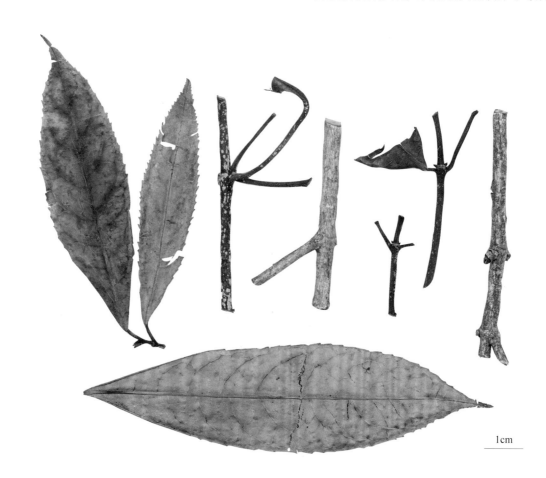

1cm

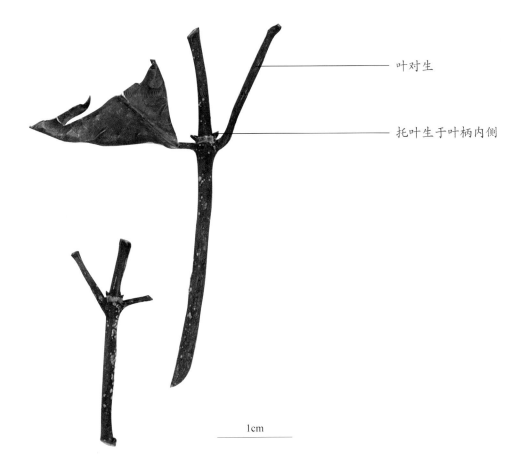

叶对生

托叶生于叶柄内侧

1cm

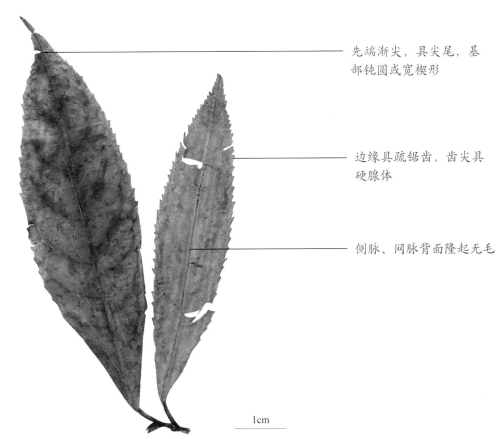

先端渐尖，具尖尾，基部钝圆或宽楔形

边缘具疏锯齿，齿尖具硬腺体

侧脉、网脉背面隆起无毛

1cm

# 木天蓼

● 别名

天蓼木、钻地风、羊桃、羊奶奶树。

● 来源

猕猴桃科植物木天蓼 *Actinidia polygama* (Sieb. et Zucc.) Miq. 的茎枝。

● 溯源

本品始载于《新修本草》，曰："木天蓼，作藤蔓，叶似柘，花白，子如枣许，无定形。中瓤似茄子。"《植物名实图考》载："生信阳，花似柘花，子作球形，似楤麻子，可藏作果食；又可为烛，酿酒，治风。"以上所述均为本品。

● 产地

主产于我国东北、西北地区及山东、湖北、四川、云南、贵州、湖南等地。

● 采收加工

夏、秋二季采收茎枝，晒干。

● 药材性状

小枝细长，直径2.5mm，表面无毛，白色小皮孔不明显；断面髓大，白色，实心。叶薄纸质，完整叶片卵形或椭圆卵形，长7~14cm，宽4.5~8cm；先端急尖至渐尖，基部圆形或阔楔形，边缘有细锯齿；上面散生少数小刺毛，下面沿脉有卷曲的柔毛，有时中脉有少数小刺毛，两面均枯绿色；叶柄近无毛，长1.5~3.5cm。气微，味淡、涩。

有不明显白色小皮孔

小枝细长，无毛

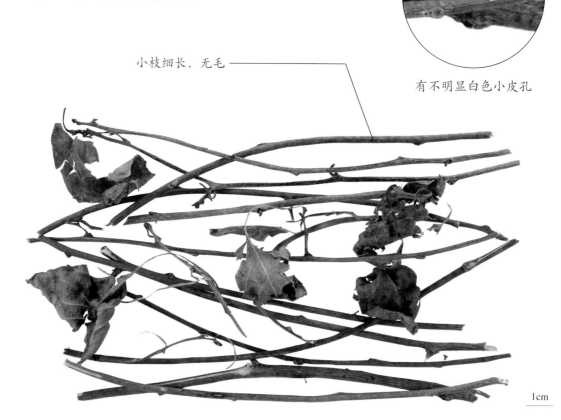

1cm

● **性味功用**

苦、辛，温；小毒。祛风除湿，温经止痛，消癥瘕。适用于中风半身不遂，风寒湿痹，腰疼，疝痛，癥瘕积聚，气痢、白癜风等病症。

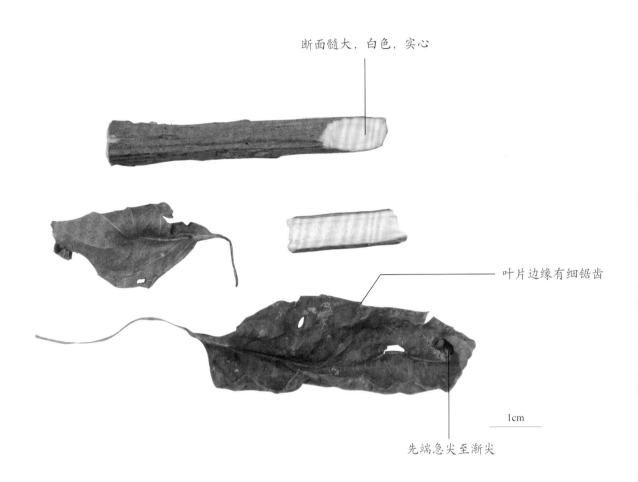

断面髓大，白色，实心

叶片边缘有细锯齿

1cm

先端急尖至渐尖

● **附注**

该植物带虫瘿的果实亦可入药，称为木天蓼子。《本草拾遗》曰："木天蓼，今时所用，出凤州，树高如冬青，不凋，出深山。"《本草图经》曰："木天蓼……生山谷中。木高二三丈。三月、四月开花。似柘花，五月采子，子作球似蓇，其球子可藏，作果啖之。亦治诸冷气。苏恭云作藤蔓生者，自是藤天蓼也。又有一种小天蓼，生天目山、四明山，木如栀子，冬子凋。然则，天蓼有三种，虽其状不同，而体疗甚相似。"说明古代本草中木天蓼不止一种。

# 牛白藤

- **别名**
癍疹藤、脓见消、土加藤、凉茶藤、接骨丹。

- **来源**
茜草科植物牛白藤 *Hedyotis hedyotidea* (DC.) Merr. 的藤茎。

- **溯源**
本品为两广地区民间习用中草药。有祛风活络，续筋骨，消肿止痛等功效，故有脓见消、接骨丹等名称。本品始载于《广西药用植物名录》，以全草入药。《广东省中药材标准（第一册）》，《湖南省中药材标准》2009年版亦有收录，以藤茎入药。

- **产地**
主产于广东、广西、云南等地。

- **采收加工**
全年均可采，鲜用或切段，晒干。

- **药材性状**
藤茎多切成斜片或段片，长1~6cm，直径0.2~1.2cm。表面粗糙，灰白色或灰黄色，较顺直，有突起较细的直筋脉纹，老茎可见灰白色纵长突起相互连接的皮孔斑，刮去表层栓皮现灰绿色。质坚韧，不易折断。断面皮部浅灰褐色，木部宽广，黄白色或淡黄色，髓多中空。老茎呈菊花样纹理（异形维管束）。无臭，味微甘。以片张厚薄均匀、切面黄白色者为佳。

- **性味功用**
甘、淡，凉。清热解暑，祛风活络，消肿止痛。适用于感冒发热，肢体筋骨酸痛，风湿痹痛，跌打损伤等病症。

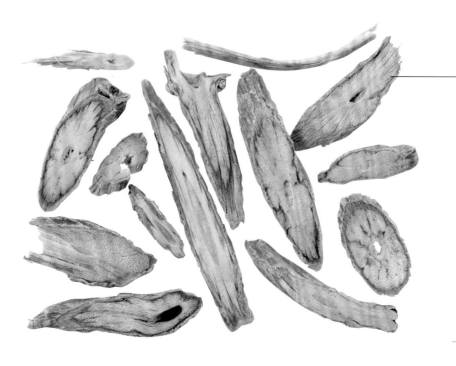

藤茎多切成斜片或段片

1cm

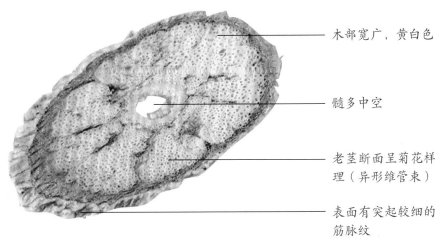

木部宽广，黄白色

髓多中空

老茎断面呈菊花样纹理（异形维管束）

表面有突起较细的直筋脉纹

● **附注**

该植物的根亦可入药，称为牛白藤根。

# 龙骨风

● 别名

飞天蟋蟀、大贯众。

● 来源

桫椤科植物桫椤 *Alsophila spinulosa*（Wall. ex Hook.）R. M. Tryon 的茎。

● 溯源

本品以"飞天蟋蟀"之名始载于《岭南采药录》，曰："木本，有胶质。出产于连州猛山八排。治哮喘咳嗽，和陈皮猪精肉煎汤服之……"据关培生先生考证为桫椤科植物桫椤的茎。

● 产地

主产于福建、台湾、广东、广西、贵州、四川等地。

● 采收加工

全年均可采收，削去坚硬的外皮，晒干。

● 药材性状

茎圆柱形或扁圆柱形，直径6~12cm。表面棕褐色或黑褐色，常附有密集的不定根断痕和大型叶柄痕，每一叶柄痕近圆形或椭圆形，直径约4cm，下方有凹陷，边缘有多数排列紧密的叶迹维管束，中间亦有叶迹维管束散在。质坚硬，断面常中空，周围的维管束排成折叠状，形成隆起的脊和纵沟。气微，味苦、涩。

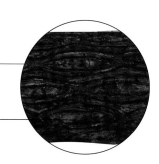

- **性味功用**

微苦，平。祛风除湿，活血通络，止咳平喘，
清热解毒，杀虫。适用于风湿痹痛，肾虚
腰痛，跌打损伤，小肠气痛，风火牙痛，
咳嗽，哮喘，疥癣，蛔虫病，蛲虫病等病症，
及预防流行性感冒。

表面有不定根断
痕和大型叶柄痕

叶柄痕椭圆形，
下方有凹陷

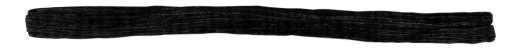

5cm

茎圆柱形，表面棕褐色

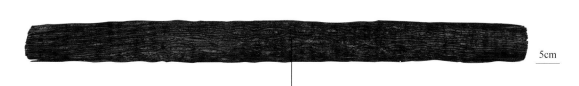

断面常中空

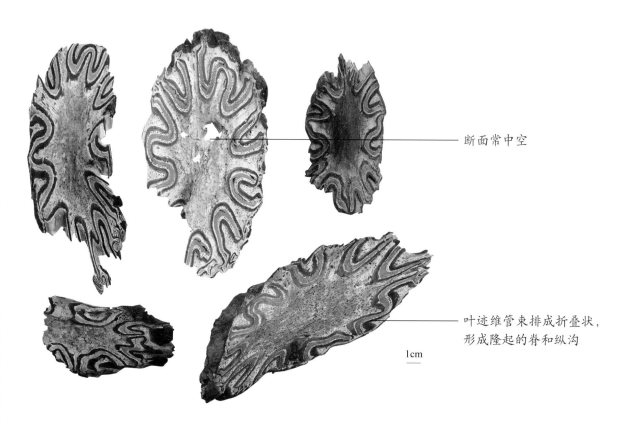

叶迹维管束排成折叠状，
形成隆起的脊和纵沟

1cm

- **附注**

桫椤是国家一级保护植物，桫椤科植物是现存唯一木本蕨类植物，世界自然保护联盟（IUCN）
将桫椤科全部物种列入国际濒危物种保护名录（红皮书）。

206

# 功劳木

● **别名**

木黄连、土黄柏、刺黄连、土黄连、十大功劳。

● **来源**

小檗科植物阔叶十大功劳 *Mahonia bealei* (Fort.) Carr. 或细叶十大功劳 *Mahonia fortunei* (Lindl.) Fedde 的茎。

● **溯源**

本品始载于《饮片新参》,曰:"功劳木,苦,平。清肺,止痨嗽,杀虫,通大便。"

● **产地**

主产于浙江,四川、贵州、湖南、广西等地亦产。

● **采收加工**

夏、秋二季砍伐地上茎,除去枝叶,晒干。

● **药材性状**

茎圆柱形,直径 0.7~1.5cm,多切成长短不一的段条或块片。表面鲜黄色,质坚硬,折断面纤维性或破裂状;横断面皮部棕黄色,木部鲜黄色,可见数个同心性环纹及排列紧密的放射状纹理,髓部淡黄色。气微,味苦。

● **性味功用**

苦,寒。清热,燥湿,解毒。适用于肺热咳嗽,黄疸,泄泻,痢疾,目赤肿痛,疮疡,湿疹,烫伤等病症。

髓部淡黄色 ———

木部鲜黄色,可见数个同心性 ———
环纹及排列紧密的放射状纹理

横断面皮部棕黄色 ———

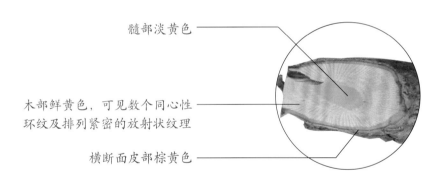

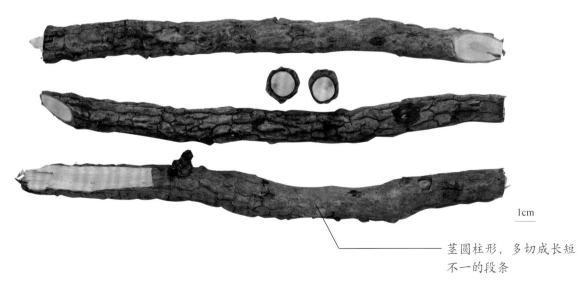

1cm

——— 茎圆柱形,多切成长短
不一的段条

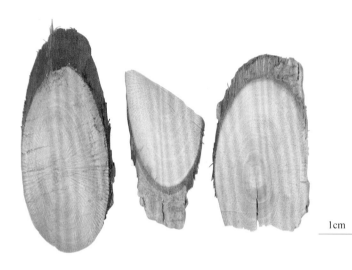

1cm

中
国
冷
背
药
材
清
源
图
鉴
·
各
论

● **附注**

该植物的叶亦可入药，详见"功劳叶"条。

# 石南藤

● 别名

南藤、石楠藤、丁公藤、丁公寄、爬岩香。

● 来源

胡椒科植物石南藤 *Piper wallichii* (Miq.) Hand.-Mazz. 的茎叶或全株。

● 溯源

"石南藤"始载于《本草图经》，云："生天台山中，其苗蔓延木上，四时不凋。彼土人采其叶入药，治腰疼。"并附有"台州石南藤"图。《开宝本草》记载"南藤"，曰："生依南树，故号南藤，茎如马鞭有节，紫褐色，一名丁公藤"。《本草图经》曰："南藤即丁公藤也。生南山山谷，今出泉州、荣州。生依南木，故名南藤。苗如马鞭，有节，紫褐色。叶如杏叶而尖。采无时。"《本草纲目》曰："今江南、湖南诸大山有之，细藤圆腻，紫绿色，一节一叶。叶深绿色，似杏叶而微短厚，其茎贴树处，有小紫瘤疣，中有小孔，四时不凋，茎叶皆臭而极辣。"在《本草纲目》之前，石南藤与南藤分别作为二味药收载。至《本草纲目》，李时珍将二者合并为一药，将石南藤归南藤项下，作为其异名。《植物名实图考》对南藤描述，也可判断二者为一物。"茎如马鞭，有节"，"四时不凋，茎叶皆臭而极辣"等特征及其地理分布与今胡椒科植物石南藤相符。

● **产地**

主产于我国西南地区及四川、湖南等地。

● **采收加工**

8~10 月割取带叶茎枝，晒干后，扎成小把。

● **药材性状**

茎扁圆柱形，表面灰褐色或灰棕色，有细纹，节膨大，具不定根，节间长 7~9cm；质轻而脆，横断面可见放射状排列的纹理，中心有灰褐色的髓。叶多皱缩，展平后卵圆形，上表面灰绿色至灰褐色，下表面灰白色，有五条明显突起的叶脉。气清香，味辛辣。以枝条均匀、色灰褐、叶片完整者为佳。

● **性味功用**

辛、甘，温。祛风湿，强腰膝，补肾壮阳，止咳平喘，活血止痛。适用于风寒湿痹，腰膝酸痛，咳嗽气喘，痛经，跌打肿痛等病症。

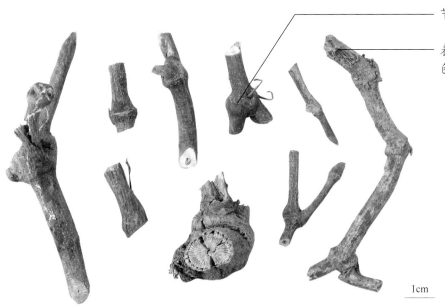

节膨大，具不定根

表面灰褐色或灰棕色，有细纹

1cm

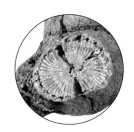

横断面可见放射状排列的纹理

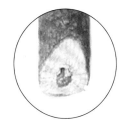

断面中心有灰褐色的髓

● **附注** ─────────────────────────────

据《常用中药材品种整理和质量研究》（北方编，第 6 册）记载，我国有些地区将蔷薇科植物石楠 *Photinia serrulata* (Desfontaines) Kalkman、夹竹桃科植物络石 *Trachelospermum jasminoides* (Lindley) Lemaire、葡萄科植物地锦 *Parthenocissus tricuspidata* (S. et Z.) Planch. 的茎枝作石南藤使用，应注意鉴别。

# 四方藤

- **别名**
宽筋藤、红宽筋藤、伸筋藤、方藤、红四方藤。

- **来源**
葡萄科植物戟叶白粉藤 *Cissus hastata* (Miq.) Planch. 的藤茎。

- **溯源**
本品始载于《广西中药志》，曰："四方藤，味微苦，性平，入肝经。舒筋活络，去瘀生新。治跌打内伤，筋络拘挛。"

- **产地**
主产于我国西南、华南等地区。

- **采收加工**
夏、秋二季砍取藤茎，切段，晒干。

- **药材性状**
本品呈四角形条状，长 50~70cm，直径 0.5~1.8cm，稍扭曲，节上有托叶和卷须的残基，节间长 7~20cm，棱上略有翅，表面灰棕色至黑褐色，粗糙，具皮孔、皱纹。质坚韧。断面不整齐，皮部薄，木质部稍带红黄色，密具导管，木部射线极狭，髓部类方形，淡紫色至红褐色。气微，味略酸、微苦。

- **性味功用**
辛、微苦，平。祛风除湿，活血通络。适用于风湿痹痛，腰肌劳损，肢体麻痹，跌打损伤等病症。

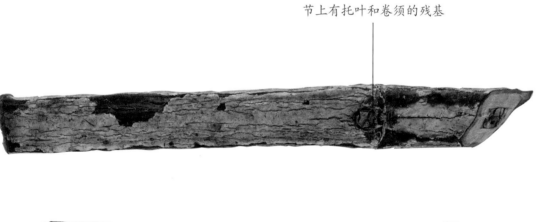

节上有托叶和卷须的残基

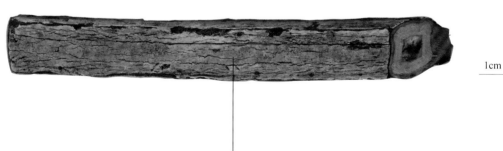

1cm

表面灰棕色，粗糙

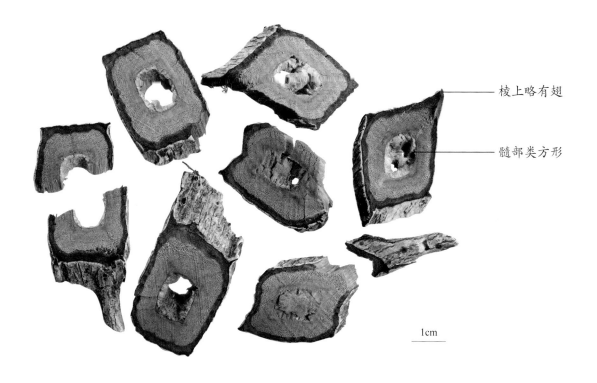

棱上略有翅

髓部类方形

1cm

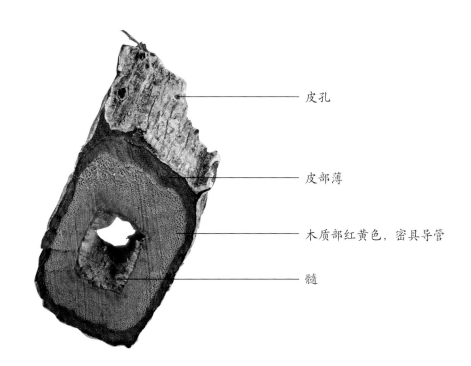

皮孔

皮部薄

木质部红黄色，密具导管

髓

● **附注**

防己科植物中华青牛胆 *Tinospora sinensis* (Lour.) Merr. 的茎入药，称为宽筋藤，注意区别；详见"宽筋藤"条。

# 老鼠笋

● 别名
老鼠簕、老鼠怕、软骨牡丹。

● 来源
爵床科植物老鼠簕 *Acanthus ilicifolius* L. 的枝叶。

● 溯源
本品以"老鼠勒"之名始载于《生草药性备要》，曰："老鼠勒，味淡，性寒。治疟腮，颈疬，洗疮疔。治白浊，煲肉食。其薀火（煅）存性，开油搽庵（瘰）病。一名老鼠怕。"《岭南采药录》载："茎高二三尺，多刺，叶无柄，基脚抱茎，分裂如羽状。各裂片有缺刻，或锐锯齿，茎叶之汁液黄色，叶面有白纹，七月开花，四瓣，黄色。味淡，性寒，治疟腮，治疗颈疬，洗疮疔，治白浊，和猪肉煮汤食之。其根煅存性，调香油搽疬甚效。"关培生先生考证即为本品。

● 产地
主产于广东、海南、广西等地。

● 采收加工
全年均可采收，切段，晒干。

● 药材性状
茎圆柱形，灰褐色或棕褐色。叶对生；具短柄或近无柄，基部有一对锐利的刺；叶片革质；长圆形至长圆状披针形，长6~14cm，宽2~5cm，先端急尖，光亮，羽状分裂至波状浅裂，裂片具刺；中脉粗大，侧脉4~7对。气微，味微苦。

● 性味功用
微苦，凉。清热解毒，散瘀止痛，化痰利湿。适用于疟腮、瘰疬、肝脾肿大、胃痛、腰肌劳损、痰热咳喘、黄疸、白浊等病症。

茎圆柱形，灰褐色

1cm

● 附注
老鼠簕是一种生长于潮间带的非胎生红树植物。目前已有报道其有抗肿瘤、抗肝损伤作用。

● **别名**

地瓜茎、野地瓜藤、过山龙、铺地蜈蚣。

● **来源**

桑科植物地果 *Ficus tikoua* Bur. 的茎及叶。

● **溯源**

本品以"地石榴"之名始载于《滇南本草》，云："地石榴，味苦、涩，性温、凉。治妇人白带，遗精、滑精，男子白浊，管痛，小腹疼痛。用根，水煨，点水酒服。"据考证，所言即为本品。

● **产地**

主产于广西、云南、四川、贵州、湖南等地。

● **采收加工**

夏、秋二季采收地上部分，晒干。

● **药材性状**

茎枝圆柱形，直径 4~6mm，常附有须状不定根。表面棕红色至暗棕色，具纵皱纹，幼枝有明显的环状托叶痕。质稍硬，断面中央有髓。叶多皱折，破碎；完整叶呈倒卵状椭圆形，长 1.5~6cm，宽 1~4cm，先端急尖，基部圆形或近心形，边缘具细锯齿，上面灰绿色至深绿色，下面灰绿色，网脉明显。纸质易碎。气微，味淡。

● **性味功用**

苦，寒。清热利湿，活血通络，解毒消肿。适用于肺热咳嗽，痢疾，水肿，黄疸，小儿消化不良，风湿疼痛，经闭，带下，跌打损伤，痔疮出血，无名肿毒等病症。

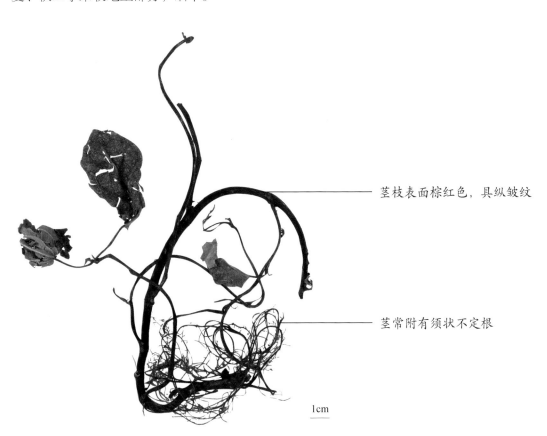

茎枝表面棕红色，具纵皱纹

茎常附有须状不定根

1cm

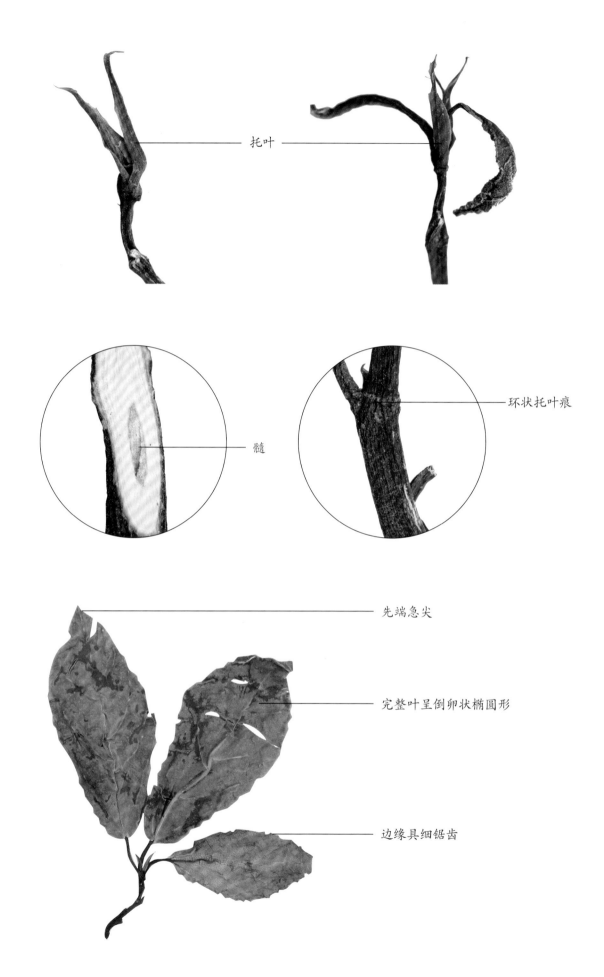

托叶

髓

环状托叶痕

先端急尖

完整叶呈倒卵状椭圆形

边缘具细锯齿

● **别名**

大钻骨风、海风藤、风藤、通血香、大饭团、广东海风藤。

● **来源**

五味子科植物异型南五味子 *Kadsura heteroclite* (Roxb.) Craib 的藤茎。

● **溯源**

本品为两广地区常用中草药，始载于《云南思茅中草药选》。国内多部中草药书籍相继在黑老虎、海风藤、红木香等项下收录本品。《广东省中药材标准（第一册）》以"广东海风藤"之名收录，《广西中药材标准》以"海风藤"之名收录。本品与《中国药典》收录的海风藤来源不同，性味功能相似，应注意区分。

● **产地**

主产于广西、广东、湖南、湖北、云南等地。

● **采收加工**

夏、秋二季砍取地上部分，晒干。

● **药材性状**

藤茎呈圆柱形，稍弯曲。残留栓皮灰白色至灰褐色，松厚，易脱落，脱落后皮部浅棕色或棕色，并可见白色或灰白色毛状纤维。质坚实，不易折断，断面皮部棕色，木部淡棕色，密布针孔状导管。中央有深棕色的髓或中空。具特异香气，味甘、辛，微涩。

● **性味功用**

辛、苦、温。祛风除湿，行气止痛，舒筋活络。适用于风湿痹痛，胃痛，腹痛，痛经，产后腹痛，跌打损伤，慢性腰腿痛等病症。

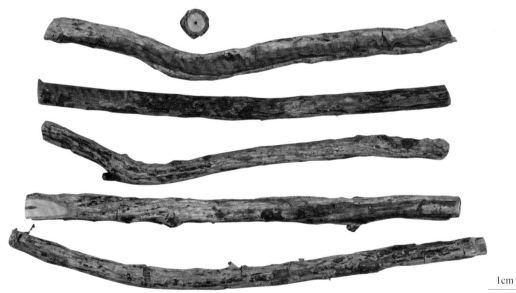

1cm

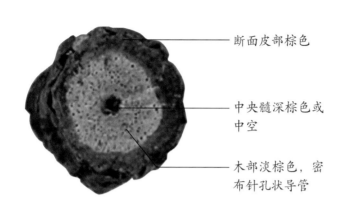

断面皮部棕色

中央髓深棕色或中空

木部淡棕色，密布针孔状导管

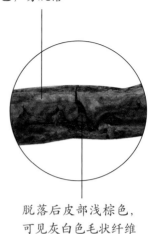

残留栓皮灰白色至灰褐色，易脱落

脱落后皮部浅棕色，可见灰白色毛状纤维

● **附注**

《中国药典》规定海风藤为胡椒科植物风藤 *Piper kadsura* (Choisy) Ohwi 的藤茎。

# 红楤木

● 别名

红鸟不宿、红鸟不踏、红老虎刺、鸟不踏、千枚针。

● 来源

五加科植物棘茎楤木 *Aralia echinocaulis* Hand.-Mazz. 的茎。

● 溯源

本品始载于《浙江民间常用草药》，云："红楤木，性温，味微苦。活血破瘀，祛风行气，清热解毒。"本品为华东地区民间常用药。

● 产地

主产于我国华东地区。

● 采收加工

夏、秋二季砍取地上茎，切段，晒干。

● 药材性状

茎圆柱形，密生细长直刺，刺长 0.7~1.4cm；表面棕褐色或红棕色，断面黄白色，髓白色。气微，味淡。

● 性味功用

微苦、辛，平。祛风除湿，活血行气，解毒消肿。适用于风湿痹痛，跌打肿痛，骨折，胃脘胀痛，疝气，崩漏，骨髓炎，痈疽，蛇咬伤等病症。

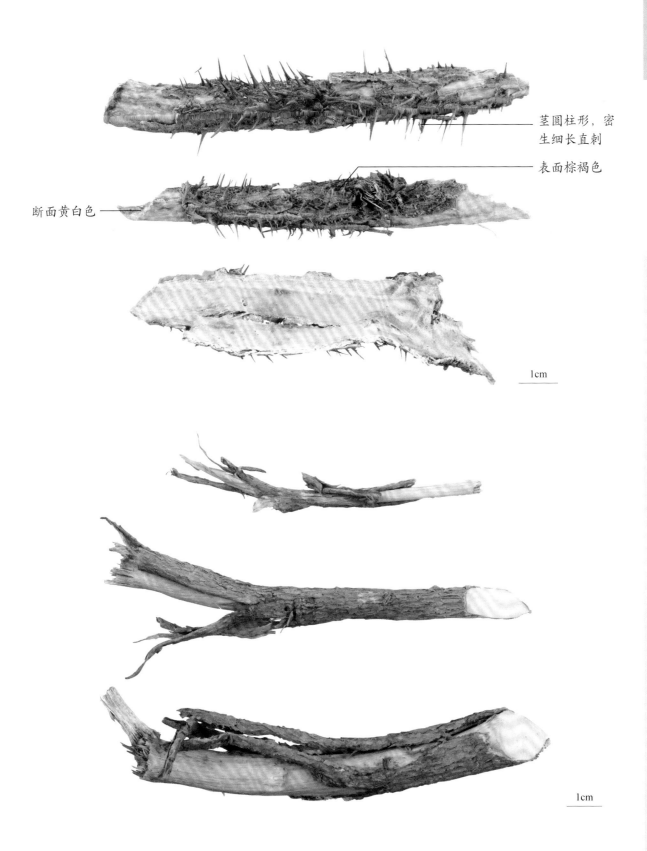

茎圆柱形，密
生细长直刺

表面棕褐色

断面黄白色

1cm

1cm

● **附注**

该植物的根亦可入药，功效同上；一般认为以根皮为佳。

# 买麻藤

- **别名**

买子藤、驳骨藤、麻骨风、接骨藤。

- **来源**

买麻藤科植物小叶买麻藤 *Gnetum parvifolium* (Warb.) C. Y. Cheng ex Chun 或买麻藤 *Gnetum montanum* Markgr. 的藤茎。

- **溯源**

本品以"大瓠藤"之名始载于《本草拾遗》，曰："越南，朱厓儋耳无水处，皆种大瓠藤，取汁用之，藤状如瓠，断之水出，饮之佳美。"李珣《海药本草》载："按刘欣期《交州记》云：含水藤生岭南及诸海边山谷，状若葛，叶似枸杞。多栽路旁，行人乏水处便吃此藤，故以为名。"《本草纲目》在"含水藤"条下记载："顾微《广州记》云：水藤去地一丈，断之更生，根至地水不绝。山行口渴，断取汁饮之；陈氏所谓大瓠藤，盖即此物也。"《本草纲目拾遗》始称之"买麻藤"，曰："《职方典》：出肇庆，缘树而生，有子味苦可食，山行断而饮之，可以止渴。《粤志》：买麻藤其茎多水。渴者断而饮之，满腹已，余水尚淋漓半日。性柔易治，以制履坚韧如麻，故名，言买藤得麻也。"以上所述均为本品。

- **产地**

主产于我国华南地区及福建、云南等地。

- **采收加工**

全年均可采收，鲜用或晒干。

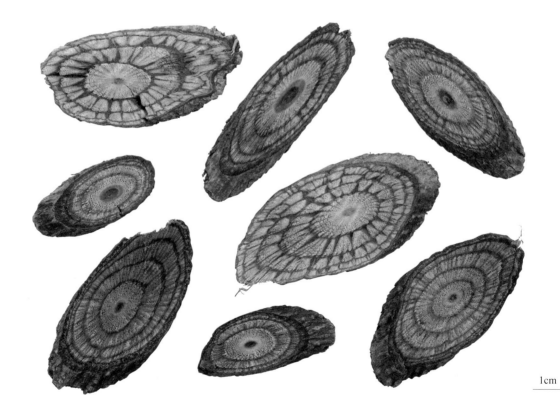

1cm

● **药材性状**

藤茎圆柱形，节部膨大，外皮棕褐色至黑褐色，具不规则纵纹。断面皮部褐色，木部黄色，具3~5层褐色同心环，有多数放射状排列的小孔。髓部呈灰棕色至棕褐色。质轻。气弱，味微苦。

● **性味功用**

苦，微温。祛风除湿，散瘀止血，化痰止咳。适用于风湿痹痛，腰痛，鹤膝风，跌打损伤，溃疡病出血，慢性气管炎等病症。

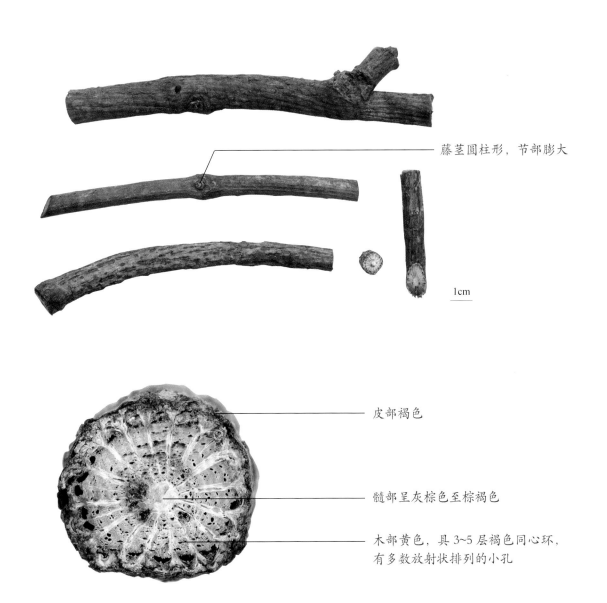

藤茎圆柱形，节部膨大

1cm

皮部褐色

髓部呈灰棕色至棕褐色

木部黄色，具3~5层褐色同心环，有多数放射状排列的小孔

● **附注**

《中华本草》记载，本品药用部位为茎叶，现今市场上均为藤茎；基原以小叶买麻藤为主。

# 杜仲藤

● **别名**

红杜仲、藤杜仲、土杜仲、白杜仲。

● **来源**

夹竹桃科植物杜仲藤 *Paraharium micranthum* (A. DC.) Pierre 的茎和根。

● **溯源**

本品以"藤杜仲"之名始载于《陆川本草》。为华南地区及云南等地的民间习用药材，多用于浸酒，具有"强筋骨、治腰痛"的作用。《广西药用植物名录》收录杜仲藤药用部位为根、茎皮。该植物传统药用部位为茎皮、根皮，现今市场上也见有用茎及根。

● **产地**

主产于我国华南地区。

● **采收加工**

秋季采挖全株，除去嫩枝及叶，晒干。

● **药材性状**

本品直径 0.5~1.5cm。外表面带栓皮，灰棕色或灰黄色，有皱纹及横长皮孔，黄白色，刮去栓皮显红棕色，较平坦。质硬而脆，易折断，折断面有白色胶丝相连，拉之即断，无弹性。气微，味微苦、涩。

● **性味功用**

苦、微辛，微温；小毒。祛风湿，强筋骨。适用于风湿痹痛，腰膝酸软，跌打损伤等病症。

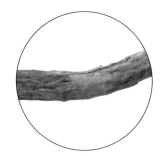

刮去栓皮显红棕色

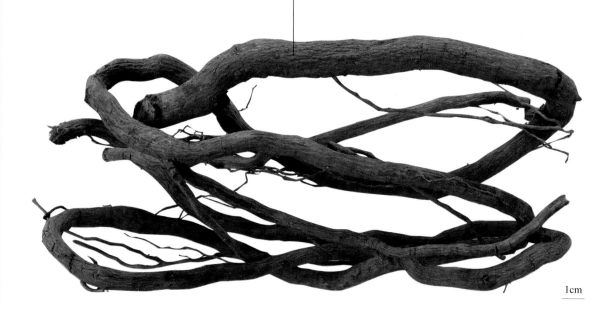

外表面栓皮灰棕色

1cm

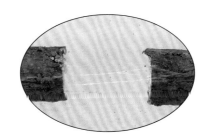

折断面有白色胶丝相连

● **附注**

同属植物红杜仲藤 *Parabarium chunnianum* Tsiang、毛杜仲藤 *Parabarium huaitingii* Chun et Tsiang 的茎及根亦同等入药。

# 苦 木 ●

● 别名

　苦皮树、苦胆树、苦树皮。

● 来源

　苦木科植物苦木 *Picrasma quassioides* (D. Don) Benn. 的木材。

● 溯源

　本品始载于《中国药用植物志》。

● 产地

　主产于我国华东、中南、西南地区。

● 采收加工

　全年均可采伐，除去茎皮，切片，晒干。

● 药材性状

　茎类圆形，粗达 30cm，或切片厚 1cm。表面灰绿色或淡棕色，散布不规则灰白色斑纹。树心处的块片呈深黄色。横切片年轮明显，射线放射状排列。质坚硬，折断面纤维状。气微，味极苦。

● 性味功用

　苦，寒；小毒。清热解毒，燥湿杀虫。适用于上呼吸道感染，肺炎，急性胃肠炎，痢疾，胆道感染，疮疖，疥癣，湿疹，水火烫伤，毒蛇咬伤等病症。

年轮明显，射线放射状

表面灰绿色或淡棕色

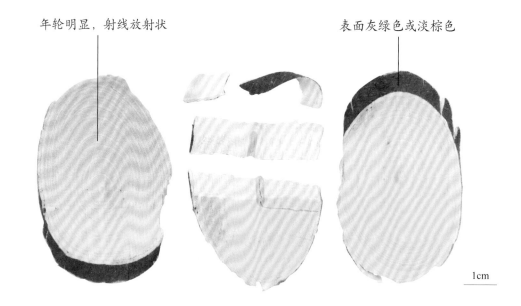

1cm

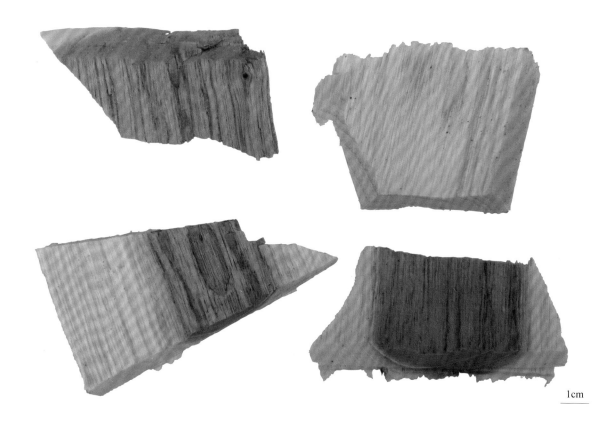

1cm

● **附注** —————

　　该植物的茎皮亦可入药，详见"苦树皮"条。

● **别名**

油松节、松郎头。

● **来源**

松科植物油松 *Pinus tabulieformis* Carr. 或马
尾松 *Pinus massoniana* Lamb. 等枝干的结节。

● **溯源**

本品始载于《名医别录》，曰："松节，
温。主百节久风，风虚，脚痹疼痛。"《本
草经集注》载："比来苦脚弱人，酿松节
酒亦皆愈。"

● **产地**

我国大部分地区均产。

● **采收加工**

锯取茎干的结节，或趁鲜切片，晒干或阴干。

● **药材性状**

本品呈扁圆节段状或呈不规则的片状或块
状，长短粗细不一。表面黄棕色、灰棕色
或红棕色，稍粗糙，有时带有棕色至黑棕
色油脂斑，或有残存的栓皮。质坚硬而重。
横断面木部淡棕色，心材色稍深，可见有
同心环纹，有时可见散在棕色小孔状树脂
道，显油性；髓部小，淡黄棕色，纵断面
纹理直或斜。有松节油香气，味微苦、辛。
以体大、色红棕、油性足者为佳。

● **性味功用**

苦，温。祛风燥湿，舒筋通络，活血止痛。
适用于风寒湿痹，历节风痛，脚痹痿软，
跌打伤痛等病症。

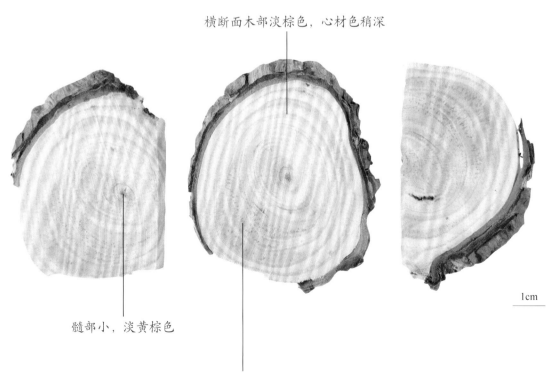

横断面木部淡棕色，心材色稍深

1cm

髓部小，淡黄棕色

有同心环纹，有时可见散在棕色小孔状树脂道

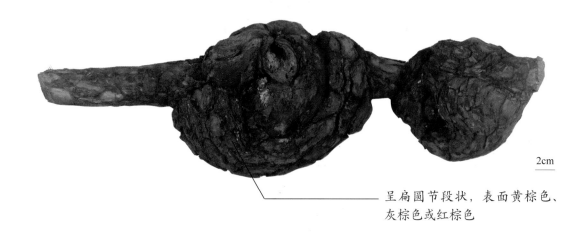

呈扁圆节段状，表面黄棕色、
灰棕色或红棕色

2cm

# 昆明鸡血藤

- **别名**
山鸡血藤、大血藤、香花崖豆藤。

- **来源**
豆科植物香花崖豆藤 *Millettia dielsiana* Harms 的藤茎。

- **溯源**
本品始载于《植物名实图考》，名"昆明鸡血藤"，曰："大致即朱藤，而花如刀豆花，娇紫密簇，艳于朱藤，即紫藤耶？褐蔓瘦劲，与顺宁鸡血藤异，浸酒亦主和血络。"结合其附图，所言即为本品。

- **产地**
主产于浙江、江西、福建、广东、广西、湖南、湖北、四川、贵州、云南等地。

- **采收加工**
夏、秋二季砍取藤茎，或切片，晒干。

- **药材性状**
茎呈圆柱形，直径1.5~2.0cm。表面灰褐色，粗糙，栓皮鳞片状，皮孔椭圆形，横向开裂。商品呈长椭圆形斜切片，皮部约占横切面半径1/4~1/3，外侧淡黄色，内侧分泌物呈黑褐色；木部淡黄色，导管孔洞状，放射状排列呈轮状；髓小，居中。气微，味微涩。

- **性味功用**
苦、微甘，温。补血止血，活血通经络。适用于血虚体弱，劳伤筋骨，月经不调，闭经，产后腹痛，恶露不尽，各种出血，风湿痹痛，跌打损伤等病症。

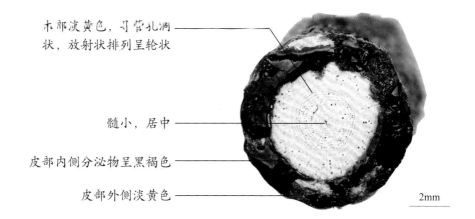

木部淡黄色，导管孔洞状，放射状排列呈轮状

髓小，居中

皮部内侧分泌物呈黑褐色

皮部外侧淡黄色

2mm

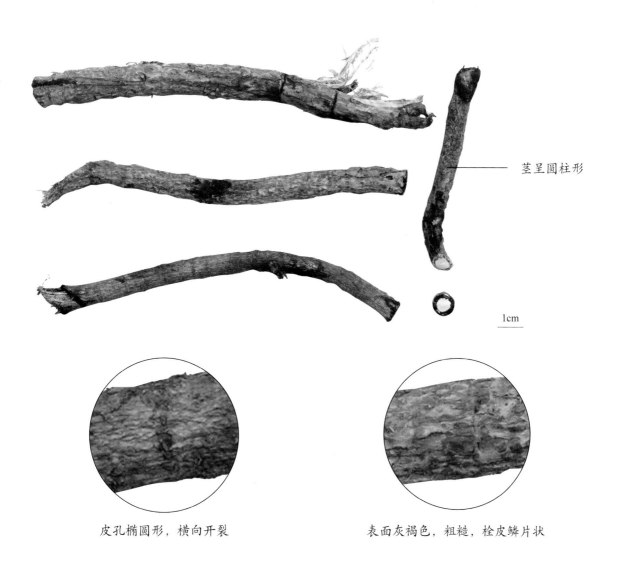

茎呈圆柱形

1cm

皮孔椭圆形，横向开裂

表面灰褐色，粗糙，栓皮鳞片状

# 虎皮楠

- **别名**

  四川虎皮楠、南宁虎皮楠。

- **来源**

  虎皮楠科植物虎皮楠 *Daphniphyllum oldhami* (Hemsl.) Rosenth. 的茎、叶。

- **溯源**

  本品始载于《台湾药用植物志》，曰："治创伤。"

- **产地**

  主产于浙江、湖北、湖南、广东等地。

- **采收加工**

  夏、秋二季砍取茎枝，将茎枝切片，并采收叶片，晒干。

- **药材性状**

  叶片长椭圆形或长倒卵形，长约8cm，先端急尖，基部狭楔形，全缘或在先端有粗大锯齿，上面平滑有光泽，下面苍白色，具疣状突起。叶柄长约2cm。茎多切成薄片状，断面可见同心环纹，中央具髓。气微香，味微苦涩。

- **性味功用**

  苦，凉。清热解毒，活血散瘀。适用于感冒发热，咽喉肿痛，脾脏肿大，毒蛇咬伤，骨折创伤等病症。

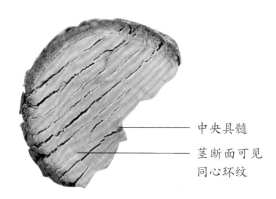

中央具髓

茎断面可见同心环纹

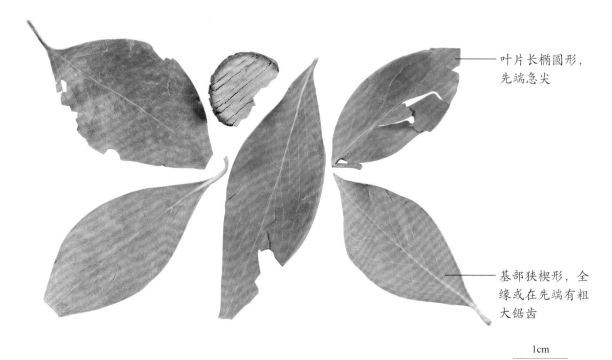

叶片长椭圆形，先端急尖

基部狭楔形，全缘或在先端有粗大锯齿

1cm

下面苍白色，具疣状突起 ——————

—————— 上面平滑有光泽

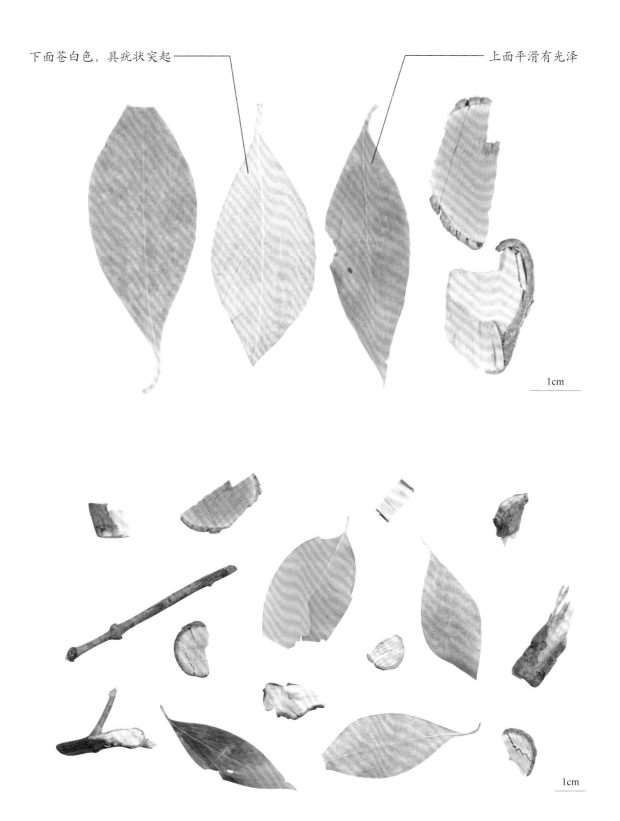

1cm

1cm

● **附注** ——————————————————————————

同属植物海南虎皮楠 *Daphniphyllum paxianum* Rosenth. 在部分地区亦同等入药。

# 南瓜藤

- **别名**

  南瓜秧。

- **来源**

  葫芦科植物南瓜 *Cucurbita moschata* (Duch. ex Lam.) Duch. ex Poir. 的藤茎。

- **溯源**

  本品始载于《本草再新》，云："南瓜藤，味甘苦，性微寒，无毒。入肝、脾二经。平肝和胃，通经络，利血脉，滋肾水，治肝风，和血养血，调经理气，兼去诸风。"《上海市中药材标准》1994年版收载本品。

- **产地**

  全国各地均有栽培。

- **采收加工**

  夏、秋二季割取藤茎，晒干。

- **药材性状**

  藤茎长 2~5m，表面密被白色刚毛；呈棱柱形，具纵棱，直径 3~6mm；表面灰绿色或黄绿色，节略膨大，切面中空。卷须稍粗壮，被毛，3~5 歧。体轻。气微，味微甜。

- **性味功用**

  甘、苦，凉。清肺，平肝，和胃，通络。适用于肺痨低热，肝胃气痛，月经不调，火眼赤痛，水火烫伤等病症。

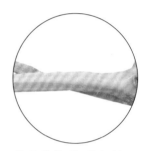

茎呈棱柱形，具纵棱，表面密被白色刚毛

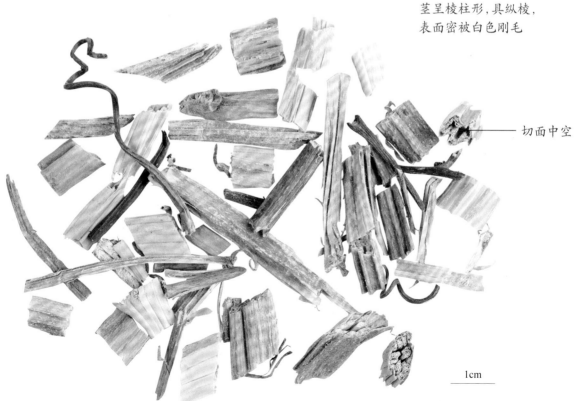

切面中空

1cm

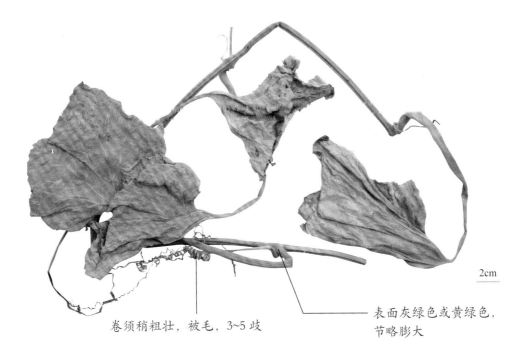

卷须稍粗壮，被毛，3~5歧

表面灰绿色或黄绿色，
节略膨大

2cm

● **附注**

该植物的种子、瓜蒂、根等均可入药，分别称为南瓜子、南瓜蒂、南瓜根。

# 破骨风 ●

● 别名

破藤风、碎骨风、散骨藤。

● 来源

木犀科植物清香藤 *Jasminum lanceolarium* Roxb. 的茎及叶。

● 溯源

本品始载于《中国药用植物志》，云："破骨风，治跌打损伤，有钻筋透骨之效。主治腰痛，腿痛，亦有去骨中风寒之效能。"

● 产地

主产于四川、广西、贵州、湖南、江西等地。

● 采收加工

夏、秋二季割取地上部分，切段，晒干。

● 药材性状

茎圆柱形，长短不一，直径 0.5~1cm。表面黄褐色，有细纵纹和横向皮孔，有对生小枝或叶痕。质坚硬，断面浅黄色，髓部黄棕色，约占茎的 1/2~2/3。气微，味淡。三出复叶对生或近对生；叶柄长 1~4.5cm；小叶片椭圆形、卵形或披针形，长 3.5~16cm，宽 1~9cm，先端锐尖或渐尖，基部圆形或楔形，小叶柄 0.5~4.5cm。

● 性味功用

苦、辛，平。祛风除湿，凉血解毒。适用于风湿痹痛，跌打损伤，头痛，外伤出血，无名毒疮，蛇伤等病症。

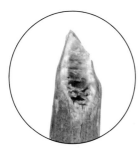

断面浅黄色，髓部黄棕色，占茎的 1/2~2/3

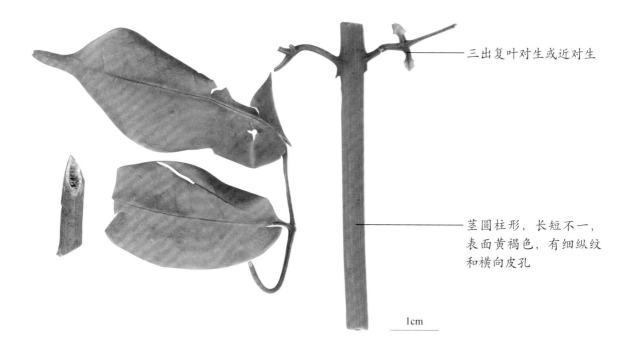

三出复叶对生或近对生

茎圆柱形，长短不一，表面黄褐色，有细纵纹和横向皮孔

1cm

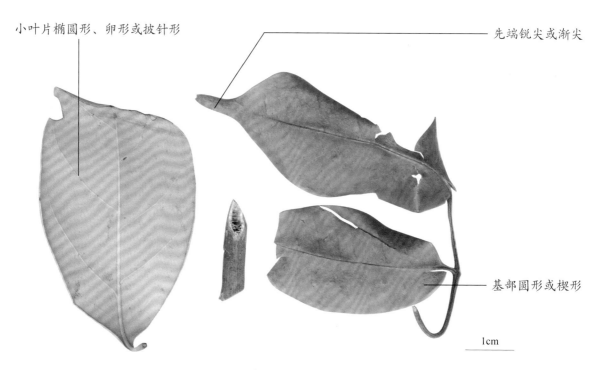

小叶片椭圆形、卵形或披针形

先端锐尖或渐尖

基部圆形或楔形

1cm

-  **别名**

  断肠草、胡蔓草、烂肠草、大茶药。

- **来源**

  马钱科植物胡蔓藤 *Gelsemium elegans* (Gardn. et Champ.) Benth. 的全株。

- **溯源**

  本品始载于《神农本草经》。《新修本草》载："野葛生桂州以南，村墟间巷间皆有。彼人通名钩吻，根名野葛。蔓生……其叶如柿……其野葛以时新采者，皮白骨黄，宿根似地骨，嫩根如汉防己，皮节断者良。"《本草纲目》曰："此草虽名野葛，非葛根之野者也，或作治葛……广人谓之胡蔓草……时珍又访之南人云，钩吻即胡蔓草，今人谓之断肠草是也。蔓生，叶圆而光……五六月开花，似榉柳花，数十朵作穗。生岭南者花黄，生滇南者花红。"所言即为本品。

- **产地**

  主产于广东、广西、福建、浙江、云南、贵州等地。

- **采收加工**

  全年均可采，切段，晒干。

- **药材性状**

  茎呈圆柱形，直径 0.5~5cm，外皮灰黄色至黄褐色，具深纵沟及横裂隙；幼茎较光滑，黄绿色或黄棕色，具细纵纹及纵向椭圆形突起的点状皮孔。节稍膨大，可见叶柄痕。质坚，不易折断，断面不整齐，皮部黄棕色，木部淡黄色，具放射状纹理，密布细孔，髓部褐色或中空。气微，味微苦；有毒。

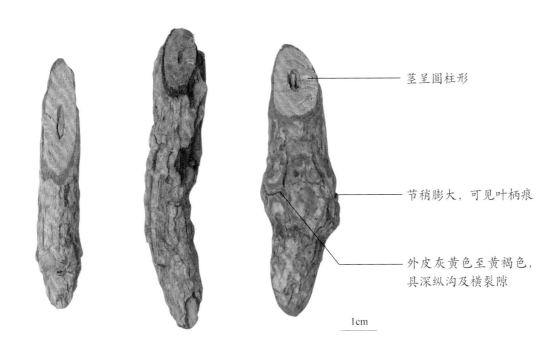

茎呈圆柱形

节稍膨大，可见叶柄痕

外皮灰黄色至黄褐色，具深纵沟及横裂隙

1cm

- **性味功用**
  辛、苦，温；大毒。祛风攻毒，散结消肿，止痛。适用于疥癣，湿疹，瘰疬，痈肿，疔疮，跌打损伤，风湿痹痛，神经痛等病症。

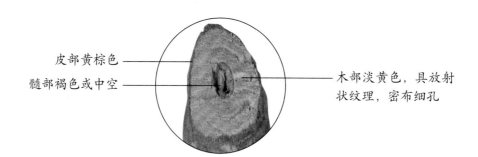

皮部黄棕色 —— 
髓部褐色或中空 —— 
—— 木部淡黄色，具放射状纹理，密布细孔

# 扁担藤

- **别名**
  腰带藤、铁带藤、大芦藤、扁骨风。

- **来源**
  葡萄科植物扁担藤 *Tetrastigma planicaule* (Hook. f.) Gagnep. 的藤茎。

- **溯源**
  本品始载于广州部队《常用中草药手册》，曰："扁藤，辛微涩，温。祛风燥湿。治风湿性腰腿痛，中风偏瘫，跌打损伤。"

- **产地**
  主产于广西、云南、广东等地。

- **采收加工**
  夏、秋二季砍取藤茎，切片，晒干。

- **药材性状**
  藤茎扁平，呈扁担状，宽5~11cm，厚1~3cm；外皮深褐色，具纵向沟槽，表皮易脱落，脱落处可见棕红色的皮部，节处肿大。质坚硬，不易折断。断面经间苯三酚浓盐酸试剂染色后可见红棕色与黄色交替排列（纤维、导管与射线相间排列），有明显的放射状纹理，中心点（髓部）偏向茎一侧。气微香，味微涩。

- **性味功用**
  辛、酸，平。祛风化湿，舒筋活络。适用于风湿痹痛，腰肌劳损，中风偏瘫，跌打损伤等病症。

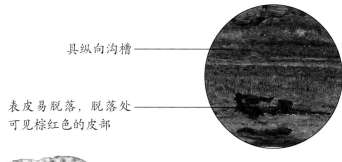

具纵向沟槽

表皮易脱落，脱落处
可见棕红色的皮部

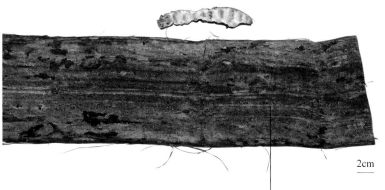

2cm

藤茎扁平，呈扁担状，外皮深褐色

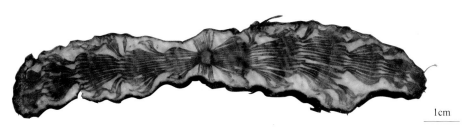

1cm

断面经间苯三酚浓盐酸试剂染色后可见红棕色与黄色交替排列（纤维、导管与射线相间排列）

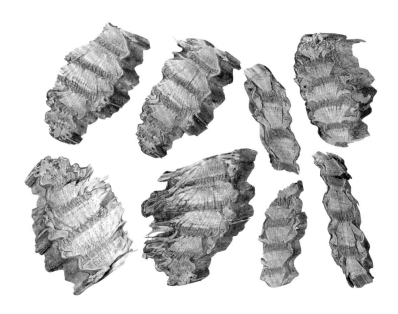

1cm

● 附注

部分地区亦有全株入药者，注意鉴别。

# 铁包金

- **别名**

勾儿茶、老鼠耳、乌金藤、乌龙根。

- **来源**

鼠李科植物铁包金 *Berchemia lineata* (L.) DC. 的藤茎。

- **溯源**

本品始载于《岭南采药录》，曰："铁包金，别名：狗脚刺、提云草、小桃花。灌木类。其根皮黑色，中心黄色。微苦，性温。解蛇毒，理恶疮，捣服之。理跌打伤，能驳骨止痛，治小肠气痛，水煎服。"关培生先生考证即为本品。本品在市场上较为复杂，勾儿茶属植物多有混充。铁包金之名是形容药材外皮黑色、中心木部黄色这一特征，一般以具此特征者为正品。铁包金是我国南方习用的药材，也常用于复方治疗肿瘤和多种炎症性疾病。但"铁包金"药材基原比较复杂。《中药大辞典》认为源于细叶勾儿茶 *Berchemia lineata* 和光枝勾儿茶 *Berchemia polyphylla* 的藤茎或根；《广西中药材标准》1990 年版则只收录老鼠耳（细叶勾儿茶）的根。目前市场上，除细叶勾儿茶和光枝勾儿茶外，还有多叶勾儿茶 *Berchemia polyphylla* 和多花勾儿茶 *Berchemia foloribunda* 的根和藤茎，其中以光枝勾儿茶居多。

- **产地**

主产于我国华南地区。

- **采收加工**

夏、秋二季砍取藤茎，趁鲜切片，晒干。

- **药材性状**

本品呈圆柱形的短段或片块，大小长短不一。皮部较厚、坚实，表面棕褐色或黑褐色，有明显的网状裂隙及纵皱纹；木质部宽，橙黄色或暗黄棕色，质坚，纹理致密；髓部褐色。气无，味淡。

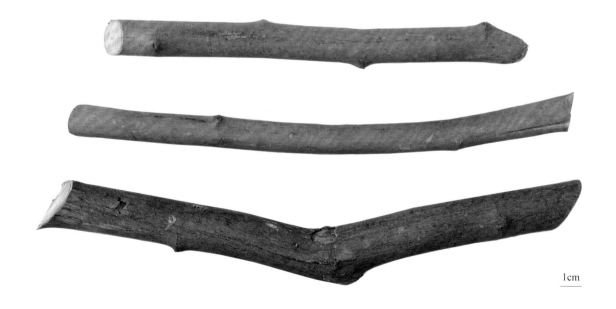

1cm

● **性味功用**

苦，平。消肿解毒，止血镇痛，祛风除湿。

适用于痈疽疔毒，咳嗽咯血，消化道出血，跌打损伤，烫伤，风湿骨痛，风火牙痛等病症。

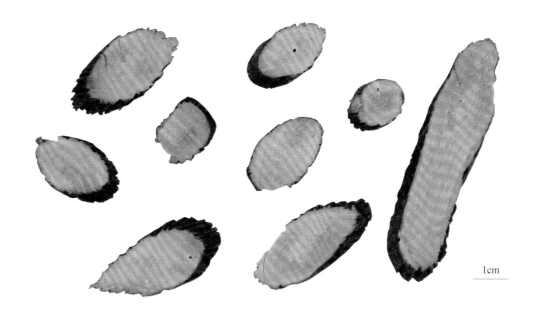

1cm

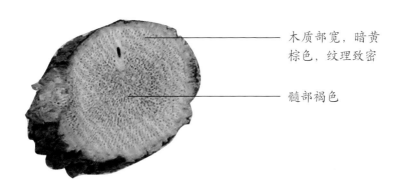

木质部宽，暗黄棕色，纹理致密

髓部褐色

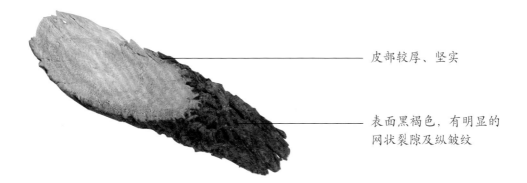

皮部较厚、坚实

表面黑褐色，有明显的网状裂隙及纵皱纹

# 透骨香

- **别名**

满山香、小透骨草、万里香、透骨消、鸡骨香。

- **来源**

杜鹃花科植物滇白珠 *Gaultheria yunnanensis* (Franch.) Rehd. 的茎及叶。

- **溯源**

本品以"透骨草"之名始载于《滇南本草》，曰："透骨草，味辛香辣，性温；有小毒。子：治痰火筋骨疼痛，泡酒用之良。其根、梗，洗风寒湿痹、筋骨疼痛，暖筋透骨，热水洗之。"《中国民族药志》《中药大辞典》《贵州中药材质量标准》1988年版均有收录。云南、广西和贵州是我国使用滇白珠最多的省份，部分药市、药房及中医院均可供应。云南中部地区端午节将其与菖蒲、艾同挂在门窗上辟邪。

- **产地**

主产于四川、云南、贵州、湖南等地。

- **采收加工**

全年均可采，根切片，全株切碎，晒干。

- **药材性状**

茎圆柱形，多分枝，长约35cm，直径3~5mm，表面淡红棕色至棕红色，有明显的纵纹，栓皮易脱落，皮孔横生，突起。叶痕类圆形或类三角形，质硬脆，易折断，断面不整齐，木质部淡棕色至类白色，髓淡黄棕色。叶革质，多脱落，完整者椭圆形或狭卵形，长1.5~9cm，宽1.3~4.5cm，表面淡绿色至棕红色，先端尖尾状，基部心形，叶缘有细锯齿。气香，味甘、辛。

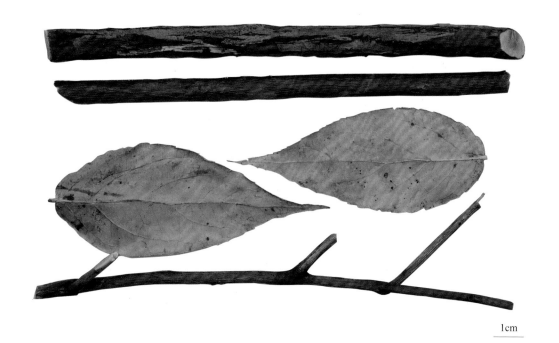

1cm

● **性味功用**

辛，温。祛风除湿，散寒止痛，活血通络，化痰止咳。适用于风湿痹痛，胃寒疼痛，跌打损伤，咳嗽多痰等病症。

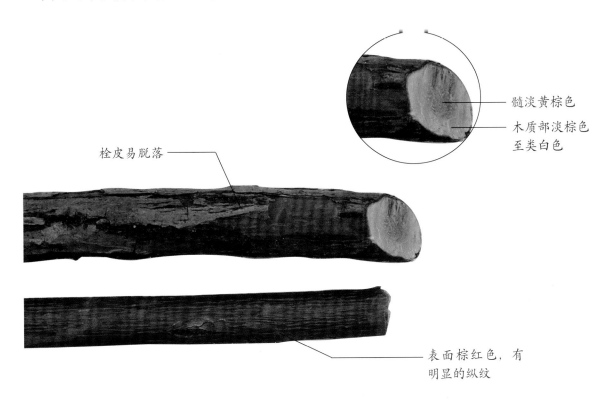

髓淡黄棕色

木质部淡棕色至类白色

栓皮易脱落

表面棕红色，有明显的纵纹

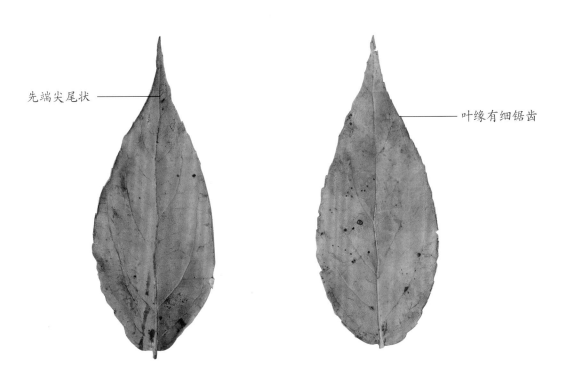

先端尖尾状

叶缘有细锯齿

● **附注**

该植物的根亦可入药，称为透骨香根。

# 宽筋藤

- **别名**

  伸筋藤、青筋藤、软筋藤、松筋藤、大接筋藤。

- **来源**

  防己科植物中华青牛胆 *Tinospora sinensis* (Lour.) Merr. 的藤茎。

- **溯源**

  "宽筋藤"始载于《生草药性备要》，曰："宽筋藤，味甘，性和，消肿，除风湿。浸酒饮，舒筋活络。其根治气结疼痛、损伤、金疮，治内伤，去痰止咳，治痈疽，挛手足，用热饭同敷甚效。一名火炭葛。"此后，多部岭南本草有记载。如《本草求原》载："宽筋藤即火炭葛。除风湿，舒筋活络，消肿，敷疮，散热。藤、蕴并用，浸酒良。根，治气结疼痛，止咳。"《岭南采药录》1932 年版载宽筋藤，云："味

  甘，性和，消肿，除风湿。敷疮散热，浸酒，舒筋络。其根，治气结疼痛，损伤金疮，治内伤，去痰止咳，治痈疽，手足拘挛，和热饭同捣敷甚效"。目前。岭南地区作宽筋藤使用的主要是防己科植物中华青牛胆的藤茎。香港草药学家庄兆祥考订《岭南采药录》中宽筋藤亦为本品。《广西中兽医药用植物》收载宽筋藤为防己科植物中华青牛胆。《广东省中药材标准》《广西中药材标准》《湖南省中药材标准》《广东中药志》《中华本草》均以防己科植物中华青牛胆的藤茎作宽筋藤。

- **产地**

  主产于广东、海南、广西、云南等地。

- **采收加工**

  全年均可采，趁鲜切片，晒干。

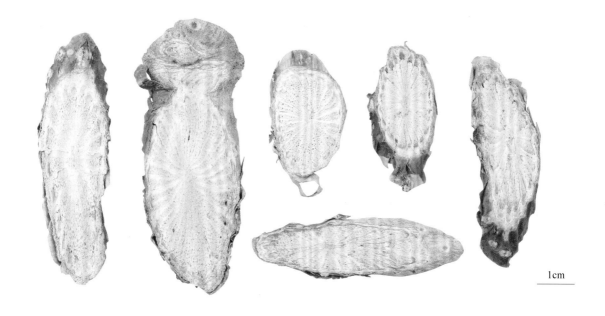

1cm

● **药材性状**

茎类圆柱形，直或稍弯曲，直径 0.5~2cm。表面黄棕色或淡棕色，光滑，具纵沟纹和横裂纹，皮孔呈疣状突起，节部膨大，有圆形凹陷的枝痕，栓皮易成片脱落。质硬，断面有淡黄色、白色相间的放射状纹理，并有众多小孔，中心有髓。气微，味苦。以条均匀、外皮完整者为佳。

● **性味功用**

微苦，凉。祛风止痛，舒筋活络。适用于风湿痹痛，腰肌劳损，跌打损伤等病症。

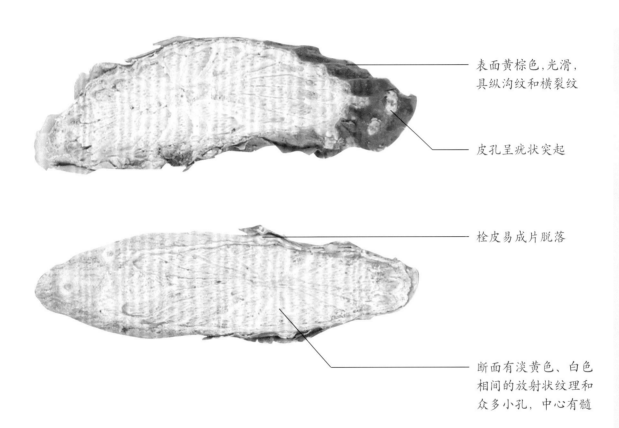

表面黄棕色,光滑,具纵沟纹和横裂纹

皮孔呈疣状突起

栓皮易成片脱落

断面有淡黄色、白色相间的放射状纹理和众多小孔,中心有髓

● **附注** ————————————

1. 石松科植物石松 *Lycopodium japonicum* Thunb. ex Murray 和铺地蜈蚣 *Lycopodium cerunum* L. 的带根全草也有别名称为宽筋藤，《中药大辞典》记载四方藤（葡萄科植物四方藤 *Cissus pteroclada* Hayata.）有别名为宽筋藤，《广东中草药》记载四方藤（葡萄科植物方筋宽筋藤 *Cissus hexangularis* Therel. ex Planch.），别名为方茎宽筋藤，应注意鉴别。

2.《岭南采药录》再版时增加了宽筋藤的生长环境、形态特征，曰："生于山野，茎细长如蔓，匍匐地上，处处生根，长至数尺，有许多枝，分歧为数条。叶小，细长而尖，如鳞片状，密生于茎上。入药茎叶并用。又治酒风脚肿。"香港草药学家关培生教授依据再版原文"叶小，细长而尖，如鳞片状"的描述，将其订正为石松科植物铺地蜈蚣的带根全草，并指出同属植物石松在北方地区亦作宽筋藤使用。铺地蜈蚣在岭南少数地区也作宽筋藤。

# 梗通草

● 别名

白梗通、野通草、气通草、水通草。

● 来源

豆科植物田皂角 *Aeschynomene indica* Linn.茎中的木质部。

● 溯源

本品以"合明草"之名载于《本草拾遗》，曰："生下湿地，叶如四出花，向夜即叶合。"《植物名实图考》名"田皂角"，曰："江西、湖南坡阜多有之。丛生绿茎，叶如夜合树叶，极小而密，亦能开合。夏开黄花如豆花；秋结角如绿豆，圆满下垂。土人以其形如皂角树，故名。"《岭南采药录》收载皂角草，云："味甘，性平。治鹅喉，及恶毒大疮。"上述特征及附图形态均与豆科植物田皂角相符。

● 产地

主产于江苏、广西、福建、浙江、湖南、四川等地。

● 采收加工

9~10月拔起全株，除去根、枝叶及茎顶端部分，剥去茎皮，取木质部，晒干。

● 药材性状

本品呈圆柱状，上端较细，长达40cm，直径0.7~1.5cm。表面乳白色，平滑，具细密的纵纹，并有皮孔样凹点及枝痕，质轻脆，易折断，断面类白色，不平坦，木质部占大部分，中央为白色的髓部，对光有银白色闪光。气微，味淡。

● 性味功用

淡、微苦，凉。清热，利尿，通乳，明目。适用于热淋，小便不利，水肿，乳汁不通，夜盲等病症。

断面木质部占大部分 ————

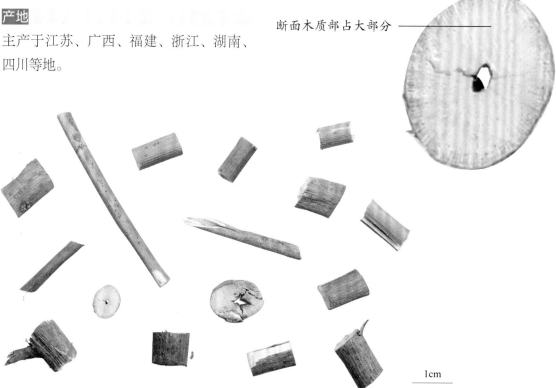

1cm

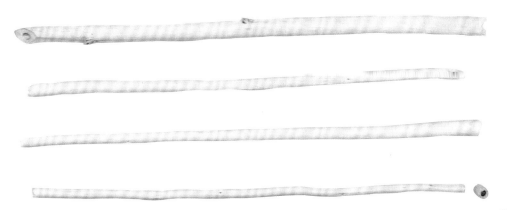

2cm

表面乳白色，平滑，具细密的纵纹

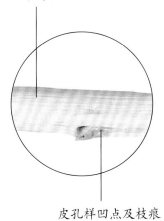

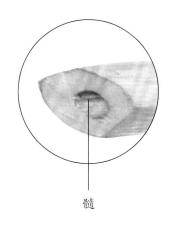

皮孔样凹点及枝痕

髓

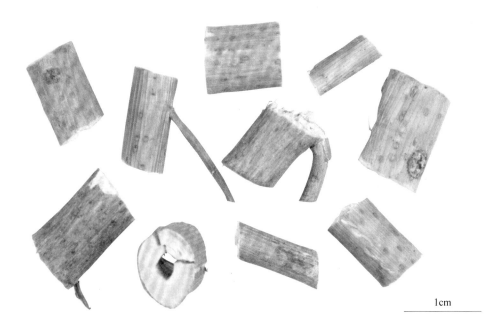

1cm

# 常春藤

- **别名**
  三角枫、钻天风、追风藤、钻矢枫、风藤草、上树蜈蚣。

- **来源**
  五加科植物中华常春藤 *Hedera nepalensis* K. Koch var. *sinensis* (Tobl.) Rehd. 的茎叶。

- **溯源**
  常春藤始载于《本草拾遗》，曰："生林薄间，作蔓绕草木，叶头尖。子熟如珠，碧色正圆。小儿取藤于地，打作鼓声。季邕名为常春藤。"所述特征与今之中华常春藤相符合。又《履巉岩本草》载有三角藤，据考证，应为本品。

- **产地**
  主产于江西、浙江、四川、贵州、西藏等地。

- **采收加工**
  在茎叶生长茂盛季节采收，切段晒干。

- **药材性状**
  茎呈圆柱形，长短不一，直径 1~1.5cm，表面灰绿色或灰棕色，有横长皮孔，嫩枝有鳞片状柔毛；质坚硬，不易折断，断面裂片状，黄白色。叶互生，革质，灰绿色，营养枝的叶三角状卵形，花枝和果枝的叶椭圆状卵形、椭圆状披针形。花黄绿色。果实圆球形，黄色或红色。气微，味涩。

- **性味功用**
  辛、苦，平。祛风，利湿，和血，解毒。适用于风湿痹痛，瘫痪，口眼㖞斜，衄血，月经不调，跌打损伤，咽喉肿痛，疔疮痈肿，肝炎，蛇虫咬伤等病症。

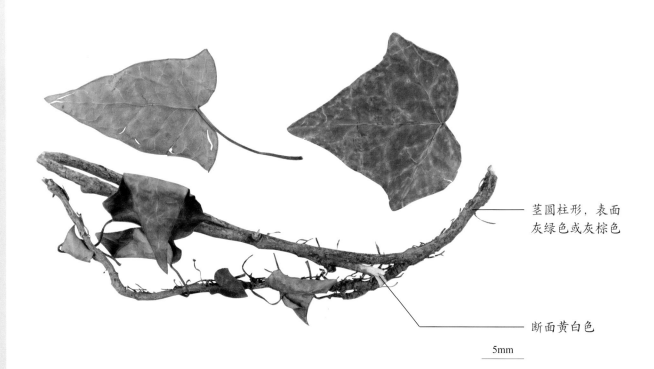

茎圆柱形，表面灰绿色或灰棕色

断面黄白色

5mm

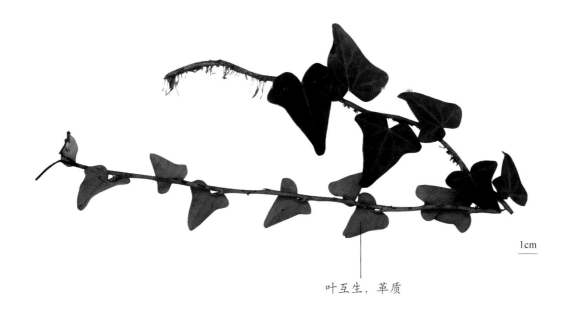

1cm

叶互生，革质

营养枝的叶三角状卵形

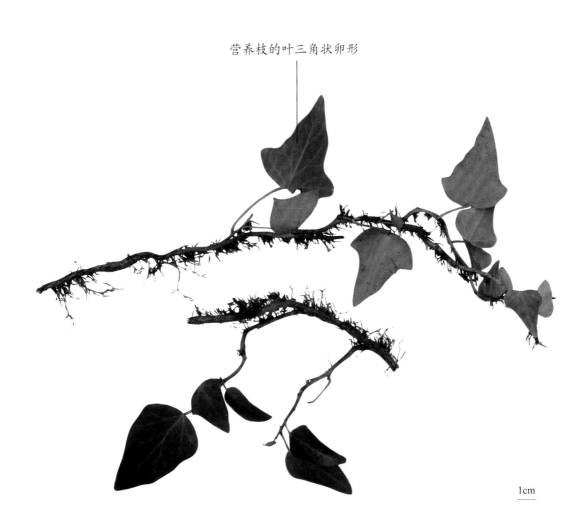

1cm

# 野葡萄藤

- **别名**
  山葡萄藤、接骨藤、甘古藤、猫耳藤、蘡薁。

- **来源**
  葡萄科植物蘡薁 *Vitis bryoniifolia* Bunge 的地上部分。

- **溯源**
  蘡薁之名始见于《本草经集注》。《新修本草》载："蘡薁，山葡萄，并堪为酒。"《本草纲目》谓："蘡薁，野生林墅间，亦可插植。蔓、叶、花、实与葡萄无异。其实小而圆，色不甚紫也。诗云：六月食薁即此。"

- **产地**
  主产于我国长江以南各地。

- **采收加工**
  夏、秋二季割取地上部分，切段，晒干。

- **药材性状**
  幼枝有锈色或灰色绒毛；卷须有 1 个分枝或不分枝。单叶互生；叶柄长 1~3cm；叶片宽卵形，长 2~8cm，宽 2~5cm，3 深裂，中央裂片菱形，再 3 裂或不裂，有少数粗牙齿，侧生裂片不等 2 裂或不裂，上面疏生短毛，下面被锈色或灰色绒毛。

- **性味功用**
  甘、淡，凉。清热，利湿，止血，解毒消肿。适用于淋病，痢疾，崩漏，哕逆，风湿痹痛，跌打损伤，瘰疬，湿疹，痈疮肿毒等病症。

卷须

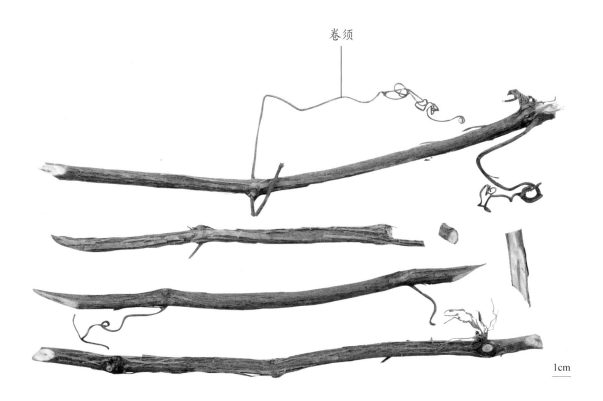

1cm

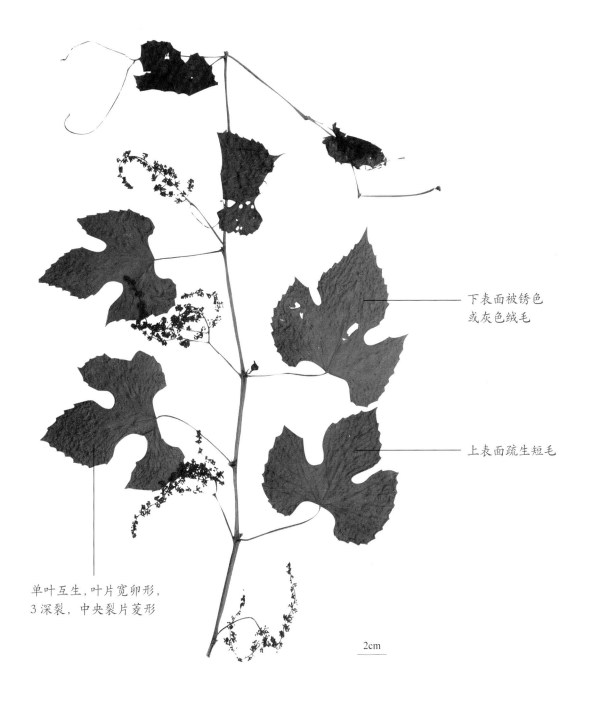

下表面被锈色
或灰色绒毛

上表面疏生短毛

单叶互生，叶片宽卵形，
3深裂，中央裂片菱形

2cm

● **附注**

该植物的根亦可入药，名为野葡萄根。

# 猪腰豆藤

● 别名
大荚藤。

● 来源
豆科植物猪腰豆 *Afgekia filipes* (Dunn) R. Geesink 的藤茎。

● 溯源
本品始载于《中国中药资源志要》。《本草纲目》收录"猪腰子",曰:"猪腰子生柳州。蔓生结荚,内子大若猪之内肾,状酷似之,长三四寸,色紫而肉坚。彼人以充土宜。馈送中土。"

● 产地
主产于广西、云南等地。

● 采收加工
全年可采,砍取藤茎,趁鲜切片,晒干。

● 药材性状
嫩茎圆柱形,密被银灰色平伏绢毛或红色直立髯毛,皮赭黄色,光滑无毛,折断时有红色液汁,老茎树皮条裂,灰褐色。

● 性味功用
辛,寒。祛风补血。适用于风湿骨痛,跌打损伤,贫血,月经不调等病症。

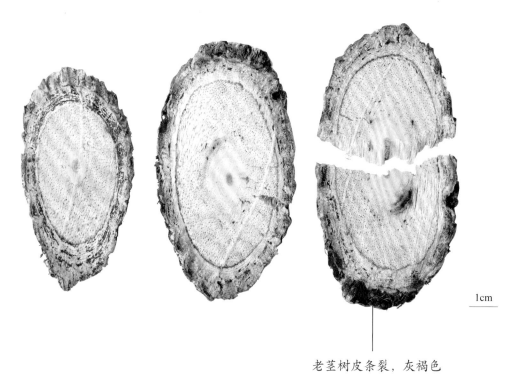

1cm

老茎树皮条裂,灰褐色

● 附注
该植物的种子亦可入药,称为猪腰子。

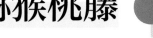

● 别名

阳桃藤。

● 来源

猕猴桃科植物猕猴桃 *Actinidia chinensis* Planch. 的藤茎。

● 溯源

猕猴桃，始载于《开宝本草》，曰："一名藤梨，一名木子，一名猕猴梨。生山谷。藤生著树，叶圆有毛。其形似鸡卵大，其皮褐色。经霜始甘美可食。枝、叶杀虫，煮汁饲狗，疗病也。"据此，其枝可入药。《本草拾遗》载："（猕猴桃）藤中汁至滑，下石淋，主胃闭，取汁和生姜汁，服之立差。"

● 产地

主产于我国秦岭－淮河以南各地。

● 采收加工

全年均可采，趁鲜切片，或切段，晒干。

● 药材性状

商品已切成段，长 1~3cm，直径 3~5cm。外皮厚 2~5mm，棕褐色或灰棕色，粗糙，具不规则纵沟纹。切面皮部暗红色，略呈颗粒性，易折碎成小块状，布有白色胶丝样物（黏液质），尤以皮部内侧为甚；木部淡棕色，质坚硬，强木化，密布小孔（导管）；髓较大，直径约 4mm，髓心呈膜质片层状，淡棕白色。气微，味淡、微涩。

● 性味功用

甘，寒。和中开胃，清热利湿。适用于消化不良，反胃呕吐，黄疸，石淋等病症。

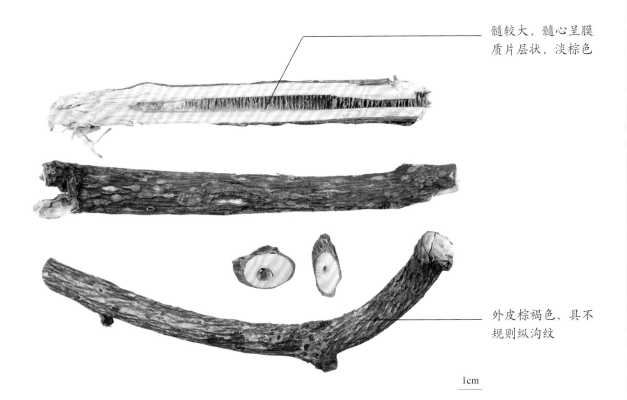

髓较大，髓心呈膜质片层状，淡棕色

外皮棕褐色，具不规则纵沟纹

1cm

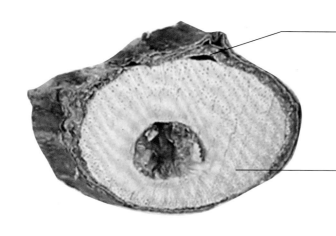

皮部暗红色，略呈颗粒性，内侧有白色胶丝样物（黏液质）

木部淡棕色，密布小孔（导管）

● **附注**

该植物的根亦可入药，名为藤梨根。

# 薜 荔

● 别名

凉粉藤、木莲藤、石莲、石龙藤。

● 来源

桑科植物薜荔 *Ficus pumila* Linn. 的茎及叶。

● 溯源

本品始载于《本草拾遗》，附于"络石"项下，曰："薜荔，夤缘树木，三五十年渐大，枝叶繁茂。叶圆，长二三寸，厚若石韦，生子似莲房，中有细子，二年一熟，子亦入用，房破血；一名木莲，打破有白汁，停久如漆，采取无时也。"《本草图经》载："薜荔、木莲、络石、石血皆其类也。薜荔与此极相似，但茎叶粗大如藤状。近人采用其叶治背痛，干末服之，下利即愈。"即言本品药用。

● 产地

全国大部分地区均产。

● 采收加工

全年均可采，割取地上茎枝，切段，晒干。

● 药材性状

茎圆柱形，节处具成簇状的攀援根及点状突起的根痕。叶互生，长 0.6~2.5cm，椭圆形，全缘，基部偏斜，上面光滑，深绿色，下面浅绿色，有显著突起的网状叶脉，形成许多小凹窝，被细毛。枝质脆或坚韧，断面可见髓部，呈圆点状，偏于一侧。气微，味淡。

● 性味功用

酸，凉。祛风除湿，活血通络，解毒消肿。适用于风湿痹痛，坐骨神经痛，泻痢，尿淋，水肿，疟疾，闭经，产后瘀血腹痛，咽喉肿痛，睾丸炎，漆疮，痈疮肿毒，跌打损伤等病症。

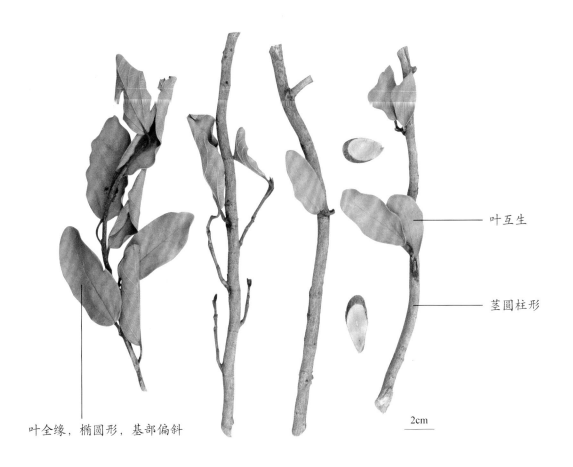

叶互生

茎圆柱形

叶全缘，椭圆形，基部偏斜

2cm

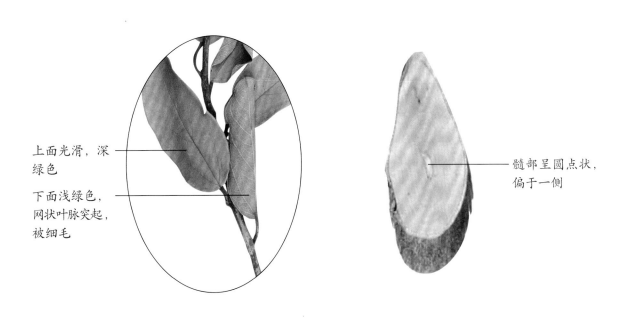

上面光滑，深绿色

下面浅绿色，网状叶脉突起，被细毛

髓部呈圆点状，偏于一侧

● **附注**

薜荔的果实亦可入药，详见"木馒头"条。

# 皮类

PI LEI

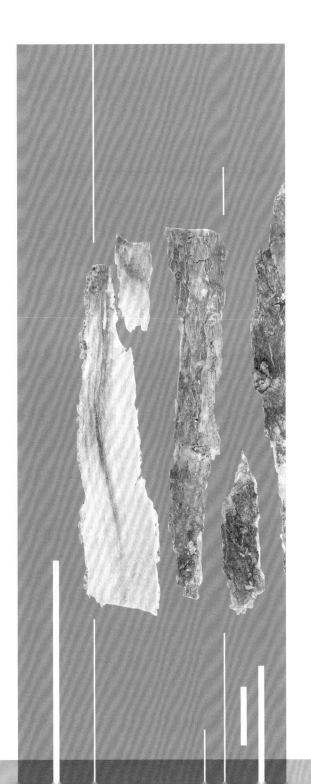

# 土荆皮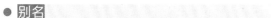

- **别名**
  罗汉松皮、土槿皮、荆树皮、金钱松皮。

- **来源**
  松科植物金钱松 *Pseudolarix amabilis* (Nelson) Rehd. 的根皮及近根树皮。

- **溯源**
  本品始载于汪连仕《采药书》，曰："罗汉松一名金钱松，又名径松。其皮治一切血，杀虫瘴癣，和芦荟、香油调搽。"《药材资料汇编》载："辛温有毒，外用治癣疗甚效。"本品为江淮地区民间习用的药材，用于治疗皮肤癣痒。《疡医大全》治疗各种癣疾的处方中，用土荆皮达九首。《中国药典》收录本品。也用于各种抗真菌的制剂中，如复方土荆皮酊、癣灵酊、止痒搽剂等。

- **产地**
  主产于我国华东地区，多栽培。

- **采收加工**
  春、秋二季采挖，剥取根皮，或除去外粗皮，洗净，晒干。

- **药材性状**
  根皮呈不规则的长条状或稍扭曲而卷成槽状，长短及宽度不一，厚 2~5mm，外表面粗糙，深灰棕色，具纵横皱纹，并有横向灰白色皮孔，栓皮较厚，常呈鳞片状剥落。内表面黄棕色至红棕色，平坦，有细致的纵向纹理。质坚韧，折断面裂片状。树皮呈板片状，栓皮较厚，外表面龟裂状，内表面较粗糙。气微，味苦、涩。以片大而整齐、红褐色者为佳。

- **性味功用**
  辛、苦，温；有毒。祛风除湿，杀虫止痒。适用于疥癣，湿疹，神经性皮炎等病症。

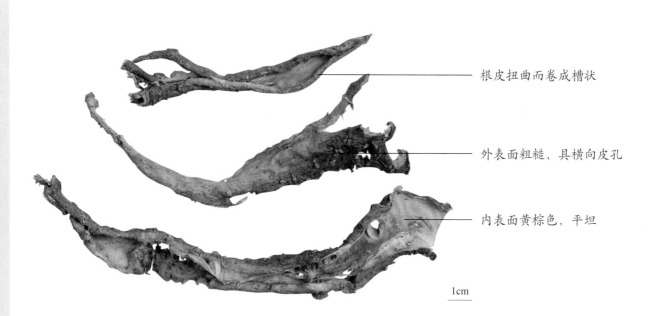

根皮扭曲而卷成槽状

外表面粗糙，具横向皮孔

内表面黄棕色，平坦

1cm

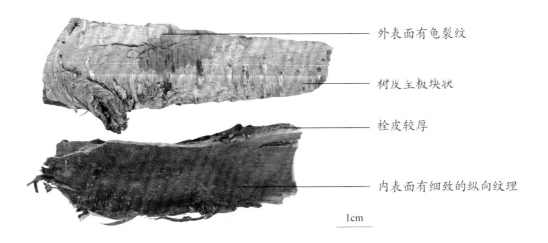

外表面有龟裂纹

树皮呈板块状

栓皮较厚

内表面有细致的纵向纹理

1cm

● **附注**

该植物的叶在部分地区亦可入药，名为金钱松叶。本品含有毒性成分土荆皮甲酸和土荆皮乙酸，对胃肠道有较强的刺激作用，故多不内服，一般仅作外用。广东地区常将桃金娘科植物水翁 *Cleistocalyx operculatus* (Roxb.) Merr. 的树皮（水翁皮）代替土荆皮用，又称为广东土槿皮。广州敬修堂药业生产的复方土槿皮酊以此为原料。

# 木槿皮 ●

● 别名

槿皮、川槿皮、白槿皮、槿树皮、芦树皮。

● 来源

锦葵科植物木槿 *Hibiscus syriacus* Linn. 的茎皮或根皮。

● 溯源

木槿之名始载于《本草拾遗》。《本草纲目》载："槿，小木也。可种可插，其木如李。其叶末尖而有丫齿，其花小而艳，或白或分红，有单叶、千叶者。五月始开，故《逸书·月令》：'仲夏之月木槿荣'是也。结实轻虚，大如指头，秋深自裂，其中子

如榆荚、泡桐、马兜铃之仁。种之易生。嫩叶可茹，作饮代茶。今疡医用皮治疮癣，多取川中来者，厚而色红。"所言即为本品。《江苏省中药材标准》1989 年版、《中华人民共和国卫生部药品标准·中药材》第一册 1992 年版收录本品。

● 产地

全国各地均产。

● 采收加工

茎皮于 4~5 月剥取，晒干；根皮于秋末采挖根部，剥取根皮，晒干。

● 药材性状

本品多内卷成长槽状或单筒状，大小不一，厚1~2mm。外表面青灰色或灰褐色，有细而略弯曲的纵皱纹，皮孔横向突起，并有芽与芽痕。内面平滑，淡黄绿色或白色。不易折断，质地坚韧。气微，味微苦而咸。

● 性味功用

甘、苦，微寒。清热利湿，杀虫止痒。适用于湿热泻痢，肠风泻血，脱肛，痔疮，赤白带下，阴道滴虫，皮肤疥癣，阴囊湿疹等病症。

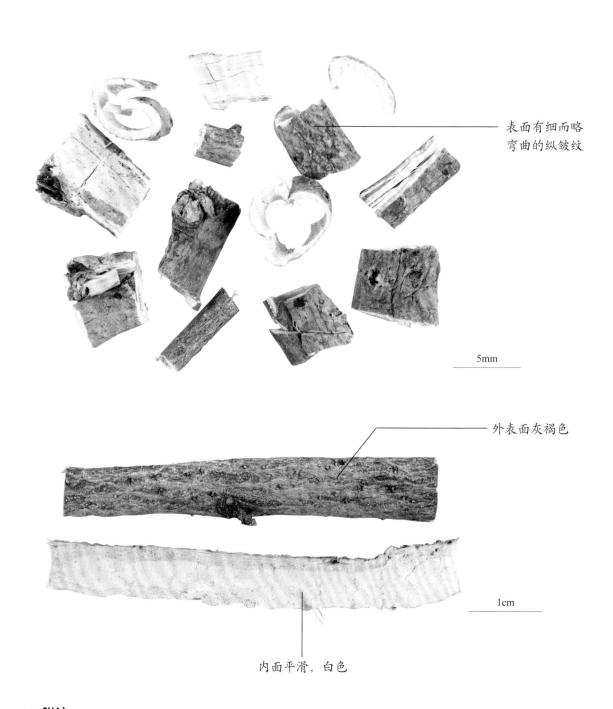

表面有细而略弯曲的纵皱纹

5mm

外表面灰褐色

1cm

内面平滑，白色

● 附注

该植物的花亦可入药，详见"木槿花"条。

- 别名

  钻地枫、追地枫、高山龙、高山香。

- 来源

  八角科植物地枫皮 *Illicium difengpi* B. N. Chang 的树皮。

- 溯源

  本品始载于《广西本草选编》，曰："地枫皮，主治风湿关节痛，腰肌劳损，用树皮2~3钱，水煎服，或浸酒服。蜈蚣咬伤，用树皮研粉调酒外涂。"

- 产地

  主产于广西。

- 采收加工

  春、秋二季采收，剥取树皮，阴干。

- 药材性状

  树皮呈筒状或半卷筒状，少数双卷筒状，长5~18cm，直径1~3.5cm，厚2~3mm。外表面灰棕色至深棕色，有不规则细纵皱纹，偶有灰白色地衣斑，皮孔不明显。栓皮易脱落露出红棕色皮部；内表面红棕色，有明显的细纵皱纹。质松脆，易折断，断面颗粒性。气香，味微涩。水浸泡后无黏液渗出。

- 性味功用

  辛，温；小毒。祛风除湿，行气止痛。适用于风湿关节痛，腰肌劳损，蜈蚣咬伤等病症。

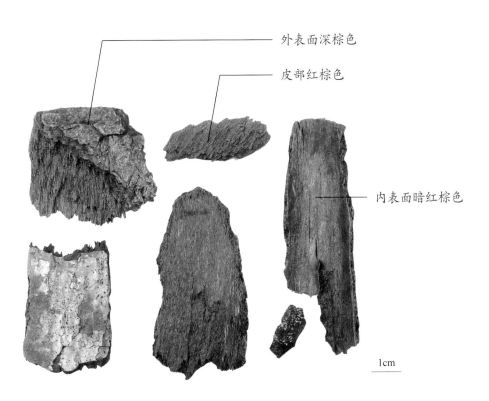

外表面深棕色

皮部红棕色

内表面暗红棕色

1cm

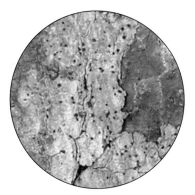

树皮表面偶有灰白色地衣斑

● **附注**

同属植物假地枫皮 *Illicium jiadifengpi* B. N. Chang、大花八角 *Illicium macranthum* A. C. Smith、八大角 *Illicium majus* Hook. f. et Thoms 在广西地区亦作地枫皮入药，习称桂林地枫皮。有毒，不可入药。常作伪品处理。与正品区别：药材水浸泡后有浓厚黏液渗出。

# 祖师麻

● 别名

祖司麻、大救驾。

● 来源

瑞香科植物黄瑞香 *Daphne giraldii* Nitsche 的茎皮和根皮。

● 溯源

本品始载于《陕西中药志》。《全国中草药汇编》收载祖师麻的来源为黄瑞香的根皮和茎皮。民谚曰："打的满地爬，离不开祖师麻"，即指本品。现已开发有祖师麻膏药等产品。

● 产地

主产于陕西、甘肃等地。

● 采收加工

夏、秋二季采挖，洗净，剥取茎皮和根皮，切碎，晒干。

● 药材性状

本品呈长条状或块状，稍卷曲，厚0.5~2mm。根皮外表面红棕色，较粗糙，茎皮外表面褐黄色或灰褐色，较光滑，具纵皱纹及横长皮孔，栓皮易成片脱落；内表面浅黄色至淡棕色，有纵长纹理。质韧，不易折断，断面具绒毛状纤维。气微，味微苦，有麻舌感。以条宽长、皮厚、有香气者为佳。

● **性味功用**

辛、苦，温；小毒。祛风通络，散瘀止痛。

适用于风湿痹痛，四肢麻木，头痛，胃痛，腰痛，跌打损伤等病症。

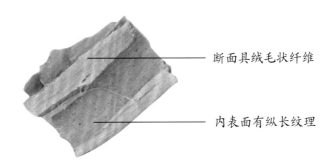

断面具绒毛状纤维

内表面有纵长纹理

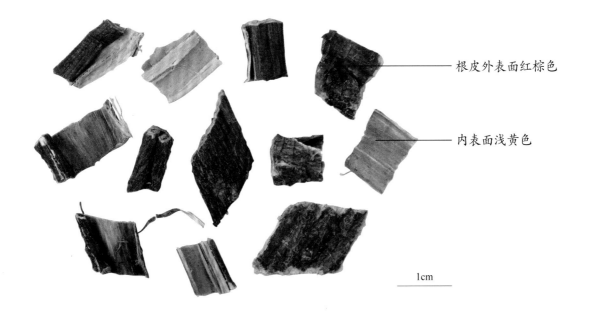

根皮外表面红棕色

内表面浅黄色

1cm

● **附注** ————————————————————————————————

1. 同属植物唐古特瑞香 *Daphne tangutica* Maximouicz、凹叶瑞香 *Daphne retusa* Hemsley 等在部分地区亦同等入药。

2.《陕西中药志》记载祖师麻来源包括瑞香科植物黄瑞香、唐古特瑞香、凹叶瑞香和同科植物结香 *Edgeworthia chrysantha* Lindley 的干燥茎皮及根皮。《中国药典》1977 年版收载前三者为祖师麻的基原。

# 苦树皮

- **别名**
  苦木皮。

- **来源**
  苦木科植物苦木 *Picrasma quassioides* (D. Don) Benn. 的茎皮。

- **溯源**
  本品始载于《中国药用植物志》，曰："能泻湿热，杀蛔虫及治疥癣。"

- **产地**
  主产于我国华南地区。

- **采收加工**
  全年均可采，剥取皮，切段晒干。

- **药材性状**
  茎皮呈单卷状、槽状或长片状，长20~55cm，宽2~10cm，大多数已除去栓皮。未去栓皮的幼皮表面棕绿色，皮孔细小，淡棕色，稍突起；未去栓皮的老皮表面棕褐色，圆形皮孔纵向排列，中央下凹，四周突起，常附有白色地衣斑纹。内表面黄白色，平滑。质脆，易折断，折断面略粗糙，可见微细的纤维。气微，味极苦。

- **性味功用**
  苦，寒；小毒。清热燥湿，解毒杀虫。适用于湿疹，疮毒，疥癣，蛔虫病，急性胃肠炎等病症。

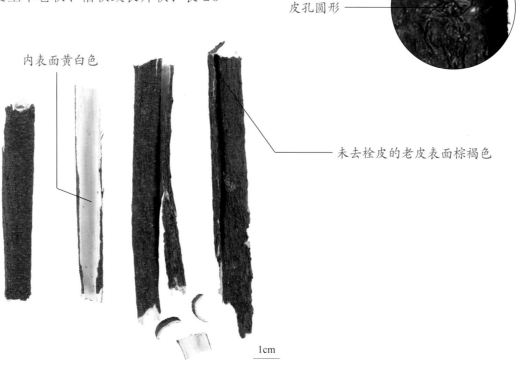

皮孔圆形

内表面黄白色

未去栓皮的老皮表面棕褐色

1cm

- **附注**
  该植物的木材亦可入药，详见"苦木"条。

● 别名

楝木皮、楝皮、楝树皮、楝根皮。

● 来源

楝科植物楝 *Melia azedarach* L. 或川楝 *Melia toosendan* Sieb. et Zucc. 的茎皮及根皮。

● 溯源

《神农本草经》载有"楝实"，列为下品。《本草经集注》载："其根以苦酒摩涂疥，甚良。"可见其根药用历史悠久。苦楝皮药用始载于《千金要方》，曰："治蝈蛴疮，楝树枝皮烧灰，和猪膏敷之。"《日华子本草》曰："楝皮，苦，微毒。治游风热毒，风疹恶疮疥癞，小儿壮热，并煎汤浸洗。"

● 产地

主产于四川、湖北、安徽、江苏、河南等地。

● 采收加工

夏、秋二季剥取干皮或根皮，晒干。

● 药材性状

茎皮：呈不规则块片状、槽状或半卷筒状，长宽不一，厚 3~7mm。外表面粗糙，灰棕色或灰褐色，有交织的纵皱纹及点状灰棕色皮孔。除去粗皮者淡黄色；内表面类白色或淡黄色。质韧，不易折断，断面纤维性，呈层片状，易剥离成薄片，层层黄白相间，每层薄片均可见极细的网纹。无臭，味苦。以皮细、可见多数皮孔的幼嫩树皮为佳。

根皮：呈不规则片状或卷曲，厚 1~5mm。外表面灰棕色或棕紫色，微有光泽，粗糙，多裂纹。以皮厚、去栓皮者为佳。

● 性味功用

苦，寒；有毒。杀虫，疗癣。适用于蛔虫病，钩虫病，蛲虫病，阴道滴虫病，疥疮，头癣等病症。

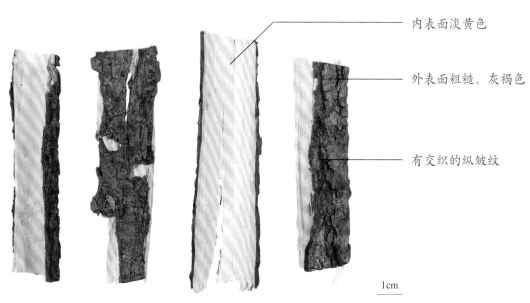

内表面淡黄色

外表面粗糙，灰褐色

有交织的纵皱纹

1cm

● 附注

该植物的果实亦可入药，名为楝实。

# 荃 皮

● 别名

全皮、前皮、小柳拐、山救驾。

● 来源

木犀科植物黄素馨 *Jasminum floridum* Bunge subsp. *giraldii* (Diels) Miao 的茎皮或根皮。

● 溯源

本品始载于《陕西中药志》，曰："荃皮，味微苦涩，性温。活血祛瘀，生肌，收敛。治跌打损伤，瘀血内滞，骨折，刀伤。"

● 产地

主产于陕西、甘肃、河南等地。

● 采收加工

全年或秋季采挖根部，剥取根皮和茎皮，晒干。

● 药材性状

根皮呈圆筒状。外表面黄色或棕黄色，有细纵纹，裂纹处有黄色粉状物。栓皮坚实，无鳞状剥落。体轻质脆，易折断。断面皮部外层黄色，中层棕色，内层褐色。气浓，味微苦、涩。

● 性味功用

苦，温。散瘀止痛。适用于跌打瘀痛，骨折，刀伤等病症。

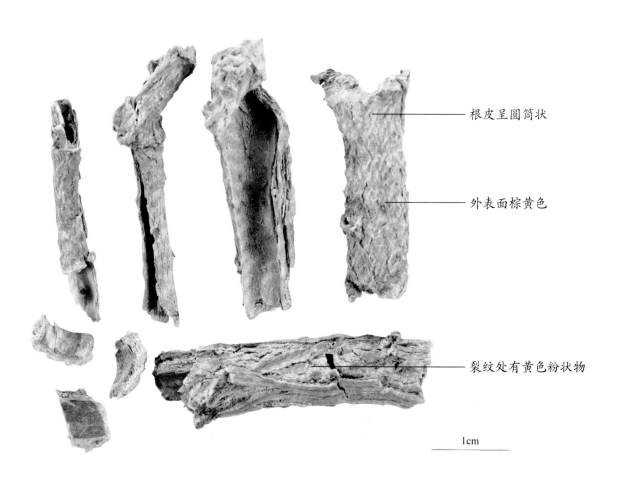

根皮呈圆筒状

外表面棕黄色

裂纹处有黄色粉状物

1cm

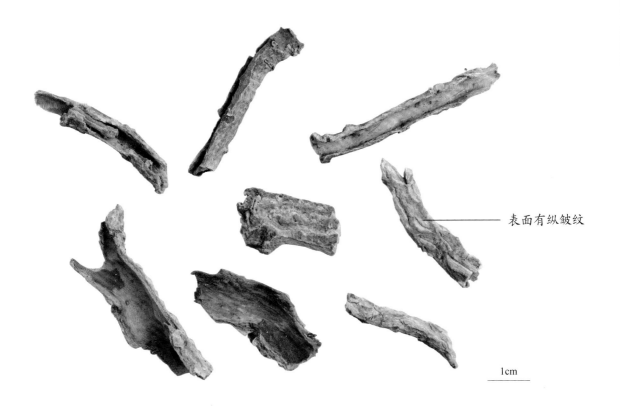

表面有纵皱纹

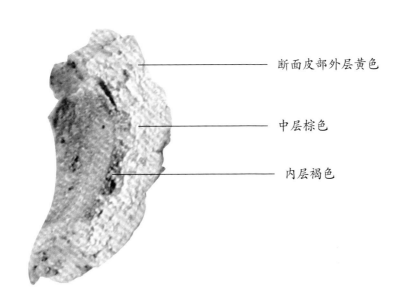

断面皮部外层黄色

中层棕色

内层褐色

1cm

● **附注**

1. 该植物的药用部位在不同文献中的记载略有不同，《中华本草》记载药用部位为根。我们在市场购买药材鉴别为茎皮和根皮。

2. 该植物的花亦可入药，详见"素馨花"条。

# 胡桃树皮

- **别名**

  核桃树皮。

- **来源**

  胡桃科植物胡桃 *Juglans regia* L. 的树皮。

- **溯源**

  胡桃自汉代张骞出使西域带回，始载于《开宝本草》，曰："其树皮止水痢，可染褐。……其木，春斫皮，中水出，承取沐头至黑。"

- **产地**

  主产于河北、陕西、山西等地。

- **采收加工**

  全年均可采收，或结合砍伐修剪剥取茎皮和枝皮，晒干。

- **药材性状**

  树皮表面灰白色，幼时平滑，老时浅纵裂。内表皮棕褐色。气微，味苦涩。

- **性味功用**

  苦，凉。涩肠止泻，解毒，止痒。适用于泄泻，痢疾，麻风结节，肾囊风，皮肤瘙痒等病症。

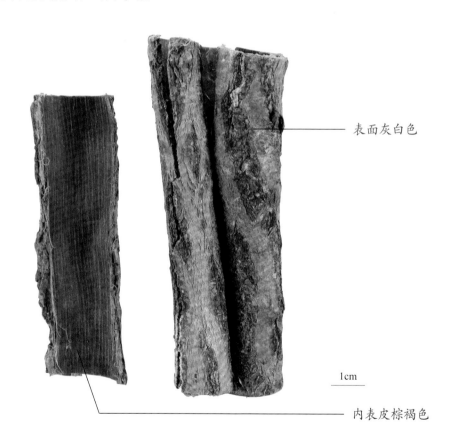

表面灰白色

1cm

内表皮棕褐色

- **附注**

  该植物的种仁入药，习称核桃仁；果核内部的木质隔膜，习称分心木；果皮入药，习称青龙衣。

● 别名

鸭脚木皮、鸭脚木、鹅掌柴、西加皮、鸭
脚罗伞、九节牛。

● 来源

五加科植物鹅掌柴 *Schefflera octophylla*
(Lour.) Harms. 的根皮或茎皮。

● 溯源

《岭南采药录》载有"鸭脚木叶"，曰："木
本，叶柄长，叶长卵形，一叶柄有叶五块，
如鸭脚形。味涩，性平，治酒病，洗烂脚，
敷跌打。十蒸九晒。以之浸酒，祛风。其木皮，
味苦，性散；治癍疹毒，以之煎水服，甚效。"
据关培生先生考证，鸭脚木即为五加科植
物鹅掌柴。

● 产地

主产于广东、广西等地。

● 采收加工

全年可采，剥取茎皮或根皮，洗净，切片，
晒干。

● 药材性状

树皮呈卷筒状或不规则板块状，长
30~50cm，厚2~8mm。外表面灰白色或暗
灰色，粗糙，常有地衣斑，具类圆形或横
向长圆形皮孔。内表面灰黄色或灰棕色，
具细纵纹。质脆，易折断，断面不平坦，
纤维性。气微香，味苦、涩。以皮薄、均匀、
卷筒状者为佳。

● 性味功用

辛，凉。清热解表，祛风除湿，舒筋活络。
适用于感冒发热，咽喉肿痛，烫伤，无名
肿毒，风湿痹痛，跌打损伤，骨折等病症。

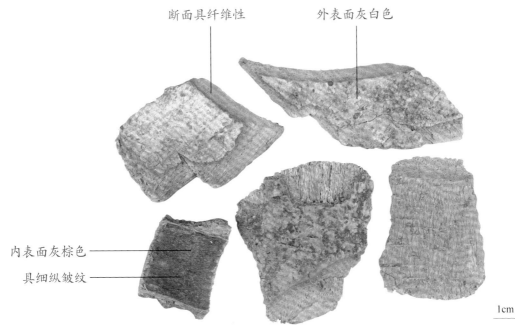

断面具纤维性　　外表面灰白色

内表面灰棕色
具细纵皱纹

1cm

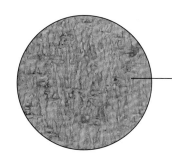

—— 皮孔类圆形，横向排列

● **附注**

　该植物的叶亦可入药，名为鸭脚木叶，西南部分地区称之为七叶莲，注意区别。

# 救必应

● 别名

　观音柴、消癀药、冬青柴、冬青仔、九层皮、过山风、白木香。

● 来源

　冬青科植物铁冬青 *Ilex rotunda* Thunb. 的茎皮或根皮。

● 溯源

　本品以"白木香"之名始载于《岭南采药录》，曰："白木香，乔木类。叶圆，背微作白色。其树皮乃名救必应，入药用之。味甚苦，能清热解毒。煎凉茶多用之。"据关培生先生考证，所言即为本品。

● 产地

　主产于我国长江以南各地。

● 采收加工

　全年均可采，剥取茎皮或根皮，晒干。

● 药材性状

　根皮呈卷筒状或略卷曲的板片状，长短不一，厚 0.3~0.5（~1）cm。外表面灰黄色或灰褐色，粗糙，常有横皱纹或略横向突起；内表面淡褐色或棕褐色，有浅纵向条纹。质硬而脆，断面略平坦，稍呈颗粒性，黄白色或淡黄褐色。气微，味苦、微涩。树皮较薄，边缘略向内卷，外表面有较多椭圆状突起的皮孔。以皮厚、苦味浓、无碎杂物者为佳。

● 性味功用

　苦，寒。清热解毒，利湿，止痛。适用于感冒发热，咽喉肿痛，胃痛，暑湿泄泻，黄疸，痢疾，跌打损伤，风湿痹痛，湿疹，疮疖等病症。

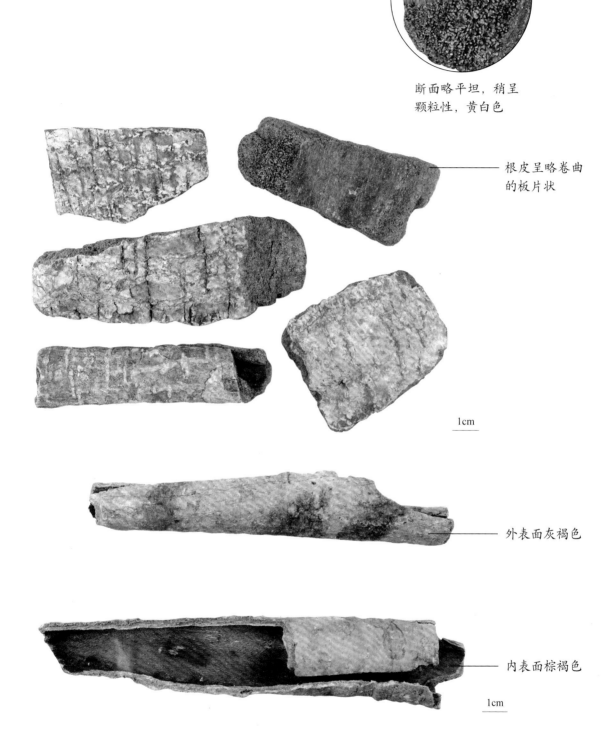

断面略平坦，稍呈
颗粒性，黄白色

根皮呈略卷曲
的板片状

1cm

外表面灰褐色

内表面棕褐色

1cm

● **附注**

同属植物米碎木 *Ilex godajam* (Colebr.) Wall. 的树皮在广西等地亦名救必应，是市场上常见救
必应混淆品。与铁冬青的区别为：树皮较厚，厚可达 4cm，味淡微辛，不苦。

# 梓白皮

- **别名**
  梓皮、梓木白皮、梓树皮、梓根白皮。

- **来源**
  紫葳科植物梓 *Catalpa ovata* G. Don 的根皮或茎皮。

- **溯源**
  本品始载于《神农本草经》，曰："梓白皮，味苦，寒。主热，去三虫。"《本草图经》云："今近道皆有之。木似桐而叶小，花紫。"所述与今相符。

- **产地**
  主产于我国华北地区。

- **采收加工**
  全年均可采，剥取根皮或茎皮，晒干。

- **药材性状**
  根皮呈块片状、卷曲状，大小不等，长20~30cm，直径2~3cm，厚3~5mm。外表面栓皮易脱落，棕褐色或灰褐色，皱缩，有小支根痕；内表面黄白色，平滑细致，具细网状纹理。折断面不平整，纤维性，撕之不易成薄片。气微，味淡。

- **性味功用**
  苦，寒。清热利湿，降逆止吐，杀虫止痒。适用于湿热黄疸，胃逆呕吐，疮疥，湿疹，皮肤瘙痒等病症。

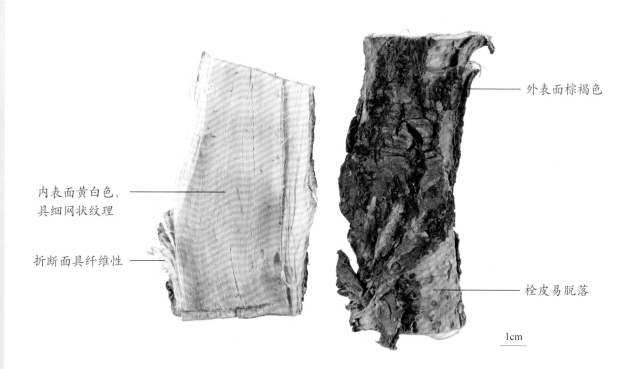

内表面黄白色，
具细网状纹理

折断面具纤维性

外表面棕褐色

栓皮易脱落

1cm

● **别名**

旱莲木皮。

● **来源**

蓝果树科植物喜树 *Camptotheca acuminata* Decne. 的树皮。

● **溯源**

《植物名实图考》载有"旱莲"条，曰："旱莲，生南昌西山。赭干绿枝，叶如楮叶之无花权者。秋结实作齐头筒子，百十攒聚如球，大如莲实。"按其描述及附图，所言即为本品。喜树皮的药用始载于《浙江民间常用草药》，云："治牛皮癣，喜树皮或树枝切碎，水煎浓缩，然后加羊毛脂、凡士林调成 10% 或 20% 油膏外搽。另取树皮或树枝 30~60g，水煎服，每日 1 剂。"

● **产地**

主产于我国华东地区。

● **采收加工**

全年均可采，剥取树皮，切碎，晒干。

● **药材性状**

树皮呈片状。表面粗糙，有纵裂纹，外表皮灰白色，栓皮易脱落，易折断，皮孔类圆形，横向排列。内表面黄白色，有细纵纹。

● **性味功用**

苦，寒；小毒。活血解毒，祛风止痒。适用于牛皮癣。

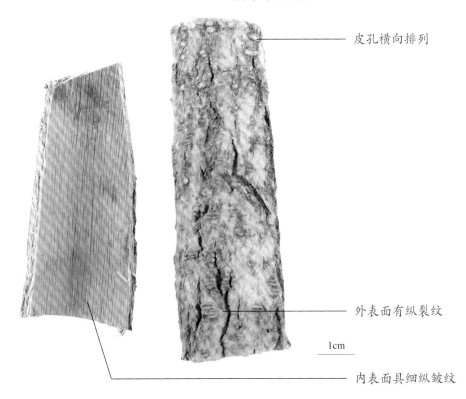

皮孔横向排列

外表面有纵裂纹

1cm

内表面具细纵皱纹

● **附注**

该植物的果实亦可入药，详见"喜树果"条。

# 紫荆皮

中国冷背药材清源图鉴·各论

● 别名

紫荆木皮、白林皮。

● 来源

豆科植物紫荆 *Cercis chinensis* Bunge 的茎皮。

● 溯源

本品以"紫荆木"之名始载于《开宝本草》，曰："今人多于庭院间种者，花艳可爱。"《日华子本草》认为皮与木功用相同。《本草衍义》云："春开紫花甚细碎，共作朵生，出无常处，或生于木身之上，或附根上枝下，直出花。花罢叶出，光紧微圆。园圃多植之。"《岭南采药录》收录"紫荆"，曰："落叶灌木，丛生。庭院多植之，春开紫花，数朵一簇，细碎可爱。或生木身之上，或附根上枝，下无花梗。花先叶始出。结荚，子甚扁。其皮，味苦，性平，产后淋沥。取其树皮五钱，绍酒半杯，水煎温服，又能活血行气，生肌消肿解毒……"即言本品。

● 产地

全国大部分地区均产。

● 采收加工

7~8 月剥取树皮，晒干。

● 药材性状

树皮呈筒状、槽状或不规则的块片，向内卷曲，长 6~25cm，宽约 3cm，厚 3~6mm，外表面灰棕色，粗糙，有皱纹，常显鳞甲状；内表面紫棕色，或红棕色，有细纵纹理。质坚实，不易折断，断面灰红棕色。对光照视，可见细小的亮点。气无，味涩。

● 性味功用

苦，平。活血，通淋，解毒。适用于妇女月经不调，瘀滞腹痛，风湿痹痛，小便淋痛，喉痹，痈肿，疥癣，跌打损伤，蛇虫咬伤等病症。

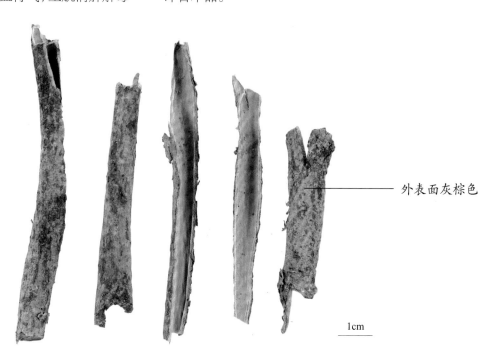

外表面灰棕色

1cm

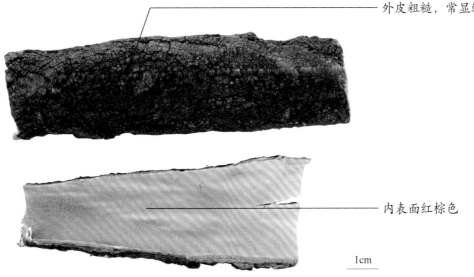

外皮粗糙，常显鳞甲状

内表面红棕色

1cm

# 椿白皮 ●

- **别名**
  椿根皮、椿皮、香椿皮。

- **来源**
  楝科植物香椿 *Toona sinensis* (A. Juss.) Roem.
  的茎皮或根皮。

- **溯源**
  唐代《新修本草》收录椿木叶，并记载："皮
  主甘蟨。"即言本品。《经验方》记载："治
  脏毒亦白痢。香椿净洗刷，剥取皮，日干，
  为末。饮下一钱，立效。"《子田秘录》
  也记载椿白皮治小儿疳。椿白皮与樗白皮
  常有混淆，参见"樗白皮"条。《岭南采
  药录》收载"香椿"条，以其皮入药。

- **产地**
  全国大部分地区均产。

- **采收加工**
  全年均可采，干皮可从树上剥下，鲜用或
  晒干；根皮须先将树根挖出，刮去外面黑
  皮，以木棰轻捶之，使皮部与木质部分离，
  再行剥取，并宜仰面晒干，以免发霉发黑，
  亦可鲜用。

- **药材性状**
  根皮呈半卷筒状或片状，厚 0.2~0.6cm。外
  表面红棕色或棕褐色，有纵纹及裂隙，有
  的可见圆形细小皮孔。内表面棕色，有细
  纵纹。质坚硬，断面纤维性，呈层状。有
  香气，味淡。干皮块状或长卷形，表面粗糙，
  有纵裂纹，外表皮灰白色，栓皮易脱落，
  易折断，稍有香气。

● **性味功用**

苦，微寒。清热燥湿，涩肠，止血，止带，

杀虫。适用于泄泻，痢疾，肠风便血，崩漏，带下，蛔虫病，丝虫病，疮癣等病症。

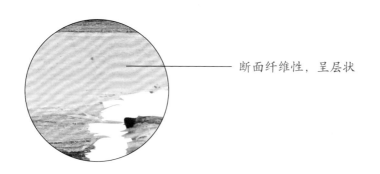

———— 断面纤维性，呈层状

外表面棕褐色

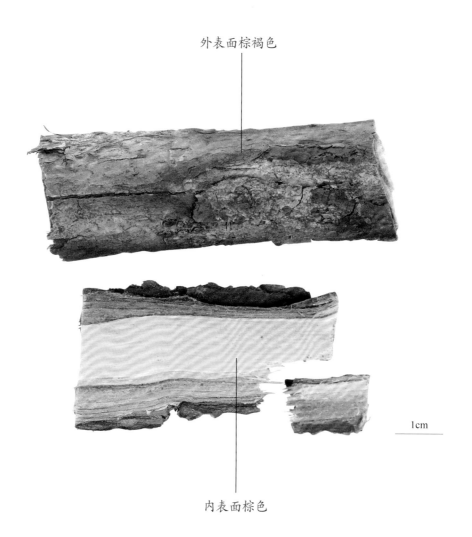

1cm

内表面棕色

● **附注** ————

该植物的果实亦可入药，详见"香铃子"条。

# 樗白皮

● **别名**
樗皮、臭椿皮、苦椿皮。

● **来源**
苦木科植物臭椿 *Ailanthus altissima* (Mill.) Swingle 的根皮或干皮。

● **溯源**
古代本草中，椿樗常相提并论。香者名椿，臭者名樗。本品始载于《药性论》，曰："樗白皮，使，味苦，微热，无毒。能治赤白痢，肠滑，痔痢，泻血不住。"《四声本草》载："樗皮，主疳痢，得地榆同疗之，根皮尤良。俗呼为虎眼树。"所言与今相符。《本草纲目》详细记载了樗白皮与椿白皮的区别："椿皮色赤而香，樗皮色白而臭，多服微利人。盖椿皮入血分而性涩，樗皮入气分而性利，不可不辨。其主治功虽同，而涩利之效而异，正如茯苓、芍药赤白颇殊也。凡血分受病不足者，宜用椿皮；气分受病而郁者，宜用樗皮。此心得之微也"。《本草求原》也记载："椿根气平，色赤而香；樗根气寒，气白而臭……椿涩胜，久痢血伤者宜之；樗苦胜，暴痢气滞者宜之"。因此，临床上应以区分。《中国药典》2015 年版收载了椿皮，而没有收载樗白皮。《岭南采药录》收载"臭椿皮"，曰："樗为落叶乔木，高数丈。叶颇大，互生，奇数一回羽状复叶。长二三尺。小叶甚多，夏日开花，花小，白色，常绿。果实为翅果，膜质如线，中间含一种子。入药用皮，为收敛者。治血痢，疗妇人白带。每用四钱至八钱，水煎服。"

● **产地**
主产于我国华东及华北地区。

● **采收加工**
春、夏二季剥取根皮或干皮，刮去或不刮去粗皮，切块片或丝，晒干。

● **药材性状**
根皮：呈扁平块片或不规则卷片状，长宽不一，厚 2~5mm，外表面灰黄色或黄棕色，粗糙，皮孔明显，纵向延长，微突起，有时外面栓皮剥落，呈淡黄白色；内表面淡

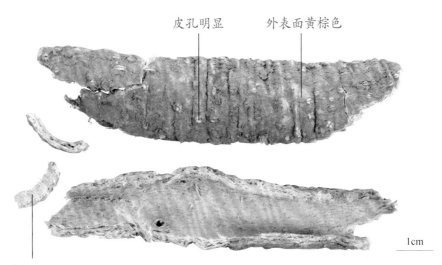

皮孔明显　　外表面黄棕色

折断面黄色，强纤维性

1cm

黄色，较平坦，密布排列较整齐的点状突起或线状纵突起。质坚脆，折断面黄色，强纤维性，易与外皮分离。微有油腥臭气，折断后更甚，味苦而持久，嚼之似砂。

干皮：多呈扁平块状，厚3~5mm或更厚；外表面暗灰色至灰黑色，具不规则纵横裂，皮孔大，去栓皮后呈淡棕黄色；折断面颗粒性。以无粗皮、肉厚、内面黄白色者为佳。

● **性味功用**

苦，寒。清热燥湿，涩肠，止血，止带，杀虫。适用于泄泻，痢疾，便血，崩漏，痔疮出血，带下，蛔虫症，疮癣等病症。

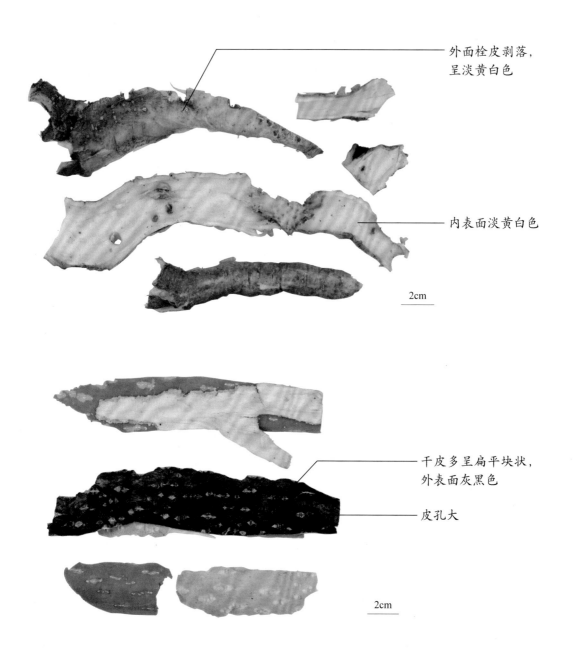

外面栓皮剥落，呈淡黄白色

内表面淡黄白色

2cm

干皮多呈扁平块状，外表面灰黑色

皮孔大

2cm

● **附注**

1. 该药材是否有毒，不同文献记载不尽一致；常服久服宜慎，脾胃虚寒者慎用。

2. 该植物的果实亦可入药，名为凤眼草；详见"凤眼草"条。

3. 市售"椿白皮"常为香椿皮和臭椿皮的统称。古代的"椿"指香椿，"樗"才是臭椿。

● **别名**

刺老苞、鹊不宿、鹊不踏、刺龙苞、楤根。

● **来源**

五加科植物楤木 *Aralia chinensis* L. 的茎皮。

● **溯源**

本品以"楤根"始载于《本草拾遗》，曰：
"取根白皮煮汁服之，一盏，当下水，如
病已困，取根捣碎，坐其取之，水自下。……
生江南山谷。高丈余，直上无枝，茎上有刺，
山人折取头茹食之。"古代楤木可能包括
楤木属多种植物。

● **产地**

主产于浙江、福建、湖北、四川、云南、
贵州等地。

● **采收加工**

栽植 2~3 年幼苗成林后采收，晒干，亦可
鲜用。

● **药材性状**

茎皮呈剥落状，卷筒状，槽状或片状。外
表面粗糙不平，灰褐色、灰白色或黄棕色，
有纵皱纹及横纹，有的散有刺痕或断刺；
内表面淡黄色、黄白色或深褐色。质坚脆，
易折断，断面纤维性。气微香，嚼之微苦，
有黏性。

● **性味功用**

辛、苦，平。祛风除湿，利水和中，活血解毒。
适用于风湿关节痛，腰腿酸痛，肾虚水肿，
消渴，胃脘痛，跌打损伤，骨折，吐血，衄血，
疟疾，漆疮，骨髓炎，深部脓肿等病症。

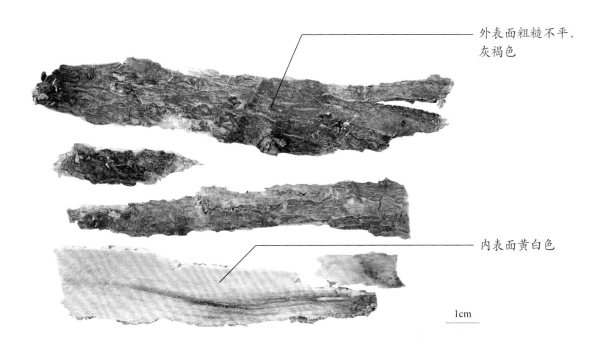

外表面粗糙不平，
灰褐色

内表面黄白色

1cm

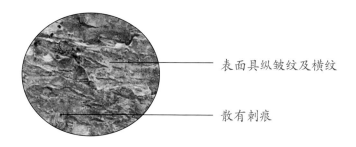

表面具纵皱纹及横纹

散有刺痕

● **附注** ————————————————————————————————

该植物的根及茎在部分地区亦同等入药，注意区别。

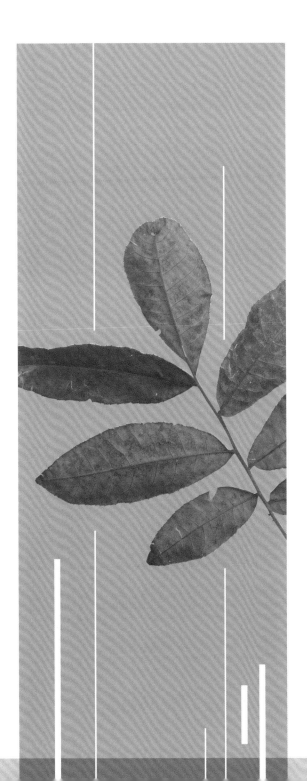

# 叶类

YE LEI

# 丁香叶

● **别名**
紫丁香叶。

● **来源**
木犀科植物紫丁香 *Syringa oblata* Lindl. 的叶。

● **溯源**
本品始载于《新华本草纲要》，曰："（紫丁香）叶，味辛，性温。有清热解毒、消炎的功能。用于急性黄疸型肝炎；外用于抗菌、暴发性火眼及多种疮疡肿痛。"

● **产地**
主产于我国华北、东北地区。

● **采收加工**
夏、秋二季采收树叶，晒干。

● **药材性状**
叶柄长 1~3cm；叶片革质或厚革质，卵圆形至肾形，宽常大于长，长 2~14cm，宽 2~15cm，先端短凸尖至长渐尖或锐尖，基部心形、截形至近圆形，或宽楔形；萌枝上叶片常呈长卵形。

● **性味功用**
苦，寒。清热，解毒，利湿，退黄。适用于急性泻痢，黄疸型肝炎，风火眼，疮疡等病症。

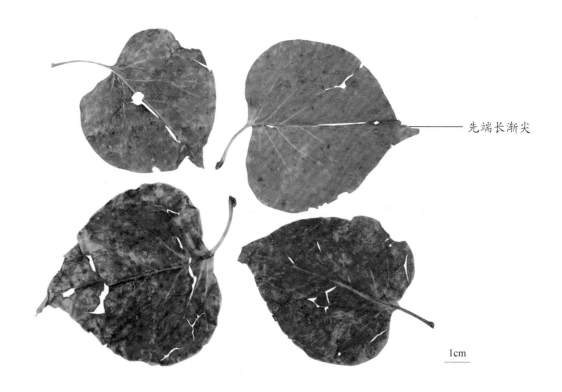

先端长渐尖

1cm

- **别名**
  田七叶。

- **来源**
  五加科植物三七 *Panax notoginseng* (Burk.)
  F. H. Chen 的叶。

- **溯源**
  本品始载于《本草纲目》，附于"三七"条后，
  曰："（三七）叶，主治折伤跌扑出血，
  敷之即止，青肿经夜即散，余功同根。"《岭
  南采药录》收载"三七"，云："凡人身
  为毒虫所刺之部，将其叶之汁液涂之，则
  有消毒之效。"近年来，伴随着三七市场
  的火爆，三七叶的市场销量激增，多供茶饮，
  用于高血压、高血脂等症。

- **产地**
  主产于云南。

- **采收加工**
  夏、秋二季采收，扎成小把，晒干。

- **药材性状**
  掌状复叶，3~6 枚轮生于茎端；叶柄长
  5~11.5cm，托叶线形，簇生，长不及
  2mm；小叶通常 5~9，完整者展开呈长圆
  形至卵状长圆形，长 5~15cm，宽 2~5cm，
  基部一对较小，先端长渐尖，基部近圆形，
  多不对称，叶缘有细密锯齿，齿端具小刚
  毛，两面沿脉疏生刚毛。质轻，易碎。气微，
  味苦回甘。

- **性味功用**
  辛，温。散瘀止血，消肿定痛。适用于吐血，
  衄血，便血，外伤出血，跌打肿痛，痈肿
  疮毒等病症。

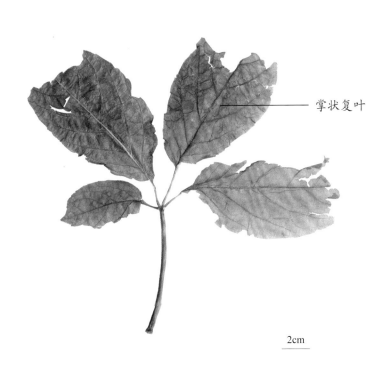

掌状复叶

2cm

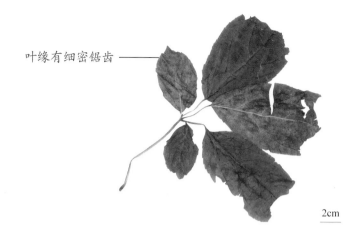

叶缘有细密锯齿 ————

2cm

● **附注**

1. 该植物的花序亦可入药，详见"三七花"条。

2. 同属植物人参的叶亦可入药，称为人参叶，与本品易混淆，注意区别。

# 马蹄风

● 别名

地莲花、观音莲、马蹄莲、犀牛蹄。

● 来源

观音座莲科植物福建观音座莲 *Angiopteris fokiensis* Hieron. 的膨大肉质托叶。

● 溯源

本品以"观音座莲"之名始载于《植物名实图考》，曰："观音座莲，形似贯众，而叶小，茎细，多枝杈。高二三尺，根亦如贯众，有黑毛，仿佛莲瓣，层层上攒，盖大蕨之类。"所言即为本品。

● 产地

主要分布于我国西南地区及江西、福建、湖北、湖南、广东、广西等地。

● 采收加工

全年均可采收，洗净，去须根，切片，晒干或鲜用。

● 药材性状

本品呈不规则马蹄状，稍扭曲，长6~11cm，宽5~6cm；表面棕褐色、灰褐色至黑褐色；具有细密的纵皱纹及明显的纵沟，远轴面分布有小鳞片；一端有叶柄脱落后的皿状痕迹，散有维管束点；质硬而韧，不易折断；断面灰棕色，灰白色维管点以及多数小孔散在。气特殊，味淡微甘。

● **性味功用**

苦，凉。清热凉血，祛瘀止血，镇痛安神。适用于跌打肿痛，外伤出血，崩漏，乳痈，痄腮，痈肿疔疮，风湿痹痛，产后腹痛，心烦失眠，毒蛇咬伤等病症。

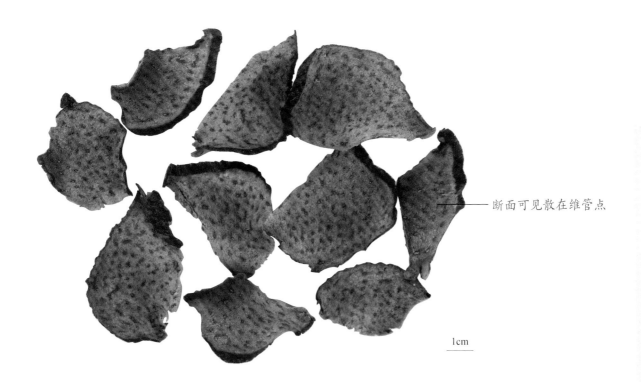

断面可见散在维管点

1cm

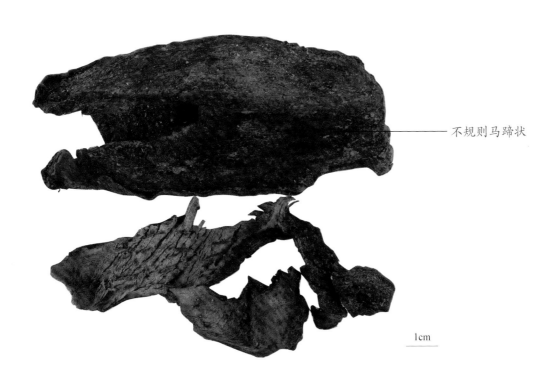

不规则马蹄状

1cm

# 月桂叶

- **别名**

  香叶、桂叶、香桂叶。

- **来源**

  樟科植物月桂 *Laurus nobilis* L. 的叶。

- **溯源**

  月桂之名始见于《本草拾遗》，曰："今江东诸处，每至四五月晦后，多于衢路间得月桂子，大于狸豆，破之辛香，古者相传是月中下也。"古代药用其果实，近代药用其叶，以为香辛调料。

- **产地**

  主产于浙江、江苏、福建等地。

- **采收加工**

  夏、秋二季采收树叶，晒干。

- **药材性状**

  叶长椭圆形或披针形，长 6~11cm，宽 1.5~4cm，先端锐尖，基部楔形，全缘或微波状，反卷，上表面灰绿色，下表面色淡，两面侧脉和网脉显著突起，无毛；叶柄长 5~8mm，无毛。革质，不易折断。气芳香，味辛凉。

- **性味功用**

  辛，微温。健胃理气。适用于脘胀腹痛，跌扑损伤，疥癣等病症。

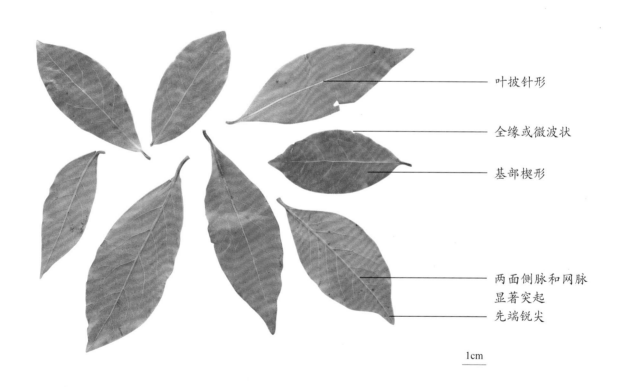

叶披针形

全缘或微波状

基部楔形

两面侧脉和网脉显著突起

先端锐尖

1cm

- **附注**

  樟科植物阴香 *Cinnamomum burmannii* (C. G. et Th. Nees) Bl. 的叶入药，亦称香叶，详见"阴香叶"条。

● **别名**

十大功劳叶。

● **来源**

小檗科植物阔叶十大功劳 *Mahonia bealei* (Fort.) Carr. 或细叶十大功劳 *Mahonia fortunei* (Lindl.) Fedde 的叶。

● **溯源**

商品功劳叶有两种，一是冬青科植物枸骨之叶，一是小檗科十大功劳属（*Mahonia*）植物的叶。据谢宗万先生考证，《本经逢原》和《本草纲目拾遗》中所称的十大功劳叶应为冬青科植物枸骨之叶。清代十大功劳出现了异物同名现象。《植物名实图考》记载十大功劳曰："生广信。丛生，硬茎直黑，对叶排比，光泽而劲，锯齿如刺；梢端生长须数茎，结小实似鱼子兰。"又云："十大功劳又一种，叶细长，齿短无刺，开花成簇，亦如鱼子兰。"按其附图，可以推测为小檗科植物阔叶十大功劳和细叶十大功劳。冬青科植物枸骨之叶，与小檗科十大功劳属植物叶在本草中均曾作"功劳叶"。早期《中药鉴定学》教材将冬青科植物枸骨 *Ilex cornuta* Lindl. ex Paxt. 的叶

称为功劳叶，新版《中药鉴定学》已改为枸骨叶。参见"枸骨叶"。

● **产地**

主产于我国长江流域及其以南各地。

● **采收加工**

全年均可采摘，晒干。

● **药材性状**

阔叶十大功劳：叶片阔卵形，长 4~12cm，宽 2.5~8cm，基部宽楔形或近圆形，不对称，先端渐尖，边缘略反卷，两侧各有 2~8 个刺状锯齿，上表面绿色，具光泽，下表面色浅，黄绿色；厚革质。叶柄短或无。气弱，味苦。

细叶十大功劳：叶片狭披针形至披针形，厚革质。长约 6~12cm，宽 0.7~1.5cm，基部楔形，先端长尖而具锐刺，边缘具 6~13 个刺状锯齿，上表面绿色，具光泽，下表面黄绿色；叶脉自基部三出。气弱，味苦。

● **性味功用**

苦，寒。清热补虚，燥湿，解毒。适用于肺痨咳血，骨蒸潮热，头晕耳鸣，腰酸腿软，湿热黄疸，带下，痢疾，风热感冒，目赤肿痛，痈肿疮疡等病症。

▼ 阔叶十大功劳

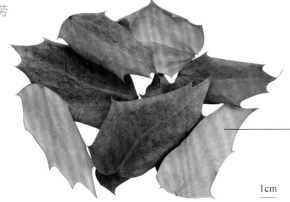

先端渐尖，边缘略反卷

1cm

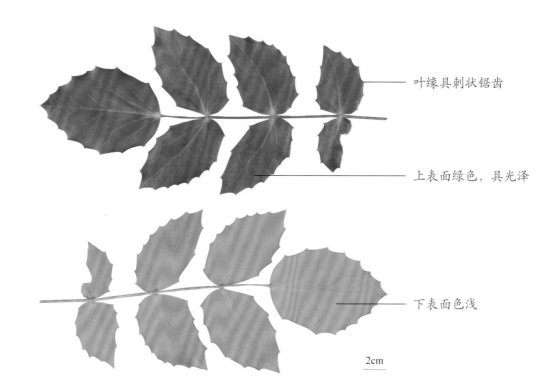

叶缘具刺状锯齿

上表面绿色，具光泽

下表面色浅

2cm

▼ 细叶十大功劳

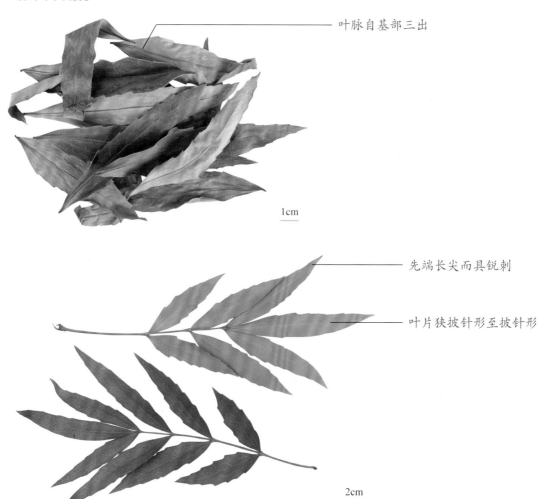

叶脉自基部三出

1cm

先端长尖而具锐刺

叶片狭披针形至披针形

2cm

# 布渣叶

● **别名**

破布叶、麻布叶、烂布渣。

● **来源**

椴树科植物破布叶 *Microcos paniculata* L. 的叶。

● **溯源**

本品以"破布叶"之名始载于《生草药性备要》，云："味酸性平。无毒。解一切虫胀，清黄气，清热毒。作茶饮，去食积。又名布渣。"《岭南采药录》曰："产于高要、阳江、阳春、恩平等处。叶掌状而色绿……岭南舟人，多用香烟迷闷过客。以此煎服，其毒立解。故有'身无破布叶，莫上梦香船'之谚。"所言即为本品。本品为岭南凉茶的主要原料之一，煎煮作茶饮，有解暑、开胃功效。《中国药典》1977年版一部曾收载。

● **产地**

主产于广东、广西等地。

● **采收加工**

夏、秋二季采叶，晒干。

● **药材性状**

叶片薄革质，卵状长圆形，长 8~18cm，宽 4~8cm，黄棕色至棕褐色。先端渐尖，基部圆形，两面无毛或被极稀疏柔毛；基出脉 3 条，上行超过叶片中部；边缘有细钝齿。叶柄长 1~1.5cm，被毛。以叶片大而完整，色黄绿，叶柄少者为佳。

● **性味功用**

甘、淡，微寒。清热消滞，利湿退黄。适用于感冒，中暑，食滞，消化不良，腹泻，湿热黄疸等病症。

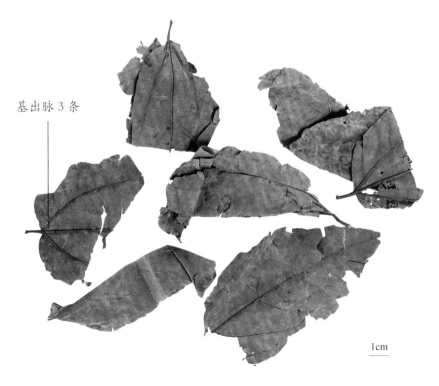

基出脉 3 条

1cm

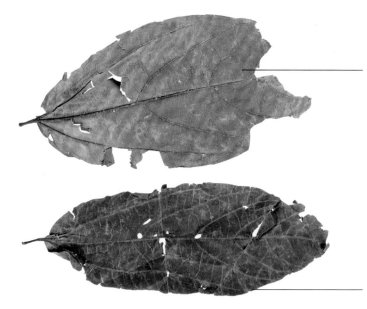

叶片薄革质，卵状长圆形

叶缘具细钝齿

1cm

# 龙脷叶

- 别名

  龙利叶、龙舌叶。

- 来源

  大戟科植物龙利叶 *Sauropus spatulifolius*
  Beille 的叶。

- 溯源

  本品为岭南地区常用中草药，始载于《岭
  南采药录》，曰："草本。叶长卵形，茎
  高数寸。治痰火咳嗽。以其叶和猪肉煎汤
  服之。"所言即为本品。

- 产地

  主产于广东、广西等地。

- 采收加工

  夏、秋间多次摘取青绿色老叶，晒干。

- 药材性状

  叶片卵状或倒卵状披针形，表面黄褐色、
  黄绿色或绿褐色，长5~9cm，宽2.5~3.5cm。
  先端圆钝，稍内凹而有小尖刺，基部短尖
  近圆形，全缘或稍皱缩成波状。叶背中脉
  突出，侧脉羽状，网脉于近边缘处合拢。
  纸质，较厚。气微，味淡。

- 性味功用

  甘，平。清热润肺，化痰止咳。适用于肺
  热咳喘，痰多，口干，便秘等病症。

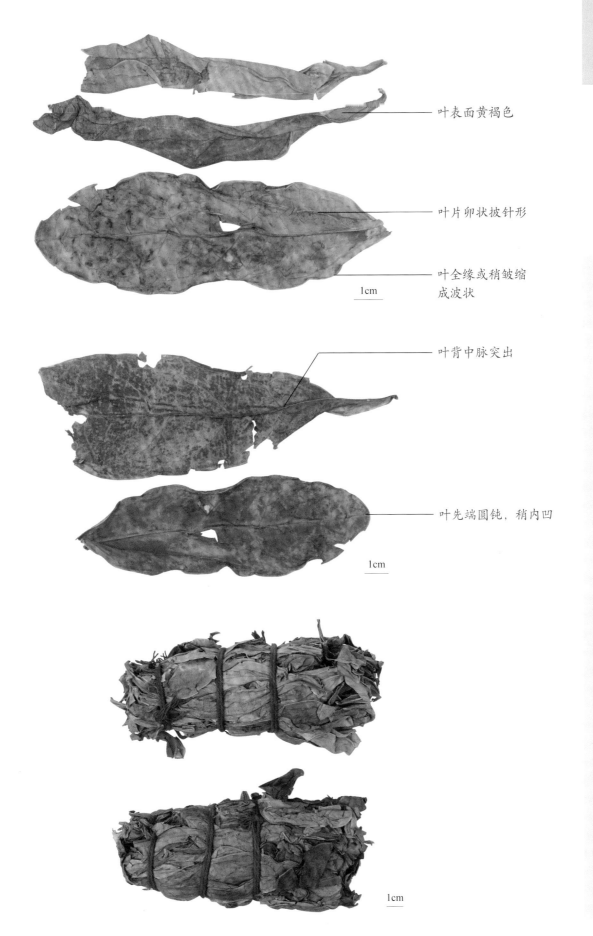

叶表面黄褐色

叶片卵状披针形

叶全缘或稍皱缩
成波状

叶背中脉突出

叶先端圆钝，稍内凹

1cm

1cm

1cm

# 四川苦丁茶

- **别名**
  苦丁茶。

- **来源**
  木犀科植物丽叶女贞 *Ligustrum henryi* Hemsl.、总梗女贞 *Ligustrum pricei* Hayata 或粗壮女贞 *Ligustrum robustum* (Roxb.) Bl. 的叶。

- **溯源**
  《新华本草纲要》在"总梗女贞"条下记载："叶，味甘苦，性微寒。有清热散风、除烦解渴的功能。"

- **产地**
  主产于四川。

- **采收加工**
  春、夏二季采收，晒干或烘干。

- **药材性状**
  丽叶女贞叶：叶片宽卵形、椭圆形或近圆形，有时为长圆状椭圆形，长 1.5~4.5cm，宽 1~2.5cm；黑棕色，质脆易碎。先端锐尖至渐尖，基部圆形、宽楔形或浅心形。叶片上面光亮，光滑无毛，侧脉 4~6 对。气微，味微甘。

- **性味功用**
  苦、微甘，微寒。散风热，清头目，除烦渴。适用于头痛，齿痛，咽痛，唇疮，耳鸣，目赤，咯血，暑热烦渴等病症。

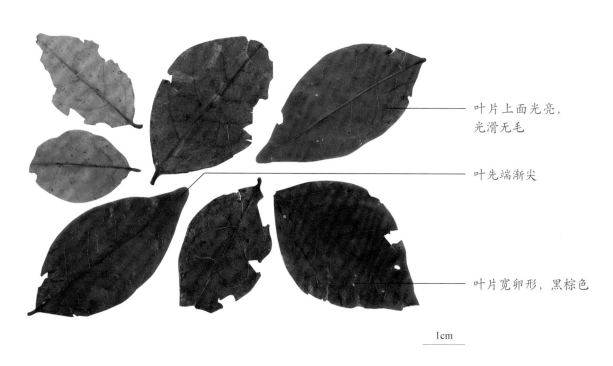

叶片上面光亮，光滑无毛

叶先端渐尖

叶片宽卵形，黑棕色

1cm

- **附注**

一般认为，中药苦丁茶的来源为冬青科植物枸骨 *Ilex cornuta* Lindl. ex Paxt. 或大叶冬青 *Ilex latifolia* Thunb. 等的嫩叶加工品，常搓揉成条状；味极苦。而四川苦丁茶药材片状，味微甘；注意鉴别。

● 别名

冬青叶、四季青叶。

● 来源

冬青科植物冬青 *Ilex purpurea* Hassk 的叶。

● 溯源

冬青之名始见于《新修本草》"女贞"条下记载："女贞叶似构骨及冬青树。"《本草纲目》始将冬青从女贞条中分出，并云："冻青亦女贞别种也。山中时有之。但以叶微团而子赤者为冻青，叶长而子黑者为女贞。"所述即为本品。该药材在采收加工过程中，会出现发热、温度升高现象，药材摊晾过厚，产生的热量散发不出，湿热闷蒸导致叶子变成黑褐色（俗称发酵）。若摊薄晾晒，快速干燥，则叶片灰绿色。现今市售四季青药材多为黑褐色，传统认为以叶绿色者为佳。

● 产地

主产于我国长江以南各地。

● 采收加工

夏、秋二季采摘树叶，薄摊，快速晒干；或在采集后于袋中闷一夜，捂热发汗，待叶片变成棕褐色至黑色时取出，晒干。

● 药材性状

叶长椭圆形或披针形，少卵形，长5~11cm，宽2~4cm，先端短渐尖，基部楔形，边缘有疏生的浅圆锯齿，上表面棕褐色或黑褐色，有光泽，下表面灰绿色或棕褐色，两面均无毛，中脉在叶下面隆起，侧脉每边8~9条。革质。气微，味苦、涩。以身干、色黑、无枝梗者为佳。

● 性味功用

苦，凉。清热解毒，生肌敛疮，活血止血。适用于肺热咳嗽、咽喉肿痛、痢疾、腹泻、胆道感染、尿路感染、冠心病心绞痛、烧烫伤、热毒痈肿、下肢溃疡、麻风溃疡、湿疹、冻疮、皲裂、血栓闭塞性脉管炎、外伤出血等病症。

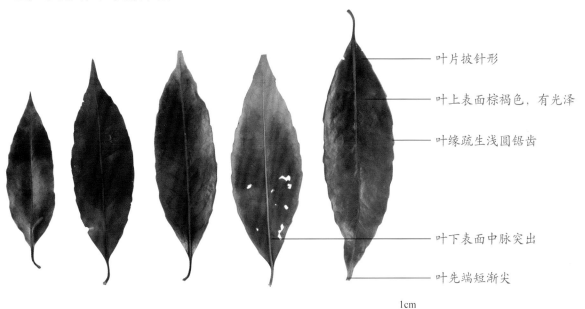

叶片披针形

叶上表面棕褐色，有光泽

叶缘疏生浅圆锯齿

叶下表面中脉突出

叶先端短渐尖

1cm

# 白背叶

- 别名

  白面风、白鹤叶、白桃叶、白面戟。

- 来源

  大戟科植物白背叶 *Mallotus apelta* (Lour.) Muell. Arg. 的叶。

- 溯源

  本品始载于《南宁市药物志》。

- 产地

  主产于我国长江以南各地。

- 采收加工

  夏、秋二季采收树叶，晒干。

- 药材性状

  单叶互生，具长柄；叶片圆卵形，长7~12cm，宽5~14cm，先端渐尖，基部近截形或短截形，具2腺点，全缘或不规则3浅裂，上面近无毛，下面灰白色，密被星状毛，有细密棕色腺点。气微，味苦、涩。

- 性味功用

  苦，平。清热，解毒，祛湿，止血。适用于蜂窝组织炎，化脓性中耳炎，鹅口疮，湿疹，跌打损伤，外伤出血等病症。

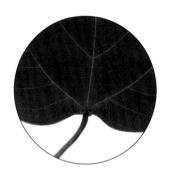

叶基具2腺点

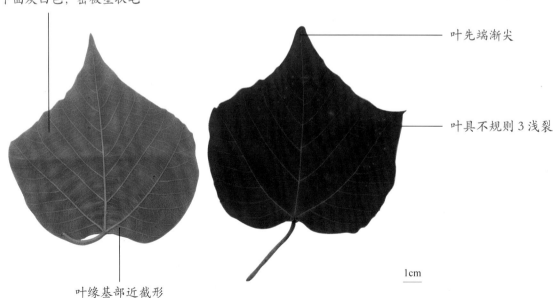

下面灰白色，密被星状毛

叶先端渐尖

叶具不规则3浅裂

叶缘基部近截形

1cm

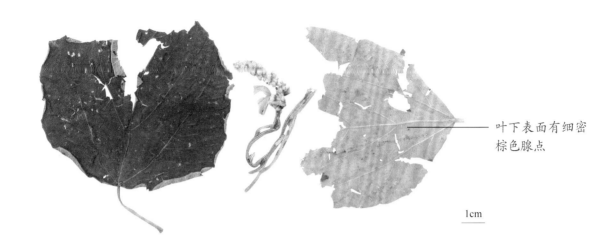

叶下表面有细密
棕色腺点

1cm

# 夹竹桃叶

● **别名**

九节肿、柳叶桃。

● **来源**

夹竹桃科植物夹竹桃 *Nerium indicum* Mill.
的叶。

● **溯源**

本品始载于《植物名实图考》，曰："李
衍《竹谱》：夹竹桃自南方来，名拘那夷，
又名拘挐儿。花红类桃，其根叶似竹而不
劲，足供盆槛之玩。"所言与今相符。《广
东省中药材标准（第一册）》收录该品种。

● **产地**

我国南方各地均产。

● **采收加工**

夏、秋二季采集叶片，晒干。

● **药材性状**

叶长披针形，长可达 15cm，宽约 2cm，先
端渐尖，基部楔形，全缘稍反卷，上表面
深绿色，下表面淡绿色，主脉于下表面凸起，
侧脉细密而平行；叶柄长约 5mm。厚革质
而硬。气特异，味苦；有毒。

● **性味功用**

苦，寒；有毒。强心利尿，祛痰定喘，镇
痛，祛瘀。适用于心力衰竭，喘咳，癫痫，
跌打肿痛，血瘀经闭等病症。

叶长披针形，上表面深绿色

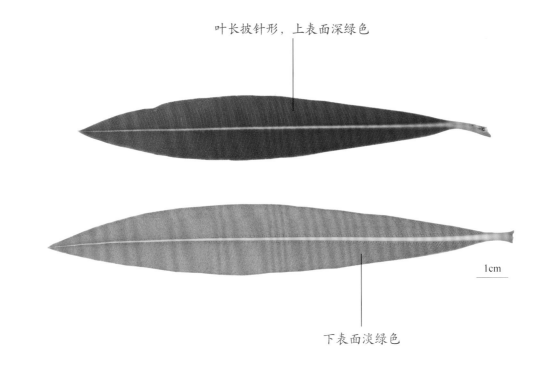

1cm

下表面淡绿色

侧脉细密而平行

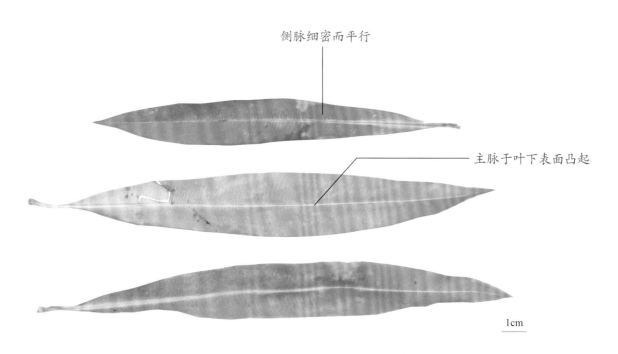

主脉于叶下表面凸起

1cm

● **附注**

本品有毒，不宜内服。孕妇忌服。由于本品副作用大，药材不同的采集时间、叶片老嫩程度
不同，可能使其有不同的生物效价。夹竹桃的毒性反应类似洋地黄，主要表现在胃肠道方面，
严重时可出现传导阻滞、心动过缓、异位节律等心脏效应。

● 别名

涩梨叶。

● 来源

蔷薇科台湾林檎 *Malus doumeri* (Bois) Chev. 的叶。

● 溯源

本品始载于《广西中药材标准》。在湖南、湖北等地有饮用蔷薇科苹果属植物的树叶用于清热消暑的传统，各地民间在使用过程中，其基原亦不尽相同。据调查，湖南地区多用台湾林檎，湘西地区多用三叶海棠 *Malus sieboldii* (Regel) Rehd.，当地习称"苦丁茶"，详见"海棠苦丁"条；湖北神农架地区多饮用湖北海棠 *Malus hupehensis* (Pamp.) Rehd.，当地习称"花红茶"。

● 产地

主产于湖南、湖北及我国华南地区。

● 采收加工

夏、秋二季采收细枝及叶，捆扎成束，晒干。

● 药材性状

本品嫩枝为圆柱形，表面被黄白色长柔毛，有点状皮孔。单叶互生，叶片椭圆形至卵状椭圆形，长 7~14cm，宽 3~7.5cm，先端渐尖或急尖，基部圆形或宽楔形，边缘有锯齿；上表面棕黄至棕绿色，有光泽，下表面色较浅。嫩叶两面均有黄白色柔毛，老叶无毛或仅叶脉上有毛。侧脉 8~12 对，主脉上面平坦或微凹下，下面凸起。质稍脆。气微，味微苦。

● 性味功用

微苦、微甘，平。祛暑化湿，开胃消积。适用于暑湿厌食，食积等病症。

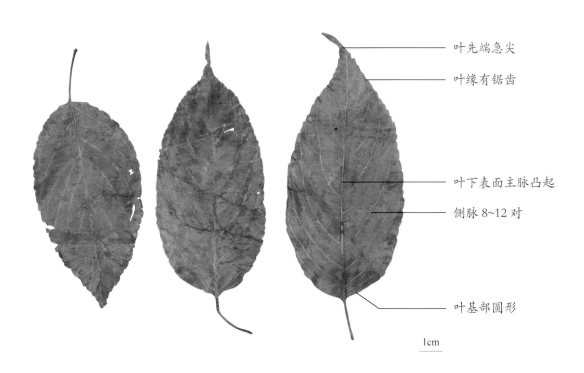

叶先端急尖

叶缘有锯齿

叶下表面主脉凸起

侧脉 8~12 对

叶基部圆形

1cm

# 江南侧柏叶

- **别名**
  江南柏叶、小叶罗汉松叶。

- **来源**
  罗汉松科植物短叶罗汉松 *Podocarpus macrophyllus* var. *maki* (Sieb.) Endl. 的叶及枝。

- **溯源**
  《本草纲目拾遗》载有"罗汗松实"，曰："罗汗松叶长者名长青，能结实；叶短者名短青，不结实。其结实俨如佛，大者如鸡子，小者如豆，味甘可食。"该植物叶子的入药记载始于《广东中药》。因功效与侧柏叶相似，主产于南方，故名。在岭南地区常作侧柏叶的代用品。

- **产地**
  主产于广东、广西等地。

- **采收加工**
  夏、秋二季采收，洗净，晒干。

- **药材性状**
  商品药材除叶外，还具带叶小枝。枝条粗 2~5mm，外表淡黄褐色，粗糙，密被三角形的叶枕。叶互生，螺旋状排列，甚密，狭披针形，长 5~7cm，宽 3~7mm，先端短尖或钝，上面灰绿色至暗褐色，下面淡黄绿色至淡棕色。质脆，易折断；气微，味淡。以色青绿，少梗，无老茎者为佳。

- **性味功用**
  淡，平。止血。适用于吐血，咳血等病症。

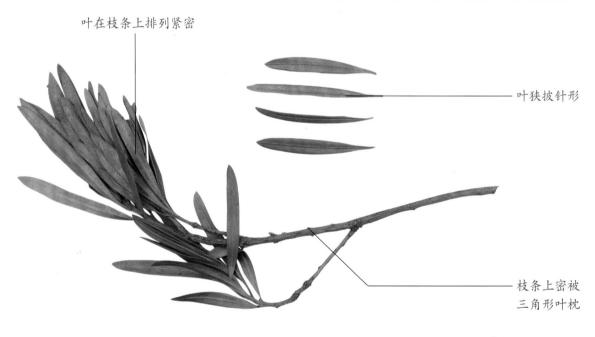

叶在枝条上排列紧密

叶狭披针形

枝条上密被三角形叶枕

1cm

- **附注**
  《中华本草》将同属植物罗汉松 *Podocarpus macrophyllus* (Thunb.) D. Don 的枝叶亦同等入药。

# 阴香叶

- **别名**

  香叶。

- **来源**

  樟科植物阴香 *Cinnamomum burmannii* (C. G. et Th. Nees) Bl. 的叶。

- **溯源**

  本品始载于《岭南采药录》，云："阴香，常绿乔木，有芳香气。高至五丈余，叶广披针形，或长椭圆形，有大脉三条。花小，黄色；果实为核果而小，黑色，味辛，气香。取叶煎水，妇人洗头，能祛风；洗身，能消散皮肤风热。"

- **产地**

  主产于福建、广东、广西等地。

- **采收加工**

  夏、秋二季采收树叶，晒干。

- **药材性状**

  叶片卵形或长椭圆形，革质，长 6~10cm，宽 2~4cm。先端短渐尖，基部楔形至近圆形，全缘；上面绿色，有光泽，下面粉绿色，两面均无毛，具显著的离基三出脉，脉腋内无隆起的腺体；叶柄长 8~12mm。气香，味辛、微甘。

- **性味功用**

  辛，温。祛风除湿，止泻，止血。适用于皮肤痒疹，风湿痹痛，泄泻，痢疾腹痛，寒结肿毒，外伤出血等病症。

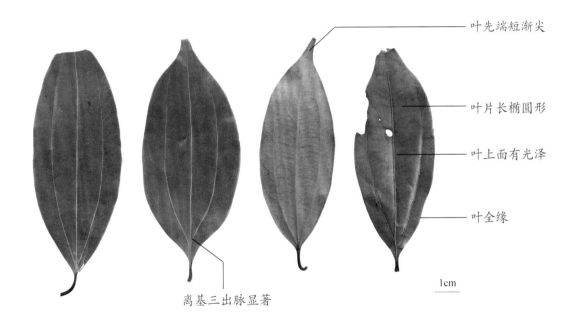

叶先端短渐尖

叶片长椭圆形

叶上面有光泽

叶全缘

离基三出脉显著

1cm

- **附注**

  1. 樟科植物月桂 *Laurus nobilis* L. 的叶入药，亦称香叶，详见"月桂叶"条。

  2. 同属植物肉桂 *Cinnamomum cassia* Presl 的叶亦可入药，称为肉桂叶，与阴香叶较为近似，注意鉴别。

# 红豆杉叶

- **别名**
  紫杉、红豆杉。

- **来源**
  红豆杉科植物东北红豆杉 *Taxus cuspidata* Sieb. et Zucc. 的叶及枝。

- **溯源**
  本品始载于《东北药用植物志》："紫杉，叶为通经及利尿药。"

- **产地**
  主产于我国东北地区。

- **采收加工**
  夏、秋二季采收，晒干。

- **药材性状**
  枝皮红褐色，有浅裂；小枝密，互生，棕色或绿黄色，有稍突起的叶柄残基。枝的横切面灰白色至淡棕色，周围有较薄的栓皮，木质部细密，占绝大部分，年轮和放射线可见，髓部细小，棕色，常枯朽。叶易脱落，螺旋状着生，排成不规则2列，与小枝约成45°角斜展；叶片条形，长1.5~2.5cm，宽2.5~3mm，先端急尖，边缘反卷，基部狭窄，有短柄，上表面微皱缩，暗棕绿色或棕绿色，略有光泽，下表面棕色，中脉微隆起。气特异，味先微甜而后苦。

- **性味功用**
  淡，平。利尿消肿。适用于肾炎浮肿，小便不利，糖尿病等病症。

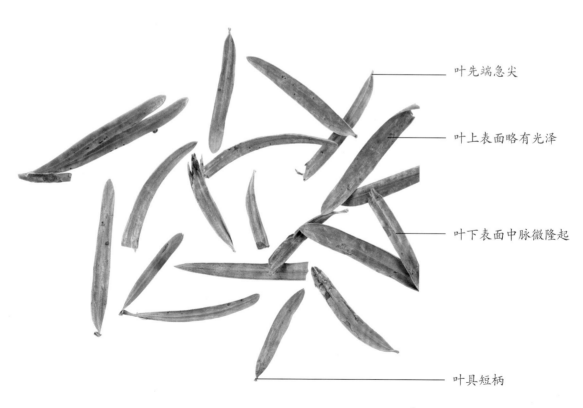

叶先端急尖

叶上表面略有光泽

叶下表面中脉微隆起

叶具短柄

1cm

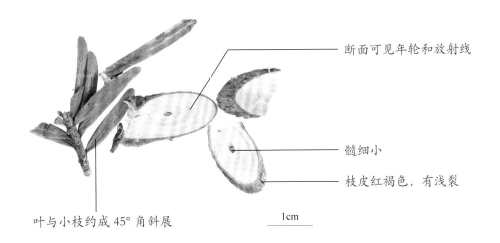

断面可见年轮和放射线

髓细小

枝皮红褐色，有浅裂

叶与小枝约成45°角斜展

1cm

● **附注**

1. 本品具有一定的毒性。《东北药用植物志》载："紫杉，叶有毒，假种皮味微甜可食，但食多则中毒。"切勿长期、大量服用。

2. 同属植物红豆杉 *Taxus chinensis* (Pilger) Rehd.、南方红豆杉 *Taxus chinensis* (Pilger) Rehd. var. *mairei* (Lemee et lévl) cheng et L. K. Fu、云南红豆杉 *Taxus yunnanensis* Cheng et L. K. Fu 等在不同地区亦作红豆杉入药。

# 芙蓉叶 ●

● 别名
木芙蓉叶、芙蓉花叶。

● 来源
锦葵科植物木芙蓉 *Hibiscus mutabilis* L. 的叶。

● 溯源
本品始载于《滇南本草》"芙蓉花"条，曰："采花、叶、根晒干为末，敷疮神效。"《岭南采药录》云："（木芙蓉）花叶均可用。清肺凉血，散热解毒，消肿排脓止痛。"《中华人民共和国卫生部药品标准·中药材》第一册 1992 年版收录本品。

● 产地
主产于我国长江以南各地。

● 采收加工
夏、秋二季采摘树叶，阴干或晒干。

● 药材性状
全体被灰白色星状毛。叶片大，多皱缩破碎，完整者展平后呈卵圆状心形，直径 10~20cm，掌状 3~7 裂，裂片三角形，先端渐尖，基部心形，边缘有钝齿，叶面深绿色，叶背灰绿色，叶脉 7~11 条，两面突起。叶柄圆柱形，长 5~20cm，径约 0.3mm，黄褐色。质脆易碎。气微，味微辛。

● **性味功用**

辛、苦，凉。清肺凉血，解毒消肿。适用于肺热咳嗽，目赤肿痛，痈疽肿毒，恶疮，缠腰火丹，脓疱疮，肾盂肾炎，水火烫伤，毒蛇咬伤，跌打损伤等病症。

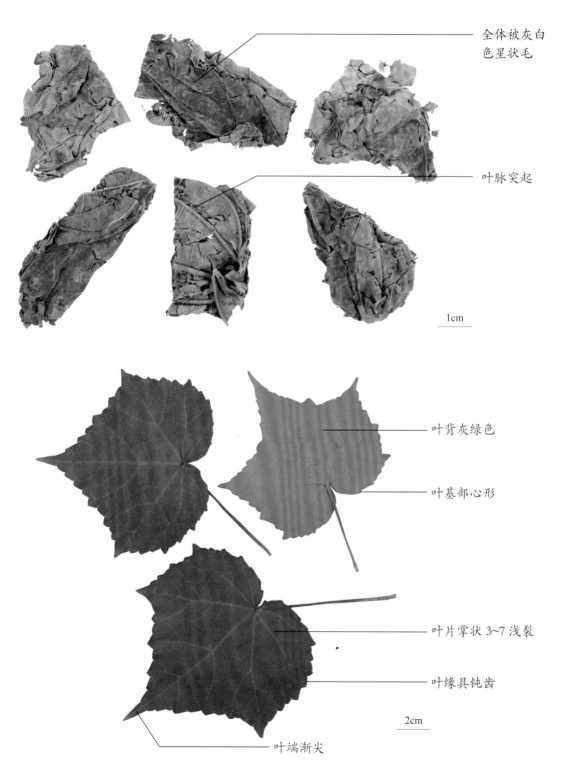

全体被灰白色星状毛

叶脉突起

1cm

叶背灰绿色

叶基部心形

叶片掌状 3~7 浅裂

叶缘具钝齿

2cm

叶端渐尖

● **附注**

该植物的花亦可入药，名为芙蓉花。

● **别名**
芦荟茶、芦荟丝、干芦荟。

● **来源**
百合科植物库拉索芦荟 *Aloe vera* L. 的叶表皮。

● **溯源**
唐代《药性论》载有"卢会"。《本草图经》载："卢会，生波斯国，今惟广州有来者，其木生山野中，滴脂泪而成，采之不拘时月。俗呼为象胆，以其味苦而云耳。"当时所用为其叶汁浓缩的干燥品。芦荟叶的药用始载于《岭南采药录》，曰："以其叶和盐捣，敷疮即穿。入药又能合疮口……又可用其汁为泻药及健胃药。"近年来，伴随着芦荟产品的开发，已广泛应用于日化、食品及医药领域。自 2008 年中国卫生部将库拉索芦荟凝胶列入新资源食品及食品原料以来，芦荟丁、芦荟凝胶等原料的需求量大增，芦荟酸奶、芦荟饮品、芦荟果冻等新产品层出不穷。据统计，2012 年我国芦荟种植面积达 5 万亩。芦荟叶肉成为果肉饮料的重要原料；而产生的叶片表皮，经干燥后，即为芦荟干，多供茶饮，可通便、清火。

● **产地**
主产于广东、海南等地。

● **采收加工**
全年均可采，剥取外皮，烘干。

● **药材性状**
本品片状，多卷曲或反卷。表面灰绿色至灰棕色，光滑，或有不明显皱纹，略具光泽。内面棕色至棕褐色，具密集横向或斜向纹理，边缘内卷。气微，味苦。

● **性味功用**
苦、涩，寒。泻火，解毒，通便。适用于目赤，便秘，痔疮，疥疮，痈疖肿毒等病症。

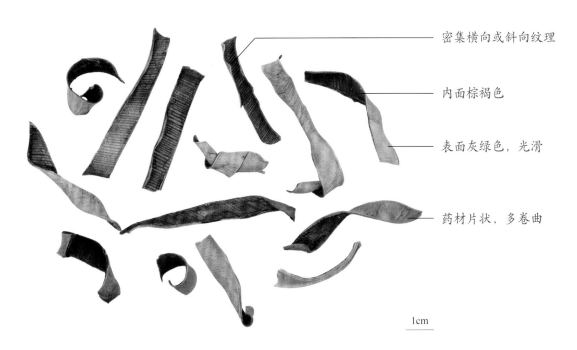

密集横向或斜向纹理

内面棕褐色

表面灰绿色，光滑

药材片状，多卷曲

1cm

# 苏铁叶

- **别名**
  铁树叶。

- **来源**
  苏铁科植物苏铁 *Cycas revolute* Thunb. 的叶。

- **溯源**
  本品以"番蕉"之名始见于《群芳谱》。《花镜》
  曰："凤尾蕉一名番蕉。"《本草纲目拾遗》
  载："出东洋船上带来。叶如篦箕。生两
  旁作细尖瓣。嗅之有清气，似梅花香。按《群
  芳谱》：铁树，生海南，闽、广多有之。"
  《植物名实图考》云："凤尾蕉，南方有之，
  南安尤多，树如鳞甲，叶如棕榈，尖硬光泽，
  经冬不凋。欲凋时，烧铁钉烙之，则复茂。"
  所言正是本品。

- **产地**
  主产于福建、广东、广西、云南等地。

- **采收加工**
  全年均可采收，晒干。

- **药材性状**
  完整叶大型，一回羽状，叶轴扁圆柱形，
  叶柄基部两侧具刺，黄褐色。质硬，断面
  纤维性。羽片线状披针形，长 9~18cm，宽
  4~6mm，黄色或黄褐色，边缘向背面反卷，
  背面疏生褐色柔毛。质脆，易折断，断面
  平坦。气微，味淡。

- **性味功用**
  甘、淡，平；小毒。理气止痛，散瘀止血，
  消肿解毒。适用于肝胃气滞疼痛，经闭，
  吐血，便血，痢疾，肿毒，外伤出血，跌
  打损伤等病症。

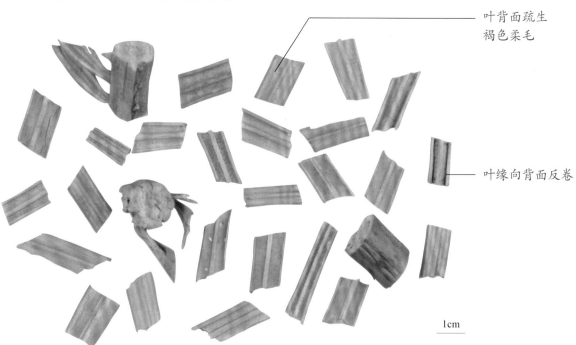

叶背面疏生
褐色柔毛

叶缘向背面反卷

1cm

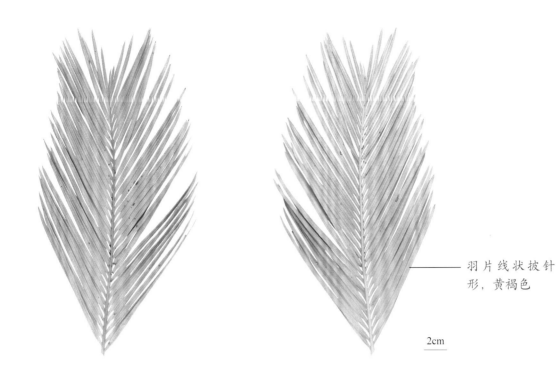

羽片线状披针
形，黄褐色

2cm

# 杜仲叶

● **来源**

杜仲科植物杜仲 *Eucommia ulmoides* Oliv. 的叶。

● **溯源**

杜仲始载于《神农本草经》，以皮入药。《本草图经》曰："今出商周、成州、峡州近处大山中。叶亦类柘，其皮折之白丝相连。江南谓之檰。初生嫩叶可食，谓之檰芽。花、实枯苦涩，亦堪入药。木可作履，益脚。"传统药用树皮。20世纪50年代，我国学者报道了杜仲叶有降压作用。20世纪80年代，杜仲叶与杜仲皮的比较研究成为热点，学界认为杜仲叶可以替代杜仲皮治疗高血压。

● **产地**

主产于我国华中、华东、西南各地区。

● **采收加工**

秋末采收，除去杂质，洗净，晒干。

● **药材性状**

本品多皱缩，破碎，完整叶片展平后呈椭圆形或卵圆形，长6~14cm，宽3~7cm，暗黄绿色，先端渐尖，基部圆形或广楔形，边缘具锯齿，下表面脉上有柔毛；叶柄长1~1.5cm。质脆，折断可见有弹性银白色的橡胶丝相连。气微，味微苦。以完整、色黄绿、无杂质者为佳。

● **性味功用**

微辛，温。补肝肾，强筋骨，降血压。适用于腰背疼痛，足膝酸软乏力，高血压病等病症。

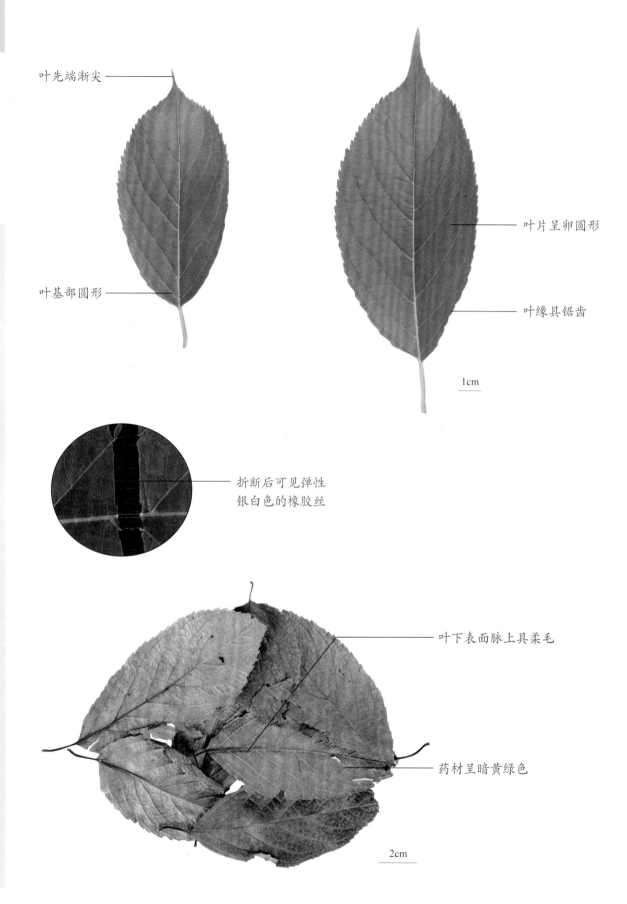

叶先端渐尖

叶片呈卵圆形

叶基部圆形

叶缘具锯齿

1cm

折断后可见弹性
银白色的橡胶丝

叶下表面脉上具柔毛

药材呈暗黄绿色

2cm

# 沙棘叶

● 别名
沙枣叶。

● 来源
胡颓子科植物中国沙棘 *Hippophae rhamnoides* L. subsp. *sinensis* Rousi 的叶。

● 溯源
本品为我国西部地区民间习用品种，传统药用其果实，具有止咳化痰、健胃消食、活血散瘀的功效。近年来，叶始入药。

● 产地
主产于我国西北、华北地区。

● 采收加工
夏、秋二季采收叶片，除去枝干及杂质，晒干。

● 药材性状
叶柄极短；叶片纸质，狭披针形或长圆状披针形，长 3~8cm，宽约 1cm，两端钝形或基部近圆形，上面绿色，幼叶被白色盾形毛或星状毛，下面银白色或淡白色，被鳞片。气微，味淡。

● 性味功用
淡，平。调节血脂，润肠通便，止咳，祛痰。适用于咳嗽痰多，消化不良等病症。

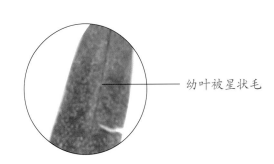

——— 幼叶被星状毛

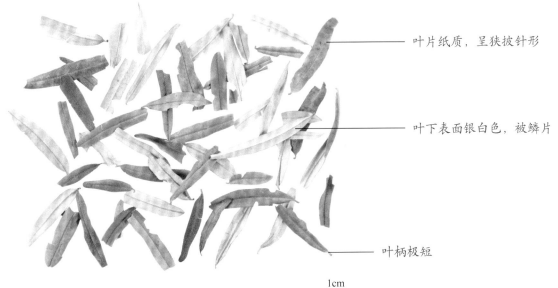

——— 叶片纸质，呈狭披针形

——— 叶下表面银白色，被鳞片

——— 叶柄极短

1cm

● 附注
1. 同属植物云南沙棘 *Hippophae rhamnoides* L. subsp. *yunnanensis* Rousi 的叶亦同等入药。
2. 该植物的果实亦可入药，名为沙棘。

# 青钱柳

● 别名
青钱柳叶。

● 来源
胡桃科植物青钱柳 *Cyclocarya paliurus* (Batal.) Iljin. 的叶。

● 溯源
本品始载于《江西药用植物名录》。青钱柳为胡桃科青钱柳属植物单种属，为我国所特有。因其树形似柳，果实似铜钱，色青下垂，故名"青钱柳"。分布于我国长江以南，长期以来，其叶味甜，且有生津止渴、清热解暑之功，民间习用其叶作茶饮。20世纪80年代，证实了青钱柳叶的保健功效，目前已开发为各种茶商品。

● 产地
主产于陕西及长江以南各地。

● 采收加工
春、夏二季采收树叶，晒干；亦可采收早春嫩芽（或叶），经炒制加工制成青钱柳茶。

● 药材性状
小叶片多破碎，完整者宽披针形，长5~14cm，宽2~6cm，先端渐尖，基部偏斜，边缘有锯齿，上面灰绿色，下面黄绿色或褐色，有盾状腺体，革质。气清香，味微苦回甘。以叶多、色绿、气清香者为佳。

● 性味功用
辛、微苦，平。降糖，祛风止痒。适用于皮肤癣疾等病症。

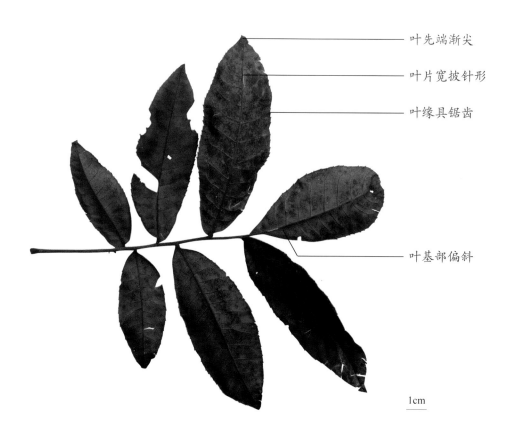

叶先端渐尖

叶片宽披针形

叶缘具锯齿

叶基部偏斜

1cm

● 别名

蒌叶、青苤叶、蒟酱叶、青蒟叶。

● 来源

胡椒科植物蒌叶 *Piper betle* L. 的叶。

● 溯源

"蒟酱"之名始见于西晋《南方草木状》，曰："蒟酱，荜茇也。生于蕃国者大而紫，谓之荜茇；生于番禺者小而青，谓之蒟焉，可以为食，故谓之酱焉。交趾，九真人家多种，蔓生。"《新修本草》云："蒟酱，生巴蜀。蔓生，叶似王瓜而厚大，味辛香，实似桑椹，皮黑肉白……交州、爱州人云，蒟酱人家多种，蔓生，子长大，谓苗为浮留藤。取叶合槟榔食之，辛而香也。"《本草纲目》载："蒟酱，今两广、滇南及川南、渝、泸、威、茂、施诸州皆有之。其苗谓之蒌叶。蔓生依树，根大如箸。彼人食槟榔者，以此叶及蚌灰少许同嚼食之，云辟瘴疠，去胸中恶气。故谚云：槟榔浮留，可以忘忧。"所言与今相符。

● 产地

主产于云南、广东、广西等地。

● 采收加工

夏、秋二季采收叶片，晒干。

● 药材性状

叶片常皱缩，展开后为卵状长圆形，长7~13cm，宽3~8cm，先端渐尖，基部浅心形，稍偏斜，全缘，上面灰绿色或灰黄色，带有银灰色斑点，下面浅黄绿色。主脉5条，基出，侧脉网状；离叶基0.7~2cm从中脉常发出一对显著侧脉。叶柄长2~5cm，有纵皱及纵沟。叶片纸质，老叶近革质而厚。气香，味稍咸微辣，略有茶叶味。

● 性味功用

辛，温。疏风散寒，行气化痰，解毒消肿，燥湿止痒。适用于风寒咳嗽，哮喘，百日咳，脘腹胀痛，食滞纳呆，水肿，跌打伤肿，风湿骨痛，疮疡肿毒，痔疮肿毒，烫火伤，风毒脚气，疥癣，湿疹瘙痒等病症。

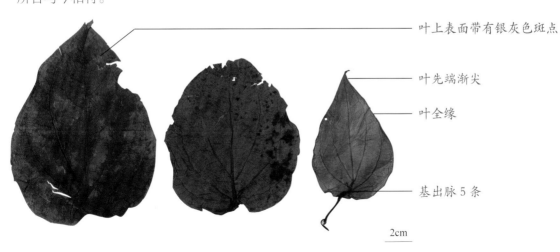

叶上表面带有银灰色斑点

叶先端渐尖

叶全缘

基出脉5条

2cm

● 附注

该植物的果穗亦可入药，详见"芦子"条。

# 枫香叶

- **别名**
  枫叶、枫香树叶。

- **来源**
  金缕梅科植物枫香树 *Liquidambar formosana* Hance 的叶。

- **溯源**
  本品始载于《本草纲目》，在"枫香脂"条下记载："根叶，主治痈疽已成，擂酒饮，以滓贴之。"

- **产地**
  主产于江苏、浙江、江西、湖北、四川等地。

- **采收加工**
  夏季采摘，洗净，鲜用或晒干。

- **药材性状**
  叶多破碎，完整叶片阔卵形，掌状3裂，长5~12cm，宽7~17cm。中央裂片较长且先端尾状渐尖，基部心形，边缘有细锯齿；上面灰绿色，下面浅棕色，掌状脉3~5条，在叶下面明显突起。叶柄长7~11cm，基部鞘状。质脆，易破碎。揉之有清香气，味辛、微苦涩。

- **性味功用**
  辛、苦，平。行气止痛，解毒，止血。适用于胃脘疼痛，伤暑腹痛，痢疾，泄泻，痈肿疮疡，湿疹，吐血，咳血，创伤出血等病症。

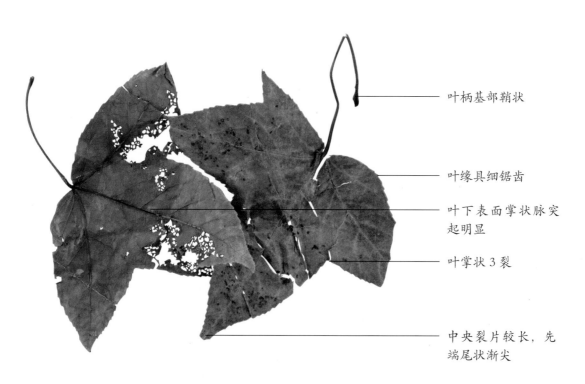

叶柄基部鞘状

叶缘具细锯齿

叶下表面掌状脉突起明显

叶掌状3裂

中央裂片较长，先端尾状渐尖

1cm

# 罗布麻

● **别名**

罗布麻叶。

● **来源**

夹竹桃科植物罗布麻 *Apocynum venetum* L. 的叶。

● **溯源**

本品以"泽漆"之名始载于《救荒本草》，曰："苗高二三尺，科叉生。茎紫赤色，叶似柳叶，微细短。开黄紫色，状如杏花而瓣颇长，生时摘叶有白汁出……采嫩叶蒸过，晒干，做茶吃亦可。"综合其附图，所言即为本品。罗布麻之名是中国科学院西北植物研究所董正均研究员1952年在新疆发现其有优良的纤维品质，以生长茂盛的罗布平原而定名。在我国苏北、鲁西、豫东一带依然有称泽漆麻。罗布麻的茎秆有丰富的韧皮纤维，是优质的纺织纤维。其叶的降压功能被关注，目前已开发有罗布麻降压片、降压茶等。

● **产地**

主产于辽宁、吉林、内蒙古、陕西等地。

● **采收加工**

夏、秋二季采收叶片，晒干。

● **药材性状**

叶多皱缩卷曲，有的破碎。完整叶片展平后，呈椭圆状披针形或卵圆状披针形，长2~5cm，宽0.5~2cm；淡绿色或灰绿色，先端钝，具小芒尖，基部钝圆或楔形，边缘具细齿，常反卷；两面无毛，下面叶脉突起。叶柄细，长约4mm。质脆。气微，味淡。以完整、色灰绿者为佳。

● **性味功用**

甘，凉。清热平肝，利水消肿。适用于高血压，眩晕，头痛，心悸，失眠，水肿尿少等病症。

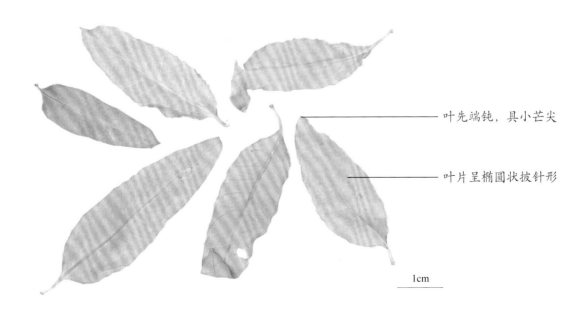

叶先端钝，具小芒尖

叶片呈椭圆状披针形

1cm

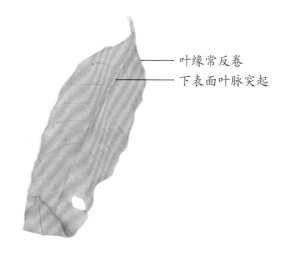

———— 叶缘常反卷

———— 下表面叶脉突起

● **附注**

同科植物大叶白麻 *Poacymum hendersonii* (Hook. f.) Woodson、白麻 *Poacymum pictum* (Schrenk) Baill. 等在部分地区亦作罗布麻入药。

# 桉　叶

● 别名

桉树叶、蓝桉叶。

● 来源

桃金娘科植物蓝桉 *Eucalyptus globulus* Labill. 的成长叶。

● 溯源

该植物原产澳洲，上世纪初始引入我国，现今南方各地多有栽培。本品药用始载于李承祜《生药学》。该植物幼叶对生，叶片卵形；成长叶互生，镰刀状披针形，仅成长叶入药。

● 产地

主产于我国华南、西南地区。

● 采收加工

夏、秋二季采收成长叶，晒干。

● 药材性状

叶片呈镰刀状披针形，长 8~30cm，宽 2~7cm；革质而厚。叶端尖，叶基不对称；全缘。叶柄较短，长 1~3cm，扁平而扭转。叶片表面黄绿色，光滑无毛，有多数红棕色木栓斑点，对光透视，可见无数透明小点（油室）；网脉羽状，侧脉末端于叶缘处连合，形成与叶缘相平行的脉纹。揉之微有香气，味稍苦而凉。以叶大、完整、梗少、无杂质者为佳。

● **性味功用**

辛、苦，寒。疏风解表，清热解毒，化痰理气，杀虫止痒。适用于感冒，高热头痛，肺热喘咳，百日咳，脘腹胀痛，腹泻，痢疾，钩、丝虫病，疟疾，风湿痛，湿疹，疥癣，烧烫伤，外伤出血等病症。

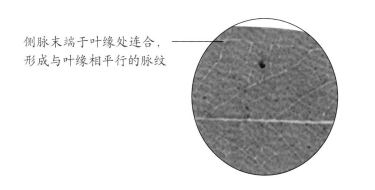

侧脉末端于叶缘处连合，形成与叶缘相平行的脉纹

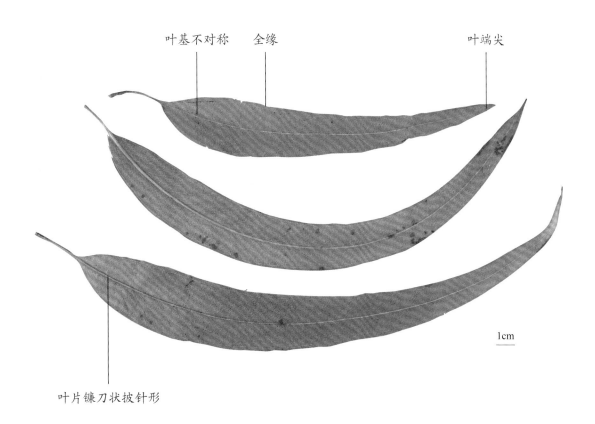

叶基不对称　　全缘　　　　　　　　叶端尖

1cm

叶片镰刀状披针形

● **附注**

该植物的果实亦可入药，详见"一口钟"条。

# 胡颓子叶

- 别名
  胡秃子叶。

- 来源
  胡颓子科植物胡颓子 *Elaeagnus pungens* Thunb. 的叶。

- 溯源
  本品始载于《本草拾遗》，曰："胡颓子，熟赤，酢涩。小儿食之当果子。止水痢。生平林间，树高丈余，叶阴白，冬不凋，冬花春熟，最早诸果。茎及叶煮汁饲狗，主瘑。"胡颓子已开发有息喘丸等中成药。市售胡颓子叶药材有厚叶、薄叶之分。厚叶即为正品，薄叶为同属其他多种落叶植物。

- 产地
  主产于我国长江流域及其以南等地。

- 采收加工
  全年均可采，鲜用或晒干。

- 药材性状
  叶片椭圆形或长圆形，长 4~9cm，宽 2~4cm，先端钝尖，基部圆形，全缘或微波状缘，革质，上表面浅绿色或黄绿色，具光泽，散生少数黑褐色鳞片；叶背面被银白色星状毛，并散生多数黑褐色或浅棕色鳞片，主脉在叶背面突出，密生黑褐色鳞片，叶片常向背面反卷，有时成筒状。叶柄粗短，长 0.5~1cm，灰黑色。质稍硬脆，气微，味微涩。以叶大、色浅绿、上表面具光泽、无枝梗、无碎叶杂质者为佳。

- 性味功用
  酸，微温。止咳平喘，止血，解毒。适用于肺虚咳嗽，气喘，咳血，吐血，外伤出血，痈疽，痔疮肿痛等病症。

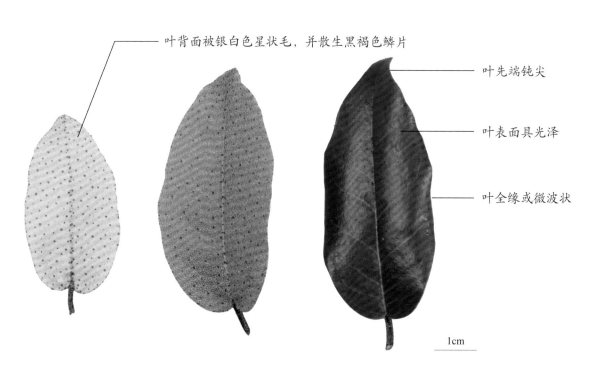

叶背面被银白色星状毛，并散生黑褐色鳞片

叶先端钝尖

叶表面具光泽

叶全缘或微波状

1cm

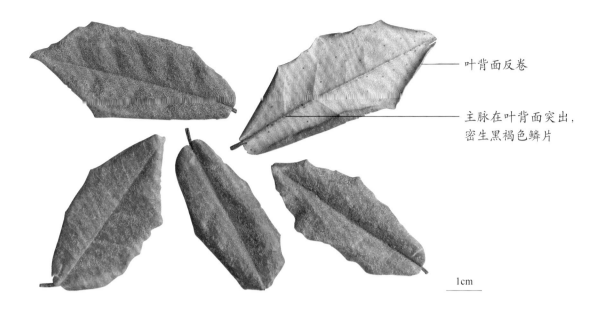

叶背面反卷

主脉在叶背面突出，密生黑褐色鳞片

1cm

● **附注**

1. 该植物的根及果实均可入药，分别名为胡颓子根、胡颓子。

2. 同属植物蔓胡颓子 *Elaeagnus glabra* Thunb. 等的叶亦可入药，市场常混充胡颓子叶出售，注意鉴别。在福建，福建胡颓子 *Elaeagnus oldhami* Marim 的叶亦作胡颓子叶使用。

# 南烛叶 ●

● 别名

乌饭叶、乌饭树叶。

● 来源

杜鹃花科植物南烛 *Vaccinium bracteatum* Thunb. 的叶。

● 溯源

陶弘景所著《登真隐诀》中记载南烛叶作青精饭，曰："以生白粳米一斛五斗舂治，淅取一斛二斗，用南烛木叶五斤燥者三斤也可，杂茎皮煮取原汁，极令清冷，以溲米，米释炊之，从四至八月末，用新生叶，色皆绿，九月至三月，用宿叶，色皆浅，可随时进退其斤两。又采软枝茎皮，于石舀中捣碎，假令四五月中作，可用十许斤熟舂，以斛二升汤浸染得一斛也，比来只以水浸一二宿，不必用汤，漉而炊之，初米正作绿，蒸过便如绀色，若色不好，亦可淘去，更以新汁炊之，惟令饭作正青色及止。高格曝干，当三日蒸曝，第一轺以青汁溲令。每日可服二升，勿复血食，填胃补髓，消灭三虫……"。唐《本草拾遗》记载："取南烛茎叶捣碎，浸汁浸粳米，九浸九蒸九曝，米粒紧小，黑如珠，袋盛，可适远方也。"《日华子本草》中也记载："乌饭草，益肠胃，持浸米晒，干服，又名南烛也。"《本草纲目》载："吴楚山中甚多。叶似山矾，光滑而味酸涩。七月开小白花，结实如朴树子成簇，生青，九月熟则紫色，内有细子，其味甘酸，小儿食之……叶似冬青而小，临水生者尤茂。寒食采其叶，渍水染饭，色青而光，能资阳气。"至今江南一带仍采杜鹃花科植物乌饭树的叶来作乌饭。乌饭树的枝叶渍汁浸米可以煮成黑色的乌饭，是因其中含有天然黑色素。尤其农历四月初八（佛祖生日）这天吃乌饭。奉佛后，寺庙中僧侣们发给弟子，认为食用后可以消灾，带来吉祥。湖南侗族还称其为黑饭节。唐代诗人陆龟蒙有诗："乌饭新炊茅曜香，道家斋日以为常。"清《植物名实图考》也记载："四月八日俚俗，寺庙染饭馈间，其风犹古。"

● 产地
主产于江苏、浙江等地，长江以南其他地区亦产。

● 采收加工
8~9月间采收，拣净杂质，晒干。

● 药材性状
叶长椭圆形至披针形，长 2.5~6cm，宽 1~2.5cm。两端尖锐，边缘有稀疏的细锯齿，多向外反卷，上面暗棕色，有光泽，下面棕色。主脉在上面凹陷，在背面明显凸起。叶柄短而不明显。质脆，气微，味涩而苦。

● 性味功用
酸、涩，平。益肠胃，养肝肾。适用于脾胃气虚，久泻，少食，肝肾不足，腰膝乏力，须发早白等病症。

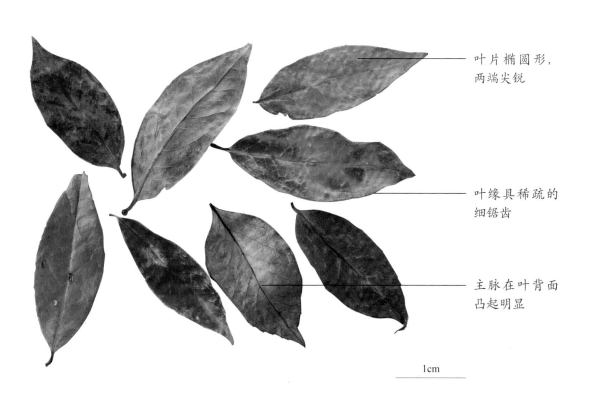

叶片椭圆形，两端尖锐

叶缘具稀疏的细锯齿

主脉在叶背面凸起明显

1cm

● **附注**

该植物果实亦可入药，详见"乌饭子"条。

中国冷背药材清源图鉴·各论

# 枸骨叶

● **别名**

功劳叶、枸骨刺、八角茶、十大功劳叶、老虎刺、猫儿刺。

● **来源**

冬青科植物枸骨 *Ilex cornuta* Lindl. ex Paxt. 的叶。

● **溯源**

本品始载于《本草拾遗》。《本草纲目》曰："枸骨，树如女贞，肌理甚白。叶长二三寸，青翠而厚硬，有五刺角，四时不凋。五月开细白花。结实如女贞及菝葜子，九月熟时，绯红色，皮薄味甘，核有四瓣。"《本经逢原》云："枸骨，一名猫儿刺，俗名十大功劳。"《本草纲目拾遗》载："角刺茶，出徽州，土人二三月采茶时，兼采十大功劳，俗名老鼠刺，叶曰苦丁。"当前安徽等地依然将枸骨称为猫儿刺。据谢宗万先生考证《本经逢原》和《本草纲目拾遗》中十大功劳叶即冬青科枸骨之叶。市售枸骨叶药材有类方形、长卵圆形两种叶形。野外调查发现，枸骨常见叶片为类方形；当株龄达 50 年以上者，植株中上部的叶片均为卵圆形。故

而，市售枸骨叶药材以方形叶为多。也有将小檗科十大功劳属植物的叶称为功劳叶，参见"功劳叶"条。

● **产地**

主产于江苏、河南等地。

● **采收加工**

8~10 月采叶，拣去细枝，晒干。

● **药材性状**

叶类长方形或长椭圆状方形，偶有长卵圆形，长 3~8cm，宽 1~3cm。先端有 3 个较大的硬刺齿，顶端 1 枚常反曲，基部平截或宽楔形，两侧有时各有刺齿 1~3 枚，边缘稍反卷。长卵圆形叶常无刺齿。上表面黄绿色或绿褐色，有光泽，下表面灰黄色或灰绿色。叶脉羽状，叶柄较短。革质，硬而厚。气微，味微苦。以叶大、色绿者为佳。

● **性味功用**

苦，凉。清虚热，益肝肾，祛风湿。适用于阴虚劳热，咳嗽咯血，头晕目眩，腰膝酸软，风湿痹痛，白癜风等病症。

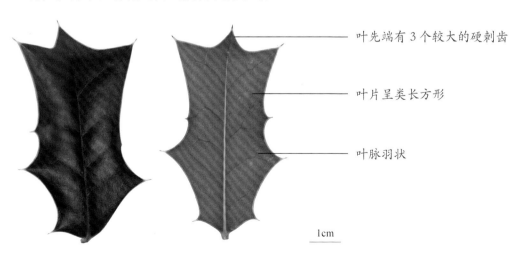

—— 叶先端有 3 个较大的硬刺齿

—— 叶片呈类长方形

—— 叶脉羽状

1cm

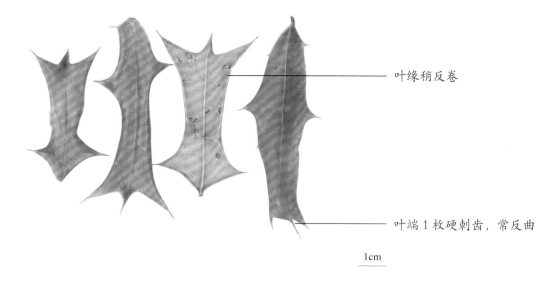

叶缘稍反卷

叶端 1 枚硬刺齿，常反曲

1cm

● **附注**

该植物的根、果实均可入药。

# 柿树叶

● 别名

柿叶。

● 来源

柿树科植物柿 *Diospyros kaki* Thunb. 的叶。

● 溯源

本品药用始载于《滇南本草》，曰："经霜叶敷臁疮。"现《广西中药材标准》有收录。柿叶为脑心清等中成药的组成。日本民间素有将柿叶当茶叶的习惯。我国1973年北京市平谷县开始生产柿叶茶。

● 产地

分布广泛，多为栽培。

● 采收加工

霜降后采收，晒干。

● 药材性状

叶片卵状椭圆形或倒卵形，革质，长7~15cm，宽3~8cm。先端渐尖或钝，基部楔形、钝圆形或近截形。上表皮深绿色，主脉疏生柔毛，下表面淡绿色，有短柔毛，沿叶脉密生淡褐色绒毛。

● 性味功用

苦，凉。止咳定喘，生津止渴，活血止血。适用于咳喘、消渴及各种内出血等病症。

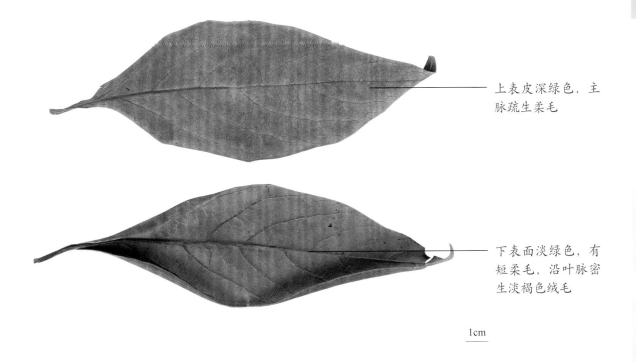

上表皮深绿色，主脉疏生柔毛

下表面淡绿色，有短柔毛，沿叶脉密生淡褐色绒毛

1cm

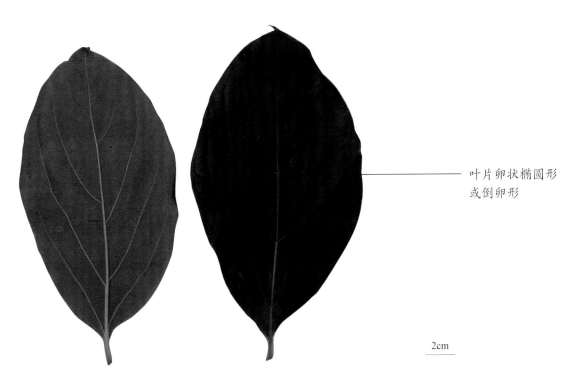

叶片卵状椭圆形或倒卵形

2cm

● **附注**

该植物的宿存萼入药，详见"柿蒂"条。

# 柠檬草

- **别名**
  香茅草、茅草茶、香巴茅、风茅草。

- **来源**
  禾本科植物香茅 *Cymbopogon citratus* (DC.) Stapf 的叶。

- **溯源**
  本品以"茅香"之名始载于《本草拾遗》，曰："茅香味甘平，生南安，如茅根。"《本草图经》载有"香麻"条，云："出福州。四季常有苗，叶而无花。不拘时月采之。彼土人以煎作浴汤，去风甚佳。"《岭南采药录》载："香茅，别名大风茅。多年生草，高三四尺许，为白茅之一种，叶细而尖长，有三脊。其气芬香。先抽叶，花开于秋冬之间，花白色，实细小。"所言与今相符。市场柠檬草有国产、进口之分。

- **产地**
  主产于我国华南、西南各地区。

- **采收加工**
  全年均可采，洗净，切段，晒干。

- **药材性状**
  完整叶片条形，宽约 15mm，长可达 1m，基部抱茎；两面粗糙，均呈灰白色；叶鞘光滑；叶舌厚，鳞片状。茎秆偶见，粗壮，节处常被蜡粉。全体具柠檬香气。

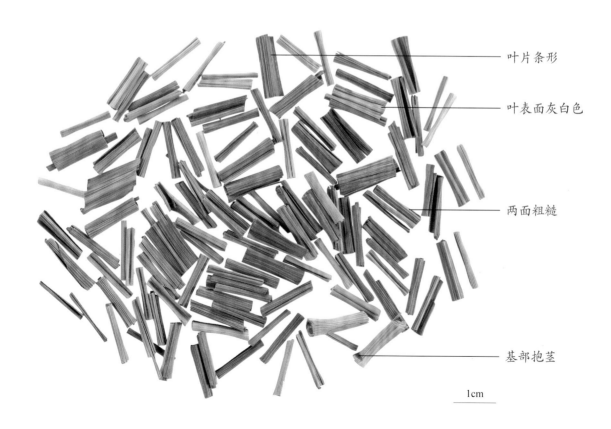

叶片条形

叶表面灰白色

两面粗糙

基部抱茎

1cm

● **性味功用**

甘、辛，温。祛风通络，温中止痛，止泻。

适用于感冒头身疼痛，风寒湿痹，脘腹冷痛，泄泻，跌打损伤等病症。

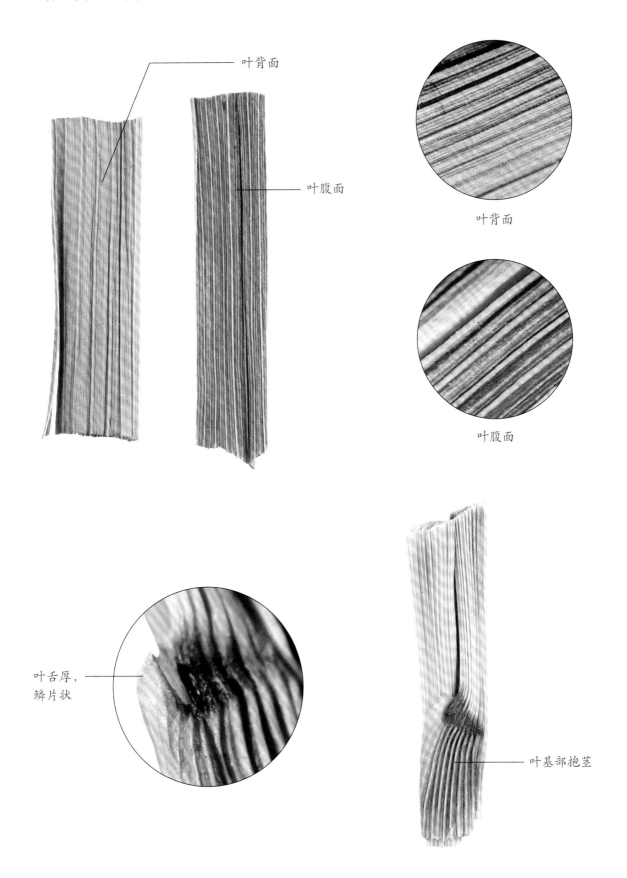

叶背面

叶腹面

叶背面

叶腹面

叶舌厚，
鳞片状

叶基部抱茎

# 莱菔英

- **别名**
  萝卜叶、莱菔菜、萝卜缨、萝卜英。

- **来源**
  十字花科植物莱菔 *Raphanus sativus* L. 的基生叶。

- **溯源**
  本品药用始载于《新修本草》，其在"莱菔根"条下记载："其嫩叶为生菜食之。大叶熟啖，消食和中。"《滇南本草》曰："白萝卜秆叶，（红白二种，经霜阴干）。味甘，性温。入脾胃二经。治脾胃不和，宿食不消，胸膈膨胀，醒脾气，开胃宽中，噎膈打呃，硬食膨胀，呕吐酸水，赤白痢疾，妇人乳结，乳肿，经闭。叶，解一切参毒热邪。煮水治天行疫疾……红萝卜秆叶，味甘平，性温。入阳明胃经。行血破血。乳汁不通，奶硬红肿疼痛，妇人经闭，血痢，里急后重。"

- **产地**
  我国南北各地均产。

- **采收加工**
  冬季或早春采收，晒干。

- **药材性状**
  叶通常皱缩卷曲成团，展平后叶片琴形羽状分裂，长可达 40cm，表面不平滑，黄绿色。质干脆，易破碎。有香气。

- **性味功用**
  辛、苦，平。消食理气，清肺利咽，散瘀消肿。适用于食积气滞，脘腹痞满，呃逆，吐酸，泄泻，痢疾，咳痰，音哑，咽喉肿痛，妇女乳房肿痛，乳汁不通，外治损伤瘀肿等病症。

药材常皱缩成团

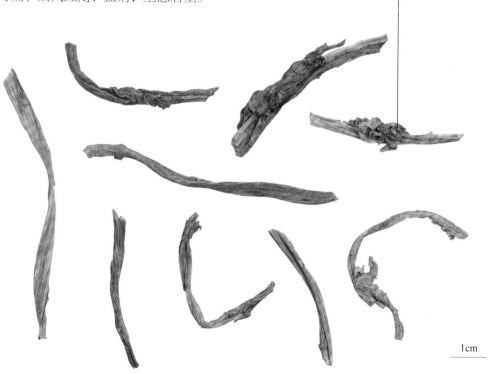

1cm

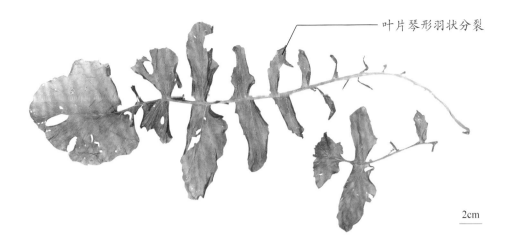

叶片琴形羽状分裂

2cm

● **附注**

该植物的种子、开花结实后的枯瘪老根均可入药。

# 荷 叶 ●

● **别名**

荷叶茶。

● **来源**

睡莲科植物莲 *Nelumbo nucifera* Gaertn.
的叶。

● **溯源**

本品药用始载于《食疗本草》"藕实茎"条，
曰："其房、荷叶，皆破血。"现多制作茶饮，
以祛湿、消脂。《日华子本草》云："荷叶，
止渴，落胞，杀蕈毒，并产后口干，心肺燥，
烦闷，入药炙用之。"

● **产地**

我国南北各地均产。

● **采收加工**

6~9 月花未开放时采收，除去叶柄，晒至
七八成干，对折成半圆形，晒干。夏季亦
用鲜叶或初生嫩叶（荷钱）。

● **药材性状**

叶多折成半圆形或扇形，展开后类圆盾形，
直径 20~50cm，全缘或稍成波状。上表面
深绿色或黄绿色，较粗糙；下表面淡灰棕
色，较光滑，有粗脉 21~22 条，自中心向
四周射出，中心有突起的叶柄残基。质脆，
易破碎。微有清香气，味微苦。

● **性味功用**

苦、涩，平。清热解暑，升发清阳，散瘀止血。
适用于暑湿烦渴，头痛眩晕，脾虚腹胀，
大便泄泻,吐血下血,产后恶露不净等病症。

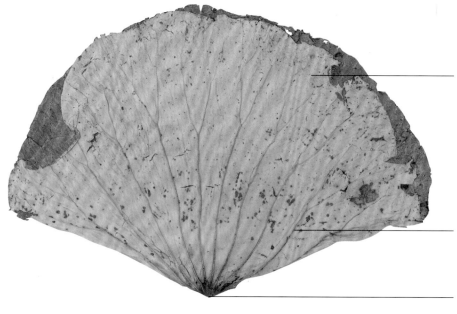

叶多折成半圆形或扇形

叶下表面有粗脉自中心向四周射出

叶中心位置有叶柄残基

2cm

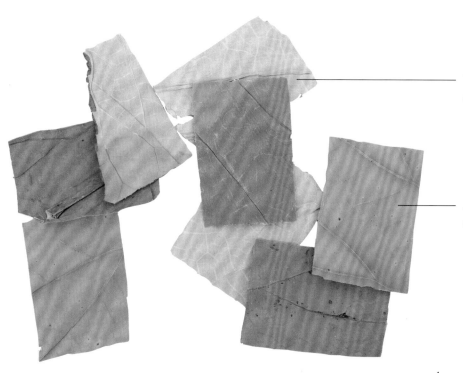

下表面淡灰棕色，较光滑

上表面深绿色，较粗糙

1cm

# 海棠苦丁

● 别名

海棠叶、三叶海棠叶、苦丁茶。

● 来源

蔷薇科三叶海棠 *Malus sieboldii* (Regel) Rehd. 的叶。

● 溯源

本品为湖南湘西地区习用饮品,当地习称苦丁茶,可清热消暑。另有同属植物台湾林檎 *Malus doumeri* (Bois) Chev. 的叶在湘南地区广泛饮用(详见"冬梨茶"条);湖北海棠 *Malus hupehensis*(Pamp.)Rehd. 的叶在湖北亦可饮用,习称花红茶。

● 产地

主产于湖南。

● 采收加工

夏、秋二季采收树叶,晒干。

● 药材性状

叶柄长 1~2.5cm,有短柔毛。托叶狭披针形,全缘。叶片椭圆形、长椭圆形或卵形,长 3~7.5cm,宽 2~4cm,先端急尖,基部圆形或宽楔形,边缘有尖锐锯齿,常 3 浅裂,下面沿中脉及侧脉有短柔毛。

● 性味功用

微甘,平。清热解暑,生津止渴。适用于中暑、热病烦渴等病症。

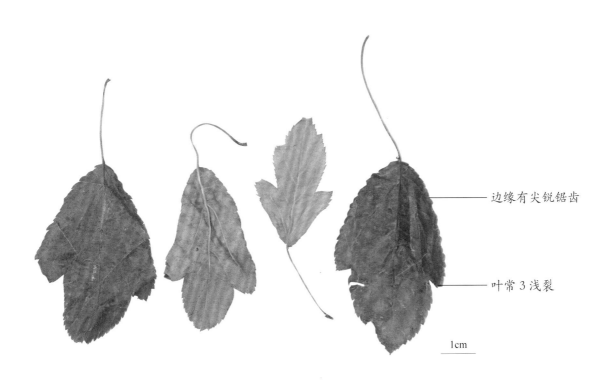

边缘有尖锐锯齿

叶常 3 浅裂

1cm

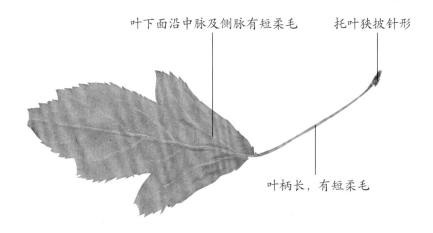

叶下面沿中脉及侧脉有短柔毛　　　托叶狭披针形

叶柄长，有短柔毛

● **附注**

据《中华本草》记载，该植物的果实亦可入药，称为山茶果、野黄子，民间多用其健胃消食；亦可代替山楂使用。

# 甜叶菊

● 别名
甜茶、甜菊叶。

● 来源
菊科植物甜叶菊 *Steruia rebaudiana* (Bertoni) Hemsl. 的叶。

● 溯源
本品药用始载于《中草药》。该植物原产南美亚热带地区，作为新型糖源植物，我国 20 世纪 70 年代引进栽培。甜叶菊的甜味活性物质是甜菊糖（主要为甜菊糖苷和莱鲍迪苷），是食糖甜度的 300 倍，具有热稳定性、酸碱稳定性与非发酵性，而且对血液葡萄糖影响不大。甜菊糖被视为一种低热量、高甜度的天然甜味剂，是食品及药品工业的重要原料。中国的甜叶菊工业产品占全球供应量的 80%。2009 年，中国的甜叶菊工业产量约 4000 吨，80% 以上出口。甜叶菊的叶在花草茶市场有出售。

● 产地
河北、陕西、江苏、安徽、福建、湖南、云南等地均有引种。

● 采收加工
春、夏、秋三季均可采收，除去茎枝，摘取叶片，鲜用或晒干。

● 药材性状

叶片薄革质，质脆易碎，草绿色。完整的叶片展平后呈倒卵形；先端钝，基部楔形；中上部边缘有粗锯齿，下部全缘，三出脉，主脉明显，两面均有柔毛；具短叶柄，叶片常下延至叶柄基部；味极甜。

● 性味功用

甘，平。生津止渴，降血压。适用于消渴，高血压病等病症。

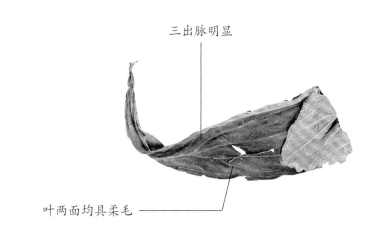

三出脉明显

叶两面均具柔毛

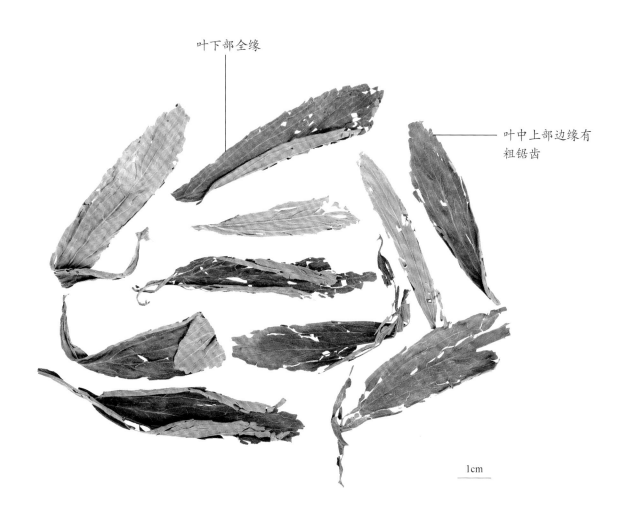

叶下部全缘

叶中上部边缘有粗锯齿

1cm

# 黄牛菜

中国冷背药材清源图鉴 · 各论

- **别名**
  黄牛茶、狗芽茶。

- **来源**
  藤黄科植物黄牛木 *Cratoxylum cochinchinense* (Lour.) Bl. 的叶。

- **溯源**
  本品始载于广州部队《常用中草药手册》。黄牛木主要分布在云南、广西、广东等地，部分地区作苦丁茶用。

- **产地**
  主产于广东、海南、广西等地。

- **采收加工**
  春、夏二季采集树叶，晒干或鲜用。

- **药材性状**
  叶片椭圆形至长椭圆形或披针形，长3~10.5cm，宽1~4cm，先端急尖或渐尖，基部钝形至楔形。硬纸质，两面无毛，上表面灰绿色，下表面灰棕色，有透明腺点及黑点。中脉在上表面凹陷，下表面凸起，侧脉每边 8~12 条，两面凸起，斜展；小脉网状，两面凸起。叶柄长 2~3mm，无毛。

- **性味功用**
  甘、微苦，凉。清热解毒，化湿消滞，祛瘀消肿。适用于感冒，中暑发热，泄泻，黄疸，跌打损伤，痈肿疮疖等病症。嫩叶亦可作饮品，能解暑热烦渴。

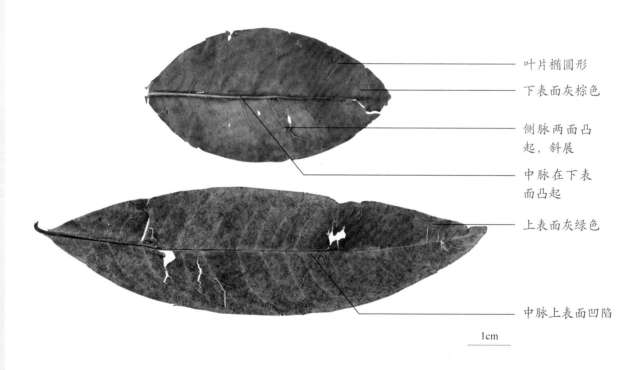

叶片椭圆形

下表面灰棕色

侧脉两面凸起，斜展

中脉在下表面凸起

上表面灰绿色

中脉上表面凹陷

1cm

- **附注**
  该植物的根亦可入药，名为黄牛木根。

# 银杏叶

● 别名

白果叶。

● 来源

银杏科植物银杏 *Ginkgo biloba* L. 的叶。

● 溯源

银杏传统药用部位是其种仁。20 世纪 60 年代，美国学者报道了银杏叶中有内酯类化合物，此后，银杏叶中内酯类化合物、黄酮类化合物备受关注。美国药典规定银杏叶提取物中银杏黄酮量不低于 24%，银杏内酯不得低于 6%，即目前国际通行的"24+6"标准。目前，我国已开发含有银杏叶提取物的片剂、口服液等。在药材市场、花草茶市场上，银杏叶也常有售。

● 产地

全国大部分地区均有栽培。

● 采收加工

夏、秋二季采收绿色叶片，晒干。

● 药材性状

叶片多皱折或破碎，完整者呈扇形，宽 5~8cm。黄绿色或浅棕黄色，上缘呈不规则的波状弯曲，有的中间凹入，深者可达叶长的 4/5。具二叉状平行叶脉，细而密，光滑无毛，易纵向撕裂。叶基楔形，叶柄长 2~8cm。质轻。气微，味微苦。

● 性味功用

甘、苦，平。敛肺平喘，活血化瘀，止痛。适用于肺虚咳喘，冠心病，心绞痛，高脂血症等病症。

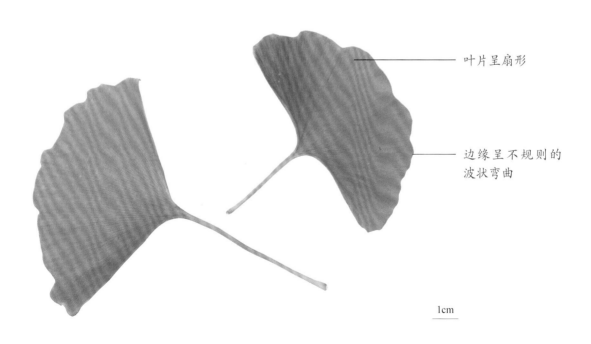

叶片呈扇形

边缘呈不规则的波状弯曲

1cm

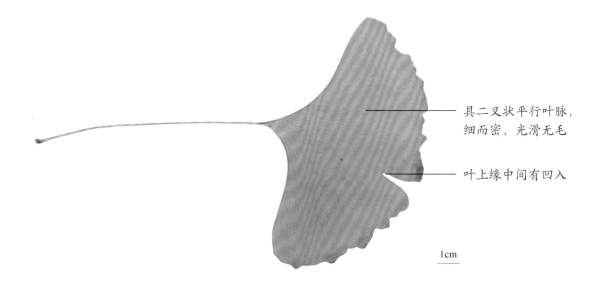

具二叉状平行叶脉，
细而密，光滑无毛

叶上缘中间有凹入

1cm

# 甜 茶

- **别名**

  广西甜茶、瑶山甜茶。

- **来源**

  蔷薇科植物甜茶 *Rubus chingii* var. *suavisimus* (S. Lee) L. T. Lu 的叶。

- **溯源**

  本品为广西民间药食两用的饮品，《广西中药材标准》收录本品。甜茶在广西民间有悠久的应用历史。20世纪80年代药物调查时被学者所关注。目前，甜茶不仅作为甜味剂，也开发为多种茶饮品。

- **产地**

  主产于广西九万大山地区。

- **采收加工**

  夏、秋二季采收，晒干。

- **药材性状**

  完整叶片轮廓近圆形，长5~11cm，宽5~13cm。常掌状7深裂或5深裂，裂片披针形或椭圆形，中央裂片较长，长4~9cm，宽1.5~3cm，先端渐尖，边缘具重锯齿。基出脉常7或5条，被灰白色或灰褐色短柔毛，间或有1~2枚小刺。叶柄线形，长2~5cm。气微，味甚甜。

- **性味功用**

  甘，凉。清热，润肺，祛痰，止咳，止血，消肿。适用于高血压病，糖尿病，便秘，急性咽喉炎等病症，及脂肪肝干预。

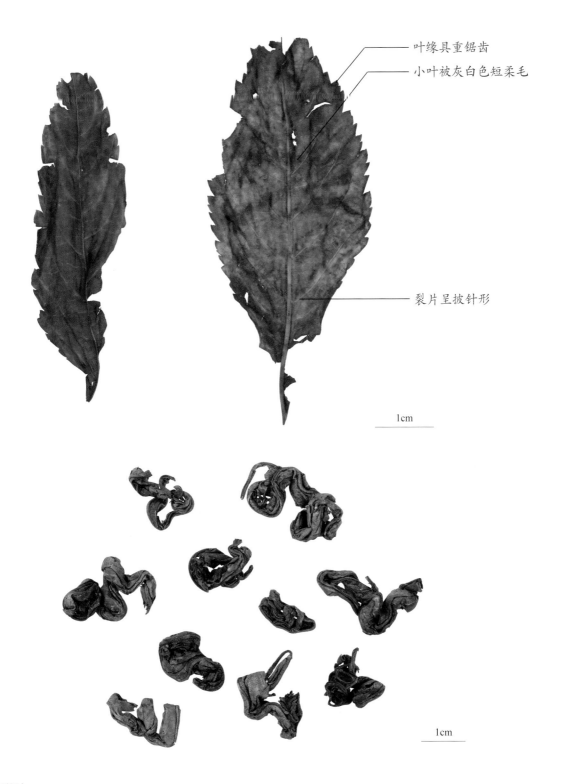

叶缘具重锯齿

小叶被灰白色短柔毛

裂片呈披针形

1cm

1cm

叶
类

● **附注**

凡植物叶或嫩枝煎茶滋味甘甜者，在广西各地民间均以"甜茶"称之；各地甜茶的基原植物
不尽相同。"百色甜茶"来源为壳斗科植物多穗柯 *Lithocarpus polystachyus* (Wall.) Rehd. 的
叶及嫩梢。"龙州甜茶"来源为茜草科植物华腺萼木 *Mycetia sinensis* (Hemsl.) Craib 的全草；
"桂平甜茶"来源为胡桃科植物黄杞 *Engelhardtia roxburghiana* Wall. 的叶；"甜茶藤"来源
为葡萄科植物显齿蛇葡萄 *Ampelopsis grossedentata* (Hand. Mazz.) W. T. Wang 的茎叶。

# 越橘叶

- 别名

  熊果叶。

- 来源

  杜鹃花科植物越橘 *Vaccinium vitis-idaea* L. 的叶。

- 溯源

  本品始载于《国药的药理学》，曰："用于淋毒性尿道炎、膀胱炎及急性倭麻质斯。"

- 产地

  主产于新疆、黑龙江、吉林、内蒙古等地。

- 采收加工

  6月间开花时采叶，晒干。

- 药材性状

  叶片多反卷，有的皱缩破碎，完整者展开后呈椭圆形或倒卵形，长1~2cm，宽0.5~1cm。先端圆钝或微缺，基部楔形，边缘有细睫毛。上面暗绿色，而有光泽；下面浅绿色，散有腺点，叶柄短，长0.5~3mm，有白毛。革质，质脆。气微，味微酸、涩。

- 性味功用

  苦，温；小毒。解毒，利湿。适用于淋证，痛风等病症。

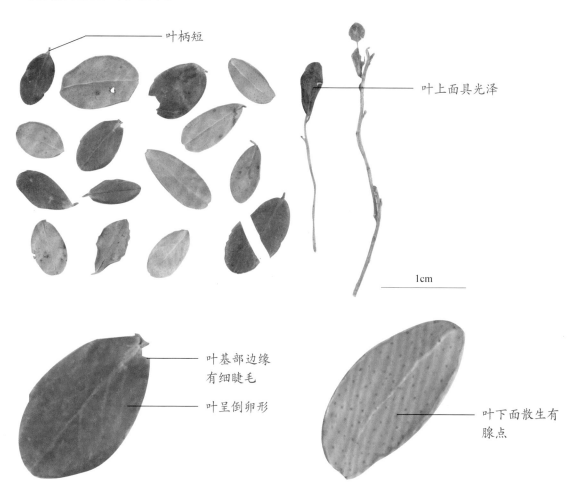

叶柄短

叶上面具光泽

1cm

叶基部边缘有细睫毛

叶呈倒卵形

叶下面散生有腺点

# 番石榴叶

● **别名**

鸡矢茶、番桃叶、吗桂香拉、那拔叶。

● **来源**

桃金娘科植物番石榴 *Psidium guajava* Linn. 的叶。

● **溯源**

本品始载于《南宁市药物志》。《广西中药志》曰："鸡矢茶，为甘、涩、性平。无毒。健脾涩肠。治痢疾，腹泻。"已被《广西中药材标准》收录。

● **产地**

主产于我国华南地区及四川。

● **采收加工**

春、夏二季采收，晒干或鲜用。

● **药材性状**

叶片呈矩圆状椭圆形至卵圆形，多皱缩卷曲或破碎，长 5~12cm，宽 3~5cm。先端圆或短尖，基部钝至圆形，边缘全缘；上表面淡棕褐色，无毛（幼叶密被短柔毛），布满黑褐色细小腺点；下表面灰棕色，密被短柔毛。主脉和侧脉均隆起，侧脉在近叶缘处连成边脉。叶柄长 3~6mm。革质而脆，易折断。嫩茎扁四棱形，密被短柔毛。气清香，味涩、微甘苦。以幼叶为佳。

● **性味功用**

苦，平。燥湿健脾，清热解毒。适用于泻痢腹痛，食积腹胀，齿龈肿痛，风湿痹痛，湿疹瘙疮，疔疮肿毒，跌打肿痛，外伤出血，蛇虫咬伤等病症。

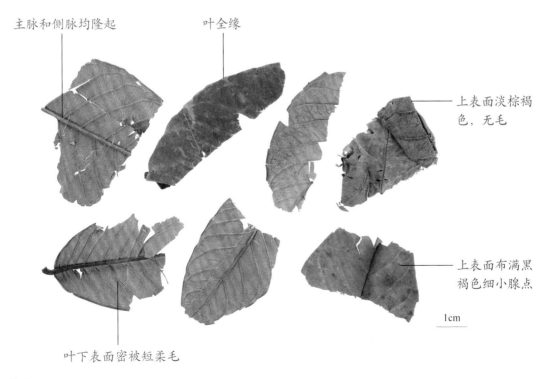

主脉和侧脉均隆起　叶全缘

上表面淡棕褐色，无毛

上表面布满黑褐色细小腺点

1cm

叶下表面密被短柔毛

● **附注**

该植物的果实、树皮、根等均可入药。

# 樟树叶

- **别名**
  樟叶、香樟叶。

- **来源**
  樟科植物樟 *Cinnamomum camphora* (L.) Presl 的叶。

- **溯源**
  本品始载于《本草纲目拾遗》。

- **产地**
  我国长江以南各地均产。

- **采收加工**
  3月下旬前及5月上旬后含油多时采，鲜用或晾干。

- **药材性状**
  叶柄细，长2~3cm。叶片薄革质，黄棕色，卵状或卵状椭圆形，长6~12cm，宽2.5~5.5cm；先端渐尖，基部宽楔形或近圆形；全缘，有时边缘呈微波状；上面绿色，有光泽，下面灰绿色，微有白色；两面无毛；离基三出脉，侧脉及支脉脉腋在叶背具明显腺窝。气味微辛。

- **性味功用**
  辛，温。祛风，除湿，杀虫，解毒。适用于风湿痹痛，胃痛，水火烫伤，疮疡肿毒，慢性下肢溃疡，疥癣，皮肤瘙痒，毒虫咬伤等病症。

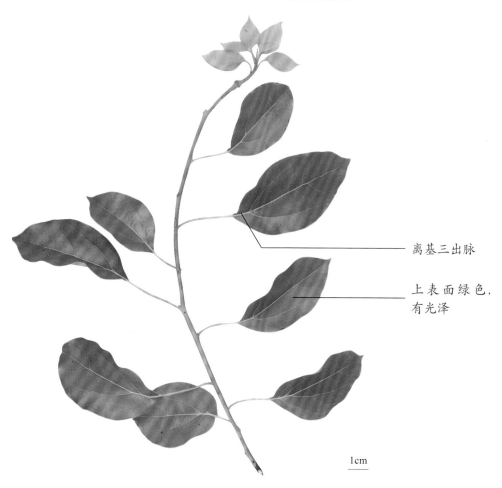

离基三出脉

上表面绿色，有光泽

1cm

该植物的根亦可入药，详见"樟木根"条。

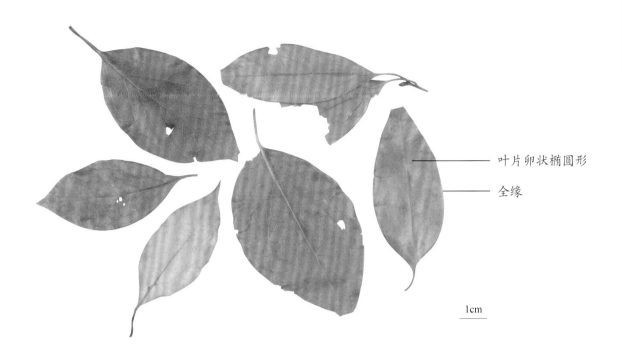

叶片卵状椭圆形

全缘

1cm

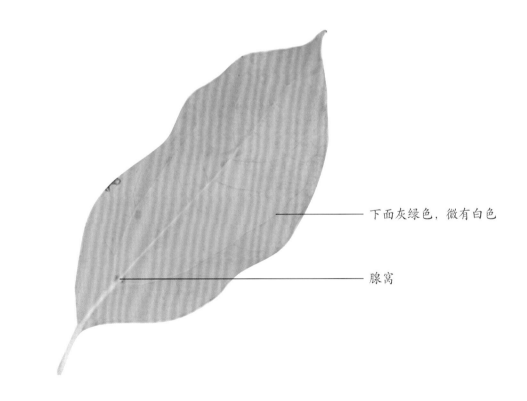

下面灰绿色，微有白色

腺窝

● **附注**

该植物的根亦可入药，详见"樟木根"条。

# 花类

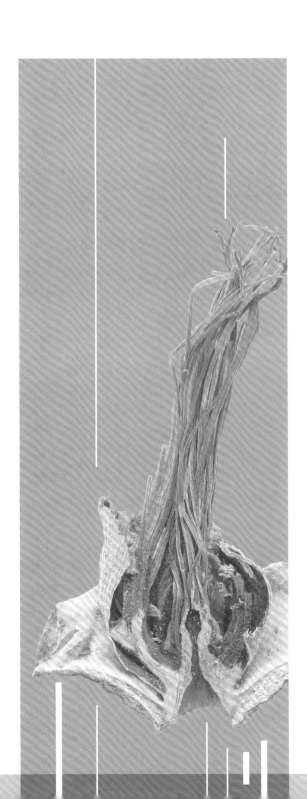

HUA LEI

# 七彩菊

● **别名**

七色菊、洋菊花、蜡菊、变色菊、黄金菊。

● **来源**

菊科植物蜡菊 *Helichrysum bracteatum* (Vent.) Andr. 的头状花序。

● **溯源**

该植物原产于澳大利亚，近代作为观赏花卉引入我国，我国南北各地均有栽培。该植物花色鲜艳，且长久不褪，花序整齐而不散落，近年来多被制成干花，装点茶饮。目前，七彩菊已作为新食品原料，在花草茶市场有售。

● **产地**

主产于西藏。

● **采收加工**

秋季花盛开时采收，割取整个花序，除去多余的花梗及杂质，阴干或烘干。

● **药材性状**

头状花序圆盘状，直径 2~5cm。总苞片多层，干膜质；外层短，覆瓦状排列，内层长，宽披针形，基部厚，先端渐尖，有光泽，有黄、白、红、紫等多色。小花多数，冠毛有近羽状糙毛。瘦果无毛。气微，味苦。

● **性味功用**

苦，凉。清肝明目，清热解毒，除烦。适用于肝胃气痛，目赤肿痛，痢疾，肿毒，咯血，吐血等病症。

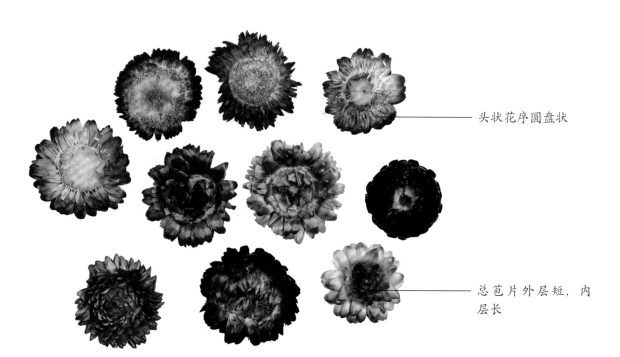

头状花序圆盘状

总苞片外层短，内层长

1cm

- **别名**

  人参花蕾。

- **来源**

  五加科植物人参 *Panax ginseng* C. A. Mey. 的花序。

- **溯源**

  本品始载于《中药志》（1959 年），曰："用红糖制后，泡茶饮，有兴奋作用。"人参开花会影响其根部营养的积累，传统常实施"打花"以保证人参的药材质量。现代研究发现，人参花中亦含有人参皂苷，遂被开发利用。

- **产地**

  主产于我国东北地区。

- **采收加工**

  6~7 月采下花序，烘干。

- **药材性状**

  伞形花序半球形，由 10~80 朵小花蕾组成，有残存花序梗，黄绿色，质轻。花小、花萼、花瓣 5 裂，花瓣多脱落，花柱 2。气清香而特异，味苦、微甜。

- **性味功用**

  甘、苦，平。补气强身，延缓衰老。适用于头昏乏力，胸闷气短等病症。

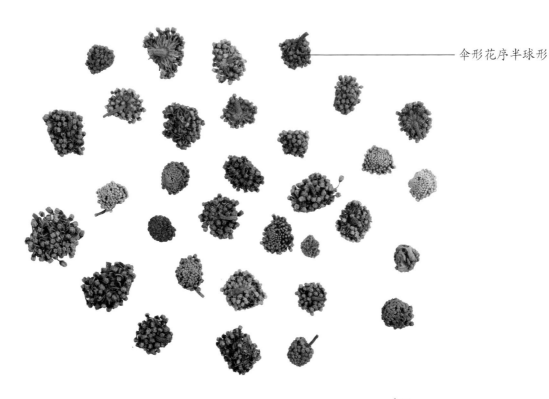

伞形花序半球形

1cm

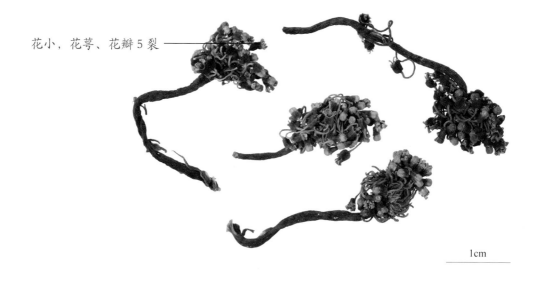

花小，花萼、花瓣5裂

1cm

● **附注**

市场上常将本品混充三七花出售，注意鉴别，详见"三七花"条。

# 千日红

● 别名

百日红、红巧梅、千日白、千年红、火球花、千日娇。

● 来源

苋科植物千日红 *Gomphrena globosa* L. 的头状花序。

● 溯源

该植物头状花序花色艳丽而有光泽，经久不变，故名"千日红"。本品药用记载首见于《花镜》，曰："千日红，本高二三尺，茎淡紫色，枝叶婆娑。夏开深紫色花，千瓣细碎，圆整如球，生于枝杪。至冬，叶虽萎而花不蔫……子生瓣内，最细而黑。"

所言即为本品。该植物的花有紫红、红色、白色多种，市场分别以"千日红""红巧梅""千日白"称之，多供茶饮。

● 产地

原产于热带美洲，全国大部分地区均有栽培。

● 采收加工

夏、秋二季采摘花序，晒干。

● 药材性状

头状花序单生或2~3个并生，球形或近长圆形，直径2~2.5cm，紫红色、红色或淡黄白色。基部具2枚叶状总苞，灰绿色；

每朵花基部有干膜质苞片2枚，紫红色；花被片5，披针形，外面密被白色绵毛。胞果近球形，直径2~2.5mm。种子圆肾形，棕色，光亮。气微，味淡。

● **性味功用**

甘，平。止咳平喘，清肝明目，解毒。适用于咳嗽，哮喘，百日咳，小儿夜啼，目亦肿痛，肝热头晕，头痛，痢疾，疮疖等病症。

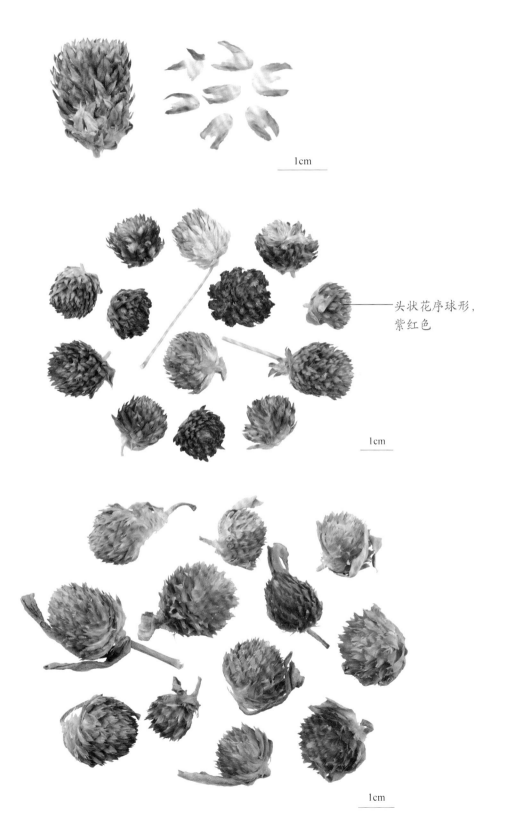

头状花序球形，紫红色

1cm

1cm

1cm

# 三七花

- **别名**
  田七花。

- **来源**
  五加科植物三七 *Panax notoginseng* (Burk.) F. H. Chen 的花序。

- **溯源**
  三七花的药用记载始于《云南中草药选》。现代研究发现，三七花中的皂苷类成分具有降血压作用。目前，三七花作为新食品原料在花草茶市场有售。

- **产地**
  主产于云南文山、砚山等地。

- **采收加工**
  6~8 月开花时采收花序，熏蒸晒干。

- **药材性状**
  伞形花序半球形，由 30~70 朵小花蕾组成，直径 1~2.5cm。基部具残存花序梗，黄绿色，质轻；苞片多数，披针形；花梗线形，表面疏被糙毛；未开放的花蕾圆柱形，具 5 条纵沟；雄蕊 5。气清香而特异，味苦、微甜。

- **性味功用**
  甘，凉。清热生津，平肝降压。适用于津伤口渴，咽痛音哑，高血压病等病症。

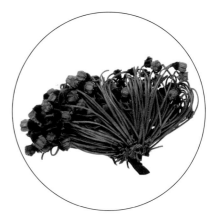

花梗线形，表面疏被糙毛

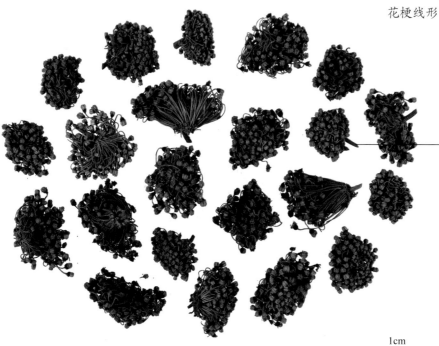

基部具残存花序梗

1cm

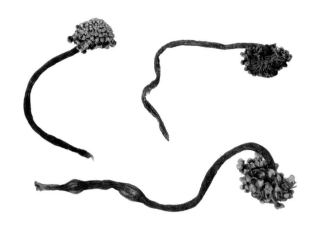

1cm

● **附注** ────────────────────────────

市场上常将同属植物人参 *Panax ginseng* C. A. Mey. 的花序混充三七花出售，注意鉴别，详见
"人参花"条。

# 万寿菊花 ●

● **别名**

蜂窝菊、金盏菊、臭菊花、臭芙蓉、芙蓉花。

● **来源**

菊科植物万寿菊 *Tagetes erecta* L. 的头状花序。

● **溯源**

本品始载于《本草纲目拾遗》，其援引《花镜》曰："万寿菊不从根发，春间下子。花开黄金色，繁而且久，性极喜肥。"《植物名实图考》曰："万寿菊有二种：小者色艳，日照有光，如倭段；大者名臭芙蓉，皆有臭气。"所言与今相符。

● **产地**

全国各地有栽培。

● **采收加工**

夏秋间花盛开时采摘，快速干燥。

● **药材性状**

头状花序扁球形，直径5~10cm。残存花序梗先端棍棒状膨大。总苞绿色或浅褐色，长1.8~2cm，宽1~1.5cm，杯状，先端具齿尖。边缘舌状花橘黄色，舌片倒卵形，长1.4cm，宽1.2cm；中央管状花黄色，长约9cm，先端具5齿裂。瘦果线形，黑色或褐色。

● **性味功用**

苦，凉。清热解毒，化痰止咳。适用于呼吸道感染，百日咳，结膜炎，口腔炎，牙痛，咽炎，眩晕，小儿惊风，闭经，血瘀腹痛，疮痈肿毒等病症。

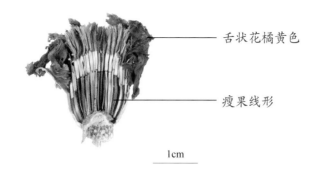

舌状花橘黄色

瘦果线形

1cm

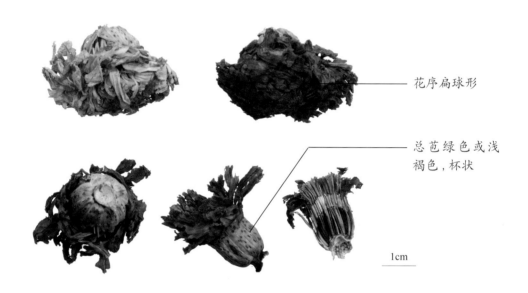

花序扁球形

总苞绿色或浅褐色，杯状

1cm

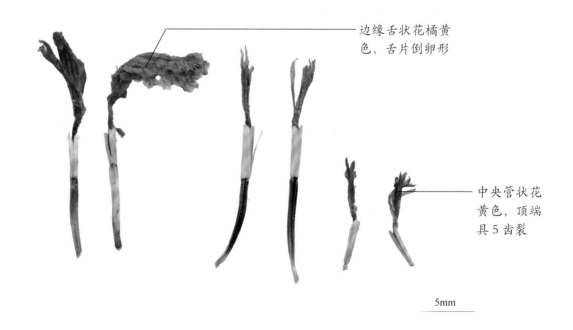

边缘舌状花橘黄色，舌片倒卵形

中央管状花黄色，顶端具5齿裂

5mm

● **别名**
红茶花、宝珠花。

● **来源**
山茶科植物山茶 *Camellia japonica* L. 的花。

● **溯源**
本品始载于《本草纲目》，曰："山茶产南方。树生，高者丈许，枝干交加，叶颇似茶叶而厚硬，有棱，中阔头尖，面绿背淡，深冬开花，红瓣黄蕊。"《本草纲目拾遗》在"宝珠山茶"中引《百草镜》曰："山茶多种，唯宝珠入药，其花大红四瓣，大瓣之中，又生碎瓣极多。"所言皆为本品。

● **产地**
主产于江苏、浙江、四川、云南等地。

● **采收加工**
4~5月花期分批采收，采摘花蕾或盛开的花，快速晒干或烘干。

● **药材性状**
花蕾卵圆形，开放的花呈不规则扁盘状，直径 0.8~3cm。表面黄棕色、红棕色或棕褐色；萼片 5，灰绿色至棕褐色，革质，背面密布灰白色绢丝状毛；花瓣 5~7 或更多，上部卵圆形，先端微凹，基部连合成一体，纸质；雄蕊多数，外轮花丝连合成一体。气微，味甘。

● **性味功用**
苦，凉。凉血止血，散瘀消肿。适用于吐血，衄血，咳血，便血，痔血，赤血痢，血淋，血崩，带下，烫伤，跌扑损伤等病症。

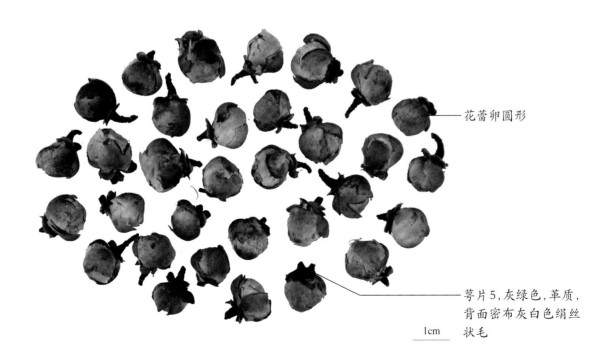

花蕾卵圆形

萼片 5，灰绿色，革质，背面密布灰白色绢丝状毛

1cm

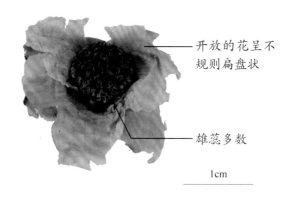

开放的花呈不
规则扁盘状

雄蕊多数

1cm

● **附注**

1. 《滇南本草》亦载有山茶花，按其描述与滇山茶 *Camellia reticulata* Lindl. 相符。

2. 该植物的根、种子、叶等皆可入药，分别称为山茶根、山茶籽、山茶叶。

3. 同属植物茶 *Camellia sinensis* (Linn.) O. Ktze. 的花亦供药用，称为茶花，注意鉴别，详见"茶花"条。

# 木棉花

● **别名**

攀枝花、英雄树花、红茉莉、红棉花。

● **来源**

木棉科植物木棉 *Bombax malabaricum* DC. 的花。

● **溯源**

《本草纲目》始载木棉，曰："木棉有草、木两种。交广木棉，树大如抱。其枝似桐，其叶大如胡桃叶。入秋开花，红如山茶花，黄蕊，花片极厚，为房甚繁，短侧相比。结实大如拳，实中有白绵，绵中有子。"所言与今相符。《生草药性备要》曰："木

棉花，治痢疾，白者更妙。"本品为岭南凉菜"五花菜"配方之一。广东民间用本品煮粥加少量红糖食用，可祛湿消暑，解肠胃湿热。

● **产地**

主产于广东、广西等地。

● **采收加工**

春末花盛开时采收，阴干。

● **药材性状**

本品多皱缩成不规则团块状，不具子房和花柄。花萼杯状，棕褐色，厚革质而脆，裂片钝圆、反卷，有不规则细皱纹；内表

面灰黄色，密被有光泽的绢毛。花瓣5片，完整者展开呈倒卵状椭圆形或披针状椭圆形，被星状毛，外表面棕黄色，内表面红棕色。雄蕊多数，卷曲。气微，味淡、微甘、涩。以花朵大、完整、色棕黄者为佳。

● **性味功用**

甘，凉。清热，利湿，解毒，止血。适用于泄泻，痢疾，血崩，疮毒，金疮出血等病症。

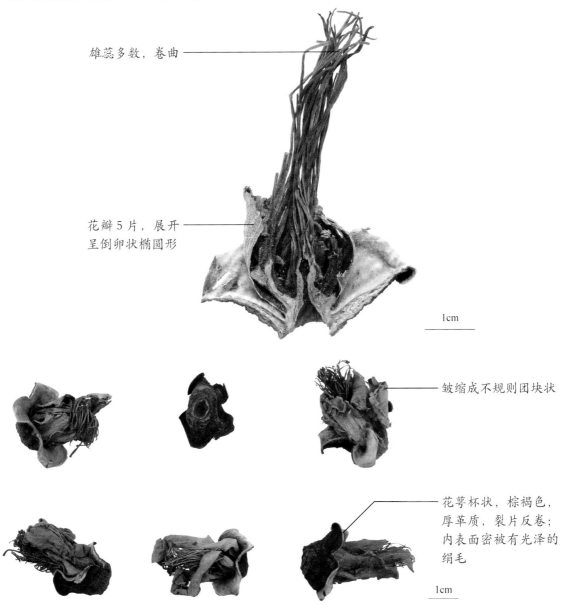

雄蕊多数，卷曲

花瓣5片，展开呈倒卵状椭圆形

1cm

皱缩成不规则团块状

花萼杯状，棕褐色，厚革质，裂片反卷；内表面密被有光泽的绢毛

1cm

● **附注**

1. 木棉的树皮入药，称为广东海桐皮或木棉皮。

2. 我国古籍中木棉，除了木棉科植物木棉外，还包括锦葵科植物树棉 *Gossypium arboreum* L.、草棉 *Gossypium herbaccum* L.、陆地棉 *Gossypium hirsutum* L. 等。

# 千里香

● **别名**

皮袋香、山辛夷、十里香、山栀子。

● **来源**

木兰科植物云南含笑 *Michelia yunnanensis* Franch. ex Finet et Gagnep. 的花。

● **溯源**

本品以"皮袋香"之名始载于《植物名实图考》，曰："皮袋香一名山枝子，生云南山中。树高数尺，叶长寸半许，本小末多，深绿厚硬。春发紫苞，苞坼菁蕤，洁白如玉，微似玉兰而小。开花五出，细腻有光，黄蕊茸茸，中吐绿须一缕，质既缟洁，香尤清秘。薝卜对此，色香俱粗。山人担以入市，以为瓶供。"按其描述，所言即为本品。

● **产地**

主产于云南。

● **采收加工**

春季采摘尚未开放的花，晾干或烘干。

● **药材性状**

本品花梗粗短，长 3~7mm，有 1 苞片脱落痕。花白色，极其香。花被片 6~12（17）片，倒卵形或倒卵状椭圆形，长 3~3.5cm，宽 1~1.5cm，内轮略小，雌蕊群及雄蕊群柄均被红褐色平伏细毛，心皮 8~20，卵圆形，长 3~4mm。

● **性味功用**

苦，凉。清热解毒。适用于咽喉炎，鼻炎，结膜炎，脑漏（鼻渊）等病症。

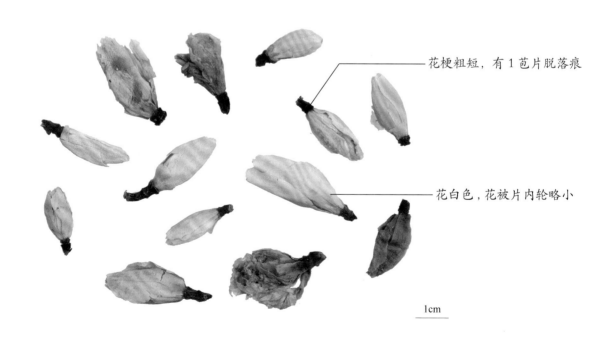

花梗粗短，有 1 苞片脱落痕

花白色，花被片内轮略小

1cm

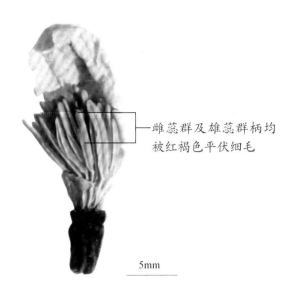

雌蕊群及雄蕊群柄均
被红褐色平伏细毛

5mm

● **附注**

另有中药九里香亦名千里香，其来源为芸香科植物九里香 *Murraya paniculata*（L.）Jack. 的茎叶，注意鉴别，详见"九里香"条。

# 云实花

● **别名**

圆实花、马豆花、天豆花。

● **来源**

豆科植物云实 *Caesalpinia decapetala*（Roth）Alston 的花。

● **溯源**

《神农本草经》"云实"条载："花，主见鬼精物，多食令人狂走。"《本草纲目》曰："此草山原甚多，俗名粘刺。赤茎中空，有刺。高者如蔓，其叶如槐。三月开黄花，累然满枝。荚长三寸许，状如肥皂角。内有子五六粒，正如鹊豆，两头微尖，有黄黑斑纹，厚壳白仁，咬之极坚，全有腥气。"所言与今相符。

● **产地**

主产于我国华东地区。

● **采收加工**

春季采收开放的花，晒干。

● **药材性状**

花多皱缩成团，灰白色至灰棕色。花梗长2~4cm，纤细，具关节；萼片5，灰色，长圆形，被短柔毛；花瓣5，展开后为假蝶形；雄蕊10，分离，花丝中部以下密生茸毛；子房线形，无毛。气微，味淡。

● **性味功用**

辛，温；有毒。利水，杀虫蛊毒。适用于痢疾、虫积等病症。

343

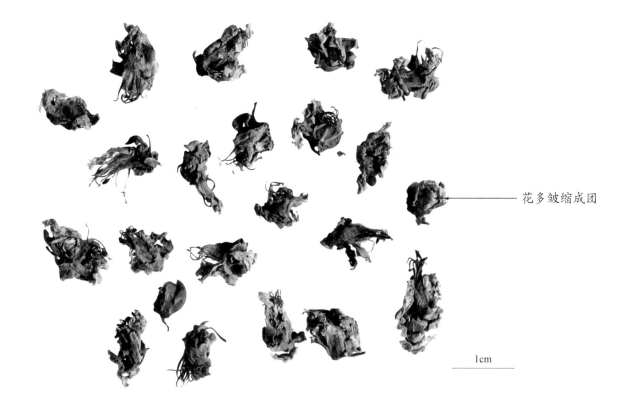

花多皱缩成团

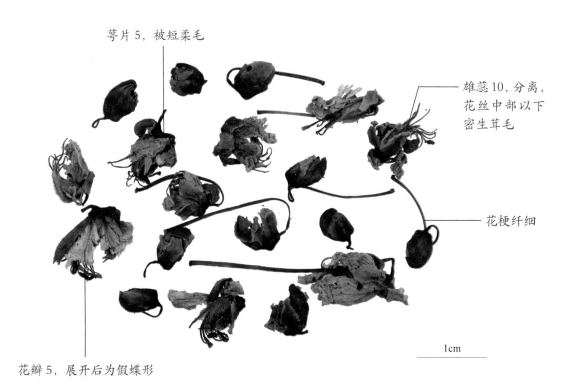

萼片5，被短柔毛

雄蕊10，分离，花丝中部以下密生茸毛

花梗纤细

花瓣5，展开后为假蝶形

● **附注** ———————————————————————————————————

　　该植物茎中蛀虫亦可入药，称为子午虫或斗米虫。该植物的种子入药，称为云实，详见"云实"条。

● **别名**

藩篱花、猪油花、白饭花、白面花。

● **来源**

锦葵科植物木槿 *Hibiscus syriacus* Linn. 的花。

● **溯源**

本品始载于《日华子本草》，附于"木槿"下，曰："花，凉，无毒。治肠风泻血并赤白痢，炒用。作汤代茶吃，治风。"《本草衍义》曰："木槿如小葵，花淡红色，五叶成一花，朝开暮敛。"《药性纂要》曰："木槿花，肺热咳痰吐血者宜之。"《中国药典》1977年版曾收载木槿花。目前，花草茶市场多见之，有白木槿花、紫木槿花等。

● **产地**

主产于我国华东、中南地区。

● **采收加工**

夏、秋二季选晴天早晨，花半开时采摘，晒干。

● **药材性状**

本品多皱缩成团或呈不规则形，被毛，质轻脆。花萼钟形，黄绿色，先端5裂，裂片三角形；萼筒外有副萼6~7，条形，萼筒下常带花梗。花瓣5片或重瓣，白色、红色或蓝紫色；雄蕊多数，花丝下部连合成筒状，包围花柱；柱头5裂，伸出花丝筒外。气微香，味淡。以朵大、色白者为佳。

● **性味功用**

苦，凉。清热利湿，凉血解毒。适用于肠风泻血，赤白下痢，痔疮出血，肺热咳嗽，咯血，带下，疮疖痈肿，烫伤等病症。

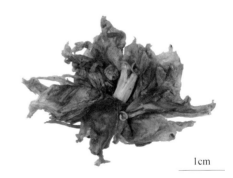

1cm

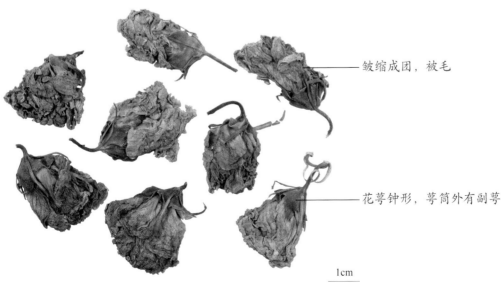

———— 皱缩成团，被毛

———— 花萼钟形，萼筒外有副萼

1cm

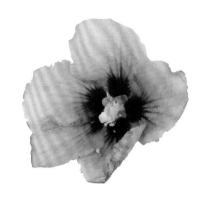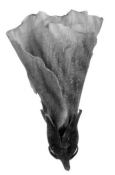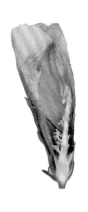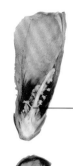

雄蕊多数，花丝下部连合成筒状，包围花柱

1cm

# 龙胆花

- **别名**

  玉美人。

- **来源**

  龙胆科植物蓝玉簪龙胆 *Gentiana veitchiorum* Hemsl. 及同属多种植物的花。

- **溯源**

  本品为藏药传统习用品，藏药名"榜间（邦见）"。根据花色不同，在《晶珠本草》分为三种："榜间嘎保（白花龙胆）生于高山寒冷地带，深秋开花，无茎，叶似秦艽叶，从地面开出4~5朵花，有红色光泽，花基部合生，或生于山坡草地，叶小，花繁……榜间完保（蓝花龙胆）初秋生于非常潮湿的沼泽草滩，形态同白花龙胆相似，叶小，花淡蓝色明显……榜间那保（黑花

  龙胆）中秋生于高山草甸，形似蓝花龙胆而花较大，花青色，非常明显。"近年来出现在内地花茶市场，多供茶饮。由于本草记载不够详尽，而龙胆属植物种类众多，花的形态近似，辨别较难，造成后人对龙胆花的认识和理解也不尽相同。此外，各地往往采摘当地品种入药，故而其基原较为混乱。同属植物高山龙胆 *Gentiana algida* Pall.、云雾龙胆 *Gentiana nubigena* Edgew.、大花龙胆 *Gentiana szechenyii* Kanitz.、青藏龙胆 *Gentiana futtereri* Diels 等十余种在不同地区亦为茶饮。

- **产地**

  主产于西藏。

● **采收加工**

采摘开放花朵，晒干。

● **药材性状**

本品多皱缩成条状，完整者展开略呈喇叭状，长5~6cm。萼筒宽筒形或倒圆锥状筒形，长1~1.4cm，淡黄色或黄棕色；顶部具5线形裂片，裂片长0.6~1.4cm；花冠上部青绿色或蓝色，下部黄色，具蓝色条纹，先端5裂，裂片卵状三角形，长6~7.5mm，具不整齐细齿。以蓝色、完整者为佳。

● **性味功用**

苦，寒。清热，解毒。适用于支气管炎，咳嗽等病症。

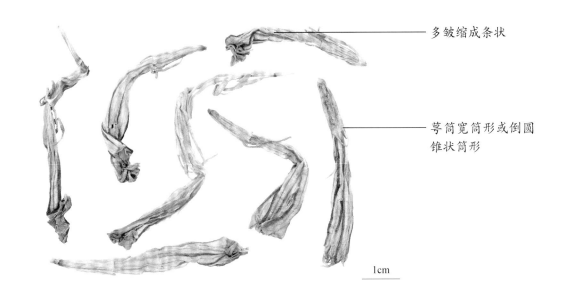

多皱缩成条状

萼筒宽筒形或倒圆锥状筒形

1cm

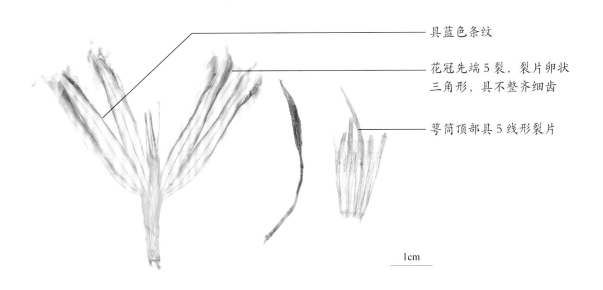

具蓝色条纹

花冠先端5裂，裂片卵状三角形，具不整齐细齿

萼筒顶部具5线形裂片

1cm

● **附注**

罂粟科植物亦名虞美人，注意鉴别。

# 凤仙花

● **别名**
金凤花、好女儿花、指甲花。

● **来源**
凤仙花科植物凤仙花 *Impatiens balsamina* L. 的花。

● **溯源**
《救荒本草》载有小桃红，曰："人家园圃多种，今处处有之。苗高二尺许，叶似桃叶而旁边有细锯齿。开红花，结实形类桃样，极小，有子似萝卜子，取之易迸散，俗称急性子。"《本草纲目》名为凤仙，载："花，主治蛇伤，擂酒服即解。又治腰胁引痛不可忍者，研饼晒干为末，空心每酒服三钱，活血消积。"

● **产地**
全国大部分地区均产。

● **采收加工**
夏、秋二季开花时采收，鲜用或阴干、烘干。

● **药材性状**
花朵多皱缩。表面红色、淡黄白色或褐色，单瓣或重瓣。侧萼片2枚，小；花瓣5枚，旗瓣圆形，先端凹入；翼瓣各在一侧合生成2片；唇瓣基部成内弯的距。雄蕊5，雌蕊柱形，先端5裂。气微，味微酸。

● **性味功用**
苦，微温。祛风除湿，活血止痛，解毒杀虫。适用于风湿肢体痿废，腰胁疼痛，妇女经闭腹痛，产后瘀血未尽，跌打损伤，骨折，痈疽疮毒，毒蛇咬伤，带下，鹅掌风，灰指甲等病症。

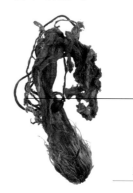

雄蕊5，雌蕊柱形，先端5裂

5mm

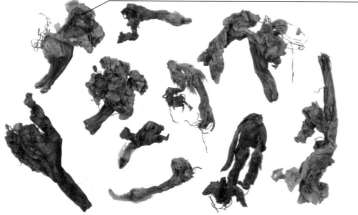

花瓣5枚，旗瓣圆形，先端凹入；翼瓣各在一侧合生成2片；唇瓣基部成内弯的距

1cm

● **附注**
该植物的种子和全草亦可入药，分别称为急性子、凤仙透骨草。

# 水翁花

- **别名**
水雍花、大蛇药、水翁仔、水榕花。

- **来源**
桃金娘科植物水翁 *Cleistocalyx operculatus* (Roxb.) Merr. et Perry 的花蕾。

- **溯源**
本品始载于《岭南采药录》，曰："木本，高约丈余。叶长卵形。其花将开，作小圆粒，成球。摘取晒干，入药用，以旧为佳。"所言与今相符。本品在岭南地区为凉茶原料之一。水翁花的花柄习称水翁枝，与水翁花性味功效相近。

- **产地**
主产于广东、广西等地。

- **采收加工**
端午节前后，采摘带花蕾的枝条，用水淋湿，堆叠 3~5 天，使花蕾自然脱落。收集脱落的花蕾，晒至三成干，重新堆叠闷 1~2 天，再晒，以后晒一天闷一天，待干透后，筛净残存枝梗。

- **药材性状**
花蕾卵形或球形，两端尖，基部棕色，中上部棕黑色，质干硬。萼筒倒钟形或杯形，有 4 条以上纵棱向上突起，除去帽状体，见重叠的雄蕊，花丝棕黑色，中央有一锥形花柱。气微香，味苦。以无枝梗、粒大、体重、色淡黄黑者为佳。

- **性味功用**
苦，凉。清暑解表，祛湿消滞，消炎止痒。适用于外感发热头痛，暑热烦渴，热毒泻痢，积滞腹胀等病症。

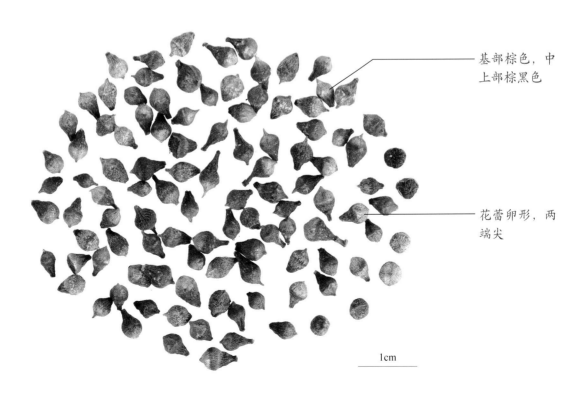

基部棕色，中上部棕黑色

花蕾卵形，两端尖

1cm

# 玉米须

- **别名**

  玉蜀黍须。

- **来源**

  禾本科植物玉蜀黍 *Zea mays* L. 的花柱及柱头。

- **溯源**

  本品以"玉麦须"之名始载于《滇南本草》，曰："玉麦须，味甜，性微温，入阳明胃经。宽肠下气。治妇人乳结红肿，或小儿吹着，或睡卧压着，乳汁不通，红肿疼痛，怕冷发热，头痛体困。新鲜焙干为末，不拘多少，引点酒服。其功神速，未可视为弃物而忽之也。"

- **产地**

  我国南北各地均产，主产于我国北方地区。

- **采收加工**

  玉米成熟时采收，摘取花柱，晒干。

- **药材性状**

  本品常集结成疏松团簇。花柱线状或须状，完整者长至30mm，直径约0.5mm，淡绿色、黄绿色至棕红色，有光泽，略透明；柱头2裂，叉开，长至3mm，质柔软。以柔软、有光泽者为佳。

- **性味功用**

  甘、淡，平。利尿消肿，清肝利胆。适用于水肿，小便淋沥，黄疸，胆囊炎，胆结石，高血压，糖尿病，乳汁不通等病症。

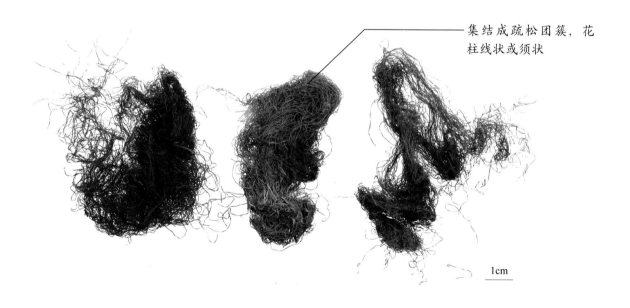

集结成疏松团簇，花柱线状或须状

1cm

- **附注**

  该植物的花序轴亦可入药，习称玉米棒。

# 玉簪花

- **别名**

  白鹤花、白鹤仙、白萼、白玉簪花。

- **来源**

  百合科植物玉簪 *Hosta plantaginea*（Lam.）Ascherson 的花。

- **溯源**

  本品药用始载于《本草品汇精要》，曰："此即白鹤花也。苗高尺余，叶生茎端，淡绿色，六七月抽茎，分歧生数蕊，长二三寸，清香莹白，形如冠簪，故名玉簪花也。"《本草纲目》载："玉簪，处处人家栽为花草。二月生苗成丛，高尺余，柔茎如白菘。其叶大如掌，团而有尖，叶上纹如车前叶，青白色，颇娇莹。六七月抽茎，茎上有细叶，中出花朵十数枚，长二三寸，本小末大。未开时，正如白玉搔头簪形，又如羊肚蘑菇之状；开时微绽四出，中吐黄蕊，颇香，

  不结子。其根连生，如鬼臼、射干、生姜辈，有须毛。旧根死则根有一臼，新根生则旧根腐。"所述即为本品。

- **产地**

  我国南北各地均有栽培，多自产自销。

- **采收加工**

  7~8 月花似开非开时采摘，晒干。

- **药材性状**

  花朵多皱缩成条状。花被漏斗状，白色或淡棕黄色；先端 6 裂，裂片长椭圆形。雄蕊 6，与花被近等长或稍短，基部与花被筒贴生；花药黄色，纵裂。质轻，气微香，味微苦。

- **性味功用**

  苦，凉。清热解毒，利水，通经。适用于咽喉肿痛，疮痈肿痛，小便不利，经闭等病症。

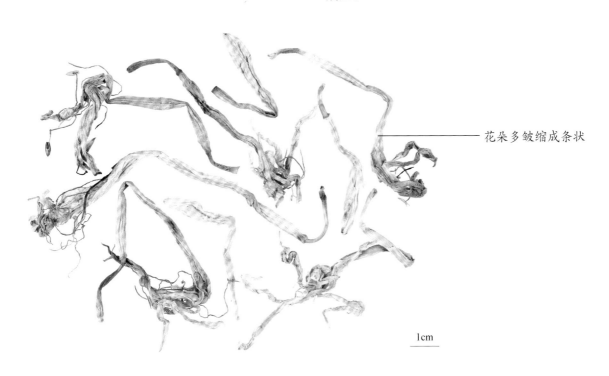

———— 花朵多皱缩成条状

1cm

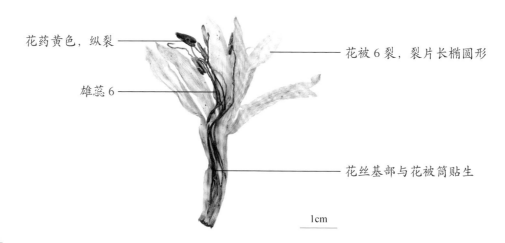

花药黄色，纵裂 —— 花被 6 裂，裂片长椭圆形

雄蕊 6 —— 花丝基部与花被筒贴生

1cm

● **附注**

1. 该植物的根状茎亦可入药，名为玉簪根。
2. 《本草品汇精要》在"玉簪"条同时记载有紫萼（即紫玉簪），曰："一种茎叶花蕾与此无别，但短小深绿色而花紫，嗅之似有恶气，殊不堪食，谓之紫鹤，人亦呼为紫玉簪也。"《本草纲目》载："亦有紫花者，叶微狭。"所言即为同属植物紫萼 *Hosta ventricosa*（Salisb.）Steam。现今市场玉簪花来源均为玉簪，紫萼的花少有药用。

# 石榴花

● **别名**

榴花、酸石榴花。

● **来源**

石榴科植物石榴 *Punica granatum* L. 的花。

● **溯源**

《雷公炮炙论》始载石榴皮。《本草拾遗》始言石榴花，载："花、叶干之为末，和铁丹服之，一年变毛发色黑如漆。"《本草图经》曰："崔元亮《海上方》疗金疮，刀斧伤破血流。以石灰一升，石榴花半斤，捣末。取少许傅上，捺少时，血断便差。"《证类本草》引《广利方》曰："治吐血、衄血，以百叶石榴花作末，吹在鼻中差。"

● **产地**

我国大部分地区均产，主产于安徽、江苏、河南。

● **采收加工**

5 月开花时采收，鲜用或烘干。

● **药材性状**

本品多皱缩成不规则的团块状，质轻。花萼钟形，厚而脆，表面棕褐色；先端 6 裂；花瓣棕色，单瓣或重瓣，多脱落。内有雄蕊多数，花药黄棕色。气微香，味微酸涩。

● **性味功用**

酸，平。收敛止泻，杀虫。适用于吐血，衄血；外用治中耳炎。

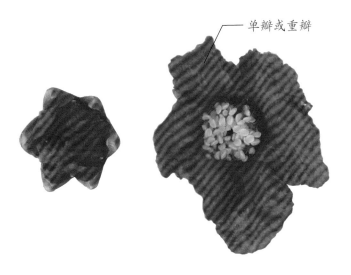

单瓣或重瓣

内有雄蕊多数，
花药黄棕色

1cm

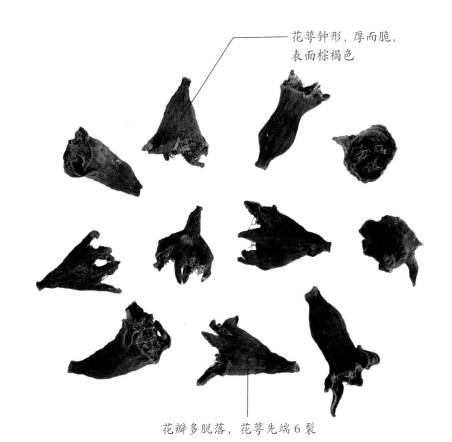

花萼钟形，厚而脆，
表面棕褐色

花瓣多脱落，花萼先端6裂

1cm

# 白茅花

● **别名**

菅花、茅根花、茅盔花、茅针花。

● **来源**

禾本科植物白茅 *Imperata cylindrica* (L.) Raeuschel 的花穗。

● **溯源**

《神农本草经》首载茅根。茅根花的记载首见于《本草图经》，曰："茅根，今处处有之。春生芽，布地如针，俗间谓之茅针，亦可啖，甚益小儿。夏生白花，茸茸然，至秋而枯，其根至洁白，亦甚甘美，六月采根用……白茅花，亦主金疮，止血。"即为本品。

● **产地**

我国大部分地区均产。

● **采收加工**

4~5月花盛开前采收，采摘带茎的花穗，晒干。

● **药材性状**

本品质轻而柔软，呈棉絮状。花穗上的小穗基部和颖片密被灰白色细长丝状毛；小穗黄褐色，不易脱落，外颖膜质，矩圆状披针形；雌蕊花柱2裂，裂片线形。气微，味淡。以干燥、洁白、无叶、柄短者为佳。

● **性味功用**

甘，温。止血，定痛。适用于吐血、衄血、刀伤等病症。

小穗基部密被灰白色细长丝状毛

花穗呈棉絮状

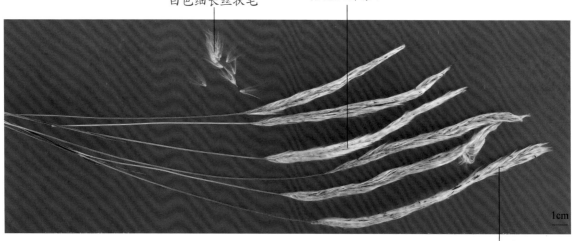

1cm

小穗黄褐色，颖片密被灰白色细长丝状毛

● **附注** ───

白茅的幼嫩花穗可以生食。《医林纂要·药性》曰："白茅初生末含于叶，形如针，中含白花，成穗如棉，小儿剥食之，曰茅蜜"。《本草拾遗》记载茅针："味甘，平，无毒。主恶疮肿未溃者，煮服之。服一针一孔，二针二孔。生按傅金疮，止血。煮服之，主鼻衄及暴下血。成百花者，功用亦同。针即茅笋也。"

● **别名**

蔷薇花。

● **来源**

蔷薇科植物野蔷薇 *Rosa multiflora* Thunb.
的花。

● **溯源**

本品以"蔷薇花"之名始载于《名医别录》。
《本草纲目》曰："野生林堑间。春抽嫩蕨，
小儿掐去皮刺食之。既长则成丛似蔓，而
茎硬多刺。小叶尖薄者有细齿，四五月开花，
四出，黄心，有白色、粉红二者。结子成
簇，生青熟红。其核有白毛，如金樱子核，
八月采之。"所言与本品相符。市售白残
花药材来源较为复杂，蔷薇属植物中开白
花者，在不同地区均可入药，如小果蔷薇
*Rosa cymosa* Tratt. 等。

● **产地**

主产于我国华东、华北地区。

● **采收加工**

春夏间采摘开放花序，除去杂质，晒干。

● **药材性状**

花朵大多破碎不全；花萼披针形，密被绒
毛；花瓣黄白色至棕色，多数萎落皱缩卷
曲，平展后呈三角状卵形，长约 1.3cm，
宽约 1cm，先端中央微凹，中部楔形，可
见条状脉纹（维管束）。雄蕊多数，着生
于花萼筒上，黄色，卷曲成团。花托小壶形，
基部有长短不等的花柄。质脆易碎。气微香，
味微苦而涩。

● **性味功用**

苦，寒。消暑化湿，顺气和胃。适用于暑
热胸闷，口渴，呕吐，食少，口疮、口糜，
烫伤等病症。

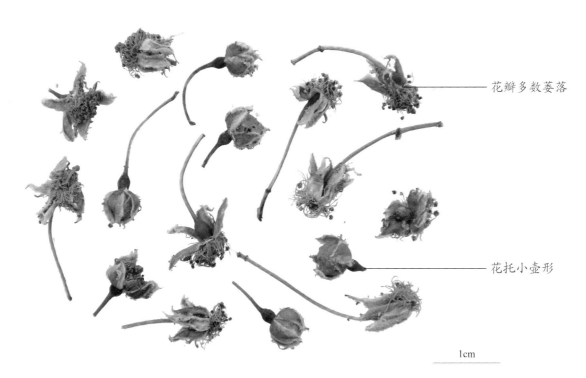

花瓣多数萎落

花托小壶形

1cm

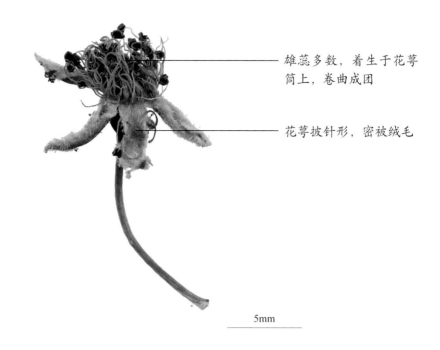

雄蕊多数，着生于花萼
筒上，卷曲成团

花萼披针形，密被绒毛

5mm

# 芍药花

● **别名**
白芍花、芍花、牡丹花。

● **来源**
毛茛科植物芍药 *Paeonia lactiflora* Pall. 的花蕾。

● **溯源**
本品药用始载于《全国中草药汇编》。白芍在栽培过程中，为保证其根部充足的营养供应，常实施"打花"的传统。将采摘下来的花蕾捆扎成把，作为插花出售。近年来，为使资源充分利用，结合现代快速干燥技术，将采摘的花蕾加工成干花，以供茶饮。亦有以开放的花加工者，质量以花蕾为佳。

● **产地**
主产于安徽亳州。

● **采收加工**
4月采摘花蕾，快速脱水干燥，即得。

● **药材性状**
花蕾圆球形，直径2.5~4cm。基部萼片3~5片，宽卵形或近圆形，灰绿色至墨绿色，包裹基部约1/4；花瓣8~13片，红色，包裹成团，展开花瓣倒卵形；内部雄蕊多数，花药黄色；心皮3~5个，离生，顶端具喙，花盘包裹心皮基部。气清香，味淡微苦。

● **性味功用**
甘，平。通经活血。适用于妇女闭经，干血痨症，赤白带下等病症。

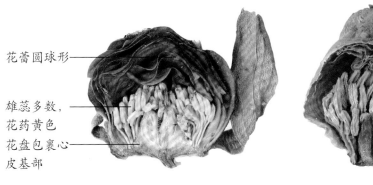
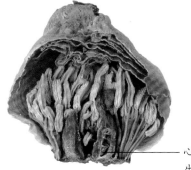

花蕾圆球形

雄蕊多数，花药黄色

花盘包裹心皮基部

心皮 3~5 个，离生，顶端具喙

5mm

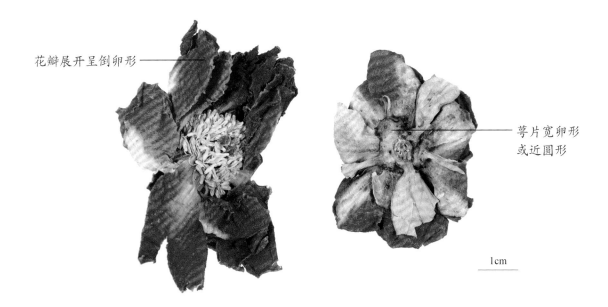

花瓣展开呈倒卵形

萼片宽卵形或近圆形

1cm

● **附注**

本品在市场上常被讹称为牡丹花（或球），注意鉴别，详见"牡丹花"条。

# 百合花

- **别名**

卷丹花。

- **来源**

百合科植物卷丹 *Lilium lancifolium* Thunb. 的花。

- **溯源**

本品始载于《滇南本草》，曰："百合花，味甘平微苦，性微寒。入肺。止咳嗽，利小便，安神，宁心，定智。味甘者，清肺气，易于消散；味酸者，敛肺。"

- **产地**

主产于湖南、江苏、安徽等地。

- **采收加工**

6~7月采摘，阴干或晒干。

- **药材性状**

花朵红棕色。花被片6，2轮，披针形向外反卷，内面有棕色至棕黑色斑点；雄蕊6，短于花被，花药紫色；子房长约1.5cm，柱头3裂。气微，味淡。

- **性味功用**

甘，微寒。清热润肺，宁心安神。适用于咳嗽痰少或黏，眩晕，心烦，夜寐不安，天疱湿疮等病症。

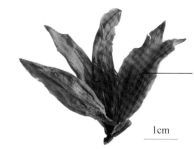

花被片内面有棕色至棕黑色斑点

1cm

雄蕊6，短于花被，花药紫色

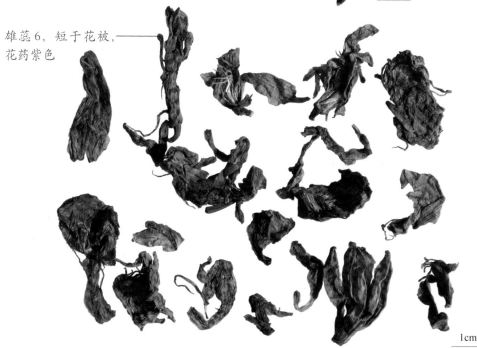

1cm

- **附注**

同属植物百合 *Lilium brownii* var. *viridulum* Baker、山丹 *Lilium pumilum* DC.、川百合 *Lilium davidii* Duch. 等的花在部分地区亦作百合花入药。

● **别名**

夜合花、合欢米、乌绒花。

● **来源**

豆科植物合欢 *Albizia julibrissin* Durazz. 的花。

● **溯源**

合欢始载于《神农本草经》。本品始载于《本草衍义》，曰："折伤疼痛，花研末，酒服二钱匕。"《证类本草》引《子母秘录》，载："打搕损疼痛，夜合花末酒调，服二钱匕，秒。"现今市售合欢花药材一般为开放的花，未开放的花蕾习称合欢米，市场用量较少。

● **产地**

主产于我国华东、华北、中南地区及四川等地。

● **采收加工**

夏季花盛开时采收整个花序，除去枝叶及杂质，晒干。

● **药材性状**

头状花序皱缩成团。花细长而弯曲，长0.7~1cm，淡黄棕色或淡黄褐色，具短梗。花萼筒状，先端5小齿，疏生短柔毛；花冠筒长约为萼筒的2倍，先端5裂，裂片披针形，疏生短柔毛；雄蕊多数，花丝细长，黄棕色或黄褐色，下部合生，上部分离，伸出冠筒外。花蕾米粒状，青绿色或黄绿色，有毛。下部1/3被萼筒包裹。体轻易碎。气微香，味淡。

● **性味功用**

甘，平。解郁安神，理气开胃，消风明目，活血止痛。适用于忧郁失眠，胸闷纳呆，风火眼疾，视物不清，腰痛，跌打伤痛等病症。

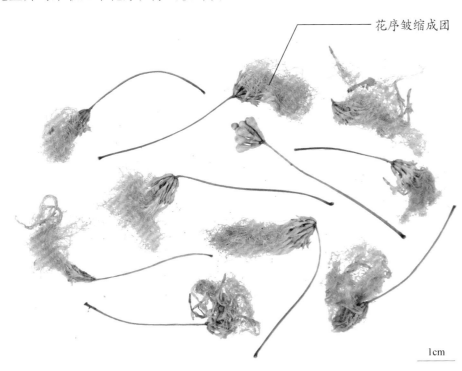

花序皱缩成团

1cm

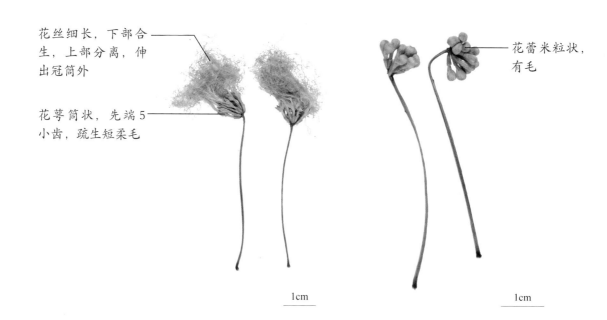

花丝细长，下部合生，上部分离，伸出冠筒外

花萼筒状，先端5小齿，疏生短柔毛

花蕾米粒状，有毛

1cm  1cm

# 牡丹花

● **别名**
白牡丹花、牡丹球。

● **来源**
芍药科植物凤丹 *Paeonia ostii* T. Hong et J. X. Zhang 的花瓣。

● **溯源**
本品出自《民间常用草药汇编》。传统药用牡丹在栽培过程中，为保证其根部充足的营养，常存在"打花"现象，花朵多丢弃不用。近年来，伴随着药用牡丹资源的全面开发，牡丹籽油成为高端食用油，打花现象亦不复存在。结合现代快速干燥技术，将新鲜花瓣（或花蕾）加工成干花，以供茶饮，牡丹花也跻身花茶之列。

● **产地**
主产于安徽、河南等地。

● **采收加工**
夏初采收刚开放花朵，快速脱水干燥，即得。

● **药材性状**
花瓣淡黄白色，久置黄褐色。完整花瓣倒卵形，长5~8cm，宽4.2~6cm，先端呈不规则的波状。气微香，味淡。以色黄白、完整不碎者为佳。

● **性味功用**
甘，平。活血调经。适用于妇女月经不调，经行腹痛等病症。

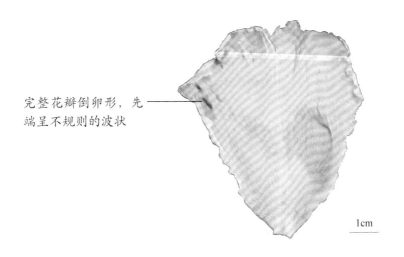

完整花瓣倒卵形，先端呈不规则的波状

1cm

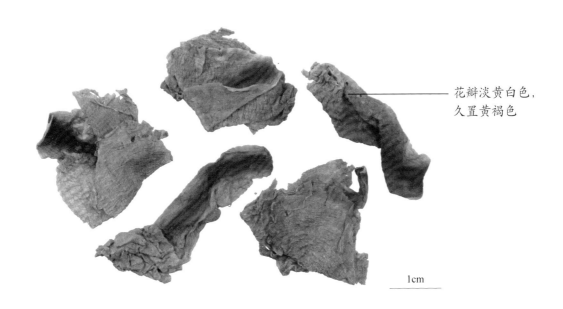

花瓣淡黄白色，久置黄褐色

1cm

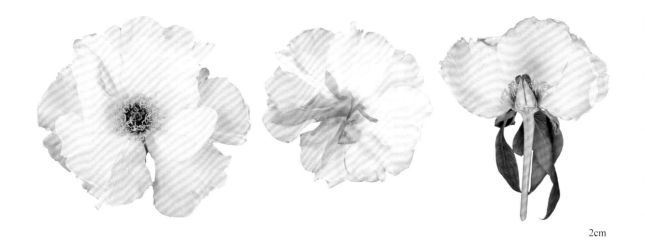

2cm

# 芙蓉花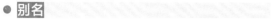

- **别名**

木芙蓉。

- **来源**

锦葵科植物木芙蓉 *Hibiscus mutabilis* L. 的花。

- **溯源**

本品以"地芙蓉"之名始载于《本草图经》，曰："地芙蓉，生鼎州。味辛，平，无毒。花主恶疮，叶以傅贴肿毒。九月采。"并附"鼎州地芙蓉"图，与今锦葵科植物木芙蓉 *Hibiscus mutabius* L. 一致。《滇南本草》名为"芙蓉花"。《本草纲目》载："此花艳如荷花，故有芙蓉、木莲之名……木

芙蓉处处有之，插条即生，小木也。其干丛生如荆，高者丈许。其叶大如桐，有五尖及七尖者，冬凋夏茂。秋半始着花，花类牡丹、芍药，有红者、白者、黄者、千叶者，最耐寒而不落。不结实。山人取其皮为索。川、广有添色拒霜花，初开白色，次日稍红，又明日则深红，先后相间如数色。霜时采花，霜后采叶，阴干入药。"

- **产地**

主产于陕西。

- **采收加工**

8~10月采摘初开放的花朵，晒干或烘干。

- **药材性状**

花多皱缩成团或不规则形，质轻脆。花萼

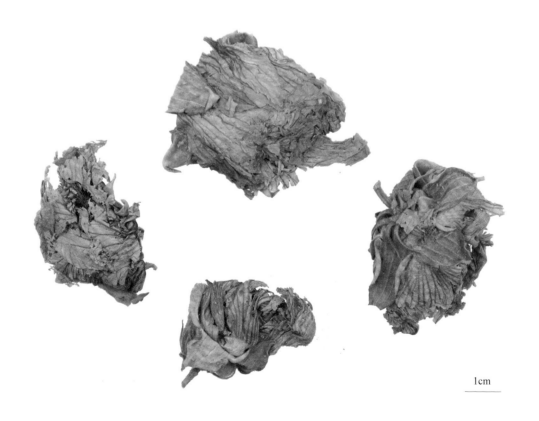

1cm

钟形，黄绿色，先端5裂，裂片三角形；萼筒外方有副萼6~7，线形，萼筒下常有花梗。花瓣5或重瓣，红色、黄棕色。花丝下部常连合成筒状，包裹花柱，雄蕊多数，花药明显，柱头5裂。气微，味淡。

● **性味功用**

辛，凉。清热解毒，凉血止血，消肿排脓。适用于肺热咳嗽，吐血，目赤肿痛，崩漏，带下，腹泻，腹痛，痈肿，疮疖，毒蛇咬伤，烫伤，跌打损伤等病症。

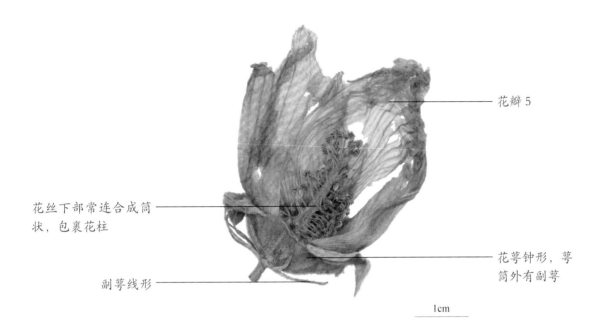

花瓣5

花丝下部常连合成筒状，包裹花柱

花萼钟形，萼筒外有副萼

副萼线形

1cm

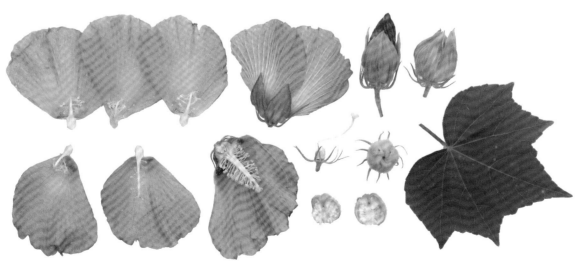

1cm

# 佛手花

● **来源**

芸香科植物佛手 *Citrus medica* L. var. *sarcodactylis* Swingle 的花蕾。

● **溯源**

佛手柑之名始见于《滇南本草》。《本草纲目》曰："枸橼，产闽广间。木似朱栾而叶尖长，枝间有刺，植之近水乃生，其实状如人手，有指，俗呼为佛手柑。"当时所用为果实。佛手花药用始载于《随息居饮食谱》。

● **产地**

主产于我国华南地区。

● **采收加工**

4~5月早晨日出前疏花时采摘，或拾取落花，晒干或炕干。

● **药材性状**

本品长约1.5cm，呈淡棕黄色，基部带有短花梗；花萼杯状；花瓣4枚，呈线状矩圆形，外表可见众多的凹窝，质厚，两边向内卷曲；雄蕊多数，着生于花盘周围；子房上部较尖。气微，味微苦。

● **性味功用**

苦，微温。疏肝理气，和胃快膈。适用于肝胃气痛，食欲不振等病症。

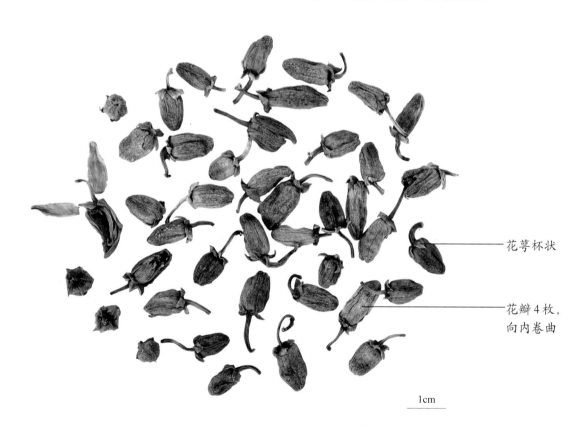

花萼杯状

花瓣4枚，向内卷曲

1cm

● **附注**

本品与玳玳花较相似，注意鉴别，详见"玳玳花"条。

花
类

● **别名**

文星草、流星草、天星草、鱼眼草、谷星草、谷精子。

● **来源**

谷精草科植物谷精草 *Eriocaulon buergerianum* Koern.、白药谷精草 *Eriocaulon cinereum* R. Br.、华南谷精草 *Eriocaulon sexangulare* L. 或毛谷精草 *Eriocaulon australe* R. Br. 等带花茎的头状花序。

● **溯源**

谷精草始载于《本草拾遗》。《开宝本草》载："二月、三月于谷田中采之。一名戴星草，花白而小，圆似星。"《本草图经》曰："二月、三月内采花用，一名戴星草。"《本草纲目》载："此草收谷后，荒田中生之。江湖南北多有。一科丛生，叶似嫩谷秧。抽细茎，高四五寸，茎头有小白花，点点如乱星。

九月采花，阴干。"所言即为本品。

● **产地**

主产于浙江、江苏、湖北等地。

● **采收加工**

秋季采收，将花茎拔出，除尽泥杂，晒干。

● **药材性状**

本品为带有花茎的头状花序，多扎成小把。全体呈淡棕色。花茎纤细，长 14~24cm，直径不及 1mm，表面淡黄绿色，有 4~5 条扭曲棱线，质柔软，不易折断。头状花序半球形，直径 4~5mm；底部有黄白色总苞，总苞片膜质，倒卵形，紧密排列成盘状。小花数十朵，灰白色，排列甚密，表面附有白粉。用手搓碎花序，可见多数黑色花药及细小灰绿色未成熟的果实。气微，味淡。以珠（花序）大而紧、色灰白、花茎短、色黄绿者为佳。

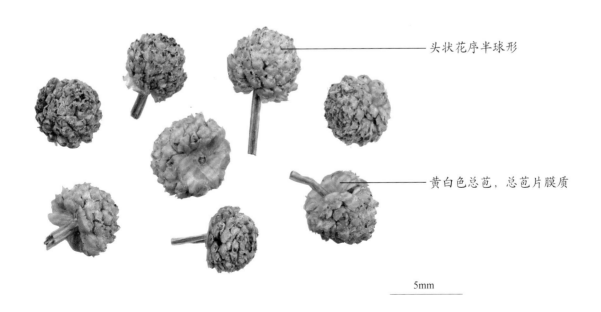

头状花序半球形

黄白色总苞，总苞片膜质

5mm

● **性味功用**

辛、甘，平。祛风散热，明目退翳。适用于目赤翳障，羞明流泪，雀目，头痛，鼻渊，喉痹，牙痛及风疹瘙痒等病症。

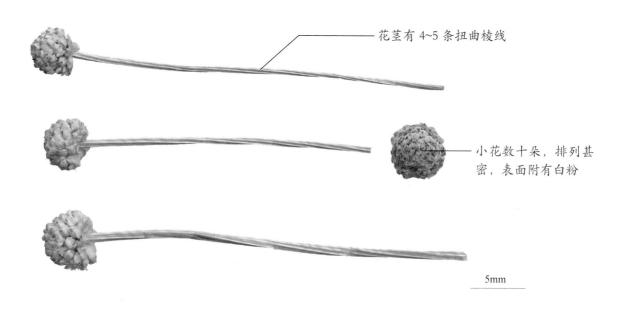

花茎有 4~5 条扭曲棱线

小花数十朵，排列甚密，表面附有白粉

5mm

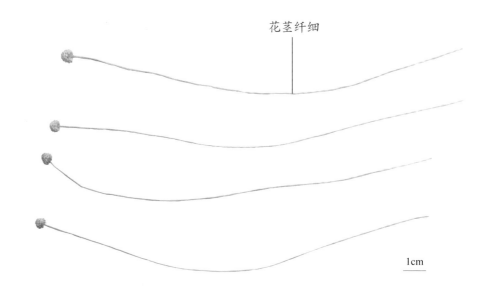

花茎纤细

1cm

● **附注**

市场上亦有全草入药者，称为谷精草，注意区别。质量以谷精珠为佳。

花类

● **别名**

鸡公花、鸡冠头、白鸡冠花、红鸡冠花。

● **来源**

苋科植物鸡冠花 *Celosia cristata* L. 的花序。

● **溯源**

本品始载于《滇南本草》。《本草纲目》曰："其叶青柔，颇似白苋菜而窄，稍有赤脉……六七月梢间开花，有红、白、黄三色。其穗圆长而尖者，俨如青葙之穗；扁卷而平者，俨如雄鸡之冠。"所言即为本品。市售鸡冠花有红、白两种，分别称为红鸡冠花、白鸡冠花。一般认为白色者、黄白色者比红色者为佳。商品中白色者较少，大多为红色。红色者经日晒夜露，颜色褪白而成所谓"白鸡冠花"者质次。

● **产地**

我国大部分地区均产。

● **采收加工**

8~10月割取整个花序，晒干或捆成小把晾干。

● **药材性状**

穗状花序多扁平而肥厚，似鸡冠状。长8~25cm，宽5~20cm。上缘宽，具皱褶，密生线状鳞片；下端渐狭小，常残留扁平的茎。表面红色、紫红色或黄白色；中部以下密生多数小花，各小花有膜质苞片及花被片。果实盖裂，种子圆肾形，黑色，有光泽。体轻，质柔韧。气无，味淡。以朵大而扁、色泽鲜明者为佳。习惯认为白色者质优。

● **性味功用**

甘，凉。凉血止血，止带，止泻。适用于诸出血证，带下，泄泻，痢疾等病症。

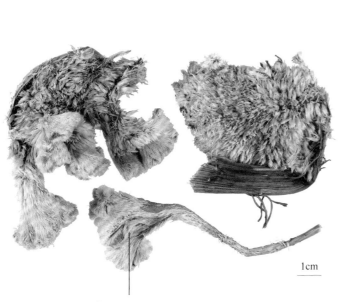

上缘宽，下端渐狭小，
常残留扁平的茎

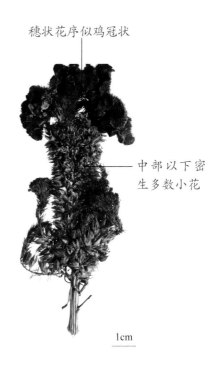

穗状花序似鸡冠状

中部以下密
生多数小花

1cm

1cm

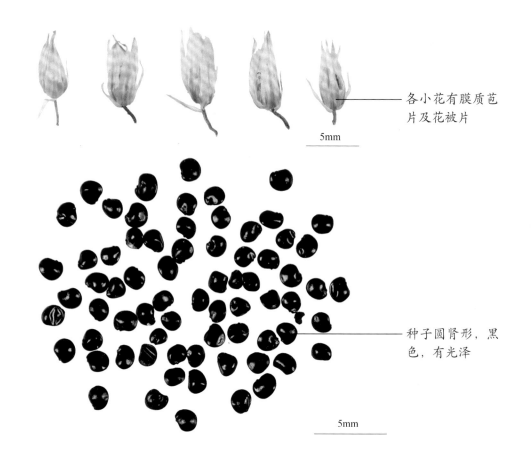

各小花有膜质苞
片及花被片

5mm

种子圆肾形,黑
色,有光泽

5mm

# 玫瑰茄

- **别名**

红金梅、红梅果、洛神葵。

- **来源**

锦葵科植物玫瑰茄 *Hibiscus sabdariffa* L. 的花萼。

- **溯源**

本品始载于《福建药物志》。该植物在非洲是广为栽培的经济植物,尤其是在非洲阿拉伯民族和西非。在非洲民间普遍用花萼泡茶,称为"苏丹茶";欧洲人用其作调味清凉饮料、天然色素、果子冻等。

- **产地**

原产于东半球热带地区,云南、台湾、福建、广东等地有引种栽培。

- **采收加工**

11月叶黄子黑时,摘取花萼连同果实,晒1天,待缩水后取出花萼,晒干。

- **药材性状**

本品略呈圆锥状或不规则形,长2.5~4cm,直径2cm。花萼紫红色至紫黑色,5裂,裂片披针形;下部可见与花萼愈合的小苞片,约10裂,披针形,基部具有除去果实后留下的空洞。体轻质脆。气微清香,味酸。

- **性味功用**

酸,凉。敛肺止咳,降血压,解酒。适用于肺虚咳嗽,高血压,醉酒等病症。

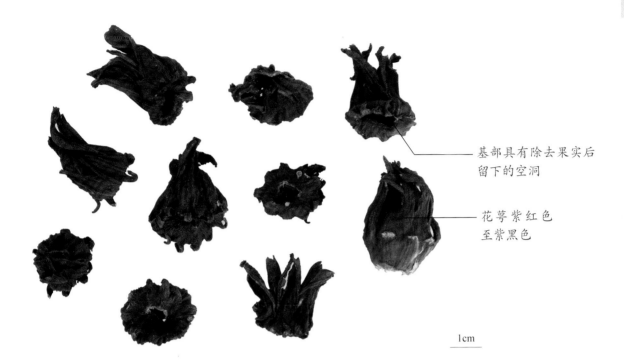

基部具有除去果实后
留下的空洞

花萼紫红色
至紫黑色

1cm

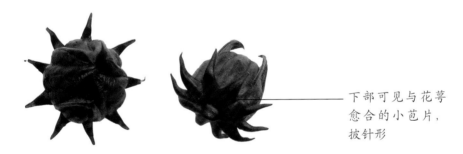

下部可见与花萼
愈合的小苞片，
披针形

花萼5裂，裂片披针形

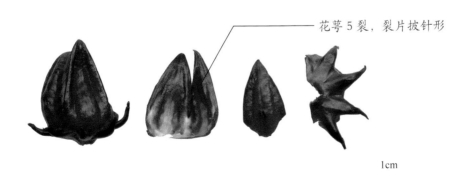

1cm

# 鸡蛋花

● **别名**

蛋黄花、擂捶花、大季花、缅栀子。

● **来源**

夹竹桃科植物鸡蛋花 *Plumeria rubra* Linnaeus 的花。

● **溯源**

本品以"缅栀子"之名始载于《植物名实图考》，曰："绿叶如瑞香叶，凸脉劲峭，直生杆上，叶脱处有痕，斑斑如藓纹。"《岭南采药录》始称为鸡蛋花，载："鸡蛋花，木叶长卵形，花瓣白色，花心黄色，甚香。"所言即为本品。本品为岭南地区凉茶主要原料之一。鸡蛋花原产于墨西哥，我国南方广为栽培。该植物花有白色和红色两种类型，其中红花者栽培较少，未形成药材商品。

● **产地**

主产于广东、广西等地。

● **采收加工**

夏、秋二季采摘开放花朵，晒干或鲜用。

● **药材性状**

花多皱缩成条状，或扁平三角状，淡棕黄或黄褐色。湿润展平后，花萼较小。花冠裂片 5，倒卵形，长约 3cm，宽约 1.5cm，呈旋转排列；下部合生成细管，长约 1.5cm。雄蕊 5，花丝极短。有时可见卵状子房。气香，味微苦。以花完整、色黄褐、气芳香者为佳。

● **性味功用**

甘，凉。清热，利湿，解暑。适用于感冒发热，肺热咳嗽，湿热黄疸，泄泻痢疾，尿路结石等病症，及预防中暑。

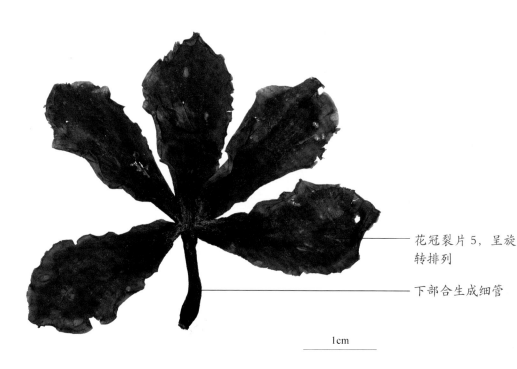

花冠裂片 5，呈旋转排列

下部合生成细管

1cm

# 青葙花

- **别名**

  笔头花。

- **来源**

  苋科植物青葙 *Celosia argentea* L. 的花序。

- **溯源**

  该植物传统药用为种子和全草，习称青葙子和青葙。花序的药用始载于《草药新纂》，曰："治目痛。"

- **产地**

  我国大部分地区均产，多自产自销。

- **采收加工**

  7~10月采收花序，除去种子，晒干。

- **药材性状**

  穗状花序呈圆柱形或圆锥形，长3~10cm。

苞片、小苞片和花被片干膜质，灰白色或白色；花被片5，披针形；雄蕊5，下部合生。胞果卵状椭圆形，包在宿存的花被片内；盖裂，上部作帽状脱落。种子扁圆形，黑色，光亮。

- **性味功用**

  苦，凉。凉血止血，清肝除湿，明目。适用于吐血，衄血，崩漏，赤痢，血淋，带下，目赤肿痛，目生翳障等病症。

种子扁圆形，黑色，光亮 ——

花被片5，披针形，干膜质

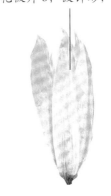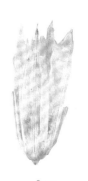

5mm

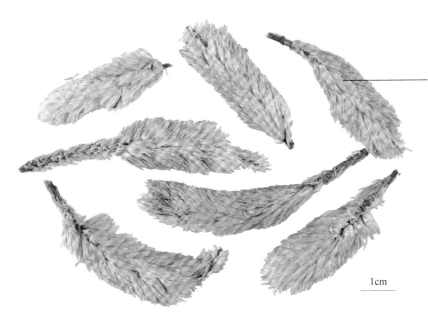

穗状花序呈圆柱形或圆锥形

1cm

# 茉莉花

● **别名**
白末利、小南强、奈花。

● **来源**
木犀科植物茉莉花 *Jasminum sambac*（L.）Ait. 的花。

● **溯源**
本品始载于《本草纲目》。《本草正义》曰："茉莉，今人多以和入茶茗，取其芳香，功用殆与玫瑰花、代代花相似，然辛热之品，不可恒用。"现花草茶市场常有售。

● **产地**
南方各地多栽培。

● **采收加工**
夏季花初开时采收，立即晒干或烘干。

● **药材性状**
本品多呈扁缩团状，淡黄色至黄棕色，质脆。花萼管状，有细长的裂齿 8~10 个，外表面有纵行的皱缩条纹，被稀短毛；花瓣展平后呈椭圆形，无毛，基部连合成管状。气芳香，味涩。以朵大、色黄白、气香浓者为佳。

● **性味功用**
辛，温。理气止痛，辟秽开郁。适用于湿阻中焦，胸膈不舒，泻痢腹痛，头晕头痛，目赤，疮毒等病症。

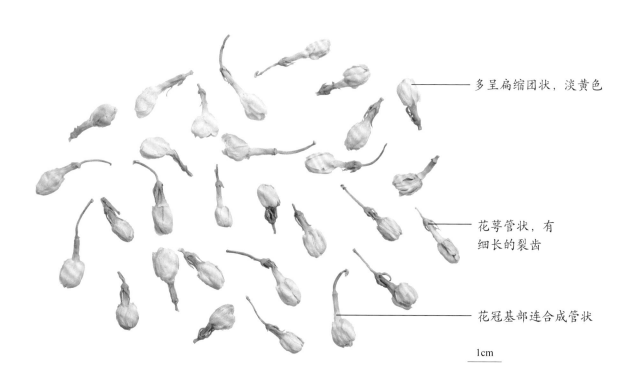

多呈扁缩团状，淡黄色

花萼管状，有细长的裂齿

花冠基部连合成管状

1cm

- **别名**

  平果花。

- **来源**

  蔷薇科植物苹果 *Malus pumila* Mill. 的花。

- **溯源**

  苹果以"柰"之名始载于《名医别录》。《植物名实图考》载："柰,《别录》下品,即频果。"传统药用其果实。我国是第一大苹果生产国,栽培过程中每年春天都要进行疏花,量大。近年来,将疏花得到的苹果鲜花进行干燥加工,制成苹果干花出现在花草茶市场。

- **产地**

  主产于我国华北、东北地区。

- **采收加工**

  5 月花初开时候采摘,快速晒干或烘干。

- **药材性状**

  花蕾椭圆形,长 1~1.8cm。花梗线形,密被绒毛;萼筒外面密被绒毛;萼片三角披针形或三角卵形,长 0.6~0.8cm,先端渐尖,全缘,内外两面均密被绒毛,萼片比萼筒长;花瓣棕红色,多皱缩,展开后倒卵形,长 15~18mm,基部具短爪;雄蕊 20,长短不齐,花药黄色;花柱 5,子房下位,密被灰白色绒毛。气微香,味淡。

- **性味功用**

  甘,平。活血,明目,解毒。适用于心律不齐,动脉粥样硬化,高血脂,咳嗽,咽干等病症。

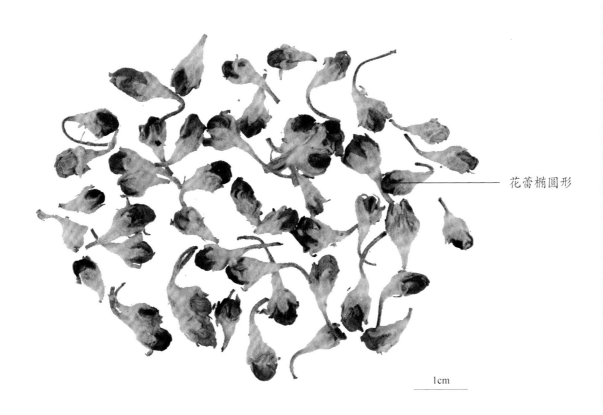

花蕾椭圆形

1cm

花瓣棕红色，多皱缩，展开后倒卵形

萼片全缘，内外两面均密被绒毛

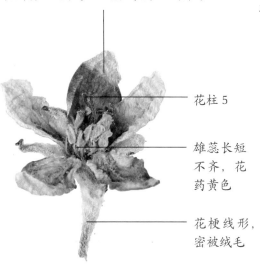

花柱 5

雄蕊长短不齐，花药黄色

花梗线形，密被绒毛

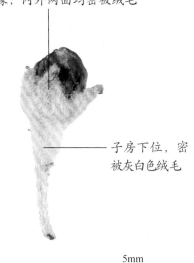

子房下位，密被灰白色绒毛

5mm

# 秋葵花

- **别名**
  黄秋葵。

- **来源**
  锦葵科植物咖啡黄葵 *Abelmoschus esculentus* （L.）Moench 的花。

- **溯源**
  20 世纪初自印度引种栽培，多见于我国南方地区。嫩果可食用，种子可榨油。

- **产地**
  主产于我国西南地区及江西、湖南、湖北等地。

- **采收加工**
  6~8 月分批采摘开放花朵，快速晒干或烘干。

- **药材性状**
  花多皱缩呈条状或不规则形，质轻脆。花萼钟形，灰绿色，密被星状短绒毛；花瓣 5 片，淡黄色至黄绿色，基部紫黑色，展开后倒卵形，长 4~5cm；雄蕊多数，黄色，花丝下部常连合成筒状，包裹花柱，花药明显。气微，味淡。

- **性味功用**
  淡，寒。利咽，通淋，下乳，调经。适用于咽喉肿痛，小便淋涩，产后乳汁稀少，月经不调等病症。

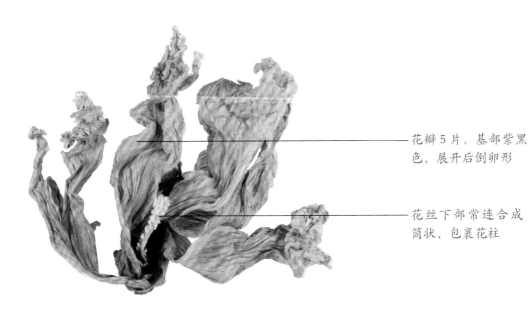

花瓣5片，基部紫黑
色，展开后倒卵形

花丝下部常连合成
筒状，包裹花柱

1cm

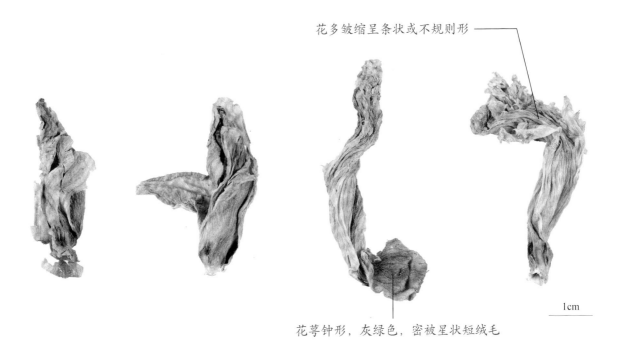

花多皱缩呈条状或不规则形

1cm

花萼钟形，灰绿色，密被星状短绒毛

● **附注**

本品与黄蜀葵花 *Abelmoschus manihot* (Linnaeus) Medikus 略有相似，注意鉴别，详见"黄蜀葵花"条。

# 枇杷花

● **别名**
土冬花。

● **来源**
蔷薇科植物枇杷 *Eriobotrya japonica*（Thunb.）Lindl. 的花。

● **溯源**
本品药用始载于《本草纲目》，曰："主治头风，鼻流清涕。辛夷等分，研末，酒服三钱，日二服。"

● **产地**
主产于四川，湖南、江苏、浙江亦产。

● **采收加工**
冬、春二季采摘整个花序，除去花梗及杂质，晒干。

● **药材性状**
复伞房花序聚集成簇，表面密被棕色绒毛。苞片钻状，具棕色绒毛。花(或花蕾)圆球形，表面密被棕色绒毛，直径 0.3~0.8cm。花萼 5 浅裂，密被绒毛。花瓣 5，黄白色，倒卵形，内面近基部有毛。雄蕊 20~25；子房下位，5 室，花柱 5，柱头头状。气微清香，味微甘、涩。

● **性味功用**
淡，平。疏风止咳，通鼻窍。适用于感冒咳嗽，鼻塞流涕，虚劳久嗽，痰中带血等病症。

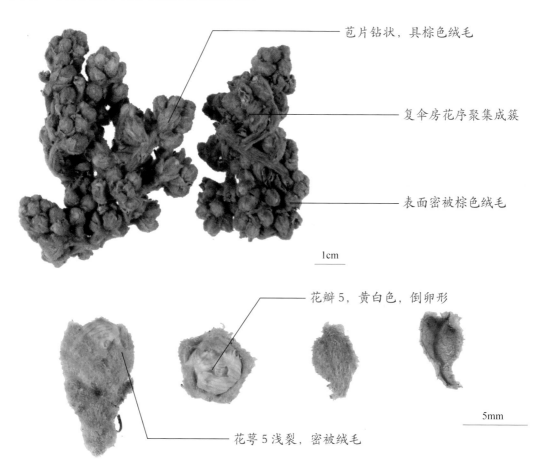

苞片钻状，具棕色绒毛

复伞房花序聚集成簇

表面密被棕色绒毛

1cm

花瓣 5，黄白色，倒卵形

5mm

花萼 5 浅裂，密被绒毛

# 刺槐花

- **别名**

洋槐花、槐花。

- **来源**

豆科植物刺槐 *Robinia pseudoacacia* L. 的花。

- **溯源**

本品始载于《贵州民间方药集》，曰："治大肠下血，咯血，吐血，血崩。"

- **产地**

全国各地广为栽培，多自产自销。

- **采收加工**

6~7月盛开时采收花序，摘下花，晾干。

- **药材性状**

开放花略呈飞鸟状，未开放者为钩镰状，长1.3~1.6cm。下部为钟状花萼，棕色，被亮白色短柔毛，先端5齿裂，基部有花柄，其近上端有一关节，节上略粗，节下狭细。上部为花冠，花瓣5，皱缩，有时残破或脱落，其中旗瓣1枚，宽大，常反折，翼瓣2枚，两侧生，较狭，龙骨瓣2枚，上部合生。雄蕊10枚，9枚花丝合生。子房线形，棕色，花柱弯生，先端有短柔毛。质软，体轻。气微，味微甘。

- **性味功用**

甘，平。止血。适用于咯血，大肠下血，吐血，崩漏等病症。

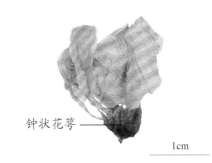

钟状花萼 ——

1cm

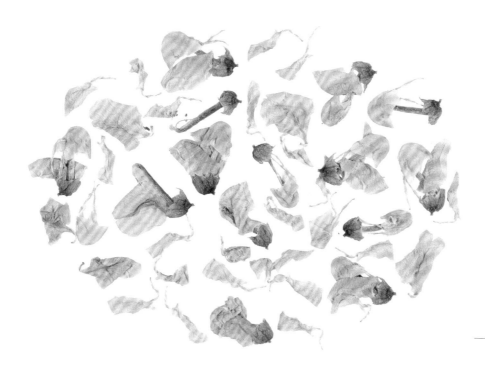

1cm

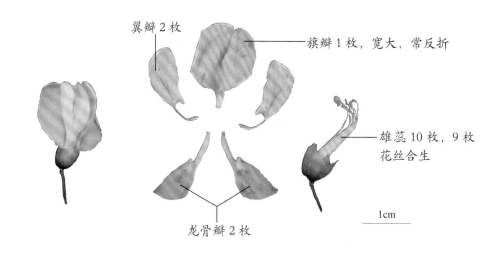

翼瓣2枚

旗瓣1枚，宽大，常反折

雄蕊10枚，9枚花丝合生

龙骨瓣2枚

1cm

● **附注**

1. 该植物的根亦可入药，称为刺槐根。

2. 本品可食，亦名为"槐花"，如"槐花炒鸡蛋"。须与药用"槐花"鉴别，详见"槐花"条。

# 金盏菊花

● **别名**

金盏花、金盏儿花。

● **来源**

菊科植物金盏菊 *Calendula officinalis* L. 的花。

● **溯源**

本品始载于《救荒本草》，曰："金盏儿花，人家园圃中多种。苗高四五寸，叶似初生蒿苣叶，狭窄而厚。拵茎生叶，茎端开金黄色盏子样花。"所言即为本品。

● **产地**

主产于河北、江苏、福建等地，多自产自销。

● **采收加工**

春、夏二季采摘头状花序，鲜用或阴干。

● **药材性状**

花朵呈扁球形或不规则球形，紧缩或松散，直径1.5~4cm。总苞片1~2层，长卵形，表面灰绿色，边缘膜质。边缘舌状花1~2列，类白色、淡黄色至橙红色；中央管状花多未开放。体轻，质柔润，有的松软。气清香，味甘、微苦。

● **性味功用**

淡，平。凉血止血，清热泻火。适用于肠风便血，目赤肿痛等病症。

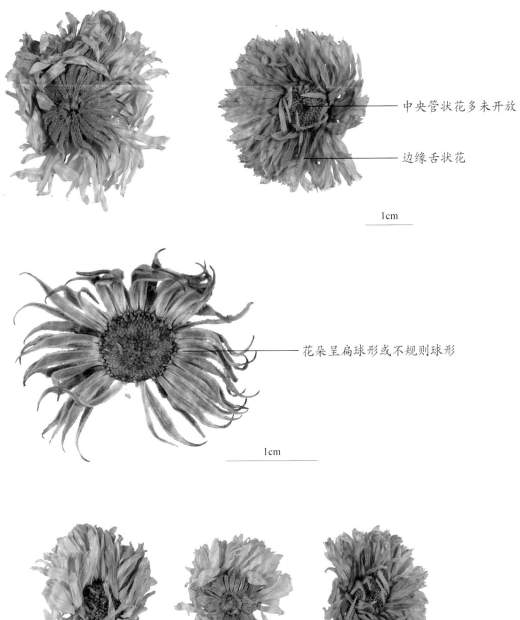

中央管状花多未开放

边缘舌状花

1cm

花朵呈扁球形或不规则球形

1cm

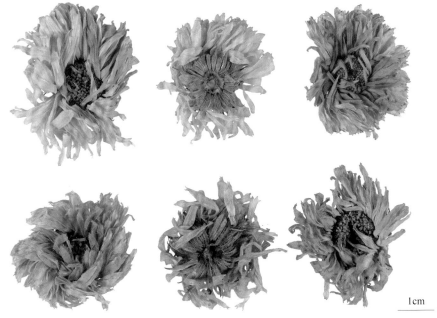

1cm

● **附注**

该植物全草亦可入药，称为金盏菊。

# 罗布麻花

- **别名**
  茶叶花、红柳花、野柳树花。

- **来源**
  夹竹桃科植物罗布麻 *Apocynum venetum* L. 的花。

- **溯源**
  《救荒本草》载有泽漆，曰："采嫩叶蒸过，晒干，做茶吃亦可。"经考证即为夹竹桃科植物罗布麻。现今多用其叶入药，其花的药用尚无记载。

- **产地**
  主产于我国东北、华北、西北地区。

- **采收加工**
  夏季花盛开时采收，取出杂质，晒干。

- **药材性状**
  花序一至多歧。基部苞片偶见或散落，膜质，披针形，长约4mm。花细小，花萼5，裂片披针，两面被柔毛。花冠淡粉色至淡红色，基部合生成钟形，长6~8mm，直径2~3mm，先端5裂，裂片卵圆状长圆形，与冠筒近等长。雄蕊5，着生于花冠筒基部，花丝极短，花药箭头状，隐藏在花冠内。雌蕊长2mm，上部膨大，下部缩小，先端2裂；子房由2枚条状离生心皮组成。气微，味微苦涩。

- **性味功用**
  苦，凉。降压，利尿。适用于高血压，神经衰弱，肾炎浮肿等病症。

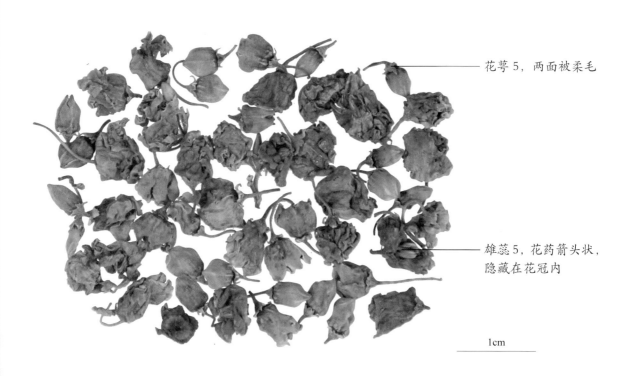

花萼5，两面被柔毛

雄蕊5，花药箭头状，隐藏在花冠内

1cm

- **附注**
  该植物的叶亦可入药，名为罗布麻，详见"罗布麻"条。

# 金莲花

● **别名**

旱地莲、金芙蓉、旱金莲。

● **来源**

毛莨科植物金莲花 *Trollius chinensis* Bunge、宽瓣金莲花 *Trollius asiaticus* L. 等同属多种植物的花。

● **溯源**

《广群芳谱》载："金莲花，出山西五台山，塞外尤多，花色金黄，七瓣两层，花心亦黄色，碎蕊，平正有尖，小长狭，黄瓣环绕其心，一茎数朵，若莲而小。六月盛开，一望遍地，金色灿然，至秋花干不落，结子如粟米而黑，其叶绿色，瘦尖而长，五尖或七尖。"以上描述与毛莨科金莲花相符。药用记载始于《本草纲目拾遗》，曰："张寿庄云，五台山出金莲花，寺僧采摘干之，作礼物饷客，或入寺，献茶盏中辄浮一二朵，如南人之茶菊然，云食之益人。"

● **产地**

主产于山西、河北、辽宁、吉林等地。

● **采收加工**

夏季花盛开时采收，晾干。

● **药材性状**

金莲花：花皱缩卷曲，展平后直径2~5.2cm；萼片8~19片，金黄色，倒卵形或椭圆状卵形，外层先端疏生三角形齿；花瓣13~22，棕色，线形，约与萼片等长；雄蕊多数；子房20多个，聚合，花柱芒尖状。气微，味苦。

宽瓣金莲花：花皱缩，湿润展平后，直径2.5~4.8cm；萼片10~20片，橙黄色，宽椭圆形或倒卵形，长1~2.2cm，宽0.6~1.7cm，全缘或先端有不整齐小齿；花瓣18~22，棕色，匙状线形，与萼片等长或稍短；雄蕊多数；子房多数，聚合，花柱短尖。气微，味苦。

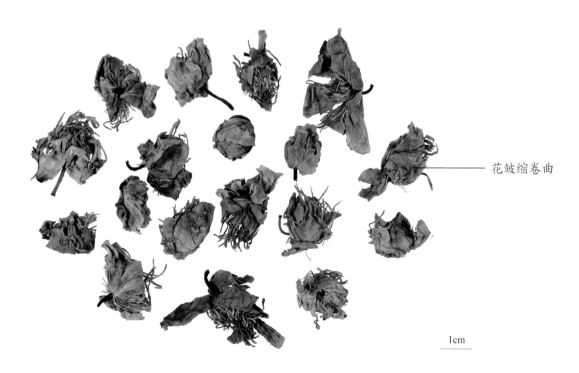

花皱缩卷曲

1cm

● **性味功用**

苦，微寒。清热解毒，消肿，明目。适用于感冒发热，咽喉肿痛，口疮，牙龈肿痛，牙龈出血，目赤肿痛，疔疮肿毒，急性鼓膜炎，急性淋巴管炎等病症。

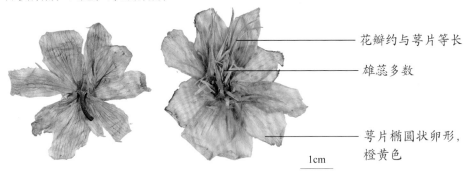

花瓣约与萼片等长

雄蕊多数

萼片椭圆状卵形，橙黄色

1cm

● **附注**

同属植物矮金莲花 *Trollius farreri* Stapf、短瓣金莲花 *Trollius ledebouri* Reichb. 或长瓣金莲花 *Trollius macropetalus* Fr. Schmidt 的花在部分地区亦作金莲花入药。

# 闹羊花

● **别名**

羊踯躅、黄杜鹃花、雷公花、黄花女。

● **来源**

杜鹃花科植物羊踯躅 *Rhododendron molle* （Bl.）G. Don 的花。

● **溯源**

本品以"羊踯躅"之名始载于《神农本草经》。《名医别录》记载："三月采花，阴干。"《本草经集注》载："羊食其叶，踯躅而死，故名。"因此，名为闹羊花、羊踯躅。《蜀本草》曰："树生，高二尺，叶似桃叶，花黄，似瓜花。三月、四月采花，日干。"所言即为本品。

● **产地**

主产于江苏、浙江、湖北、湖南、河南等地。

● **采收加工**

春末夏初花盛开时采收，除去枝叶等杂质，晒干。

● **药材性状**

花多皱缩。花梗灰白色，长短不等，有短茸毛。花萼5裂，裂片半圆形至三角形，边缘有较长的细毛。花冠钟状，筒部长约2.5cm，先端5裂，卷折，灰黄色至黄褐色。雄蕊5，花丝卷曲，等长或略长于花冠，中部以下有茸毛，花药红棕色，顶端孔裂。商品多不带子房，花梗也常除去。气微，味微苦。以花黄色、不霉、无其他混杂物者为佳。

● **性味功用**

辛，温；有毒。祛风除湿，定痛，杀虫。适用于风湿痹痛，偏正头痛，跌扑肿痛，龋齿疼痛，皮肤顽癣，疥疮等病症。

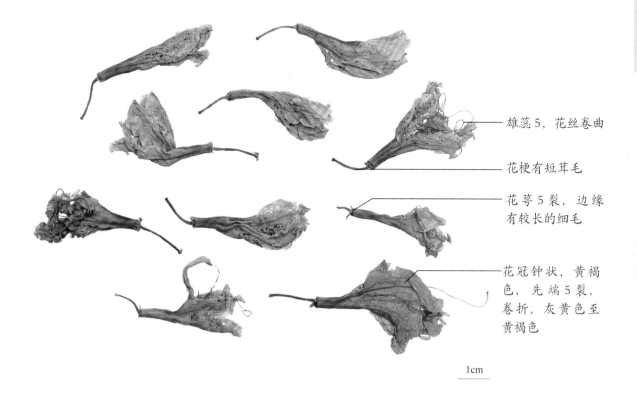

雄蕊5，花丝卷曲

花梗有短茸毛

花萼5裂，边缘
有较长的细毛

花冠钟状，黄褐
色，先端5裂，
卷折，灰黄色至
黄褐色

1cm

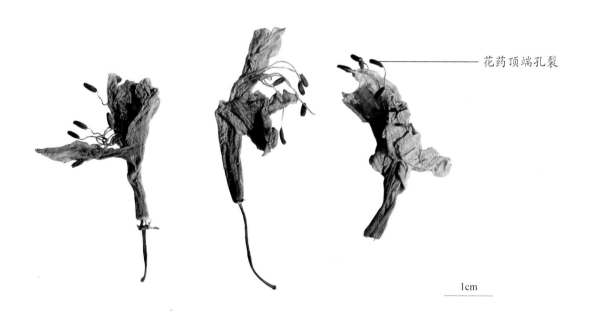

花药顶端孔裂

1cm

● 附注

1. 该植物的果实亦可入药，名为六轴子；详见"六轴子"条。

2. 本品辛温，有毒。谚语有云："千杯不醉枳椇子，一杯醉倒闹羊花。"民间用栀子汁解其毒。

# 泡桐花

- **别名**

桐花、桐树花。

- **来源**

玄参科植物白花泡桐 *Paulownia fortunei* (Seem.) Hemsl. 或 毛 泡 桐 *Paulownia tomentosa* (Thunb.) Steud. 的花。

- **溯源**

本品始载于《神农本草经》，附于"桐叶"条下，曰："花，主敷猪疮。饲猪，肥大三倍。"所言即为本品。

- **产地**

主产于我国华东、华北、中南地区。

- **采收加工**

春季花盛开时采收，晒干。

- **药材性状**

白花泡桐花：花长 7~12cm；花萼灰褐色，长 2~2.5cm，质厚，裂片被柔毛，内表面较密；花冠呈喇叭状，顶端 5 裂，灰黄色至灰棕色，密被毛茸，内面色浅，腹部具紫色斑点，筒部毛茸稀少。气微香，味微苦。

毛泡桐花：花长 4~7.5cm；花萼较小，长约 1.2cm；花冠灰棕色，内面紫色斑点众多。余同泡桐花。

- **性味功用**

苦，寒。清肺利咽，解毒消肿。适用于肺热咳嗽，急性扁桃体炎，细菌性痢疾，急性肠炎，急性结膜炎，腮腺炎，疖肿，疮癣等病症。

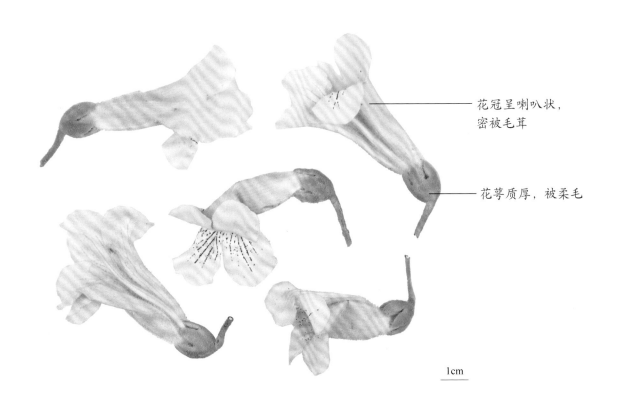

花冠呈喇叭状，密被毛茸

花萼质厚，被柔毛

1cm

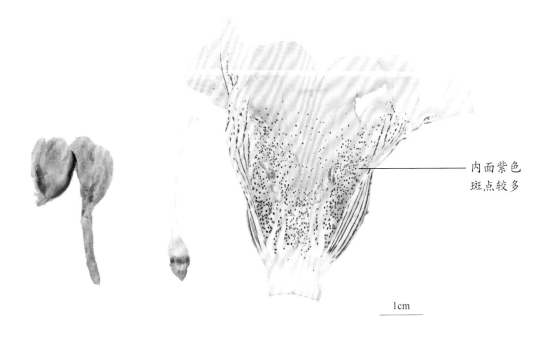

内面紫色
斑点较多

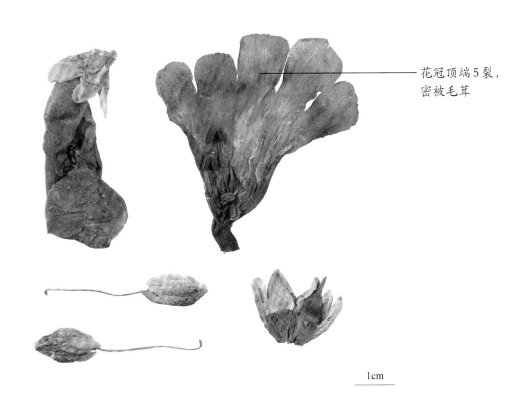

花冠顶端5裂,
密被毛茸

1cm

● **附注**

　　本品常混充凌霄花入药,本草谓本品"敷猪疮",未言具有治妇科病之作用,应注意鉴别,
参见"凌霄花"条。

# 玳玳花

● 别名
枳壳花、代代花、酸橙花。

● 来源
芸香科植物代代酸橙 *Citrus aurantium* L. 'Daidai' 的花蕾。

● 溯源
本品始载于《饮片新参》，曰："代代花，理气宽胸，开胃止呕。"

● 产地
主产于江苏、浙江等地。

● 采收加工
立夏前后，摘取含苞未开的花朵，微火烘干。

● 药材性状
花蕾略呈长卵圆形，先端稍膨大，长1~1.5cm，直径6~8mm，有梗。花萼灰绿色，皱缩不平，基部连合，裂片5片，有凹陷的小油点；花瓣5片，覆瓦状抱合，黄白色或浅黄棕色，表面有棕色油点和纵纹；雄蕊多数，黄色，花丝基部连合成数束；雌蕊棒状，子房倒卵形，暗绿色。体轻，质脆易碎。气香，味微苦。以色黄白、香气浓郁、无破碎者为佳。

● 性味功用
辛，平。理气宽胸，和胃止呕。适用于胸中痞闷，脘腹胀痛，不思饮食，恶心呕吐等病症。

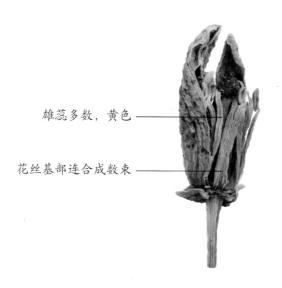
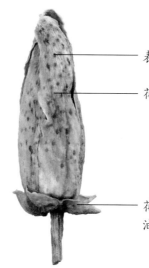

雄蕊多数，黄色

花丝基部连合成数束

表面有棕色油点和纵纹

花瓣覆瓦状抱合

花萼基部连合，有凹陷的小油点

1cm

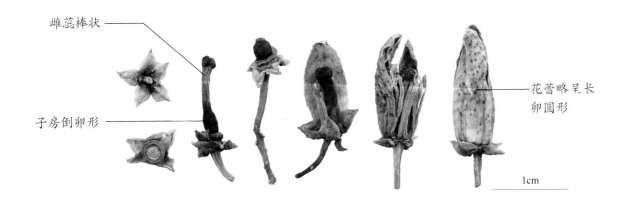

雌蕊棒状

子房倒卵形

花蕾略呈长卵圆形

1cm

● **附注** —————————————

市场上常以柚子花混充代替玳玳花，注意区别，详见"柚子花"条。

# 柚子花

● 别名

玳玳花。

● 来源

芸香科植物柚 *Citrus maxima* (Burman) Merrill 的花蕾。

● 溯源

本品药用始载于《本草纲目》，曰："蒸麻油作香泽面脂，长发润燥。"现今市场多供茶饮，用以减肥降脂。

● 产地

主产于四川、浙江、江西、福建等地。

● 采收加工

4~5月采摘花蕾，快速干燥或烘干。

● 药材性状

花蕾呈倒卵状茄形，长0.9~2.3cm，棕黄色。花萼杯状，扭曲，有凹陷的油点花瓣4或5，单个花瓣呈舌形，淡灰黄色，表面密布凹陷的棕红色油点。雄蕊多数，基部多有连合；花柱粗长，柱头较子房略膨大。气微香，味微苦。

● 性味功用

辛、苦，温。行气，化痰，止痛。适用于胃脘、胸膈胀痛等病症。

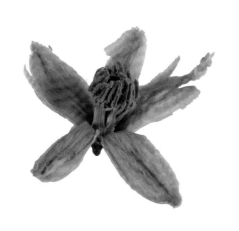

1cm

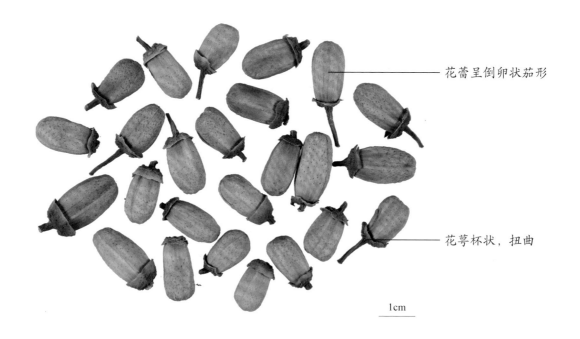

花蕾呈倒卵状茄形

花萼杯状，扭曲

1cm

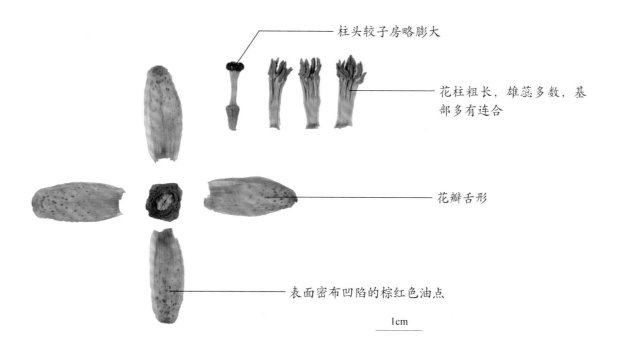

柱头较子房略膨大

花柱粗长，雄蕊多数，基部多有连合

花瓣舌形

表面密布凹陷的棕红色油点

1cm

● **附注**

同属植物代代酸橙 *Citrus aurantium* L. 'Daidai' 的花蕾亦入药，称为玳玳花。二者形态较相似，市场上常以此混充玳玳花，详见"玳玳花"条。

茶 花

花
类

- **别名**

  山茶花。

- **来源**

  山茶科植物茶 *Camellia sinensis* (Linn.) O. Ktze. 的花。

- **溯源**

  茶的饮用历史悠久，多用其叶，花的药用历史较短，始见《湖南药物志》。

- **产地**

  主产于我国长江流域及其以南各地。

- **采收加工**

  夏、秋二季开花时采摘，烘干。

- **药材性状**

  本品类球形。萼片5片，黄绿色或深绿色；

花瓣5片，类白色或淡黄白色，近圆形；雄蕊多数，外轮花丝合生成短管，花药黄色。气微香。

- **性味功用**

  苦，凉。清肺平肝。适用于鼻衄，高血压等病症。

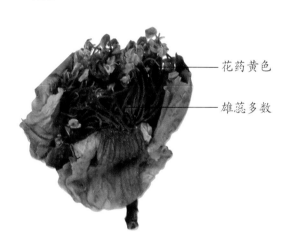

花药黄色

雄蕊多数

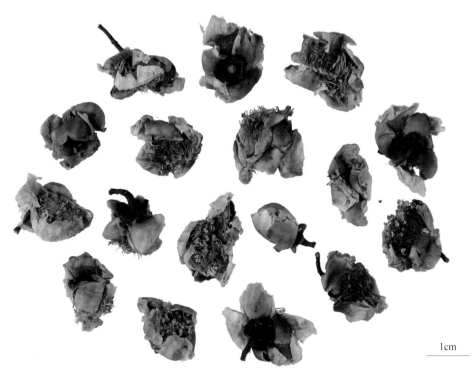

1cm

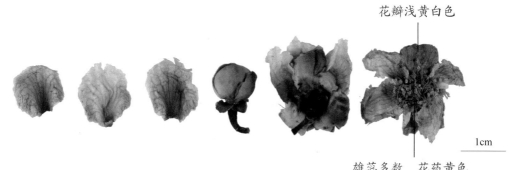

花瓣浅黄白色

雄蕊多数，花药黄色

1cm

● **附注**

同属植物山茶 *Camellia japonica* L. 的花蕾亦供药用，称为山茶花，注意鉴别，详见"山茶花"条。

# 厚朴花

● **别名**

调羹花。

● **来源**

木兰科植物厚朴 *Magnolia officinalis* Rehd. et Wils. 或庐山厚朴 *Magnolia officinalis* Rehd. et Wils. subsp. *biloba* (Rehd. et Wils.) Law 的花蕾。

● **溯源**

本品药用始载于《饮片新参》，曰："宽中理气。治胸闷，化脾胃湿浊。"

● **产地**

主产于四川、湖北、浙江等地。四川、湖北产者称"川朴花"，浙江温州产者称"温朴花"，习惯认为川朴花质量较佳。

● **采收加工**

春末夏初采收含苞待放的花蕾，置蒸笼中略蒸后取出，晒干或烘干。

● **药材性状**

花蕾长椭圆形，长 4~8cm，直径 1.5~3cm，红棕色至棕褐色，花梗长 0.5~2cm，直径约 5mm，密被灰黄色绒毛。花被片多为 12 片，外轮长方倒卵形，内轮匙形，肉质，表面有多数灰黄色点状疣；雄蕊多数，花药条形，淡黄棕色，花丝宽而短；雌蕊心皮多数，分离，螺旋状排列于圆锥形的花托上。质脆，易破碎。气香，味淡而微辣。以含苞未开、身干、完整、柄短、色棕红、香气浓者为佳。

● **性味功用**

辛，温。行气宽中，开郁化湿。适用于肝胃气滞，胸脘胀闷，食欲不振，纳谷不香，感冒咳嗽等病症。

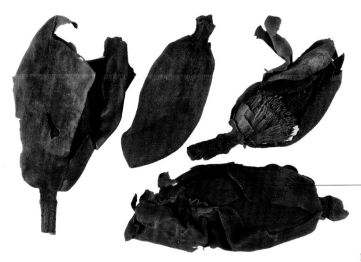

花蕾长椭圆形，棕褐色

1cm

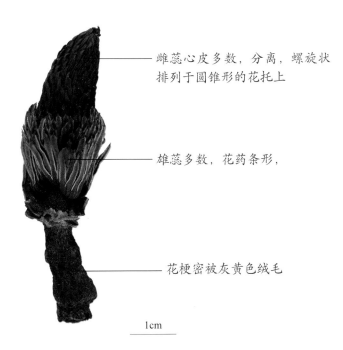

雌蕊心皮多数，分离，螺旋状
排列于圆锥形的花托上

雄蕊多数，花药条形，

花梗密被灰黄色绒毛

1cm

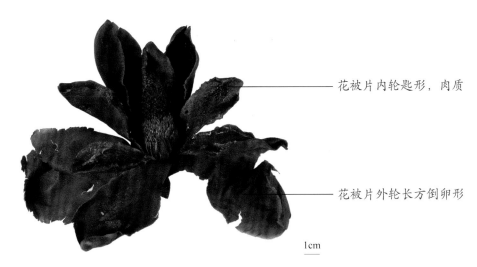

花被片内轮匙形，肉质

花被片外轮长方倒卵形

1cm

# 栀子花

- **别名**
山栀花。

- **来源**
茜草科植物栀子 *Gardenia jasminoides* Ellis 的花。

- **溯源**
本品药用始载于《滇南本草》，曰："栀子花，味苦，寒。泻肺火，止肺热咳嗽，止鼻衄血，消痰。"

- **产地**
主产于我国长江流域等地。

- **采收加工**
6~7月采摘开放花朵，晒干或烘干。

- **药材性状**
本品为不规则团块或类三角锥形。表面淡棕色或棕色。萼筒卵形或倒卵形，先端5~7裂，裂片线状披针形。花冠旋卷，花冠下部连成筒状，裂片常5~6，倒卵形至倒披针形。雄蕊6，花丝极短，花药条状，明显。质轻脆，易碎。气芳香，味淡。

- **性味功用**
苦，寒。清肺止咳，凉血止血。适用于肺热咳嗽，鼻衄等病症。

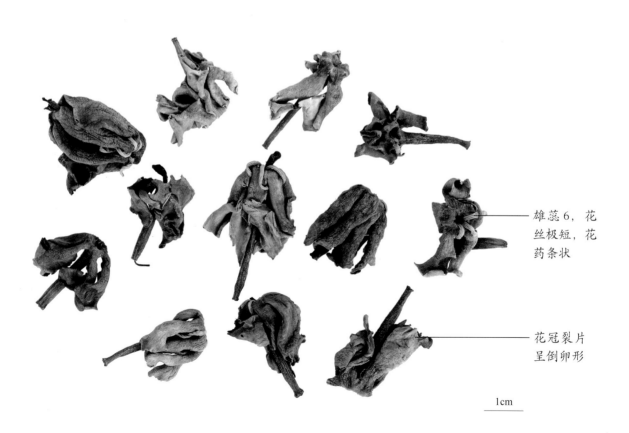

雄蕊6，花丝极短，花药条状

花冠裂片呈倒卵形

1cm

# 洋甘菊

- **别名**

  西洋甘菊、德国洋甘菊。

- **来源**

  菊科植物母菊 *Matricaria recutita* L. 的头状花序。

- **溯源**

  本品为欧洲地区传统花草饮品，多供茶饮。亦可提取精油，用于化妆品中。

- **产地**

  主产于新疆。

- **采收加工**

  夏季采摘头状花序，快速干燥或烘干。

- **药材性状**

  头状花序圆锥形，长 0.5~0.8cm。花序梗长 0.5~2cm；总苞片 2 层，苍绿色，全缘；舌状花 1 列，白色，反折，长约 6mm，宽 2.5~3mm；管状花多数，花冠黄色，长约 1.5mm；中央花托长圆锥状，中空。气微香，味淡。

- **性味功用**

  辛、甘，凉。抗炎，改善睡眠，镇静，止痛，促消化。适用于失眠，烦躁，关节疼痛，更年期综合征，高血压，蚊虫叮咬等病症。

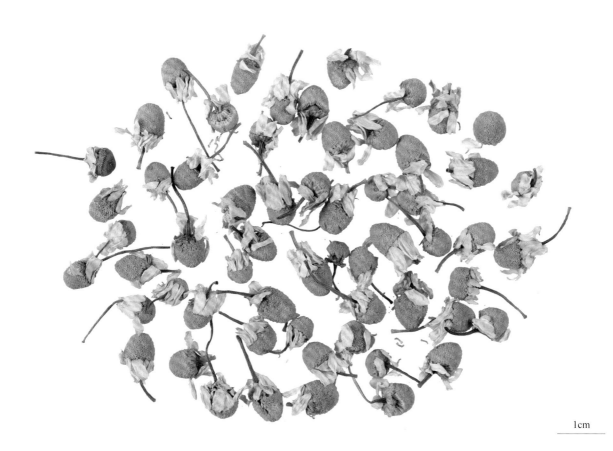

1cm

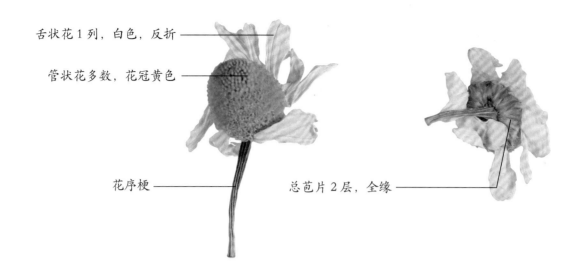

舌状花1列，白色，反折

管状花多数，花冠黄色

花序梗

总苞片2层，全缘

中央花托长圆锥状，中空

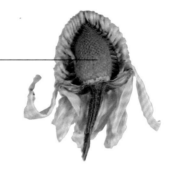

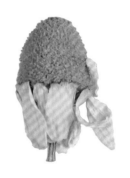

5mm

● **附注**

1. 切勿高浓度饮用，孕妇禁用。

2. 市场亦有罗马洋甘菊，来源为菊科植物果香菊 *Chamaemelum nobile*（L.）All. 的头状花序，功效同母菊。与洋甘菊的区别在于：罗马洋甘菊总苞片3~4层，覆瓦状排列。

● **别名**

曼陀罗花、广东闹羊花、羊惊花。

● **来源**

茄科植物白花曼陀罗 *Datura metel* L. 或毛曼陀罗 *Datura innoxia* Mill. 的花。

● **溯源**

曼陀罗花之名首见于《法本经》，该书有"佛在说法时天雨曼陀罗花"的记载。对曼陀罗形态描述最详细的，应推《本草纲目》，载："曼陀罗，生北土，人家亦栽之。春生夏长，独茎直上，高四五尺，生不旁引，绿茎碧叶，叶如茄叶。八月开白花，凡六瓣，状如牵牛花而大，攒花中折，骈叶外包，而朝开夜合。结实圆而有丁拐，中有小子。八月采花，九月采实。八月采此花，七月采火麻子花，阴干，等分为末，热酒调服三钱，少顷昏昏如醉。割疮灸火，宜先服此，则不觉其苦也。"由"结实圆而有丁拐"，可考所指者为白花曼陀罗。市售洋金花分为南、北两种，白花曼陀罗的花习称"南洋金花"，毛曼陀罗的花习称"北洋金花"。

● **产地**

白花曼陀罗花主产于江苏、广东、海南等地，毛曼陀罗花主产于河北。

● **采收加工**

7~8 月花盛开时采摘，晒干或烘干。

● **药材性状**

白花曼陀罗花：花朵条带状。多数花萼已除去，花冠及附着的雄蕊皱缩成卷条状，长 9~16cm，黄棕色。展平后，花冠上部呈喇叭状，先端 5 浅裂，裂片先端短尖，下有 3 条明显的纵脉纹，裂片间微凹陷；雄蕊 5，花丝下部紧贴花冠筒，花药扁平，长 1~1.5cm。质脆易碎，气微臭，味辛苦。以去萼、朵大、质厚、整齐、黄棕色、有香气者为佳。

毛曼陀罗花：花朵条带状。带有花萼。萼筒长 4~9cm，先端 5 裂，裂片长约 1.5cm，表面密生毛茸。花冠长 10~18cm，先端裂片三角形，裂片间有短尖。花药长约 1cm。气味同南洋金花，以朵大、黄棕色、完整、无杂质者为佳。

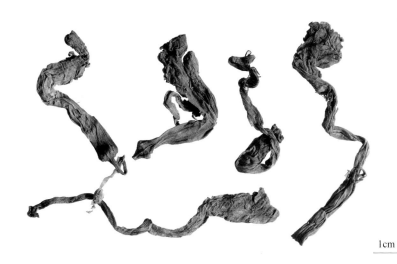

1cm

● **性味功用**

辛，温；有毒。平喘止咳，麻醉止痛，解

痉止搐。适用于哮喘咳嗽，脘腹冷痛，风湿痹痛，癫痫，惊风等病症，以及外科麻醉。

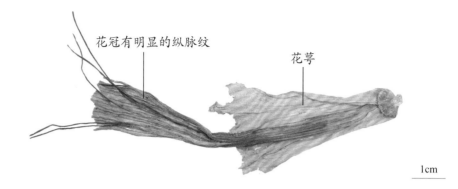

花冠有明显的纵脉纹

花萼

1cm

● **附注**

本品有别名"羊惊花"，为"洋金花"之音讹。与杜鹃花科羊踯躅 *Rhododendron molle* (Bl.) G. Don 之花均因有毒性，羊食之均有中毒踯躅的现象，有时药名混淆，混称闹羊花。

# ● 桃 花

● **别名**

山桃花。

● **来源**

蔷薇科植物桃 *Prunus persica* L. Batsch 或山桃 *Prunus davidiana*（Carr.）Franch. 的花。

● **溯源**

本品始载于《神农本草经》，云："桃花，杀疰恶鬼，令人好颜色。"《名医别录》曰："味苦，平；无毒。主除水气，破石淋，利大小便，下三虫，悦泽人面。三月三日采，阴干。"《本草图经》载："其花三月三日采，阴干。《太清卉木方》：酒渍桃花饮之，除百病，益颜色。崔元亮《海上方》治面上疮，黄水出，并眼疮，一百五日收取桃花，不计多少，

细末之，食后以水半盏，调服方寸匕，日三，甚良。"目前，花草茶市场多有桃花出售。

● **产地**

主产于我国淮河以北等地。

● **采收加工**

春季花将开放时采收，晒干或阴干。

● **药材性状**

花朵略呈圆球形。花梗极短或几无梗；花萼无毛，基部萼筒钟形，先端 5 裂，裂片卵形至卵状长圆形，先端圆钝；花瓣 5，淡红色，多散落，完整花瓣倒卵形或近圆形，长 1~1.5cm，宽 0.8~1.2cm，先端圆钝，稀微凹；雄蕊多数，几与花瓣等长或稍短；子房密被柔毛，花柱长于雄蕊或近等长。

气微香，味淡、微苦。

● **性味功用**

苦，平。利水通便，活血化瘀。适用于水

肿，脚气，痰饮，石淋，便秘，闭经，癫狂，
疮疹等病症。

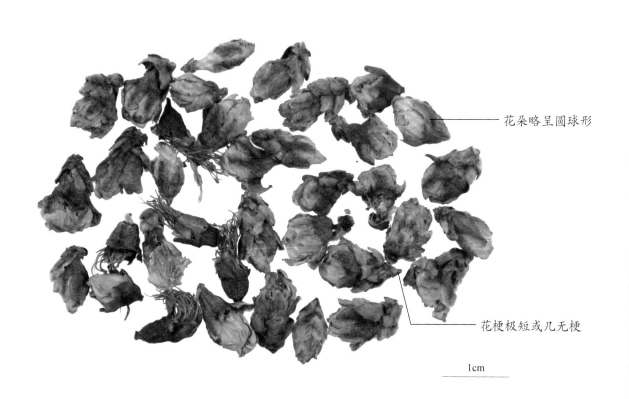

花朵略呈圆球形

花梗极短或几无梗

1cm

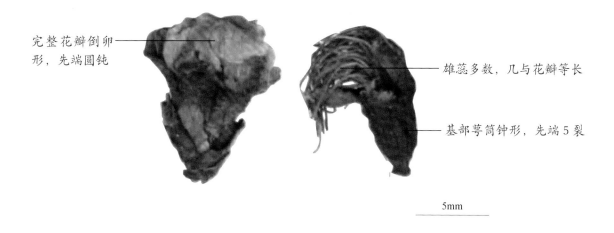

完整花瓣倒卵
形，先端圆钝

雄蕊多数，几与花瓣等长

基部萼筒钟形，先端5裂

5mm

● **附注**

该类植物树皮中分泌出来的树脂亦可入药，称为桃胶。

# 扁豆花

- **别名**

  南豆花、白扁豆花。

- **来源**

  豆科植物扁豆 *Lablab purpureus* (Linn.) Sweet 的白花。

- **溯源**

  扁豆原名藊豆，始载于《名医别录》。《本草图经》曰："今处处有之，人家多种于篱援间，蔓延而上，大叶细花，花有紫、白二色，荚生花下……花亦主女子赤白下，干末米饮和服。"所言即是本品。该植物花色有白色和紫色，入药仅用白花。

- **产地**

  主产于安徽、湖南、河南、浙江等地。

- **采收加工**

  7~8 月间采收未完全开放的白色花，晒干或阴干。

- **药材性状**

  花呈扁平不规则三角形，长、宽约 1cm。下部有绿褐色钟状花萼，萼齿 5，外面被白色短柔毛。花瓣 5，皱缩，黄白色或黄棕色，未开放的花外为旗瓣包围，开放后即向外反折；两侧为翼瓣，基部有小耳；龙骨瓣镰钩状，几弯成直角；雄蕊 10 枚，其中 9 枚基部连合；里面有一黄绿色柱状雌蕊，弯曲。质软，体轻。气微香，味淡。以朵大、色黄白、气香者为佳。

- **性味功用**

  甘，平。健脾和胃，消暑化湿。适用于夏伤暑湿，发热，痢疾，泄泻，赤白带下，跌打伤肿等病症。

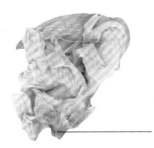

下部有钟状花萼，外面被白色短柔毛

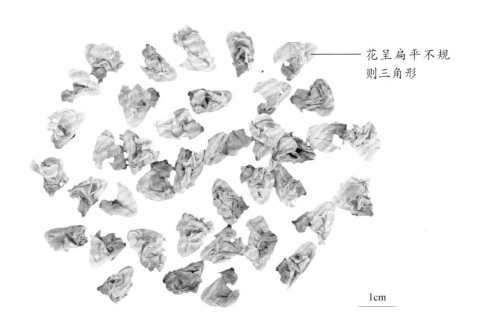

花呈扁平不规则三角形

1cm

- **别名**

  梦花、新蒙花、蒙花珠。

- **来源**

  瑞香科植物结香 *Edgeworthia chrysantha* Lindl. 的头状花序。

- **溯源**

  市场销售的密蒙花常有老蒙花、新蒙花之分。1967年日本本岛正夫对我国市售老蒙花（马钱科植物密蒙花 *Buddleja officinalis* Maxim. 的花蕾）和新蒙花（瑞香科植物结香的花蕾）进行了显微特征的比较。《本草图经》中收载的密蒙花即马钱科植物密蒙花，《中国药典》收载的亦为本品。《本草衍义》曰："蜜蒙花利州路（今陕西南部）甚多，叶冬亦不凋，然不似冬青，盖柔而不光洁，不深绿，花细碎，数十房成一朵，冬生春开。"应为瑞香科植物结香的花。目前，结香花商品习称"新蒙花""蒙花珠"。

近年来，亦被开发为花茶之一，称为"梦花"。

- **产地**

  主产于我国长江流域等地。

- **采收加工**

  冬末或初春花未开放时，摘取花序，晒干。

- **药材性状**

  本品多为头状花序，少数为散在的单个花蕾。花序半球形，直径1.5~2cm，淡黄绿色；表面有光泽的绢丝状毛茸。总苞片6~8枚，总花梗钩状弯曲。单个花蕾呈短棒状，稍弯曲，长0.6~1cm，单被花，筒状，质脆，先端4裂，内有雄蕊8，2轮。以色新鲜、无杂质者为佳。

- **性味功用**

  甘，平。滋养肝肾，明目退翳。适用于夜盲，翳障，目赤流泪，羞明怕光，头痛，失音，夜梦遗精等病症。

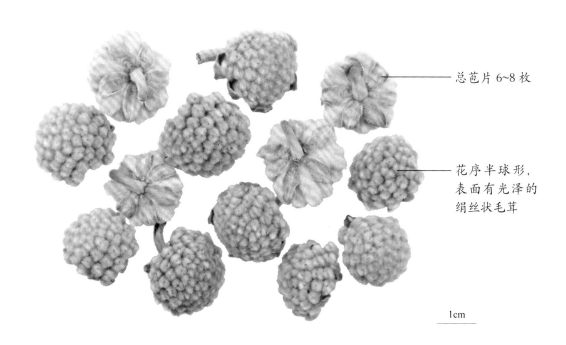

总苞片6~8枚

花序半球形，表面有光泽的绢丝状毛茸

1cm

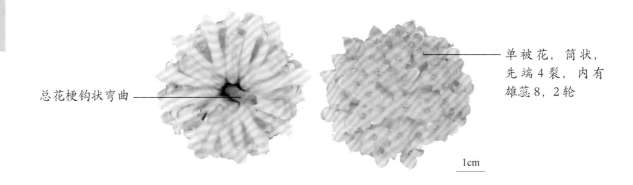

总花梗钩状弯曲 ————

———— 单被花，筒状，
先端4裂，内有
雄蕊8，2轮

1cm

● **附注** ————————————————————

本品常称为"新蒙花"，在中药市场常混充密蒙花，注意鉴别。中药密蒙花来源为马钱科植物密蒙花的花蕾及其花序，市场较少见。

# 秦艽花 ————————————————————

● 别名

结吉嘎保（藏药名）、邦占－翁布（蒙药名）、达古尔－珠勒根－其木格（蒙药名）。

● 来源

龙胆科植物粗茎秦艽 *Gentiana crassicaulis* Duthie ex Burk. 的花。

● 溯源

秦艽花为我国蒙药及藏药的传统品种。蒙药经典《认药白晶鉴》载："（邦占）生于沼泽地，叶小，椭圆状，茎细。据花色分为白、蓝、黑三种。"《无误蒙药鉴》记载："初秋时节生于潮湿草滩，形状同上但叶小，花淡蓝色。"据考证，蒙医所沿用的邦占－翁布原植物为龙胆科植

物达乌里秦艽 *Gentiana dahurica* Fisch. 的花。藏药秦艽花原植物为麻花艽 *Gentiana straminea* Maxim. 的花。在安徽亳州中药市场调查发现，所售秦艽花为龙胆科植物粗茎秦艽的花。

● 产地

主产于甘肃、青海、内蒙古等地。

● 采收加工

夏、秋二季花盛开时候采收，晒干。

● 药材性状

花常数朵簇生呈头状，无花梗。花萼筒膜质，黄棕色，长0.4~0.6cm，一侧开裂呈佛焰苞状，先端截形或圆形。花冠呈壶形，长2~2.2cm；基部合生成筒部，黄棕色；先端

5裂，裂片三角形，蓝色至灰黄色，内面有斑点，边缘有不整齐细齿。雄蕊5，着生于冠筒中部，长0.7~0.8cm，花药狭矩圆形。子房狭椭圆形，长0.8~1cm，先端渐尖，花柱线形，长约2mm，柱头2裂。气微，味略苦。

● **性味功用**

苦，寒。清热解毒。适用于胃肠炎，肝炎，胆囊炎等病症。

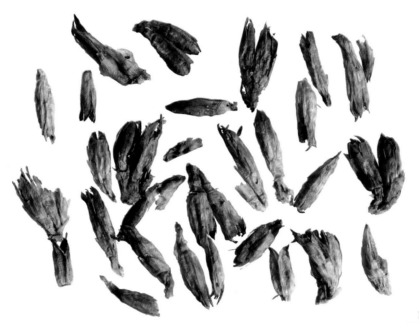

1cm

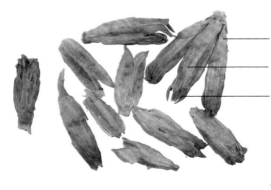

—— 花萼筒膜质，一侧开裂呈佛焰苞状

—— 花冠呈壶形，基部合生成筒部

—— 先端5裂，边缘有不整齐细齿

1cm

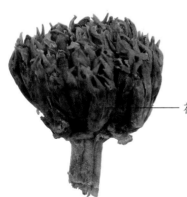

—— 花常数朵簇生呈头状

1cm

# 素馨花

● **别名**

耶悉茗花、野悉蜜、玉芙蓉、素馨针。

● **来源**

木犀科植物素馨花 *Jasminum grandiflorum* L. 的花蕾。

● **溯源**

《南方草木状》载有"耶悉茗花"，曰："耶悉茗花、末利花，皆胡人自西国移植于南海，南人怜其芳香竞植之。"《酉阳杂俎》称为"野悉蜜"，载："野苗长七八尺，叶似梅叶，四时敷荣。其花五出，白色，不结子。花若开时，遍野皆香。"《本草纲目》载："素馨花亦自西域移来，谓之耶悉茗花，即《酉阳杂俎》所载野悉密花也，枝干袅娜，叶似末利而小，其花细瘦四瓣，有黄、白二色，

采花压油，泽头，甚香滑也。"按其描述，所言与本品相符。

● **产地**

主产于云南，广东、福建、四川等地亦产。

● **采收加工**

夏、秋二季早起采摘花蕾，隔水蒸15~20min，变软后取出晾干即成。

● **药材性状**

花蕾略呈笔头状，长2~3cm。表面金黄色或淡黄褐色，皱缩，花冠筒细管状，长1~2cm，直径1~1.5mm，花冠裂片5片，呈覆瓦状裹紧，直径2~3mm，剖开可见着生于花冠筒上部的2枚雄蕊，花丝短，花药狭长圆形，中央常有花柱残存。质稍脆，遇潮变软。气香，味微苦、涩。以色金黄、气香浓者为佳。

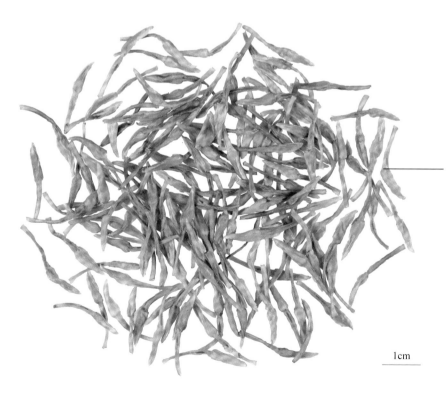

花蕾略呈笔头状，表面金黄色或淡黄褐色

1cm

- **性味功用**

  苦，平。舒肝解郁，行气止痛。适用于肝

郁气滞所致的胁肋脘腹作痛，下痢腹痛等病症。

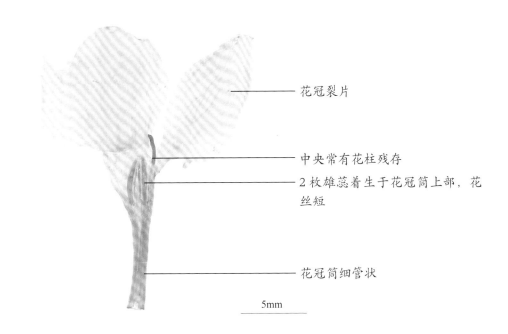

花冠裂片

中央常有花柱残存

2 枚雄蕊着生于花冠筒上部，花丝短

花冠筒细管状

5mm

# 莲 须 ●

- **别名**

  莲花须、莲花蕊、莲蕊须、佛座须。

- **来源**

  睡莲科植物莲 *Nelumbo nucifera* Gaertn. 的雄蕊。

- **溯源**

  本品药用始载于《本草纲目》，曰："清心通肾，固精气，乌须发，悦颜色，益血，止血崩、吐血。"

- **产地**

  我国大部分地区均产。

- **采收加工**

  夏季花盛开时，采取雄蕊，阴干。

- **药材性状**

  雄蕊线状，常螺旋状扭曲。花药长1.2~1.5cm，淡黄色或棕色，2室，纵裂，内有多数黄色花粉；花丝丝状略扁，稍弯曲，长1~1.5cm，棕黄色或棕褐色，质轻。气微，味微涩。

- **性味功用**

  甘、涩，平。清心益肾，涩精止血。适用于遗精，尿频，遗尿，带下，吐血，崩漏等病症。

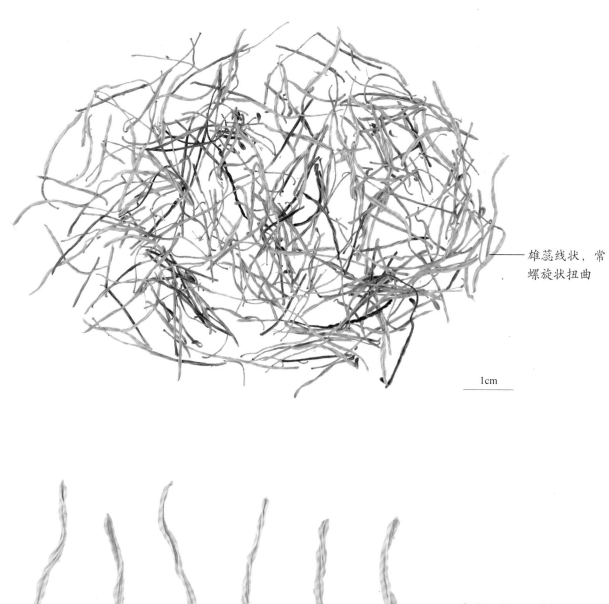

雄蕊线状，常
螺旋状扭曲

1cm

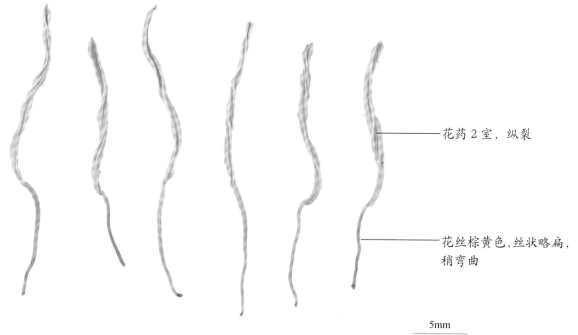

花药 2 室，纵裂

花丝棕黄色，丝状略扁，
稍弯曲

5mm

● 附注

该植物多部位均可入药，如藕节、荷梗、荷叶、莲房、莲子、莲子心等。

- **别名**
  莲花。

- **来源**
  睡莲科植物莲 *Nelumbo nucifera* Gaertn. 的
  花瓣。

- **溯源**
  《神农本草经》载有"藕实茎"。《本草
  经集注》曰："花及根并入神仙用。"《日
  华子本草》云："莲花，暖，无毒。镇心，
  轻身，益色，驻颜。入香甚妙。"即言本品。

- **产地**
  我国南北各地均产。

- **采收加工**
  6~7 月间采收开放的花，取下花瓣，阴干。

- **药材性状**
  花瓣卵形或椭圆形，皱缩或折叠，黄棕色
  或带淡紫红色，表面具多数细脉，光滑柔软，
  质轻。气略清香，味微涩。

- **性味功用**
  苦、甘、平。散瘀止血，祛湿消风。适用
  于损伤呕血，血淋，崩漏下血，天泡湿疮，
  疥疮瘙痒等病症。

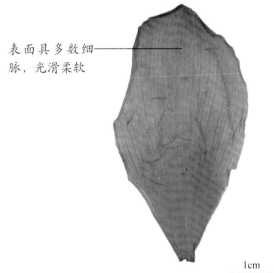

表面具多数细
脉，光滑柔软

1cm

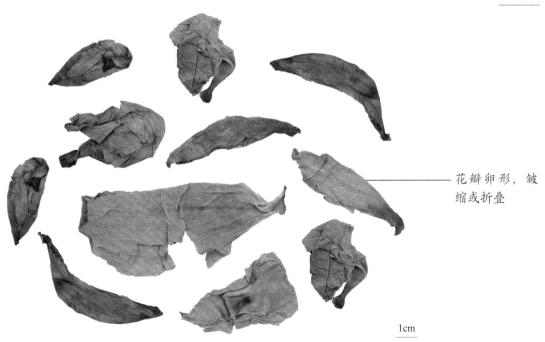

花瓣卵形，皱
缩或折叠

1cm

# 蚌 花

● **别名**

蚌兰花、红蚌兰花、紫背万年青、紫锦兰。

● **来源**

鸭跖草科植物紫背万年青 *Tradescantia spathacea* Sw. 的花序。

● **溯源**

本品始载于《岭南采药录》，曰："其花形如蚌而小，紫红色。其花治便血咯血。"所言与今相符。

● **产地**

主产于我国南方各地。

● **采收加工**

全年可采，鲜用或晒干，或将花序蒸约10min，晒干。

● **药材性状**

花序呈荷包状。苞片2，蚌壳状，大而扁，长3~4cm，紫褐色至灰褐色，内部包围数朵花。花小，黄白色或棕褐色；雄蕊6。气微，味淡、微甜。

● **性味功用**

甘，凉。清热化痰，凉血止痢。适用于肺燥咳嗽，咯血，百日咳，淋巴结结核，痢疾，便血等病症。

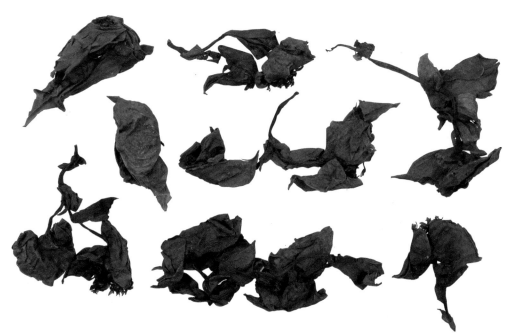

1cm

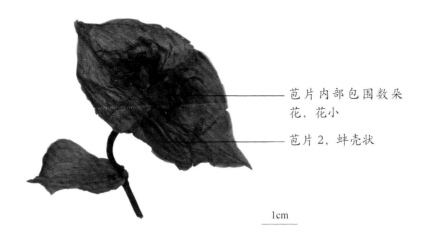

苞片内部包围数朵
花，花小

苞片 2，蚌壳状

1cm

● **附注**

该植物的叶亦可入药，名为蚌兰叶。

# 雪莲花

● **别名**

雪莲、雪荷花、大木花。

● **来源**

菊科植物绵头雪兔子 *Saussurea laniceps* Hand.-Mazz.、水母雪兔子 *Saussurea medusa* Maxim. 或鼠曲雪兔子 *Saussurea gnaphalodes* （Royle） Sch.-Bip. 等同属多种植物带花序的全草。

● **溯源**

雪莲花常是菊科风毛菊属 *Saussurea* 多种植物统称。以其生于高山积雪之处，形如莲花而得名。雪莲花确实生于高山雪线附近，尤以雪线稍下之处居多。世人以其生境高寒难以采集，形态优美，而视其为名贵之品。

因其适应高寒气候，全体密被交织的白色或淡黄色长棉毛，故药材往往呈棉花团状。《本草纲目拾遗》云："雪荷花，产伊犁西北及金川等处大寒之地，积雪春夏不散，雪中有草，类荷花，独茎，亭亭雪间可爱，较荷花略细，其瓣薄而狭长，可三四寸，绝似笔头，云浸酒则色微红。"赵学敏所说的雪荷花，据产地与形态，应指市场上的天山雪莲，来源于天山雪莲 *Saussurea involucrata* (Kar. et Kir.) Sch.-Bip. 带花序的全草，其苞片大而色白，姿态优美。

● **产地**

主产于四川、西藏、云南等地。

● **采收加工**

6~7月间,开花时拔取全株,除去泥土,晾干。

● **药材性状**

绵头雪莲花:全草干缩呈棉花团状,上宽下狭,略呈倒圆锥形,长 10~30cm,全体密被交织的白色或淡黄色长绵毛。根茎粗壮,表面棕褐色,外层易剥落,有褐色残留叶柄。叶极密集,倒披针形或匙形,枯绿或棕色,长 8~15cm,宽 1.5~2cm,先端稍尖,基部渐狭成长柄,边缘有波状浅齿,上面密生蛛丝状绵毛或脱落,下面密生褐色绒毛。头状花序多数,无梗,在茎上部排成椭圆形穗状;苞片条状披针形,棕绿色,密被白色绵毛;总苞半球形,外层总苞片条状披针形,有白色密绵毛,内层披针

形,有黑褐色长毛;小花白色。瘦果长约 3mm,冠毛黑褐色,2 层常脱落。气微,味淡。

水母雪莲花:地上部分长 8~15cm。主根长约 15cm。根状茎细长,有褐色残留叶柄。基部叶倒卵形或匙形,上半部边缘有 8~12 个粗齿,基部楔形;上部叶渐小,卵形或卵状披针形,两面被白色绵毛;最上部叶条形或条状披针形,边缘有条裂或细齿。小花紫色或淡红色。冠毛白色,2 层,内层羽状。

● **性味功用**

甘,温。温肾壮阳,调经止血。适用于阳痿,腰膝酸软,女子带下,月经不调,风湿痹症,外伤出血等病症。

▼ 绵头雪莲花

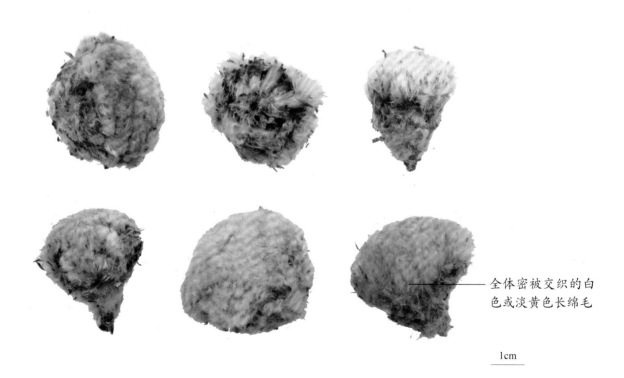

全体密被交织的白色或淡黄色长绵毛

1cm

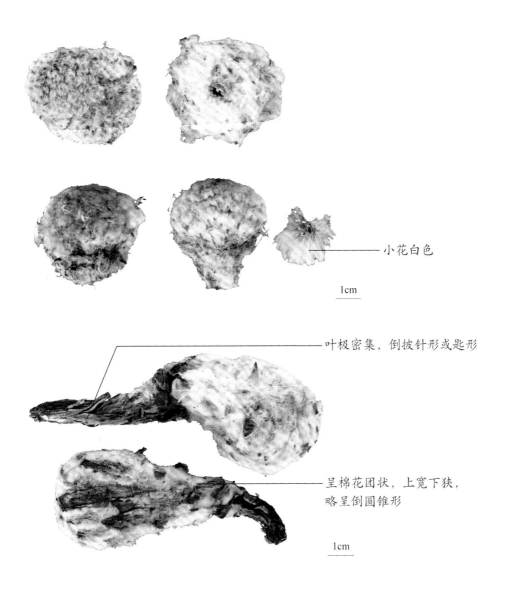

————— 小花白色

1cm

————— 叶极密集，倒披针形或匙形

————— 呈棉花团状，上宽下狭，
略呈倒圆锥形

1cm

▼ 水母雪莲花

————— 基部叶倒卵形或匙形

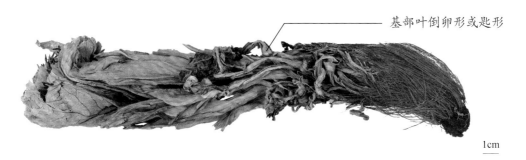

1cm

● 附注

  《西北域记》记载雪莲花有一定毒性："雪莲产积雪中，一茎并蒂，浸酒色碧，性热，人称其功同仙茅、枸杞，而不知其祸乃同砒、鸩也。"可见清代已发现雪莲花的毒性。故在应用时，不宜夸大其功用，须小心。

# 臭梧桐花

● **别名**

后庭花、龙船花。

● **来源**

马鞭草科植物海州常山 *Clerodendrum trichotomum* Thunb. 的花。

● **溯源**

本品始载于《本草纲目拾遗》，曰："治头气头风。《集听》：凡头风，用臭梧桐花阴干，烧灰存性为末，每服二钱，临卧酒下，三服无不愈。"

● **产地**

主产于我国华东、华北、中南地区。

● **采收加工**

夏、秋二季采摘开放的花，晒干。

● **药材性状**

花略呈圆锥形。基部偶见叶状苞片，椭圆形，常脱落。花萼黄棕色至紫红色，基部合生，中部略膨大，有5棱脊，先端5深裂，裂片三角状披针形或卵形，先端尖；花冠多皱缩，黄棕色，花冠基部细管状，长约2厘米，先端5裂；雄蕊4，花丝与花柱伸出花冠外；花柱较雄蕊短，柱头2裂。气微，味淡。

● **性味功用**

苦，平。祛风，降压，止痢。适用于风气头痛，高血压病，痢疾，疝气等病症。

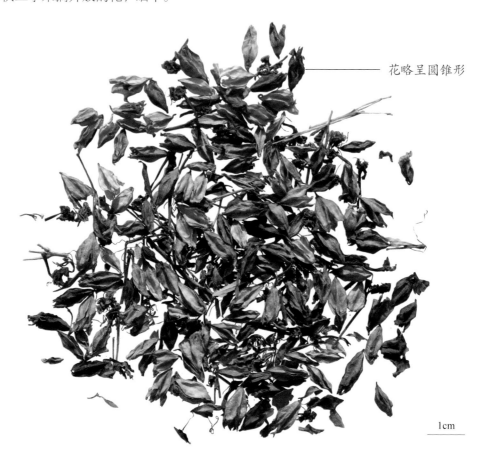

花略呈圆锥形

1cm

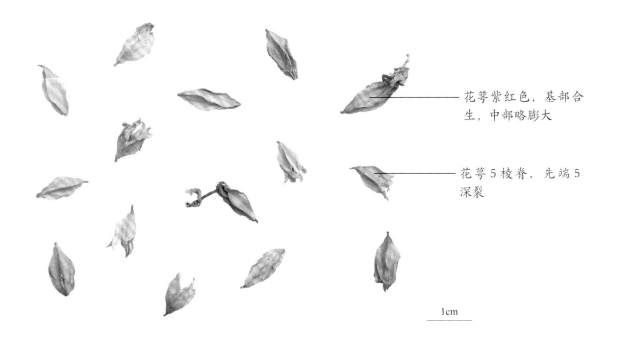

花萼紫红色，基部合
生，中部略膨大

花萼5棱脊，先端5
深裂

1cm

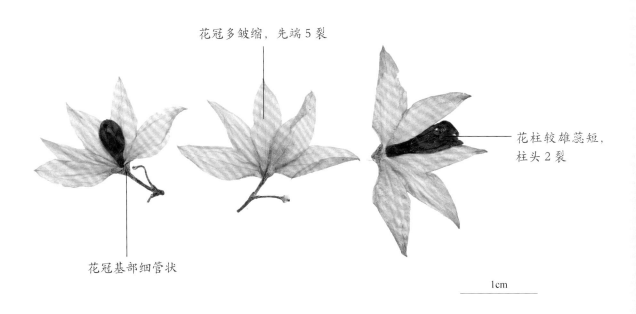

花冠多皱缩，先端5裂

花柱较雄蕊短，
柱头2裂

花冠基部细管状

1cm

● **附注**

该植物的嫩枝及叶亦可入药，名为臭梧桐；根亦可入药，名为臭梧桐根；果实或带宿存萼的
果实亦可入药，名为臭梧桐子。

# 凌霄花

● **别名**

紫葳花、陵霄花、藤萝花、吊墙花、杜灵霄花。

● **来源**

紫葳科植物凌霄 *Campsis grandiflora*（Thunb.）K. Schum. 或美洲凌霄 *Campsis radicans*（L.）Seem. 的花。

● **溯源**

本品以"紫葳"之名始载于《神农本草经》，列为中品。《新修本草》云："此即凌霄花也，及茎、叶俱用。"《本草图经》记载紫葳，曰："今处处皆有，多生山中，人家园圃亦或种莳，初作藤蔓生，依大木，岁久延引至巅而有花，其花黄赤，夏中乃盛。……今医家多采其花干之，入妇人血崩风毒药。"《本草纲目》云："凌霄野生，蔓才数丈，得木而上，即高数尺，年久者藤大如杯。春初生枝，一枝数叶，尖长有齿，深青色。

自夏至秋开花，一枝十余朵，大如牵牛花，而头开五瓣，赭黄色，有细点，秋深更赤。八月结荚如豆荚，长三寸许，其子轻薄如榆仁、马兜铃仁。其根长亦如兜铃根状。"依据历代本草描述和附图，所言与紫葳科植物凌霄相符。同属植物美洲凌霄为近代自国外引进的观赏花卉，现今亦被《中国药典》收载为凌霄花的正品来源。

● **产地**

主产于我国华东地区及湖南、广西等地。

● **采收加工**

7~9月采收，择晴天摘下刚开放的花朵，晒干。

● **药材性状**

凌霄：花朵多皱缩卷曲，完整者长3~5.5cm；花萼钟状，长约2cm，棕褐色或棕色，质薄，先端不等5深裂，裂片三角

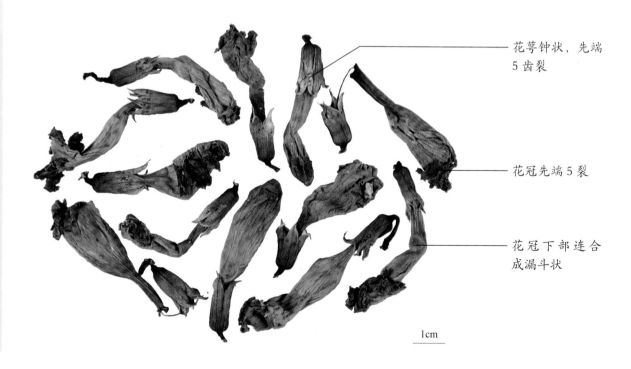

花萼钟状，先端5齿裂

花冠先端5裂

花冠下部连合成漏斗状

1cm

状披针形，萼筒表面有10条纵脉，其中5条明显；花冠黄棕色或棕色，完整无缺者展平后可见先端5裂，裂片半圆形，下部连合成漏斗状，表面可见细脉纹，内表面较明显；冠生雄蕊4，二强，花药呈"个"字形，黑棕色；花柱1枚，柱头圆三角形。气微香，味微苦、酸。

美洲凌霄：完整花长6~7cm；花萼较短，约为花冠的1/3，黄棕色或淡紫红色，硬革质，先端5等裂，萼筒无明显纵脉棱；花冠黄棕色，长5.8~6.5cm，内表面具深棕色脉纹；柱头扁短三角形。余同凌霄。

均以完整、朵大、色黄棕、无花梗者为佳。

● **性味功用**

酸，微寒。清热凉血，化瘀散结，祛风止痒。适用于血滞经闭，痛经，癥瘕，崩中漏下，血热风痒，疮疥陷疹，酒渣鼻等病症。

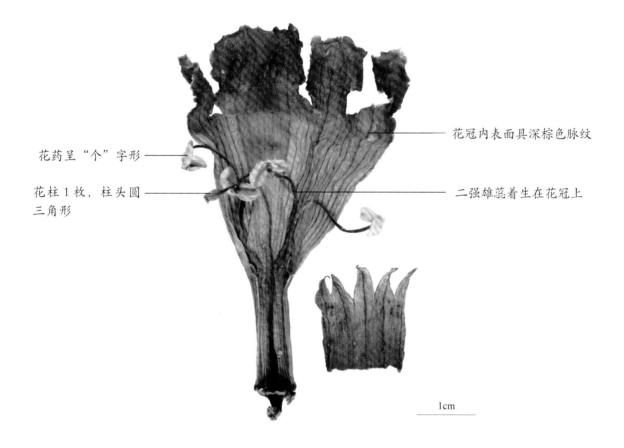

花药呈"个"字形 —————

花柱1枚，柱头圆 —————
三角形

————— 花冠内表面具深棕色脉纹

————— 二强雄蕊着生在花冠上

1cm

● **附注** ————————————————————————

1. 该植物的根亦可入药，详见"紫葳根"条。

2. 玄参科植物白花泡桐 *Paulownia fortunei*（Seem.）Hemsl. 或毛泡桐 *Paulownia tomentosa*（Thunb.）Steud. 等的花，常混充凌霄花，注意鉴别，详见"泡桐花"条。

# 黄蜀葵花

- **别名**

  黄葵华、蜀葵花、麻杆花。

- **来源**

  锦葵科植物黄蜀葵 *Abelmoschus manihot*（Linnaeus）Medikus 的花。

- **溯源**

  黄蜀葵花始载于《嘉祐本草》，曰："治小便淋及催生，又主诸恶疮脓水久不差者，作末傅之即愈。近道处处有之，春生苗叶，与蜀葵颇相似，叶尖狭，多刻缺，夏末开花，浅黄色，六七月采之，阴干用。"所言即是本品。

- **产地**

  主产于河北、山东、安徽、河南、湖北、湖南等地。

- **采收加工**

  夏、秋二季采摘开放花朵，快速晒干或烘干。

- **药材性状**

  本品多皱缩破碎，完整的花瓣呈三角状阔倒卵形，长 7~10cm，宽 7~12cm，表面有纵向脉纹，呈放射状，淡棕色，边缘浅波状，内面基部紫褐色。雄蕊多数，连合成管状，长 1.5~2.5cm，花药近无柄。柱头紫黑色，匙状盘形，5 裂。

- **性味功用**

  甘，寒。清利湿热，消肿解毒。适用于湿热壅遏，淋浊水肿，外治痈疽肿毒，水火烫伤等病症。

表面有纵向脉纹，呈放射状，淡棕色

柱头紫黑色，5 裂

雄蕊多数，连合成管状

花瓣内面基部紫褐色

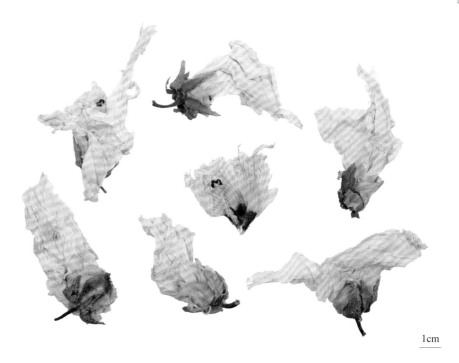

1cm

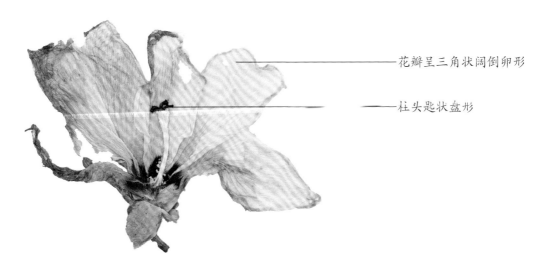

花瓣呈三角状阔倒卵形

柱头匙状盘形

花
类

● **附注**

同科植物蜀葵 *Alcea rosea* L. 的花入药，称为蜀葵花，注意鉴别，详见"蜀葵花"条。

# 萝藦花 ●

● **别名**

罗摩花。

● **来源**

萝藦科植物萝藦 *Metaplexis japonica*（Thunb.）Makino 的花。

● **溯源**

《本草经集注》首载萝藦，曰："萝藦一名苦丸，叶厚大，作藤。生摘之，有白色乳汁。人家多种之。可生啖，亦蒸煮食也。"传统药用全草。其花的药用尚无文献记载。

● **产地**

主产于我国华东、中南、华北地区。

● **采收加工**

夏季花开放时采收，除去杂质，晒干。

● **药材性状**

总状式聚伞花序腋生或腋外生；总花梗6~12cm，被短柔毛；花梗约8mm，被短柔毛；小苞片膜质，披针形，先端渐尖；花萼裂片披针形，外面被微毛；花冠白色，有淡紫红色斑纹，近辐状；副花冠环状，着生于合蕊冠上，短5裂，裂片兜状；雄蕊连生成圆锥状，并包围雄蕊在其中；花粉块下垂；子房由2枚离生心皮组成，无毛，柱头延伸成一长喙，先端2裂。

● **性味功用**

甘，平。补精气，通乳，解毒。适用于虚损劳伤，遗精，带下，乳汁不足，瘰疬，疔疮等病症。

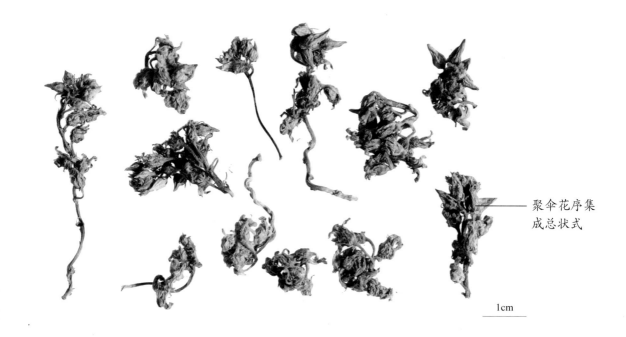

聚伞花序集
成总状式

1cm

小苞片膜质，披针形

总花梗被短柔毛

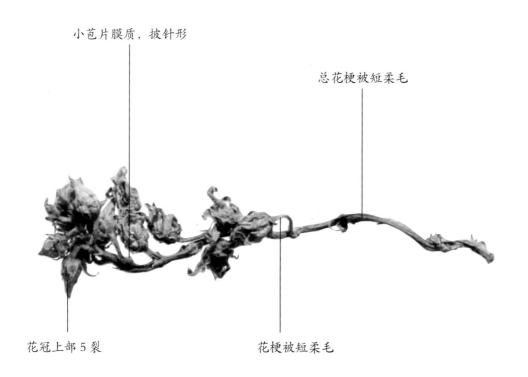

花冠上部 5 裂

花梗被短柔毛

● **附注**

该植物的全草或根亦可入药，名为萝摩；果壳亦可入药，名为天浆壳。

# 葵花盘

- **别名**

  向日葵花托、向日葵饼、葵房、向日葵花盘。

- **来源**

  菊科植物向日葵 *Helianthus annuus* L. 的花盘。

- **溯源**

  向日葵原产北美洲，约在明代中后期进入我国。《群芳谱》载："丈菊，一名迎阳花，茎长丈余，干坚粗如竹，叶类麻多直生，虽有傍枝，只生一花，大如盘盂，单瓣色黄，心皆作窠，如蜂房状，至秋渐紫黑而坚。取其子种之，甚易生花。按：此花向阳，俗间遂通呼向日葵。其子可炒食，微香，多食头晕。滇、黔与南瓜子、西瓜子同售于市。"本品药用始载于《福建民间草药》，可平肝降压，常用于头晕头痛。

- **产地**

  我国南北各地均有栽培，多自产自销。

- **采收加工**

  秋季采收，去净果实，鲜用或晒干。

- **药材性状**

  完整的头状花序呈圆盘状或圆饼状，直径10~25cm。背面棕褐色至灰褐色，表面均被粗硬毛，中央具残茎，近边缘具总苞片多层，叶质，覆瓦状排列，卵形至卵状披针形。顶面黄棕色至棕褐色，密集排列有半膜质托片，托片卵状披针形，长0.5~1cm，宽0.3~0.5cm。花盘断面棉絮状，中部多有空隙。质轻，气微，味淡。

- **性味功用**

  甘，寒。清热，平肝，止痛，止血。适用于高血压，头痛，头晕，耳鸣，脘腹疼痛，痛经，功能失调性子宫出血，疮疹等病症。

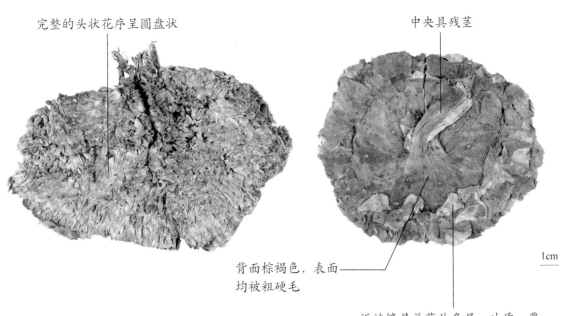

完整的头状花序呈圆盘状

中央具残茎

背面棕褐色，表面
均被粗硬毛

近边缘具总苞片多层，叶质，覆
瓦状排列，卵形至卵状披针形

1cm

417

# 啤酒花

● **别名**

忽布、香蛇麻、啤瓦古丽（维吾尔药名）。

● **来源**

桑科植物啤酒花 *Humulus lupulus* L. 未成熟的带花果穗。

● **溯源**

本品原产于欧洲和美洲，德国将其雌花序作为酿造啤酒的原料。在我国仅新疆地区有野生资源，当作民间药使用，首载于《新疆中草药手册》，曰："健胃消食，镇静利尿。"花草茶市场有售。

● **产地**

新疆北部有野生，我国东北、华北地区及山东、浙江等地多为栽培。

● **采收加工**

夏、秋二季当果穗呈绿色而略带黄色时采摘，晒干或烘干。

● **药材性状**

本品为压扁的球形体，淡黄色，质轻。膜质苞片覆瓦状排列，椭圆形或卵形，半透明，对光视之可见棕黄色腺点。苞片腋部有细小的雌花2朵，或有扁平的瘦果1~2枚。气微芳香，味微甘、苦。

● **性味功用**

苦，微凉。健胃消食，利尿消肿。适用于消化不良，腹胀，失眠等病症。

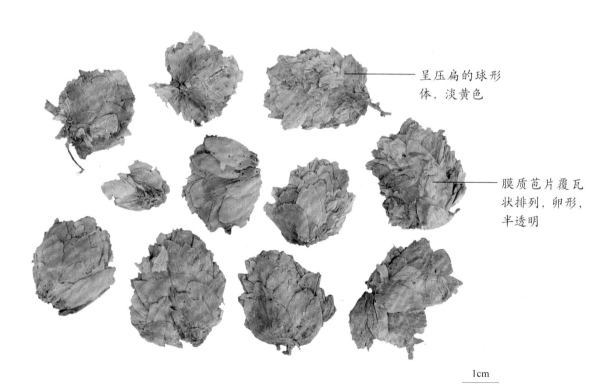

呈压扁的球形体，淡黄色

膜质苞片覆瓦状排列，卵形，半透明

1cm

# 雪　菊

● **别名**

昆仑雪菊、血菊、天山雪菊、雪菊花。

● **来源**

菊科植物两色金鸡菊 *Coreopsis tinctoria* Nutt. 的头状花序。

● **溯源**

本品产于新疆海拔 3000m 的昆仑山系，为维吾尔族人传统的养生保健药物，名为"古丽恰尔"。2010 年进入内地花茶市场，以"泡水后汤水绛红而清透，入口淳和"的特点，受到人们的追捧。其后三四年时间里，野生资源减少，各地出现大面积的引种栽培，产量剧增，其价格亦从每斤一千多元骤降至几十元。

● **产地**

主产于新疆。

● **采收加工**

秋季采集刚开放的头状花序，晒干或烘干。

● **药材性状**

花序圆球形，直径 0.5~1cm。基部总苞 2 层，总苞片外层较短，长约 3mm，内层卵状长圆形，长 5~6mm，先端尖。边缘舌状花黄色，8 朵排成一圈，花冠皱缩，完整者展开为倒卵形，长 8~15mm；中央管状花红褐色、狭钟形。底部常有细长花序梗。以气味清香、泡水血红者为佳。

● **性味功用**

辛，凉。适用于调节高血脂、高血压、高血糖，美容养颜，改善睡眠。

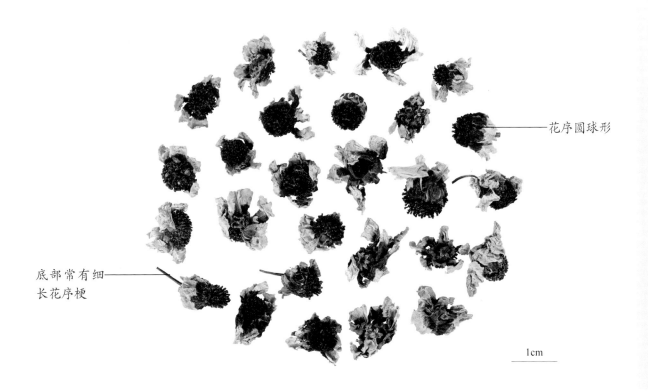

花序圆球形

底部常有细长花序梗

1cm

419

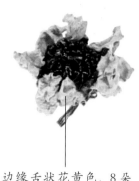

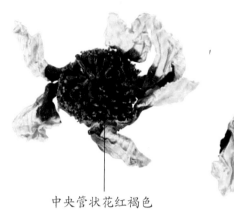

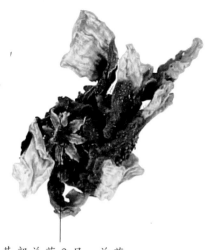

边缘舌状花黄色，8朵
排成一圈，花冠皱缩

中央管状花红褐色

基部总苞2层，总苞
片外层较短

# 康乃馨

- **别名**
  香石竹。

- **来源**
  石竹科植物香石竹 *Dianthus caryophyllus* L. 的花。

- **溯源**
  本品作为花卉在我国南北各地广泛栽培，少有药用。近年来，随着快速干燥技术的发展，各类花茶品种极大丰富，本品亦多制成干花，以供茶饮。

- **产地**
  我国南北各地均有栽培。

- **采收加工**
  开花时采收花朵，快速干燥，即得。

- **药材性状**
  本品略呈圆锥形。基部苞片4（~6），宽卵形，先端短凸尖，长约0.5~1cm。花萼圆筒形，淡绿色，长2.5~3cm，表面密被纵皱纹，先端5裂，裂片披针形，边缘膜质。花瓣多数，红色至紫红色，基部狭长，顶缘具不整齐齿；雄蕊6~10；子房卵球形，柱头2。气微香，味苦。

- **性味功用**
  苦，平。清心除烦，生津止渴，排毒养颜。适用于失眠，便秘，腹胀，夏伤暑湿，发热等病症。

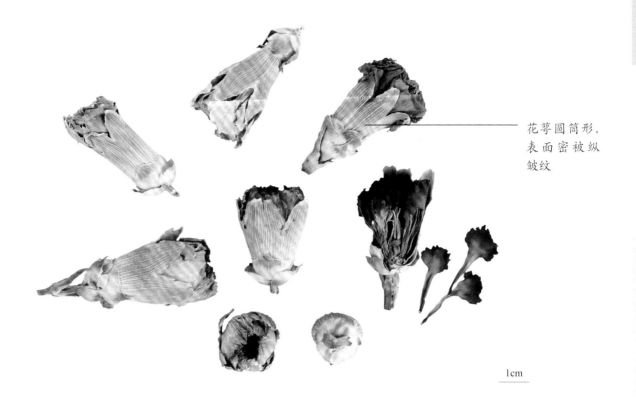

花萼圆筒形，
表面密被纵
皱纹

1cm

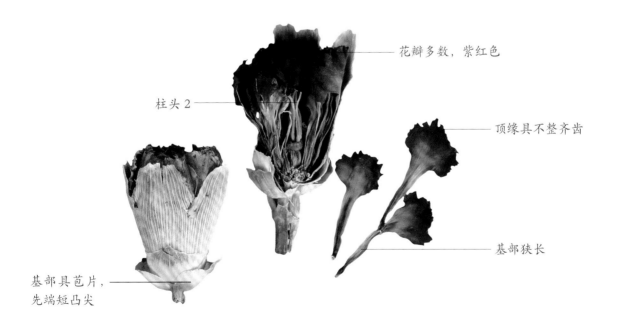

花瓣多数，紫红色

柱头 2

顶缘具不整齐齿

基部狭长

基部具苞片，
先端短凸尖

# 葛 花

● **别名**

野葛花、葛藤花。

● **来源**

豆科植物葛 *Pueraria lobata*（Willd.）Ohwi 的花。

● **溯源**

葛根始载于《神农本草经》，后世常将葛花附列于"葛根"后。《本草求原》云："葛花，气平，味甘，无毒。主消酒，与葛根同。治肠风下血。"花草茶市场多有售，以供解酒。

● **产地**

我国大部分地区均产。

● **采收加工**

立秋后花未全放时采收，除去杂质，晒干。

● **药材性状**

花蕾呈扁长圆形，开放的花皱缩。花萼灰绿色至灰黄色，萼齿5，披针形，内外均有灰白色毛。花冠蓝色至蓝紫色，久置灰黄色；旗瓣近圆形或长圆形，长6~15mm，宽6~12mm；翼瓣2，窄三角形，长6~12mm；龙骨瓣长5~13mm。气微，味淡。

● **性味功用**

甘，凉。解酒醒神，止血。适用于伤酒烦热口渴，头痛头晕，脘腹胀满，呕逆吐酸，不思饮食，吐血，肠风下血等病症。

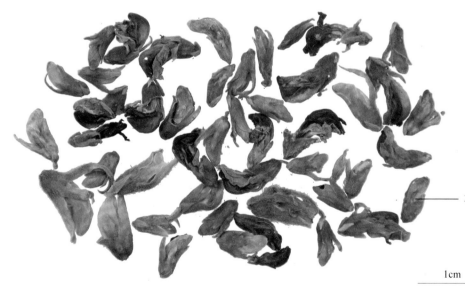

花蕾呈扁长圆形

1cm

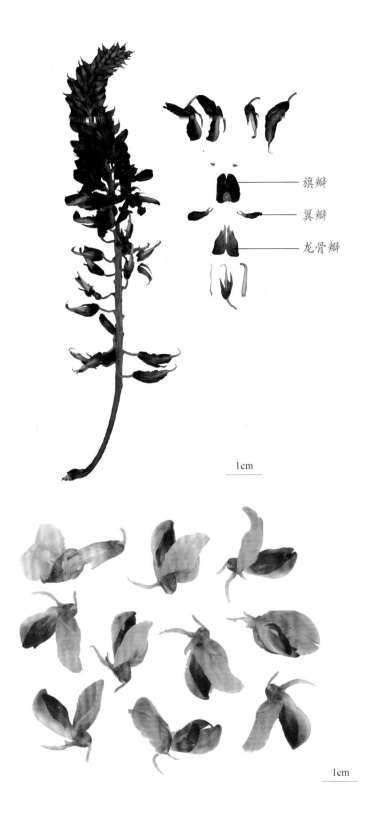

旗瓣

翼瓣

龙骨瓣

1cm

1cm

● **附注**

1. 豆科植物甘葛藤 *Pueraria montana* var. *thomsonii* (Bentham) M. R. 或豆薯 *Pachyrhizus erosus* (L.) Urb. 的花蕾在南方地区亦同等入药。

2. 市场上葛花伪品多为豆科植物紫藤 *Wisteria sinensis* (Sims) Sweet 的花，二者花萼、子房差异较大，应注意鉴别。

# 蓝盆花

● **别名**

陶森－陶日莫（蒙药名）、华北蓝盆花。

● **来源**

川续断科植物华北蓝盆花 *Scabiosa tschiliensis* Grun. 的头状花序。

● **溯源**

本品为蒙药专用特色药材，近年来出现在内地花草茶市场，以供茶饮。

● **产地**

主产于我国东北、华北及西北地区。

● **采收加工**

夏季花盛开时采收头状花序，快速干燥或烘干。

● **药材性状**

头状花序扁球形，直径 0.6~1.5cm。总花梗长 0.5~1.2cm，具浅纵沟，密生卷曲糙毛；总苞苞片 10~14 片，披针形，长 0.5~1cm，宽 1~1.5mm，表面密生短柔毛；小总苞果时方柱状，具 8 条肋，肋上生白色长柔毛，长 2.5~3mm，顶部膜质冠直伸，白色，边缘牙齿状；萼 5 裂，刚毛状，果时长 2~2.5cm，基部五角星状，棕褐色，上面疏生白色短柔毛；边缘花花冠二唇形，蓝紫色，筒部长 6~7mm，外面密生白色短柔毛，裂片 5，不等大，上唇 2 裂片较短，长 3~4mm，下唇 3 裂，中裂片最长达 1cm，倒卵状长圆形，侧裂片长约 5mm；中央花筒状，筒部长约 2mm，裂片 5，近等长，长约 1mm；雄蕊 4，花开时伸出花冠筒外，花药长圆形，紫色，长 2mm；花柱先端 5 裂，线形，白色，伸出花外。

● **性味功用**

甘，凉。清热解毒。适用于咽喉肿痛，肝火头痛，肺热咳嗽，黄疸等病症。

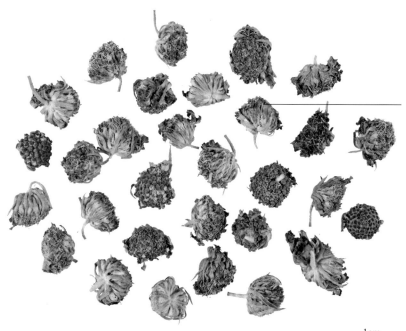

————— 头状花序扁球形

1cm

中央花筒状

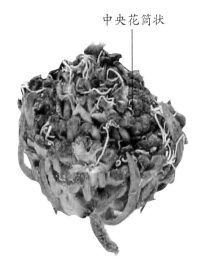

雄蕊4，花开时伸出花冠筒外

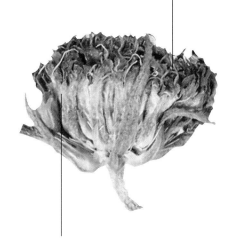

边缘花的花冠二唇形

总苞片披针形，表面密生短柔毛

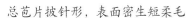

萼5裂，疏生白色短柔毛

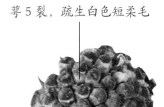

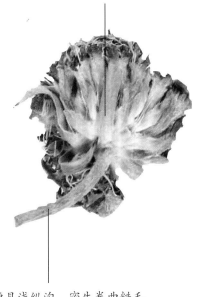

总花梗具浅纵沟，密生卷曲糙毛

● **附注**

同属植物大花蓝盆花 *Scabiosa tschiliensis* Grun. var. *superba* (Grun.) S. Y. He 的头状花序亦同等入药。与前者区别在于：头状花序较大，直径 1.5~2.5cm；总苞苞片长达 2.8cm，宽 3cm。

# 槐 花

● **别名**

槐米。

● **来源**

豆科植物槐 *Sophora japonica* L. 的花及花蕾。

● **溯源**

《神农本草经》载有"槐实",《日华子本草》独列"槐花"条,曰:"治五痔,心痛,眼赤,杀腹藏虫及热。治皮肤风并肠风,泻血,赤白痢,并炒服。"《本草纲目》云:"其花未开时,状如米粒,炒过煎水,染黄甚鲜。其实作荚连珠,中有黑子,以子连多者为好。"所言即为本品。市场槐花药材分为两种,开放的花朵习称"槐花",花蕾习称"槐米"。一般认为,以槐米质量为佳。然而,通常作菜食用的"槐花"不是本品,是刺槐 *Robinia pseudoacacia* Linnaeus 的花,参见"刺槐花"条。

● **产地**

主产于我国华北、西北、华东地区。

● **采收加工**

夏、秋二季采收花蕾,除去枝梗和杂质,晒干;花开放后,用棍棒击落,收集晒干。

● **药材性状**

槐花:花朵多皱缩而卷曲,花瓣多散落。完整者花萼钟状,黄绿色,先端5浅裂;花冠蝶形,花瓣5片,黄色或黄白色,1片较大,近圆形,先端微凹,其余4片长圆形;雄蕊10枚,其中9枚基部连合,花丝细长;雌蕊圆柱形,弯曲。以个大、紧缩、色黄绿、无梗叶者为佳。

槐米:花蕾呈卵形或椭圆形,长2~6mm,直径2~3mm。花萼下部有数条纵纹。萼的上方为黄白色未开放的花瓣。花梗细小。体轻,气微,味微苦涩。

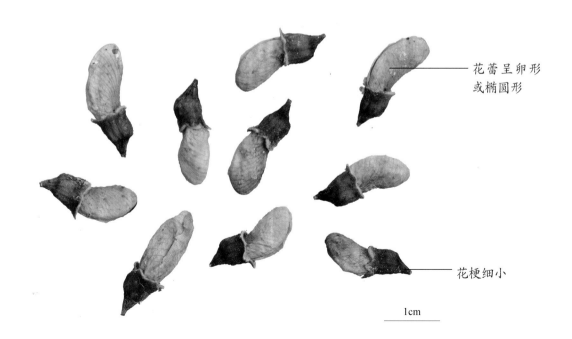

花蕾呈卵形
或椭圆形

花梗细小

1cm

## ●性味功用

苦，微寒。凉血止血，清肝明目。适用于
肠风便血，痔疮下血，血痢，尿血，血淋，崩漏，吐血，衄血，肝热头痛，目赤肿痛，痈肿疮疡等病症。

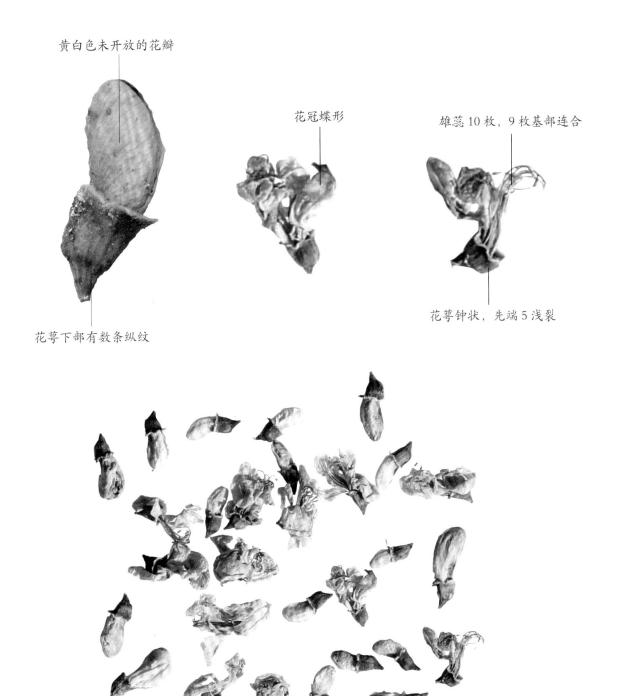

黄白色未开放的花瓣

花冠蝶形

雄蕊 10 枚，9 枚基部连合

花萼下部有数条纵纹

花萼钟状，先端 5 浅裂

1cm

# 蜀葵花

● **别名**

端午花、端午锦、一丈红、吴葵华、蜀季花、麻杆花、秫秸花。

● **来源**

锦葵科植物蜀葵 *Alcea rosea* L. 的花。

● **溯源**

蜀葵药用首载于《千金·食治》。《本草图经》曰："蜀葵，似葵，花如木槿花，有五色。"《本草纲目》云："蜀葵，处处人家植之。春初种子，冬月宿根亦自生苗，嫩时亦可茹食。叶似葵菜而大，亦似丝瓜叶，有歧叉。过小满后长茎，高五六尺。花似木槿而大，有深红、浅红、紫黑、白色、单叶、千叶之异。"按其所述，所言即为本品。本品花有红、紫、白、粉红、黄和黑紫等多种颜色，入药多用红色。

● **产地**

我国南北各地均有栽培。

● **采收加工**

夏、秋二季采摘开放花朵，快速晒干或烘干。

● **药材性状**

花多皱缩卷曲，呈不规则的圆柱状，长2~4.5cm。基部常有花萼和副萼，副萼6~7裂，长5~10mm，花萼钟状，长1.5~2.5cm，先端5裂，裂片三角形，二者均呈黄褐色，并密被星状毛。花瓣红色，皱缩卷折，平展后呈倒卵状三角形，先端凹缺，基部狭。雄蕊多数，花丝连合成筒状，花药黄色。花柱上部分裂呈丝状。质柔韧而稍脆。气微香，味淡。

● **性味功用**

甘、咸，凉。和血止血，解毒散结。适用于吐血，衄血，月经过多，赤白带下，二便不通，小儿风疹，疟疾，痈疽疔肿，蜂蝎蜇伤，烫伤，火伤等病症。

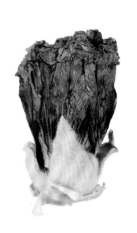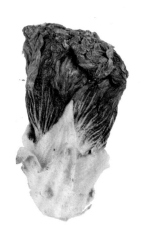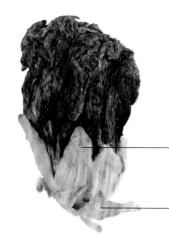

花萼5裂，密被星状毛

副萼密被星状毛

1cm

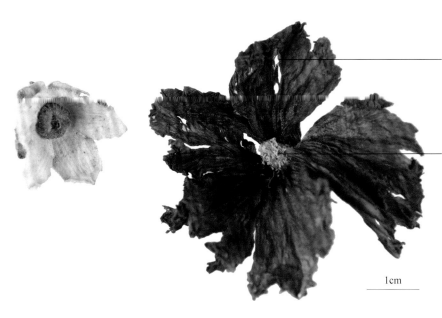

花瓣平展后呈倒卵状三角形

花丝连合成筒状

1cm

# 蜡梅花 ●

● **别名**

黄梅花、腊梅花、蜡花。

● **来源**

蜡梅科植物蜡梅 *Chimonanthus praecox* (Linn.) Link 的花蕾。

● **溯源**

本品始见于《救荒本草》，曰："蜡梅花，多生南方，今北土亦有之。其树枝条颇似李，其叶似桃叶而宽大，纹微粗，开淡黄花。" 但未载其药用价值。《本草纲目》云："蜡梅小树，丛枝尖叶。种凡三种：以子种出不经接者，腊月开小花而香淡，名狗蝇梅；经接而花疏，开时含口者，名磬口梅；花蜜而香浓，色深黄如紫檀者，名檀梅香，

最佳。结实如垂铃，尖长寸余，子在其中，其树皮浸水磨墨，有光彩。"所言与今相符。

● **产地**

主产于江苏、浙江、四川、贵州等地。

● **采收加工**

花刚开放时采收。用无烟微火炕到表面显干燥时取出，等回潮后，再进行复炕，反复 1~2 次，炕到色金黄、花全干即成。

● **药材性状**

花蕾呈圆形、短圆形或倒卵形，长 1~1.5cm，宽 4~8mm。花被片叠合，棕黄色，下半部被多数膜质鳞片，鳞片黄褐色，三角形，有微毛。气香，味微甜后苦，稍有油腻感。以花心黄色、完整饱满而未开

放者为佳。

● **性味功用**

辛，凉；小毒。解暑清热，理气开郁。适

用于暑热烦渴，头晕，胸闷脘痞，梅核气，咽喉肿痛，百日咳，小儿麻疹，烫火伤等病症。

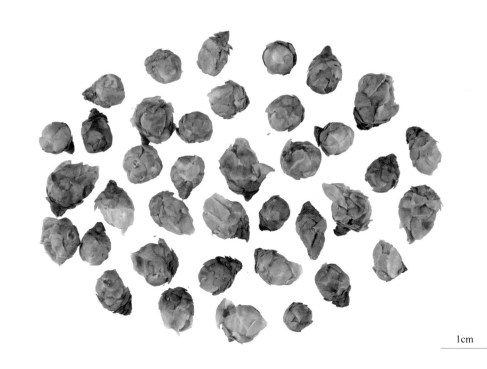

1cm

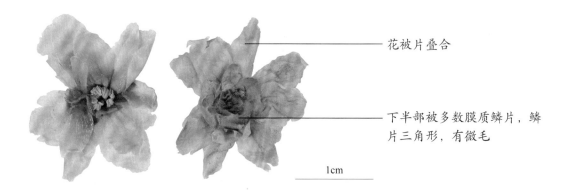

———— 花被片叠合

———— 下半部被多数膜质鳞片，鳞片三角形，有微毛

1cm

● **附注** ————————————————————————————

市售蜡梅花有大花、小花之分。大花蜡梅即为蜡梅科植物蜡梅的花，小花蜡梅为蜡梅科植物柳叶蜡梅 *Chimonanthus salicifolius* Hu 的花，与前者的区别为：花蕾较小，颜色淡黄色；花瓣披针形，先端渐尖。一般认为，质量以大花为佳。

- **来源**

  棕榈科植物槟榔 *Areca catechu* L. 的雄花蕾。

- **溯源**

  本品始载于《中药志》，曰："为芳香健胃、清凉止渴药。"槟榔花在海南作食疗应用。近年来，有开发槟榔花茶。

- **产地**

  原产于马来西亚，我国华南、西南地区有栽培。

- **采收加工**

  夏季采集，晒干。

- **药材性状**

  本品长椭圆形，大如米粒而瘦，长0.4~0.7cm。表面土黄色至淡棕色，基部萼片3片；花瓣3片，包裹未开，表面具多数细密纵纹；剥开花瓣，里面具有雄蕊6枚，退化的雌蕊3枚。气无，味淡。

- **性味功用**

  淡，凉。健胃，止渴，止咳。适用于口渴，咳嗽等病症。

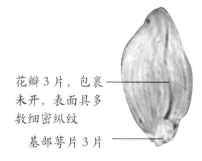

花瓣3片，包裹未开，表面具多数细密纵纹

基部萼片3片

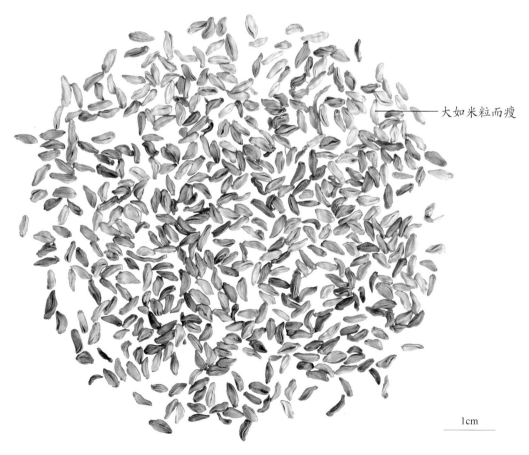

大如米粒而瘦

1cm

# 薰衣草

- **别名**
  香草、灵香草。

- **来源**
  唇形科植物薰衣草 *Lavandula angustifolia* Mill. 的花。

- **溯源**
  本品原产于地中海地区，近年来作为芳香植物在各地引种栽培。现多将其花制作干花，以供茶饮。

- **产地**
  我国东部各地有引种栽培。

- **采收加工**
  6月摘花，阴干。

- **药材性状**
  本品呈圆柱形，长 0.8~1.2cm，表面密被绒毛，具13条纵脉。基部花萼卵状管形，灰绿色，约包裹花的1/2。花冠淡紫色、蓝色或蓝紫色，先端裂片反折，先端开口明显。雄蕊4，内藏；花柱纤细，被毛，顶端2裂。

- **性味功用**
  辛，凉。清热解毒，散风止痒。适用于头痛，头晕，口舌生疮，咽喉红肿，烫伤，风疹，疥癣等病症。

花冠淡紫色、蓝色或——
蓝紫色，先端裂片反
折，先端开口明显

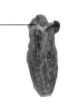

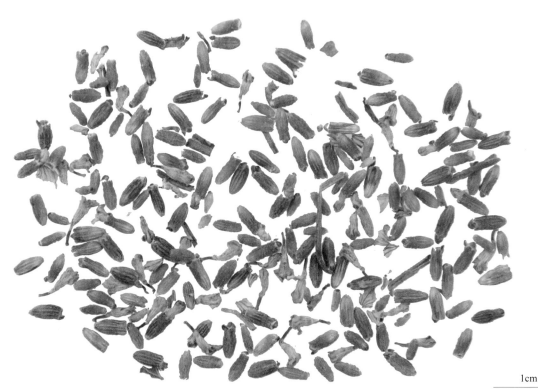

1cm

# 橙菠萝

● **别名**

橙菠萝花。

● **来源**

菊科植物红花 *Carthamus tinctorius* L. 的头状花序。

● **溯源**

本品尚未见记载，而该药材的来源植物红花的药用记载历史悠久。《本草图经》云："人家场圃所种，冬月布子于熟地，至春生苗，夏乃有花。花下作棵汇多刺，花蕊出棵上。圃人乘露采之，采已复出，至尽而罢。棵中结实，白颗如小豆大。其花暴干，以染真红，又作胭脂。"所言与今相符。传统药用为其花冠，现将采摘红花后剩余的头状花序快速干燥，制成花茶，多供茶饮。

● **产地**

主产于新疆，全国各地均有栽培。

● **采收加工**

7~8 月采摘头状花序，快速干燥，即得。

● **药材性状**

头状花序圆锥形或椭球形。基部叶状苞片 3~5，灰绿色；总苞片 4 层，边缘无针刺或有篦齿状针刺；顶部有多数橘红色至红色管状花，花冠裂片几达檐部基部。瘦果倒卵形，长 5.5mm，宽 5mm，乳白色，有 4 棱，无冠毛。气味特异。

● **性味功用**

辛，温。活血通经，止痛。适用于经闭，痛经等病症。

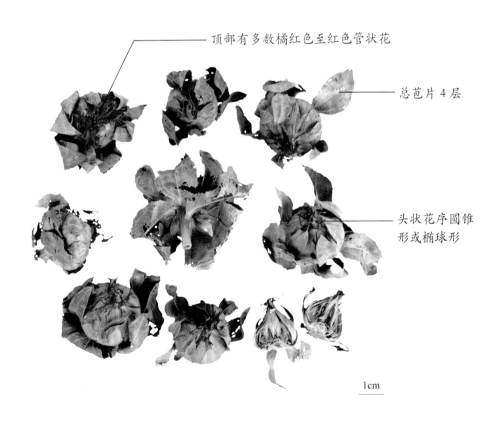

顶部有多数橘红色至红色管状花

总苞片 4 层

头状花序圆锥形或椭球形

1cm

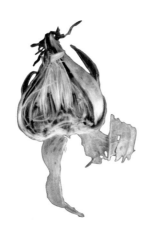
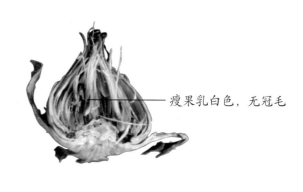

瘦果乳白色，无冠毛

● **附注**

该植物的果实亦可入药，详见"白平子"条。

# 霸王花

● **别名**

量天尺花、剑花。

● **来源**

仙人掌科植物量天尺 *Hylocereus undatus* (Haw.) Britt. et Rose 的花。

● **溯源**

本品以"量天尺花"始载于《岭南采药录》，曰："此植物颇类火秧簕，但火秧簕茎方形，而此则茎三角形而较大。其花止气痛，理痰火咳嗽，和猪肉煎汤服之。"所言与今相符。本品在香港及岭南地区多做煲汤用品。

● **产地**

主产于广东、广西、海南等我国南方各地。

● **采收加工**

夏、秋二季采摘开放花朵，晒干或烘干。

● **药材性状**

花呈不规则的长条束状，长 15~17cm，黄绿色或黄棕色。萼管细长扭曲，呈条束状，外侧有皱缩的鳞片。上端花被呈狭长披针形，有纵脉，往往数轮粘贴在一起。花被内有多数雄蕊。气微弱，味稍甜。以朵大、色鲜明、味香甜者为佳。

● **性味功用**

甘、淡，微凉。清热，润肺，止咳。适用于肺结核，支气管炎，颈淋巴结结核等病症。

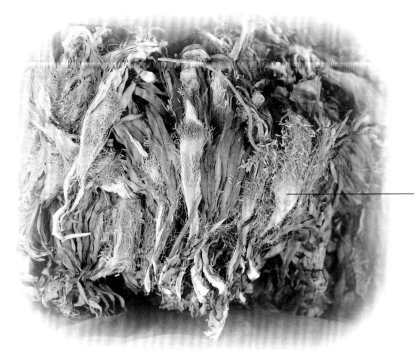

———— 花呈不规则的长条束状

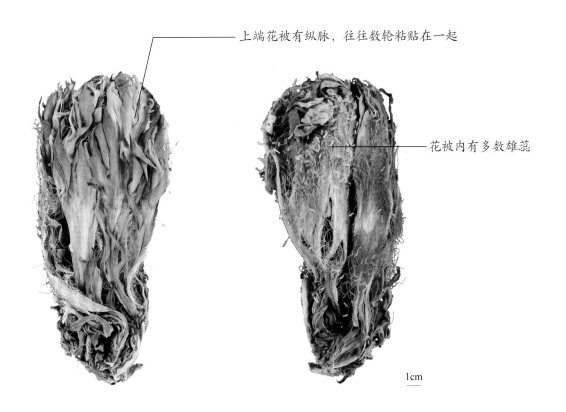

———— 上端花被有纵脉，往往数轮粘贴在一起

———— 花被内有多数雄蕊

1cm

● **附注** ————————————————————————————

该植物的肉质茎亦可入药，多鲜用，全年可采。

# 果实及
# 种子类

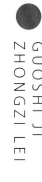

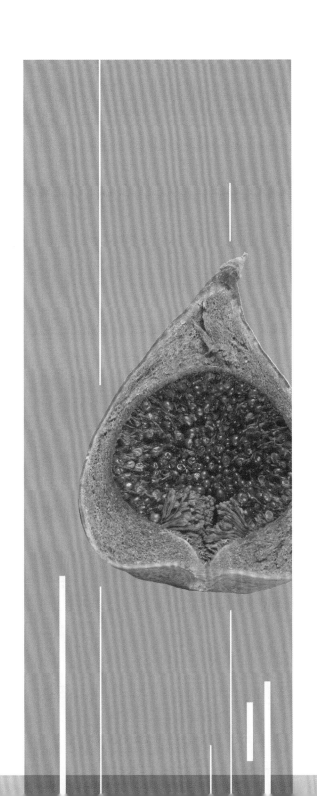

# 一口钟

- **别名**
一口盅、桉树果。

- **来源**
桃金娘科植物蓝桉 *Eucalyptus globulus* Labill. 的果实。

- **溯源**
本品始载于《曲靖专区中草药手册》（1970年）。其形状奇特，形如钟，又似盅，故称"一口钟""一口盅"。

- **产地**
主产于云南。

- **采收加工**
夏季或冬季果实成熟时采收，晒干。

- **药材性状**
果实呈圆锥状钟形，具4棱，宽2~2.5cm。表面灰棕色。一端渐尖，有果柄脱落痕迹；另端较平坦，有深凹陷的4~6条沟槽。气微辛，味苦。

- **性味功用**
辛、苦，微温。理气，健胃，截疟，止痒。适用于食积，腹胀，疟疾，皮炎，癣疮等病症。

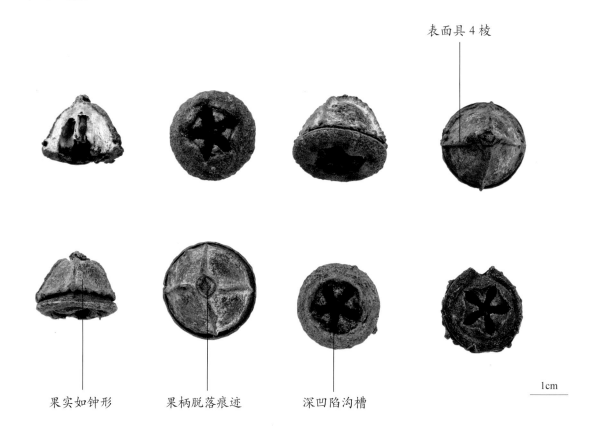

表面具4棱

果实如钟形　　果柄脱落痕迹　　深凹陷沟槽

1cm

- **附注**

同属植物桉 *Eucalyptus robusta* Smith 的果实在部分地区亦作一口钟入药。

● **别名**

人面果、银莲果。

● **来源**

漆树科植物人面子 *Dracontomelon duperreanum* Pierre 的果实。

● **溯源**

人面子始载于《南方草木状》，曰："人面子，树似含桃，结子如桃实，无味……出南海。"《本草纲目》于果部第三十三附录诸果中记载："祝穆《方舆胜览》云：出广中。大如梅李，春花、夏实、秋熟，蜜煎甘酸可食。其核两边似人面，口、目、鼻皆具。"其后，《本草求原》《植物名实图考》《岭南采药录》等均有收载。如《植物名实图考》曰："人面子见《南方草木状》，记载亦多及之。叶浓，果出枝头，形如李大，凸凹不正，生青熟黄，味酸，一瓜五六枚、七八枚不等"，与本品一致。

● **产地**

主产于广东、海南、广西、云南等地。

● **采收加工**

秋季采收果实，晒干，或渍盐。

● **药材性状**

核果扁球形，长约 2.5cm，成熟时黄色，直径 1.7~1.9cm，上面盾状凹入，5 室，通常 1~2 室不育，种子 3~4 枚，也有各室均发育，种子 5 枚。

● **性味功用**

甘、酸，凉。健脾，生津，醒酒，解毒。适用于食欲不振，热病口渴，醉酒，咽喉肿痛，风毒疮疡等病症。

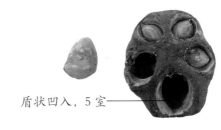

盾状凹入，5 室

1cm

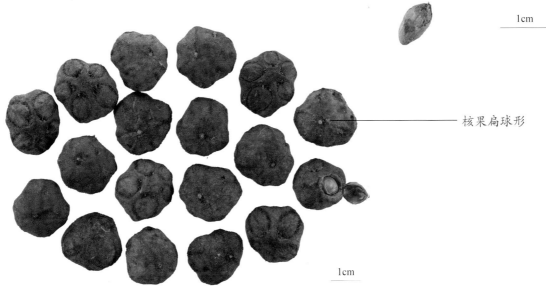

核果扁球形

1cm

# 刀豆壳

- **别名**

  豆荚壳、刀豆衣。

- **来源**

  豆科植物刀豆 *Canavalia gladiata* （Jacq.）DC. 的果皮。

- **溯源**

  刀豆药用始载于《救荒本草》。《医林纂要探源》记载，刀豆壳"和中……止呃逆"。有文献报道，以刀豆壳汤（刀豆壳15g，羌活、防风各9g，每天1剂，水煎服）治疗落枕。也有报道，刀豆壳30g，分心木9g，煎汤频服，治疗呃逆。

- **产地**

  主产于江苏、湖北、安徽等地。

- **采收加工**

  秋季采收成熟果实，剥去种子，将果皮晒干。

- **药材性状**

  完整果皮长剑状，略作螺旋形扭曲或破碎，长可达30cm，宽约4.5cm，先端尖，微弯。外表面黄色至深黄色，具皱纹，散生黑色斑点，被有稀疏短毛及斜向排列的白色细条纹；内面有白色海绵状物。果皮带纤维性。以长而宽大、完整、外面黄色、内部洁白无虫蛀者为佳。

- **性味功用**

  甘，平。和中下气，散瘀活血。适用于反胃，呃逆，久痢，经闭，喉痹，喉癣等病症。

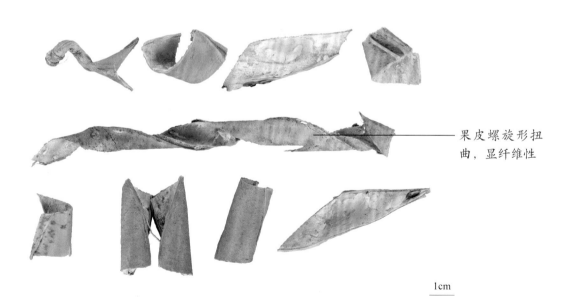

果皮螺旋形扭曲，显纤维性

1cm

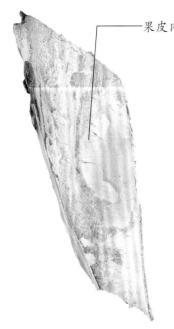
果皮内面有白色海绵状物

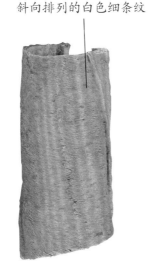
斜向排列的白色细条纹

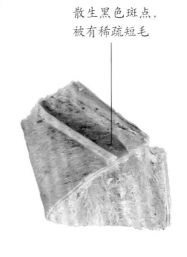
散生黑色斑点，
被有稀疏短毛

# 刀 豆 ●

- **别名**

刀豆子、白凤豆、刀巴豆、马刀豆。

- **来源**

豆科植物刀豆 *Canavalia gladiata* （Jacq.）
DC. 或直生刀豆 *Canavalia ensiformis* （L.）
DC. 的种子。

- **溯源**

本品在《酉阳杂俎》中已有记载，名挟剑
豆。《滇南本草》名刀豆。《救荒本草》云："苗
叶似豇豆，叶肥大，开淡粉红色花，结角
如皂角状而长，其形似屠刀样，故以名之。
味甜，微淡。"《本草纲目》云："刀豆
人多种之，三月下种，蔓生引一二丈，叶
如豇豆叶而稍长大，五六七月开紫花如蛾
形。结荚，长者近尺，微似皂荚，扁而剑脊，
三棱宛然。嫩时煮食、酱食、蜜煎皆佳。

老则收子，子大如拇指头，淡红色。"

- **产地**

主产于江苏、湖北、安徽、四川、广东、广西、
云南等地。

- **采收加工**

秋季分批采摘成熟果荚，剥出种子，晒干
或炕干。

- **药材性状**

刀豆：种子扁卵形或扁肾形，长 2~3.5cm，
宽 1~2cm，厚 0.5~1.5cm。表面淡红色、
红紫色或黄褐色，少数类白色或紫黑色（陈
旧品），略有光泽，微皱缩。边缘具灰褐
色种脐，长约为种子的 3/4，宽约 2mm，
其上有类白色膜片状珠柄残余，近种脐的
一端有凹点状珠孔，另端有深色的合点，
合点与种脐间有隆起的种脊。质硬，难破碎。

种皮革质，内表面棕绿色，平滑。子叶黄白色。胚根位于珠孔一端，歪向一侧。气微，味淡，嚼之具豆腥气。

直生刀豆：种子表面白色或类白色。种脐长约为种子的1/2。

两者均以粒大、饱满者为佳。

● **性味功用**

甘，平。温中下气，益肾补元。适用于虚寒呃逆，肾虚腰痛等病症。

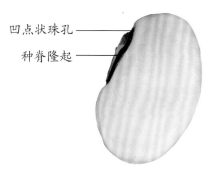

凹点状珠孔
种脊隆起

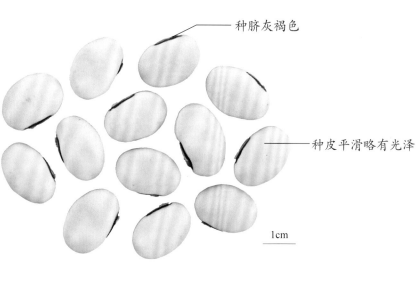

种脐灰褐色

种皮平滑略有光泽

1cm

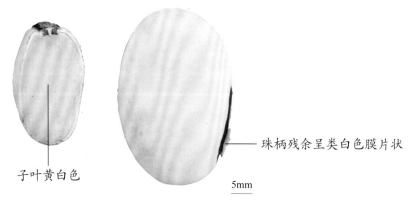

子叶黄白色

珠柄残余呈类白色膜片状

5mm

● **附注**

李时珍在《本草纲目》"刀豆"条发明项下记载："刀豆本草失载，惟近时小书载其暖而补元阳也。又有人病后呃逆不止，声闻邻家，或令取刀豆子烧存性，白汤调服二钱即止。此亦取其下气归元而逆自止也。"

● **别名**

大枫子、麻风子、大疯子。

● **来源**

大风子科植物泰国大风子 *Hydnocarpus anthelminthica* Pierre ex Gagnep. 的种子。

● **溯源**

本品始载于《本草衍义补遗》。《本草纲目》云："大风子，今海南诸国皆有之。按：周达观《真腊记》云：'大风乃大树之子，状如椰子而圆。其中有核数十枚，大如雷丸子。中有仁白色，久则黄而油，不堪入药。'"所言即为本品。

● **产地**

主产于泰国、越南等东南亚地区，我国海南、广西、台湾等地亦产。

● **采收加工**

10~12月果实开裂时采收，取出种子，洗净，晒干。

● **药材性状**

本品略呈不规则卵圆形，或呈3~4面形，稍有钝棱，长1~2.5cm，直径1~2cm，表面灰棕色至黑棕色，较小一端有凹纹射出至种子1/3处，全体有细纵纹。种皮坚硬，内表面浅黄色至黄棕色，与外表面凹纹末端相应处有一棕色圆形环纹。种仁外被红棕色或黑棕色薄膜，较小一端略皱缩，并有一环纹，与种皮内表面圆形环纹相吻合。胚乳肥大，乳白色至淡黄色，心脏形，富油质。气微，味淡，有油性。

● **性味功用**

辛，热；有毒。祛风燥湿，攻毒杀虫。适用于麻风，杨梅疮，疥癣，酒渣鼻，痤疮等病症。

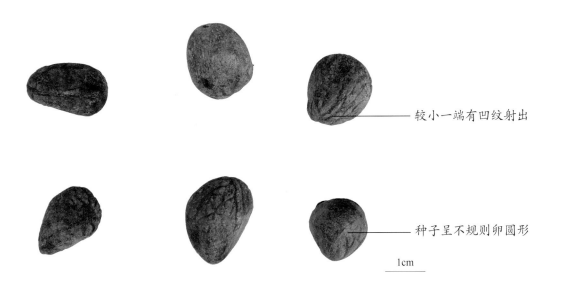

较小一端有凹纹射出

种子呈不规则卵圆形

1cm

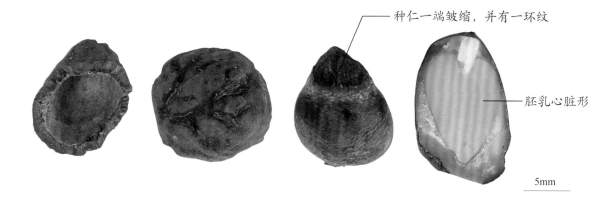

种仁一端皱缩，并有一环纹

胚乳心脏形

5mm

● 附注

1. 本品在贮藏中要防种皮破裂，破后种仁易出油变为红黄色而影响质量。大风子仁易生虫。

2. 同属植物海南大风子 *Hydnocarpus hainanensis* （Merr.） Sleum. 的种子亦同等入药。

# 千金子

● **别名**

续随子、拒冬实。

● **来源**

大戟科植物续随子 *Euphorbia lathyris* L. 的种子。

● **溯源**

千金子始载于《蜀本草》，原名续随子。《本草图经》云："今南中多有，北土差少，苗如大戟，初生一茎，茎端生叶，叶中复出数茎相续。花亦类大戟，自叶中抽干而生，实青有壳。人家园亭中多种以为饰。秋种冬长，春秀夏实。"

● **产地**

主产于河南、浙江等地。

● **采收加工**

待果实变黑褐色时采收，晒干，脱粒，扬净，再晒至全干。

● **药材性状**

种子椭圆形或倒卵形，长约5mm，直径约4mm。表面灰棕色或灰褐色，具不规则网状皱纹，网孔凹陷处灰黑色，形成细斑点。一侧有纵沟状种脊，先端为突起的合点，下端为线形种脐，基部有类白色突起的种阜或脱落后的痕迹。种皮薄脆，种仁白色或黄白色，富油质。气微，味辛。以粒饱满、种仁白色、油性足者为佳。

● **性味功用**

辛，温；有毒。逐水消肿，破血消癥，解毒杀虫。适用于水肿，腹水，二便不利，经闭，癥瘕瘀滞，疥癣癫疮，痈肿，毒蛇咬伤及疣赘等病症。

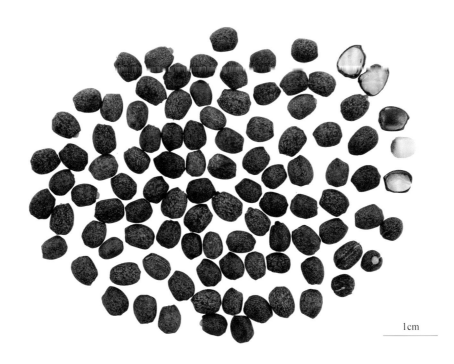

1cm

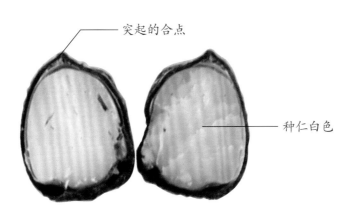

突起的合点

种仁白色

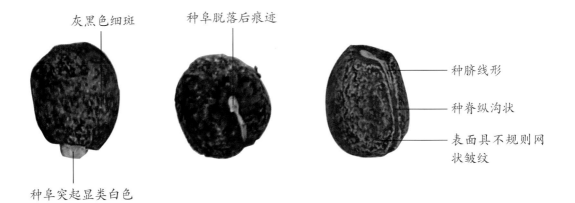

灰黑色细斑

种阜脱落后痕迹

种脐线形

种脊纵沟状

表面具不规则网
状皱纹

种阜突起显类白色

# 大托叶云实

- **来源**
  豆科植物刺果苏木 *Caesalpinia bonduc* (Linn.) Roxb. 的成熟种子。

- **溯源**
  本品为民族药，始载于《四部医典》。《晶珠本草》曰："甲木哲表皮深黑色，叶稀疏具刺，花黄色，果实椭圆形，种子淡青灰色，卵状，摇动时壳内有响声。"蒙医本草《认药白晶鉴》记载："占巴来树干色黑，具疏松的刺状叶，花黄色，荚果椭圆形，内含绿色种子，摇动时壳内作响。"《无误蒙药鉴》曰："种子大小似戴胜鸟之蛋，色灰……。"均与本品相符。

- **产地**
  主产于广东、广西、云南、海南等地。

- **采收加工**
  秋、冬二季及翌年春季果实成熟时采收，剥取种子，晒干。

- **药材性状**
  种子呈不规则圆形，稍扁，有的一侧平截或有浅凹陷，表面灰绿色，光滑，微具光泽，有同心性环纹延及先端。一端有点状种脐，浅黄白色或浅黄棕色，其周围有环纹宽 2~3mm，暗褐色。种皮极坚硬，摇之常发响声，破开后，种皮厚约 1mm，内表面淡黄白色，有稍凸起的线纹。子叶扁圆形，黄白色，质坚，表面有不规则的沟槽，断面略平坦。气微腥，味苦。

- **性味功用**
  苦，寒。活血止痛，解毒消肿。适用于胃脘痛，腹痛，目赤肿痛，疮疡等病症。

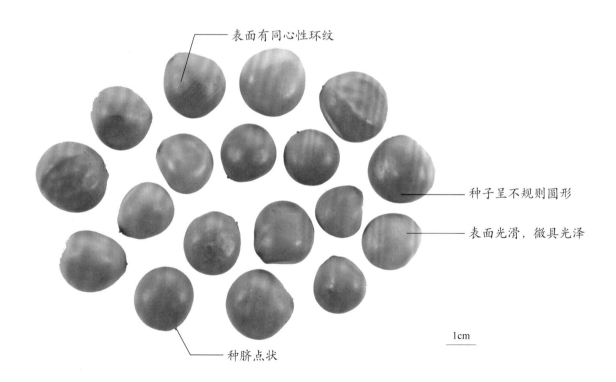

表面有同心性环纹

种子呈不规则圆形

表面光滑，微具光泽

1cm

种脐点状

# 马蔺子

●  **别名**

马莲子、马帚子。

● **来源**

鸢尾科植物白花马蔺 *Iris lactea* Pall. 的种子。

● **溯源**

本品原名蠡实，始载于《神农本草经》。《新修本草》中称马蔺子。《本草图经》曰："叶似薤而长厚，三月开紫碧花，五月结实作角子，如麻大而赤色有棱。根细长，通黄色。人取以为刷。五月采实，并阴干用。"即为本品。

● **产地**

主产于江苏、辽宁、河北等地。

● **采收加工**

8~9月果实成熟时采收，将果实割下晒干，打下种子，除去杂质，再晒干。

● **药材性状**

种子呈不规则多面体，长约5mm，宽3~4mm。表面红棕色至黑棕色，略有细皱纹。基部有浅色种脐，先端有合点，略突起。质坚硬不易碎裂。切断面胚乳发达，灰白色，角质，胚位于种脐的一端，白色，细小弯曲。气微弱，味淡。

● **性味功用**

甘，平。清热利湿，止血解毒。适用于小便不利，肠痈，喉痹，吐血，衄血，便血，崩漏，疮肿，疝气，痔疮，烫伤，蛇伤等病症。

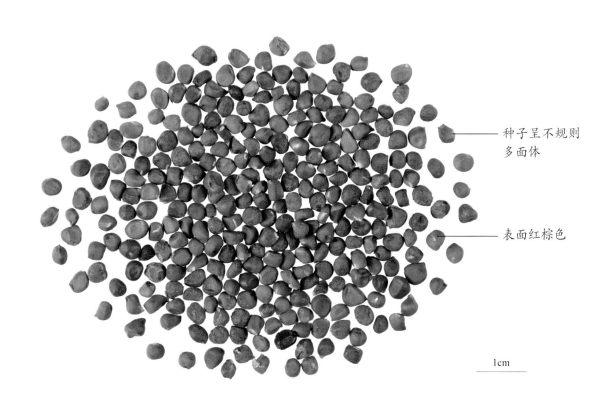

种子呈不规则多面体

表面红棕色

1cm

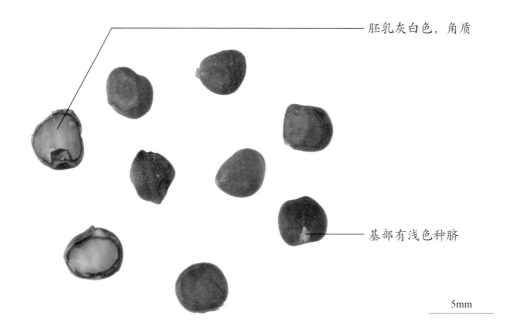

胚乳灰白色，角质

基部有浅色种脐

5mm

# 无患子

- **别名**
  木患子、菩提子、鬼见愁、想念子。

- **来源**
  无患子科植物无患子 *Sapindus saponaria* L. 的种子。

- **溯源**
  本品亦是菩提子的传统来源之一。《本草衍义》云："今释子取为念珠，以紫红色、小者佳。入药亦少。西洛亦有之。"《本草纲目》曰："俗名鬼见愁。道家禳解方中用之，缘此义也。释家取为数珠，故谓之菩提子。"《广西中药材标准》收录本品。

- **产地**
  主产于广东、广西等地，我国长江流域以南各地均产。

- **采收加工**
  秋季采摘成熟果实，除去果皮，取出种子，晒干。

- **药材性状**
  本品球形或椭圆形，直径约1.5cm。表面黑色，光滑，种脐线形，旁边附有白色绒毛。质坚硬。破开种皮，子叶2枚，黄色，肥厚，叠生，背面1枚较大，半抱腹面的1枚；胚粗短，稍弯曲。气微，味苦。

- **性味功用**
  苦、涩，平；小毒。清热，祛痰，消积，杀虫。适用于喉痹肿痛，咳喘，食滞，疳积，带下，疮癣，肿毒等病症。

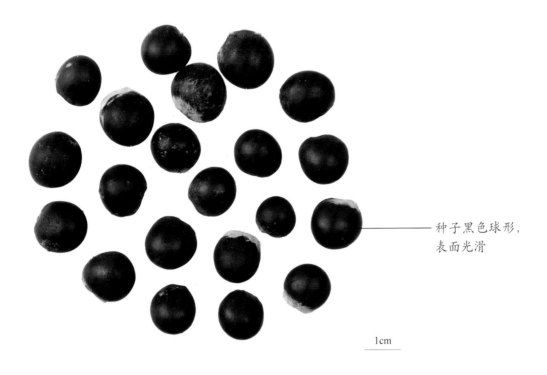

种子黑色球形，
表面光滑

1cm

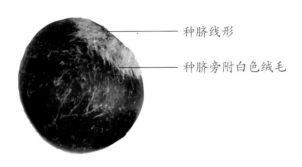

种脐线形

种脐旁附白色绒毛

● **附注**

本品种仁富含油脂，含油率高达 42%，可用于制作高级润肤剂和润滑油。

# 马槟榔

● **别名**
水槟榔、马大白、马金囊、紫槟榔、太极子。

● **来源**
白花菜科植物马槟榔 *Capparis masaikai* Lévl. 的种子。

● **溯源**
本品始载于《滇南本草》，云："其仁有纹，盘旋似太极图，又名太极子……子入药，嚼之，饮水愈甜。治咽喉炎。"《本草品汇精要》云："树高一二丈，叶似楝叶，两面相对，三月蕊生，枝端开淡红白色，五出，随结实如连皮核桃而有三五棱瓣，至秋渐大如梨，熟则皮黑，折之每瓣有子三四枚，如龙眼核，其仁甘美，故北人当果食之。"所言正是本品。《滇海虞衡志》记载："今滇人食马槟榔，不用冷水而用蒌灰，殆以马槟榔为广槟榔（棕榈科植物槟榔 *Aceca catechu* Linnaeus）矣。"

● **产地**
主产于云南、广西、贵州等地。

● **采收加工**
冬季采收成熟果实，击破硬壳，取出种子，晒干。

● **药材性状**
本品呈不规则扁圆形，直径1~2cm。表面棕褐色，常有黑褐色果肉残留。边缘有鸟嘴状突出，其凹入处可见类三角形的种脐。胚乳膜质，内表面及膜质胚乳表面均可见紫棕色弯月形的种脊斑痕。种仁黄白色，胚轴长，子叶折叠，盘旋弯曲如蜗牛状。气微，味微涩、腥、甜。以个大、饱满、种仁色黄白、味甜者为佳。

● **性味功用**
甘，寒。清热解毒，生津止渴，催生断产。适用于伤寒热病，暑热口渴，喉炎喉痛，食滞胀满，麻疹肿毒等病症。

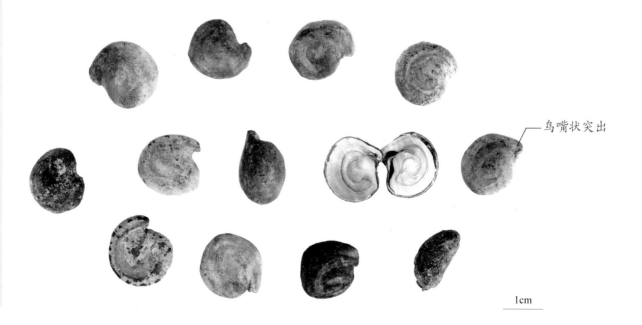

鸟嘴状突出

1cm

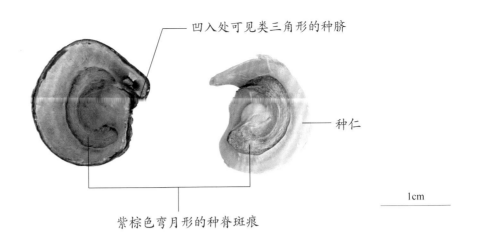

凹入处可见类三角形的种脐

种仁

1cm

紫棕色弯月形的种脊斑痕

● **附注**

同属植物文山山柑 *Capparis fengii* B. S. Sun 的种子也称马槟榔，果实有毒，曾有人因误服过量而中毒，应避免混淆。

# 王瓜子 ●

● 别名

玉带缠腰。

● 来源

葫芦科植物王瓜 *Trichosanthes cucumeroides* (Ser.) Maxim. 的种子。

● 溯源

王瓜之名始载于《神农本草经》，历代本草对王瓜的描述记载颇有不同。其中，《本草衍义》云："王瓜，体如栝楼，其壳径寸，一种长二寸许，上微圆，下尖长，七八月间熟，红赤色，壳中子如螳螂头者。"所言即为本品。

● 产地

主产于江苏、浙江、江西、广东、湖南等地。

● 采收加工

秋季采摘成熟果实，剖开，取出种子，洗净晒干。

● 药材性状

本品呈长方"十"字形，分3室，似螳螂头，长1~1.2cm，宽0.6~0.8cm。表面灰棕色或黑褐色，有时两端略呈亮灰色，全体粗糙，有众多小突起。中央一室呈一宽约5mm的环带，习称玉带缠腰；两端每室外面各有一圆形凹陷或呈小孔状，室内中空。体轻。种皮坚硬，破开后，中间室内可见2枚长方形子叶，油性大。气微，味淡。以粒大、饱满者为佳。

● 性味功用

苦，寒。清热，生津，化瘀，通乳。适用于消渴，黄疸，噎膈反胃，经闭，乳汁滞少，痈肿，慢性咽喉炎等病症。

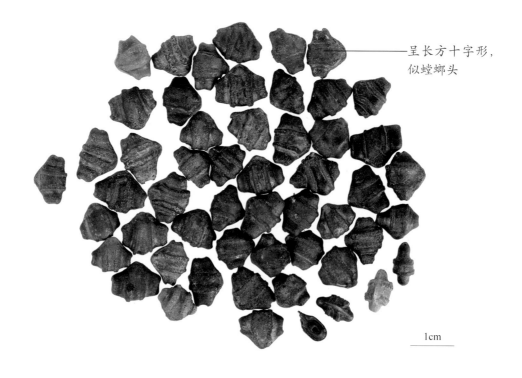

呈长方十字形，
似螳螂头

1cm

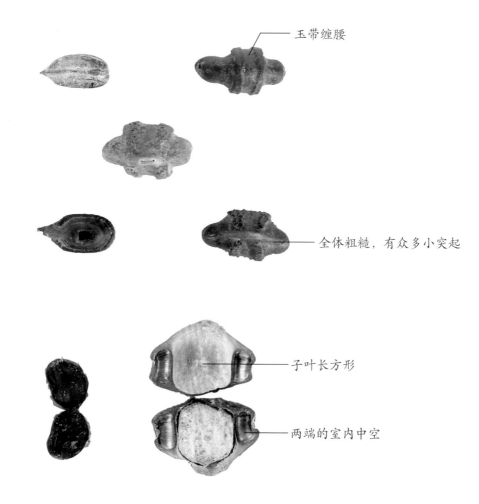

玉带缠腰

全体粗糙，有众多小突起

子叶长方形

两端的室内中空

5mm

# 天仙子

● **别名**

莨菪子。

● **来源**

茄科植物天仙子 *Hyoscyamus niger* L. 的成熟种子。

● **溯源**

本品始载于《神农本草经》，原名莨菪子，列为下品。《本草图经》称天仙子"苗茎高二三尺。叶似地黄、王不留行、红蓝等，而阔如三指。四月开花，紫色，茎有白毛。五月结实，有壳作罂子状，如小石榴。房中子至细，青白色，如粟米粒"。

● **产地**

主产于我国东北、华北地区。

● **采收加工**

当下部果皮呈黄色，上部种子充实呈淡黄色时，于分枝处割下，放通风处，1个星期后脱粒晒干即成。

● **药材性状**

种子细小，肾形或卵圆形，稍扁，直径1mm。表面棕黄色或灰黄色，具细密隆起的网纹，种脐处突起。气微，味微辛。以颗粒饱满、均匀者为佳。

● **性味功用**

苦、辛、温；大毒。解痉止痛，安心定痫。适用于脘腹疼痛，风湿痹痛，牙痛，跌打伤痛，喘嗽不止，泻痢脱肛，癫狂，惊痫，痈肿疮毒等病症。

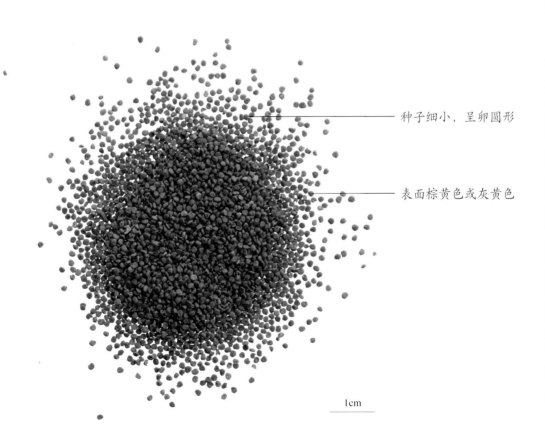

种子细小，呈卵圆形

表面棕黄色或灰黄色

1cm

# 天浆壳

中国冷背药材清源图鉴·各论

- **别名**
  天将壳、萝摩荚。

- **来源**
  萝摩科植物萝摩 Metaplexis japonica (Thunb.) Makino 的果皮。

- **溯源**
  萝摩之名始载于《本草经集注》。《本草纲目》云："萝摩，三月生苗，蔓延篱垣，极易繁衍。其根白软，其叶长而厚大前尖，根与茎叶，断之皆有白乳如枸汁。六七月开小长花如铃状，紫白色。结实长二三寸，大如马兜铃，一头尖，青壳轻软，中有白绒及浆，霜后枯裂则子飞，其子轻薄，亦如马兜铃。"所言即为本品。其果壳药用历史较晚，始载于《现代实用中药》。

- **产地**
  主产于我国华东地区。

- **采收加工**
  秋季采收成熟果实，剥取果壳晒干。

- **药材性状**
  本品呈小艇状，先端狭尖而常反卷，基部微凹，长 7~12cm，宽 3~5cm，厚 1~1.5mm。外表面黄绿色或灰黄色，凹凸不平，具细密纵纹；内表面黄白色，光滑。外果皮纤维性，中果皮白色疏松，内果皮棕黄色。质脆而易碎。味微酸。

- **性味功用**
  甘、辛，平。清肺化痰，散瘀，止血。适用于咳嗽痰多，气喘，百日咳，惊痫，麻疹不透，跌打损伤，外伤出血等病症。

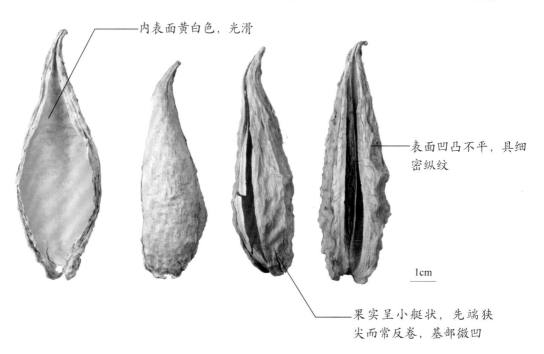

内表面黄白色，光滑

表面凹凸不平，具细密纵纹

1cm

果实呈小艇状，先端狭尖而常反卷，基部微凹

- **附注**
  有报道称本品对甲沟炎有良好的疗效。

# 无患子果

● **别名**

无患子。

● **来源**

无患子科植物无患子 *Sapindus saponaria* L. 的果实。

● **溯源**

无患子的果实与种子，均可入药，有时均称无患子。《本草纲目》在"无患子"项下有记载"子皮"与"子中仁"，前者"即核外肉也"，主治"浣垢，去面䵟。喉痹，研纳喉中，立开"；后者"烧之，辟邪恶气。煨食，辟恶，去口臭"。现市场上将果实与种子分别出售。

● **产地**

主产于广东、广西等地，我国长江流域以南各地均产。

● **采收加工**

秋季采摘成熟果实，晒干。

● **药材性状**

本品呈圆球形。基部有脱落的疤痕，近圆形；中央有一纵棱，边缘稍突起，纵棱与边缘连接的一端有一极短的果柄残基。外果皮黄棕色或淡褐色，具蜡样光泽，皱缩；中果皮肉质柔韧，黏似胶质；内果皮膜质，半透明，内面种子着生处有白色绒毛。果皮质软韧。种子球形或椭圆形，直径约1.5cm，黑色，表面光滑，种脐线形，附白色绒毛。质坚硬。气微，味苦。

● **性味功用**

苦、辛，寒；小毒。清热，祛痰，消积，杀虫。适用于喉痹肿痛，肺热咳喘，喑哑，食滞，疳积，蛔虫腹痛，带下，疮癣，肿毒等病症。

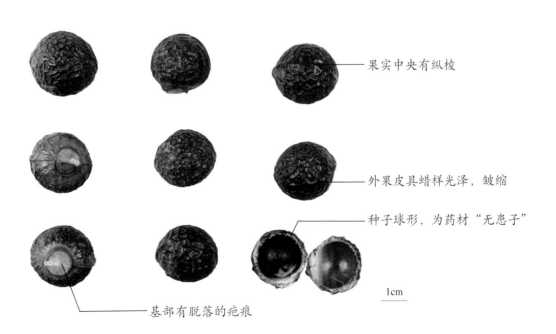

果实中央有纵棱

外果皮具蜡样光泽，皱缩

种子球形，为药材"无患子"

基部有脱落的疤痕

1cm

● **附注**

本品果皮为天然洗护用品。

# 云 实

● **别名**
朝天子、云实籽。

● **来源**
豆科植物云实 *Caesalpinia decapetala*（Roth）Alston 的种子。

● **溯源**
本品始载于《神农本草经》，列为上品。《新修本草》曰："云实，实大如黍及大麻子等，黄黑似豆，故名天豆。"《蜀本草》曰："叶似细槐，花黄白色，其荚如大豆，实青黄色，大若麻子。今所在平泽中有。五、六月采实。"《本草纲目》描述："此草山原甚多，俗名粘刺。赤茎中空，有刺，高者如蔓，其叶如槐。三月开黄花，累然满枝。荚长三寸许，状如肥皂荚，内有子五六粒，正如鹊豆，两头微尖，有黄黑斑纹，厚壳白仁，咬之极坚，重有腥气。"

● **产地**
主产于我国华东、华中、华南及西南等地。

● **采收加工**
秋季果实成熟时采收，剥取种子，晒干。

● **药材性状**
种子长圆形，长约 1cm，宽约 6mm。外皮棕黑色，有纵向灰黄色纹理及横向裂缝状环圈。种皮坚硬，剥开后，内有棕黄色子叶 2 枚。气微，味苦。

● **性味功用**
辛，温。解毒除湿，止咳化痰，杀虫。适用于痢疾，疟疾，慢性支气管炎，小儿疳积，虫积等病症。

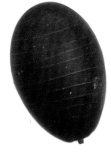

外皮有横向裂缝状环圈

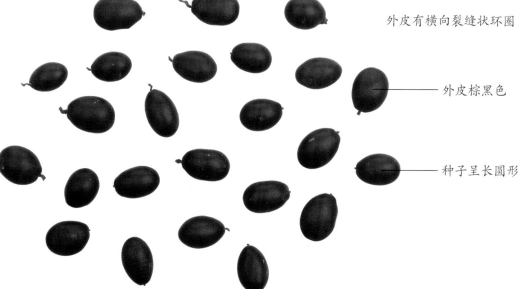

外皮棕黑色

种子呈长圆形

1cm

● **别名**

树豆、树黄豆、鸽豆。

● **来源**

豆科植物木豆 *Cajanus cajan* （Linnaeus）Huth Helios 的种子。

● **溯源**

木豆原产于印度，是一种适宜于热带、亚热带半干旱地区种植的粮食和饲料作物。近年来，引入我国栽培，广西、云南、四川等地有较大面积的种植。木豆的主要用途有三种：一为林用品种，二为饲料牧草用品种，三为蔬菜粮食用品种。木豆富含蛋白质、氨基酸，含有维生素 $B_1$，维生素 $B_2$ 等，药食皆宜，可改善食物结构。

● **产地**

主产于广西、云南、四川、福建、台湾等地。

● **采收加工**

春、秋二季果实成熟时采收，剥取种子，晒干。

● **药材性状**

种子呈扁球形，直径 4~6cm。表面具红白相杂的斑块。种脐长圆形，白色，显著突起。质坚硬，内有两片肥厚子叶。气微，味淡，嚼之有豆腥气。

● **性味功用**

辛、涩，平。利湿，消肿，散瘀，止血。适用于风湿痹痛，跌打肿痛，衄血，便血，疮疖肿毒，产后恶露不尽，水肿，黄疸型肝炎等病症。

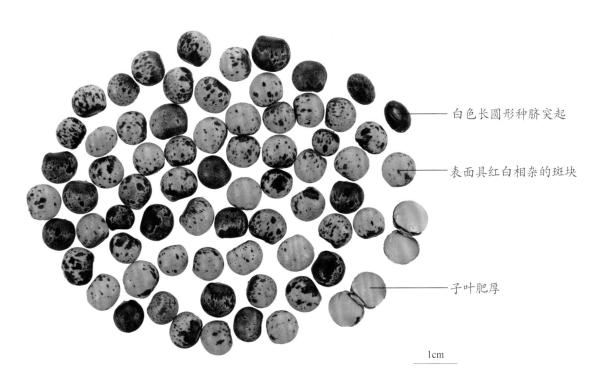

白色长圆形种脐突起

表面具红白相杂的斑块

子叶肥厚

1cm

# 木天蓼子

● **来源**

猕猴桃科植物葛枣猕猴桃 *Actinidia polygama* （Sieb. et Zucc.） Maxim. 带虫瘿的果实。

● **溯源**

该植物以"木天蓼"之名始载于《新修本草》，曰："作藤蔓，叶似柘，花白，子如枣许，无定形，中瓤似茄子，味辛，啖之以当姜、蓼。"《本草图经》云："木天蓼，今出信阳。木高二三丈。三月、四月开花似柘花。五月采子，子作球形似苘麻，子可藏作果食。"即为本品。

● **产地**

主产于我国东北、西北地区及山东、湖北、四川、云南、贵州、湖南、安徽等地。

● **采收加工**

秋季采集，晒干或鲜用。

● **药材性状**

浆果卵圆形或长卵圆形，长 2.5~3cm。表面皱缩，黄色或淡橙色。先端有喙；基部有宿存萼片。种子细小，多数，黑褐色，长 1.5~2mm。气微，味辛、涩。

● **性味功用**

苦、辛，温。祛风通络，活血行气，散寒止痛。适用于中风口眼㖞斜，腰痛，疝气等病症。

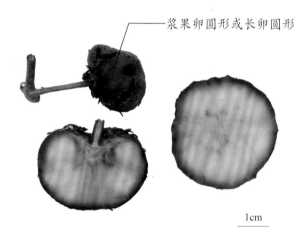

——— 浆果卵圆形或长卵圆形

1cm

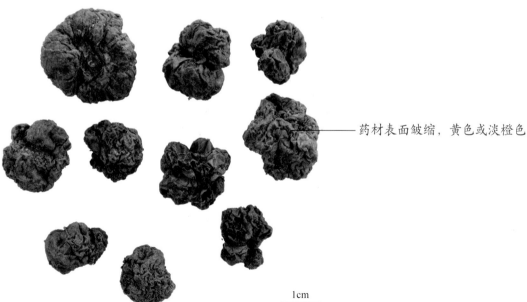

——— 药材表面皱缩，黄色或淡橙色

1cm

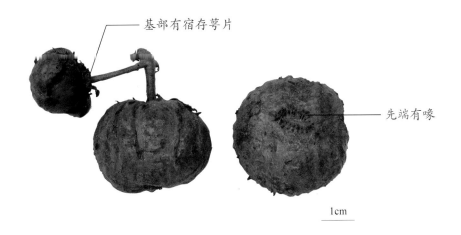

基部有宿存萼片

先端有喙

1cm

# 木槿子

- **别名**

朝天子、川槿子、木槿果。

- **来源**

锦葵科植物木槿 *Hibiscus syriacus* Linn. 的果实。

- **溯源**

木槿始载于《日华子本草》。《本草衍义》云：“木槿花如小葵，淡红色，五叶成一花，朝开暮敛。湖南北人家多种植为篱障。花与枝两用。”《本草纲目》记载其子入药，曰：“主治偏正头风，烧烟熏患处。又治黄水脓疮，烧存性，猪骨髓调涂之。”即为本品。

- **产地**

全国各地均产。

- **采收加工**

9~10月果实黄绿色时采收，晒干。

- **药材性状**

本品为卵圆形或长椭圆形，长1.5~3cm，直径1.0~1.6cm。表面黄绿色或棕黄色，密被黄色短绒毛，有5条纵浅沟及5条纵缝线。先端短尖，有的沿缝线开裂为5瓣；基部有宿存钟状花萼，5裂。萼下有狭条形的苞片7~8枚，排成一轮，或部分脱落，有残余的短果柄。果皮质脆。种子多数，扁肾形，长约3mm，宽约4mm，棕色至深棕色，无光泽，四周密布乳白色至黄色长绒毛。气微，味微苦；种子味淡。以身干，色黄，蒂绿，不开裂者为佳。

- **性味功用**

甘，寒。清肺化痰，止头痛，解毒。适用于痰喘咳嗽，支气管炎，偏正头痛，黄水疮，湿疹等病症。

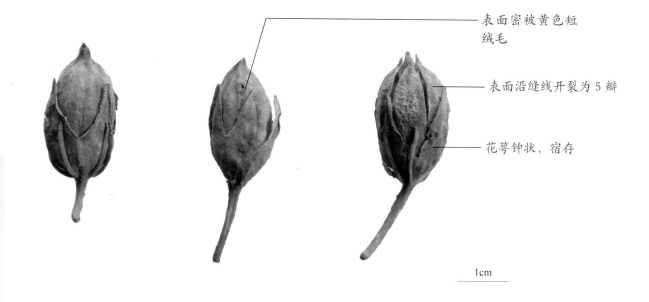

表面密被黄色短绒毛

表面沿缝线开裂为5瓣

花萼钟状，宿存

1cm

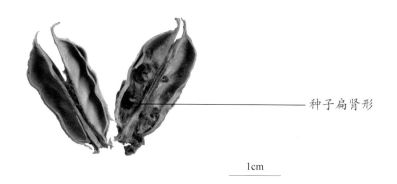

种子扁肾形

1cm

● **附注**

　　该植物的花、茎皮亦可入药，详见"木槿花""木槿皮"条。

● **来源**

木兰科植物木莲 *Manglietia fordiana* Oliv. 的果实。

● **溯源**

本品为我国华东地区民间习用药，始载于《浙江天目山药用植物志》（1960年）。

● **产地**

主产于浙江。

● **采收加工**

8月果实成熟未开裂前摘取，剪除多余果柄，晒干。

● **药材性状**

果实由几十个蓇葖果聚合而成，形如松球，长约4cm，直径3~4cm，基部膨大。外表紫褐色，内侧棕褐色。蓇葖果开裂后，可见暗紫红色的种子2枚。剥开种皮，有灰白色而富有油质的子叶1枚。气香，味淡。

● **性味功用**

辛，凉。通便，止咳。适用于实热便闭，老人干咳等病症。

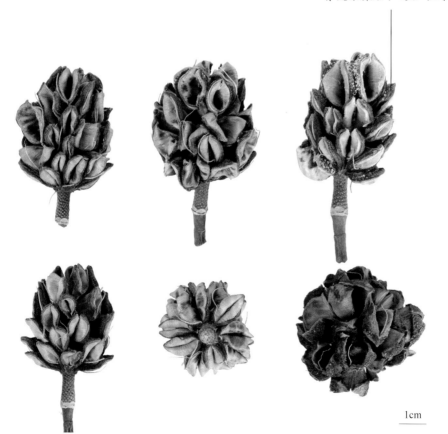

蓇葖果聚合，形如松球

1cm

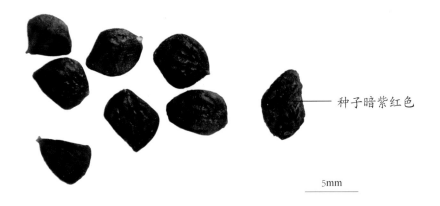

—— 种子暗紫红色

5mm

● **附注**

《浙江天目山药用植物志》记载：本品30g，煎汁，冲白糖服，治实火便闭；本品12~15g，煎汁代茶饮以治老人干咳。

# 木馒头

● 别名
凉粉果、馒头果、薜荔果、薜荔。

● 来源
桑科植物薜荔 *Ficus pumila* Linn. 的果实。

● 溯源
《本草拾遗》云："薜荔，蔓缘树木，三五十年渐大，枝叶繁茂，叶圆，长二三寸，厚若石韦，生子似莲房，中有细子，一年一熟。子亦入用，房破血。一名木莲。打破有白汁，停久如漆。"所言即为本品。《本草纲目》载有"木莲"条，曰："木莲延树木垣墙而生，四时不凋，厚叶坚强，大于络石。不花而实，实大如杯，微似莲蓬而稍长，正如无花果之生者。六七月，实内空而红，八月后则满腹细子，大如稗

子，一子一须。其味微涩，其壳虚轻，乌鸟童儿皆食之。"《植物名实图考》曰："木莲即薜荔，《本草拾遗》始著录，自江而南，皆曰木馒头。俗以其实中子浸汁为凉粉，以解暑。"

● 产地
我国华南、西南、华中、华东及华北各地均有出产。

● 采收加工
秋季采收将熟的果实，剪去果柄，投入沸水中浸泡1min，晒干。

● 药材性状
隐头果呈梨形，黄褐色至黑褐色，长4~6cm，直径4cm，先端近截形，中央有一稍突出的小孔，孔内有膜质小苞片充塞，

孔外通常有细密的褐色绒毛。花序托坚硬
而质轻，下端渐狭，具有短的果柄痕迹，
内部生有众多细小黄棕色圆球状瘦果。气
微，咪微甜。

催乳，解毒消肿。适用于肾虚遗精，阳痿，
小便淋浊，久痢，痔血，肠风下血，久痢脱肛，
闭经，疝气，乳汁不下，咽喉痛，疬腮，痈肿，
疣癣等病症。

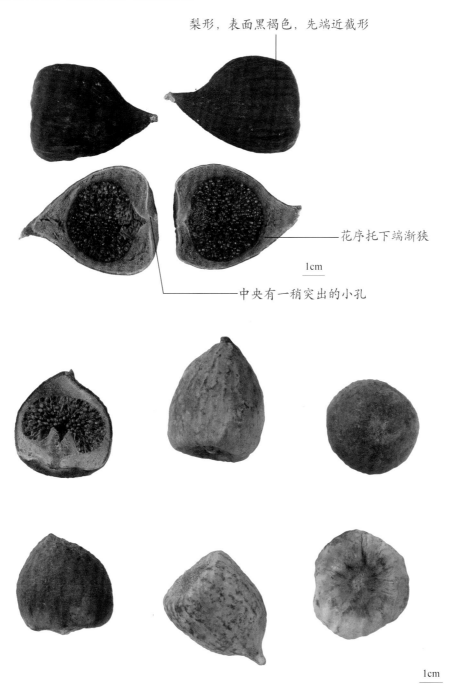

● **性味功用**

甘，平。补肾固精，清热利湿，活血通经，

梨形，表面黑褐色，先端近截形

花序托下端渐狭

1cm

中央有一稍突出的小孔

1cm

● **附注** ──────────────────────────────────

该植物的茎藤及叶亦可入药，详见"凉粉藤"条。

463

# 木蝴蝶

● **别名**

千张纸、玉蝴蝶、破布子、白玉纸。

● **来源**

紫葳科植物木蝴蝶 *Oroxylum indicum* (L.) Vent. 的成熟种子。

● **溯源**

本品以"千张纸"之名始载于《滇南本草》，曰："千张纸，此木实似扁豆而大，中实如积纸，薄似蝉翼，片片满中，故有兜铃、千张纸之名。""木蝴蝶"之名则见于《本草纲目拾遗》，云："出云南广志府，形似扁豆，其中片片如蝉翼。"《植物名志图考》记载："千张纸，生广西，云南景东、广南皆有之。大树，对叶如枇杷叶，亦有毛，面绿背微紫。结角长二尺许，挺直有脊如剑，色紫黑，老则迸裂，子薄如榆荚而大，白色，形如猪腰，层叠甚厚，与风飘荡，无虑万千。"所载即为本品。

● **产地**

主产于云南、广西、贵州等地。

● **采收加工**

秋、冬二季采收成熟果实，暴晒至果实开裂，取出种子，晒干。

● **药材性状**

种子近椭圆形，薄片状，长 2~3cm，宽 1.5~2cm。表面浅黄白色，有绢丝样光泽。种皮三面向外扩展成宽大的翅，翅呈膜质半透明状，具放射状纹理，边缘多破裂。体轻。剥去种皮，有薄膜状胚乳紧包子叶。子叶 2 枚，扁平碟形，黄绿色或浅黄色，长约 1.5cm，短径约 1cm；胚根明显。以张大、色白、有光泽、翼柔软如绸者为佳。

● **性味功用**

甘、微苦，微寒。利咽润肺，疏肝和胃，敛疮生肌。适用于咽痛喉痹，声音嘶哑，咳嗽，肝胃气痛，疮疡久溃不敛等病症。

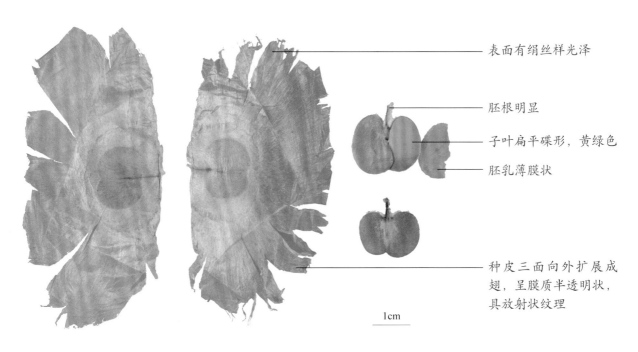

表面有绢丝样光泽

胚根明显

子叶扁平碟形，黄绿色

胚乳薄膜状

种皮三面向外扩展成翅，呈膜质半透明状，具放射状纹理

1cm

- **别名**
  木鳖瓜。

- **来源**
  葫芦科植物木鳖子 *Momordica cochinchinensis* （Lour.） Spreng. 的种子。

- **溯源**
  木鳖子始载《日华子本草》。种子形状与鳖相似，故名木鳖子。《开宝本草》曰："藤生，叶有五花，状如薯蓣叶，青色，面光，花黄，其子似栝楼而极大，生青熟红，肉上有刺，其核似鳖，故以为名。"

- **产地**
  主产于湖北、广西、四川等地。

- **采收加工**
  冬初采集果实，沤烂果肉，洗净种子，晒干备用。

- **药材性状**
  种子略呈扁平圆板状，两侧不对称，中间稍隆起或凹陷，长 2~4cm，宽 1.5~3.5cm，厚约 5mm。表面灰棕色或棕黑色，粗糙，有凹陷的网状花或仅有细皱纹。周边两侧有十数个排列不规则的粗齿，有时波状。种脐稍有窄缩，端处近长方形。外壳质脆而硬；内种皮甚薄，其内为 2 片肥大子叶，黄白色，富油质，有特殊的油腻气，味苦。以饱满、外壳无破裂，种仁色白者为佳。

- **性味功用**
  苦、微甘，温；有毒。消肿散结，解毒，追风止痛。适用于痈肿，疔疮，无名肿毒，痔疮，癣疮，粉刺，乳腺炎，淋巴结结核，痢疾，风湿痹痛等病症。

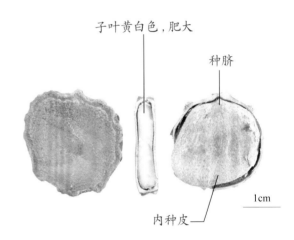

子叶黄白色，肥大

种脐

内种皮

1cm

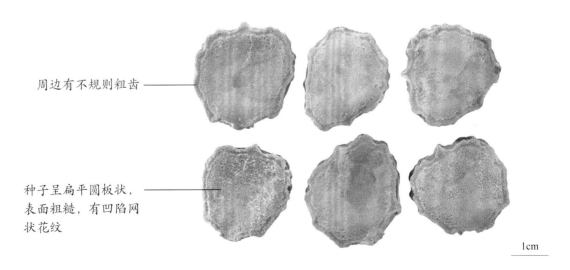

周边有不规则粗齿

种子呈扁平圆板状，表面粗糙，有凹陷网状花纹

1cm

465

# 五眼果

- **别名**

  人面子。

- **来源**

  漆树科植物南酸枣 *Choerospondias axillaris*（Roxb.）Burtt et Hill. 的果核。

- **溯源**

  南酸枣的药用一直有两种规格，分别是药用果实（习称广枣）和果核（习称五眼果），市场上给予二者不同名字，以示区别。

- **产地**

  主产于浙江、福建、湖北、湖南等地。

- **采收加工**

  9~10月摘取成熟果实，堆放发酵，然后洗净腐烂果肉，晒干。

- **药材性状**

  果核近卵形，长2~2.5cm，直径1.2~1.5cm。表面灰白色，先端有5个（偶有4或6个）明显的小孔。质坚硬。种子5颗，长圆形。

- **性味功用**

  甘、酸，平。行气活血，养心安神，消积，解毒。适用于气滞血瘀，胸痛，心悸气短，神经衰弱，失眠，支气管炎，食滞腹满，腹泻，疝气，烫火伤等病症。

横切面

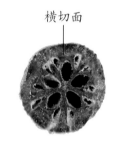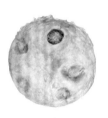

1cm

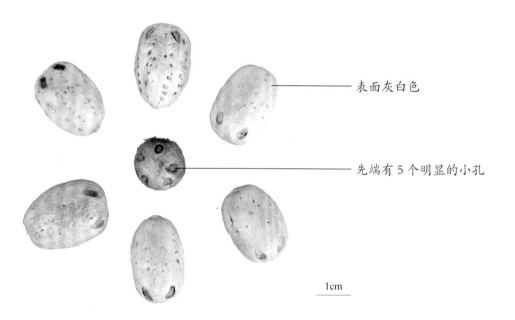

表面灰白色

先端有5个明显的小孔

1cm

- **附注**

  该植物的果实入药，详见"南酸枣"条。

# 止泻木子

● **别名**

止泻子、度模牛（藏药名）、都格莫宁（蒙药名）。

● **来源**

夹竹桃科植物止泻木 *Holarrhena pubescens* Wall. ex G. Doc 的种子。

● **溯源**

本品属蒙医药、藏医药。《无误蒙药鉴》云："茎、叶绿色，花黄灰色，果实圆形且具长喙，具冠毛，种子雀舌状……果实近一拃长者为佳。"与本品相符。藏医本草《四部医典》《蓝琉璃》《晶珠本草》《甘露本草明镜》等均收录本品。

● **产地**

主产于广东、海南、广西、云南等地。

● **采收加工**

果期采集果实，打下种子，晒干。

● **药材性状**

本品长披针形，长约2cm，宽3mm，细小，略扁，一面有纵槽，一端具明显种毛脱落的疤痕。表面红棕色或黄棕色，具深色的点状突起。质脆。断面边缘红棕色。子叶呈皱缩折叠状，乳白色，富油性。气微，味极苦。

● **性味功用**

苦、涩，寒。清热，利胆，止泻。适用于赤巴病，肝胆病，胃肠热病，腹泻，痢疾等病症。

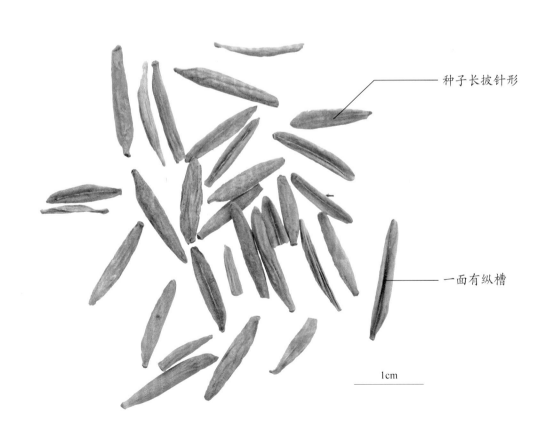

种子长披针形

一面有纵槽

1cm

# 水飞蓟

● **别名**

水飞雉、奶蓟、老鼠簕。

● **来源**

菊科植物水飞蓟 *Silybum marianum*（L.）Gaertn. 的果实。

● **溯源**

本品始载于《全国中草药汇编》。20世纪50年代，自英国引种栽培，作为观赏。德国学者发现，水飞蓟素在治疗肝炎方面具有良好的临床效果，并被开发为成药。此后，水飞蓟作为药用植物大面积栽培。目前，水飞蓟已被开发为近百种的中、西药，如保肝宁、水飞蓟素片等。这些药品及提取水飞蓟素是水飞蓟在市场销售的主流渠道。

● **产地**

我国华北、西北地区有引种栽培。

● **采收加工**

秋季当苞片枯黄向内卷曲成筒、顶部冠毛微张开时，标志果实已经成熟，用剪刀将果序剪下，晒干。

● **药材性状**

果实椭圆形，长7mm，宽约3mm，棕色或深棕色。表面有线状长椭圆形的深褐色色斑，先端具果喙，基部有环状突起。

● **性味功用**

苦，凉。清热利湿，疏肝利胆。适用于慢性肝炎、肝硬化、脂肪肝、胆石症、胆管炎等病症。

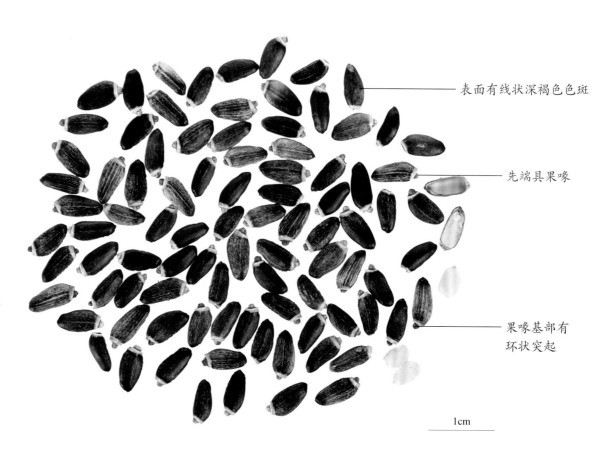

表面有线状深褐色色斑

先端具果喙

果喙基部有环状突起

1cm

# 水红花子

- **别名**

水红子。

- **来源**

蓼科植物红蓼 *Polygonum orientale* L. 的果实。

- **溯源**

《名医别录》载有荭草，即今植物红蓼，"五月采实"。《本草纲目》记载："其茎粗如拇指，有毛。其叶大如商陆叶。花色浅红，成穗。秋深子成，扁如酸枣仁而小，其色赤黑而肉白，不甚辛，炊炒可食。"即为本品。

- **产地**

除我国西北地区外，各地均产。

- **采收加工**

秋季果实成熟时采收，晒干，打下果实，除去杂质。

- **药材性状**

瘦果扁圆形，直径3~4mm，厚度1mm。表面棕黑色、棕黄色或红棕色，平滑，有光泽。两面微凹陷，中部略有纵向隆起，先端有突起的柱基，基部黄色点状果柄痕。质坚硬。除去果皮，种子扁圆形，外面包有浅棕色膜质种皮。以粒大、饱满、色棕黑者为佳。

- **性味功用**

咸，凉。活血消积，健脾利湿，清热解毒，明目。适用于胁腹癥积，水臌，胃脘痛，食少腹胀，风火眼，疮肿，瘰疬等病症。

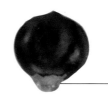

黄色点状果柄痕

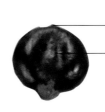

先端柱基突起

两面微凹陷

瘦果扁圆形，平滑，有光泽

1cm

果实及种子类

# 分心木

- **别名**

  胡桃夹、胡桃隔。

- **来源**

  胡桃科植物胡桃 *Juglans regia* L. 果核内的木质隔膜。

- **溯源**

  本品以"胡桃衣"之名始载于《本草再新》。《中华人民共和国卫生部药品标准·中药材》第一册1992年版曾收载本品。

- **产地**

  主产于河北、山西、山东等地。

- **采收加工**

  秋、冬二季采收成熟果实，击开核壳，采取核仁时，收集果核内的木质隔膜，晒干。

- **药材性状**

  木质隔膜呈薄片状，多弯曲、破碎而不整齐。表面淡棕色至棕褐色，或棕黑色，略有光泽。质脆，易折断。气微，味微苦。以块大、质薄、色黄者为佳。

- **性味功用**

  苦，平。涩精缩尿，止血止带，止泻痢。适用于遗精滑泄，尿频遗尿，崩漏，带下，泄泻，痢疾等病症。

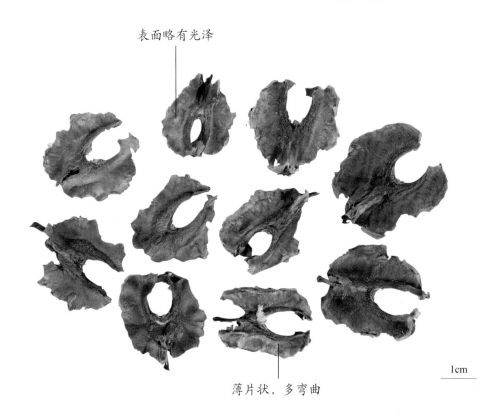

表面略有光泽

薄片状，多弯曲

1cm

- **附注**

  该植物的果皮亦可入药，详见"青龙衣"条。

- **别名**

  栗毛球、栗毛壳。

- **来源**

  壳斗科植物栗 *Castanea mollissima* Bl. 的总苞。

- **溯源**

  栗的药用，始载于《名医别录》，云："主益气，厚肠胃，补肾气，令人耐饥。生山阴，九月采。"《新修本草》首载总苞入药，云："皮壳，疗火丹，疗毒肿。"《本草纲目》云："毛球，栗外刺包也。"所言与今相符。

- **产地**

  主产于我国长江流域及西南地区。

- **采收加工**

  果实成熟时剥取总苞，晒干。

- **药材性状**

  总苞球形，棕褐色至黑褐色，直径3~5cm。外面有尖锐被毛的刺；内面密被淡黄至黄棕色毡毛。气微，味微苦、涩。

- **性味功用**

  苦，平。清热散结，止咳化痰，止血。适用于丹毒，瘰疬痰核，百日咳，中风不语，便血，鼻衄等病症。

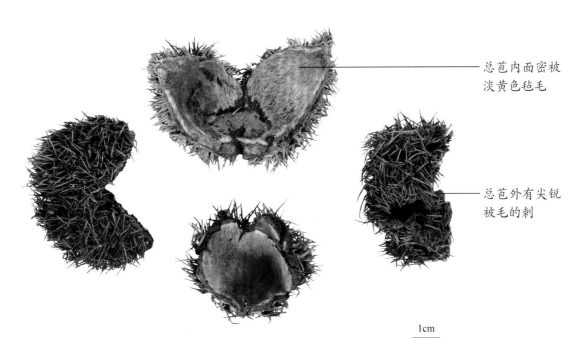

总苞内面密被淡黄色毡毛

总苞外有尖锐被毛的刺

1cm

- **附注**

1. 本草中"栗壳"，并非都指栗的总苞，如《本草图注》有"壳煮汁饮"，《本草纲目》曰："栗壳，栗之黑壳也。"有时指栗的外果皮。

2. 本品含有较多的黄酮类成分，临床上多用于治疗百日咳、慢性支气管炎等病症。也因含棕色素可用于工业染料，还可应用在农业上作为菌种培植基质等。

# 乌饭子

- **别名**
  乌饭果。

- **来源**
  杜鹃花科植物南烛 *Vaccinium bracteatum* Thunb. 的果实。

- **溯源**
  该植物始载于《日华子本草》。《本草图经》云："南烛……其子如茱萸，九月熟，酸美可食。"《本草纲目》曰："南烛……七月开小白花，结实如朴树子，成簇，生青，九月熟则紫色，内有细子。其味甘、酸，小儿食之。"

- **产地**
  主产于江苏、浙江等地。

- **采收加工**
  8~11 月采收，晒干。

- **药材性状**
  果实呈类球形，直径 4~6mm。表面暗红褐色至紫黑色，稍被白粉，略有细纵纹。先端具黄色点状的花柱痕迹，基部有细果梗或果梗痕。有时有宿存萼，约包被果实 2/3 以上。萼筒钟状，先端 5 浅裂，裂片短三角形。质松脆，断面黄白色，内含多数长卵状三角形的种子，橙黄色或橙红色。气微，味酸而稍甜。

- **性味功用**
  酸、甘，平。补肝肾，强筋骨，固精气，止泻痢。适用于肝肾不足，须发早白，筋骨无力，久泄梦遗，带下不止，久泻久痢等病症。

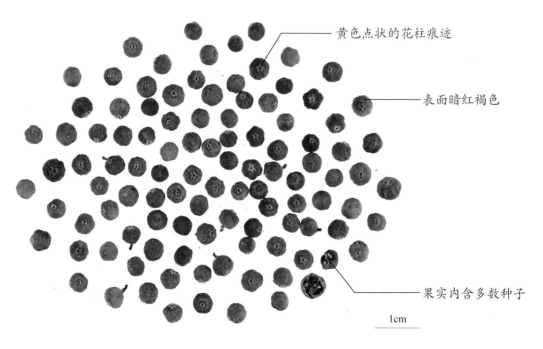

黄色点状的花柱痕迹

表面暗红褐色

果实内含多数种子

1cm

- **附注**
  该植物的叶亦可入药，详见"乌饭叶"条。

# 乌桕子

● **别名**

乌桕种子。

● **来源**

大戟科植物乌桕 *Sapium sebiferum*（L.）
Roxb. 的种子。

● **溯源**

《新修本草》始载乌桕木，《本草衍义》云：
"乌桕叶如小杏叶，但微薄，而绿色差淡，
子八九月熟，初青后黑，分为三瓣。"所
言即为本品。乌桕子药用始于《本草拾遗》。

● **产地**

主产于我国华东地区。

● **采收加工**

秋季采收成熟果实，除去果皮，取出种子，
晒干。

● **药材性状**

种子扁球形，长约8mm，宽6~7mm，外
被白色蜡质层。种皮坚硬，黑色。

● **性味功用**

甘，凉；有毒。拔毒消肿，杀虫止痒。适
用于湿疹，癣疮，皮肤皲裂，水肿，便秘
等病症。

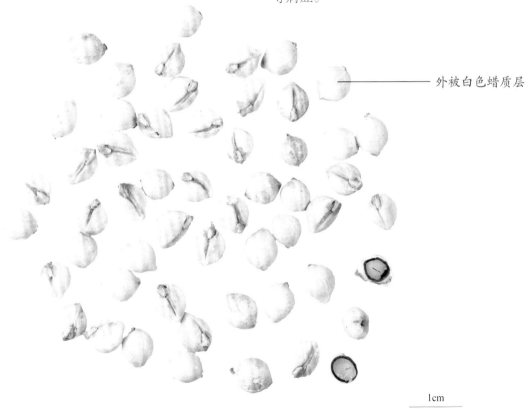

———— 外被白色蜡质层

1cm

● **附注** —————————————————————

本品富含油脂，可以榨取两种不同性状的油脂。外种皮（蜡层）榨取固体桕脂（皮油），种
仁榨取液体油脂（梓油）。也可混合榨油，用于治疗皮肤粗糙和手脚皲裂。

# 凤眼草

- **别名**
凤眼子、臭椿子、椿荚。

- **来源**
苦木科植物臭椿 *Ailanthus altissima*（Mill.）Swingle 的果实。

- **溯源**
凤眼草之名始见于《本草品汇精要》，即臭椿果实，古称樗。《诗·豳风》即有"采荼薪樗，食我农夫"的记载。陆玑《毛诗草木鸟兽虫鱼疏》云："樗，树及皮皆似漆，青色，叶臭。"《本草衍义》云："其有花而荚，木身小，干多迁矮者为樗，樗用根、叶、荚。"所言即为本品。《本草纲目》记载凤眼草主治大便下血。

- **产地**
主产于我国华北、华东、华中地区。

- **采收加工**
8~9 月果实成熟时采收，除去果柄，晒干。

- **药材性状**
果实菱状长椭圆形，扁平，两端稍卷曲，长 3~4.5cm，宽 1~1.5cm，黄褐色。表面有细密的纵脉纹，中央突起呈扁球形，其上有一明显横向脊纹通向一侧，常无果柄。内含种子 1 枚，扁圆形。种皮黄褐色，内有 2 片黄绿色肥厚的富油质子叶。气微味苦，种子尤苦。以干燥、饱满、无杂质、色黄褐者为佳。

- **性味功用**
苦、涩，凉。清热燥湿，止痢，止血。适用于痢疾，白浊，带下，便血，尿血，崩漏等病症。

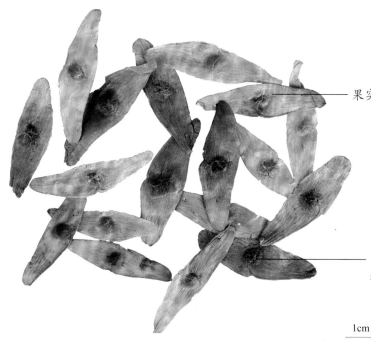

果实呈菱状长椭圆形

中央突起呈扁球形，有一明显横向脊纹通向一侧

1cm

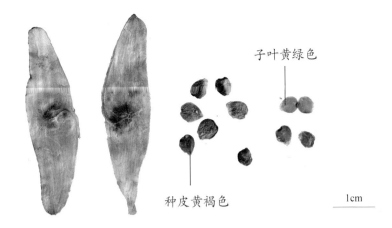

子叶黄绿色

种皮黄褐色

1cm

● **附注**

《本草纲目拾遗》中载有凤眼草，据考证，为大戟科植物铁苋菜 *Acalypha australis* L.。

# 六轴子 ●

● **别名**

八厘麻、闹羊花子、羊踯躅果。

● **来源**

杜鹃花科植物羊踯躅 *Rhododendron molle* （Bl.）G. Don 的果实。

● **溯源**

羊踯躅始载于《神农本草经》，列为下品。《蜀本草》云："树生，高二尺，叶似桃叶，花黄似瓜花。三月、四月采花，日干。"《百草镜》在"土连翘"条中言："乃闹羊花子也。闹羊花即黄杜鹃，一名石菵花，牛食之即疯癫。"并援引《百草镜》云："壳似连翘，子类芝麻，故一名山芝麻。入药每用三分，不可多服。方术家麻药中有之。"所言与本品相符。

● **产地**

主产于浙江、江苏、湖北、湖南、河南等地。

● **采收加工**

9~10 月果实成熟而未开裂时采收，晒干。

● **药材性状**

果实长椭圆形，略弯曲，长 2~3cm，直径 0.7~1cm。表面红棕色或栗褐色，微具光泽，有纵沟 5 条，先端尖，基部有宿存萼，有的具果柄。质硬脆，易折断，断面 5 室。种子多数，长扁圆形，棕褐色，边缘具膜质翅。气微，味苦。以色红棕、未开裂者为佳。

● **性味功用**

苦，温；有毒。祛风燥湿，散瘀止痛，定喘，止泻。适用于风寒湿痹，肢节肿痛，跌打损伤，喘咳，泻痢，痈疽肿毒等病症。

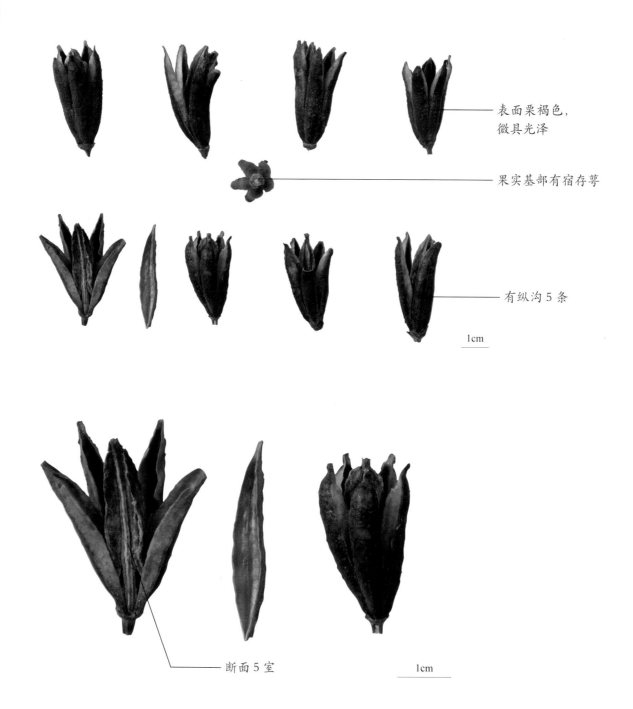

表面栗褐色，
微具光泽

果实基部有宿存萼

有纵沟 5 条

1cm

断面 5 室

1cm

● **附注**

1. 该植物的花、根均可入药，名为闹羊花、羊踯躅根（或闹羊花根）。

2. 本品亦名八厘麻。一般认为，八厘麻来源为忍冬科植物接骨草 *Sambucus chinensis* Lindl. 的全草，应注意鉴别。

● **来源**

小檗科植物阔叶十大功劳 *Mahonia bealei* (Fort.) Carr. 或细叶十大功劳 *Mahonia fortunei* (Lindl.) Fedde 等的果实。

● **溯源**

十大功劳自古就有同名异物的现象。《本经逢原》和《本草纲目拾遗》中的十大功劳应为冬青科植物枸骨 *Ilex cornuta* Lindler. et Paxt.。《植物名实图考》卷三十八木类的两种十大功劳，据其精美附图可以判断为小檗科植物阔叶十大功劳和细叶十大功劳。1960年南京药学院药材学教研组编写的《药材学》收录功劳子，但认为其为冬青科植物枸骨的果实。现在市场上，冬青科植物枸骨与小檗科植物阔叶十大功劳、细叶十大功劳的果实均有售，分别称为"枸

骨子"和"功劳子"，应避免名实混淆。

● **产地**

主产于浙江。

● **采收加工**

6月采果实，晒干，去净杂质，晒干。

● **药材性状**

浆果椭圆形，直径5~8mm。表面暗蓝色至蓝黑色，被蜡状白粉，皱缩，基部有圆形果柄痕。剥去果皮可见褐色种子2枚。气无，味苦。

● **性味功用**

苦，凉。清虚热，补肾，燥湿。适用于骨蒸潮热，腰酸膝软，头晕耳鸣，湿热腹泻，带下，淋浊等病症。

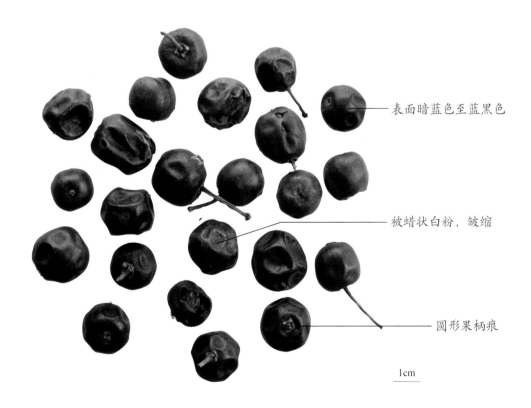

表面暗蓝色至蓝黑色

被蜡状白粉，皱缩

圆形果柄痕

1cm

# 石莲子

● **别名**
甜石莲、壳莲子、带皮莲子。

● **来源**
睡莲科植物莲 *Nelumbo nucifera* Gaertn. 老熟的果实。

● **溯源**
莲子原名藕实，始载于《神农本草经》，列为上品。《本草图经》曰："其的至秋，表皮黑而沉水，为石莲子。陆机云可磨为饭如栗饭，轻身益气，令人强健。"《本草纲目》记载："至秋，房枯子黑，其坚如石，谓之石莲子。"

● **产地**
主产于湖南、湖北、福建、江苏、浙江、安徽、江西等地。

● **采收加工**
10月间当莲子成熟时，割下莲蓬，取出果实晒干，或于修整池塘时拾取落于淤泥中之莲实，洗净晒干即得。

● **药材性状**
果实呈卵圆状椭圆形，两端略尖，长1.5~2cm，直径0.8~1.3cm。表面灰棕色至黑棕色，平滑，有白色霜粉。先端有圆孔状柱迹或有残留柱基；基部有果柄痕。质坚硬，不易破开。破开后内有1颗种子，卵形，种皮黄棕或红棕色，不易剥离，子叶2枚，淡黄白色，粉性，中心有一暗绿色的莲子心。气微，味微甘，胚芽苦。

● **性味功用**
甘、涩、微苦，寒。清湿热，开胃进食，清心宁神，涩精止泄。适用于噤口痢，呕吐不食，心烦失眠，遗精，尿浊，带下等病症。

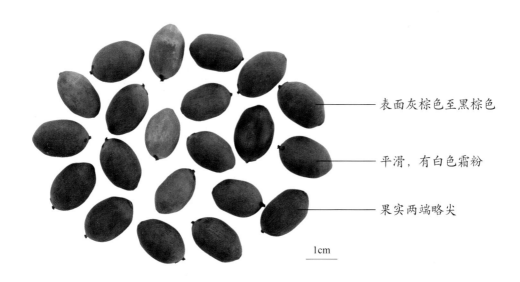

表面灰棕色至黑棕色

平滑，有白色霜粉

果实两端略尖

1cm

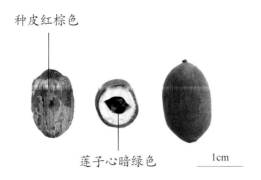

种皮红棕色

莲子心暗绿色

1cm

● **附注**

宋代《本草图经》认为莲实至秋黑而沉水者为"石莲子"。现也有认为石莲子系莲房经霜后所取得的果实，外表呈黑色。

# 白平子 ●

● **别名**

红花子、红蓝子。

● **来源**

菊科植物红花 *Carthamus tinctorius* L. 的果实。

● **溯源**

红花药用历史悠久，言张骞自西域带回，种以为染。《金匮要略》载有"红蓝花酒"。《开宝本草》首载："其子吞数颗，主天行疮子不出。"《药材资料汇编》(1959 年)首称红花子为白平子。本品被甘肃、北京、江苏、上海等中药材标准收录。

● **产地**

主产于新疆，河南、浙江、四川等地多有种植。

● **采收加工**

秋季果实成熟时采收，揉出果实，扬去杂质，晒干。

● **药材性状**

果实倒卵圆形，长 7~8mm，宽 6~7mm，厚 4~5mm。外面白色而光滑，具 4 条肋。前端截形，四角鼓起，中央微凸，基部钝而狭，侧面有一凹点。果壳坚脆，里面黑褐色而有光泽。种子淡黄白色，充满胚乳；切面白色，角质状。无甚气味，嚼之略有油样感。

● **性味功用**

辛，温。活血解毒。适用于痘出不快，妇女血气瘀滞腹痛等病症。

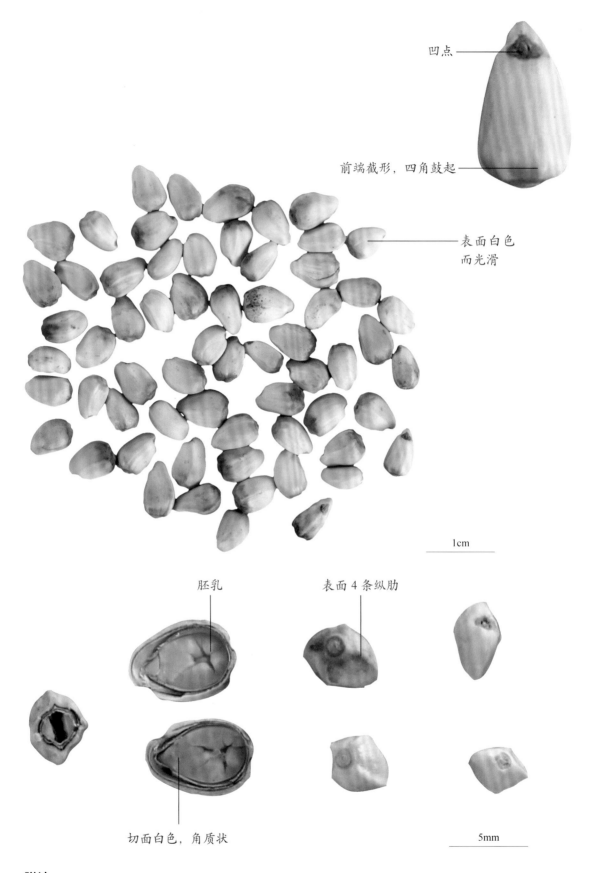

凹点

前端截形，四角鼓起

表面白色
而光滑

1cm

胚乳

表面4条纵肋

切面白色，角质状

5mm

● **附注**

该植物的头状花序亦可入药，详见"橙菠萝"条。

- **别名**

  桂圆壳。

- **来源**

  无患子科植物龙眼 *Dimocarpus longan* Lour. 的果壳。

- **溯源**

  龙眼之名始见《神农本草经》。晋代嵇含《南方草木状》云："树如荔枝，但枝叶稍小，壳青黄色，形圆如弹丸，核如木梡子而不坚，肉白而带浆，其甘如蜜，一朵五六十颗，作穗如葡萄。"所言正是本品。古人药用为其假种皮，名为龙眼肉。龙眼壳药用至清代始有记载，《本草纲目拾遗》云："龙眼壳本黧黄色，闽人恐其易蛀，辄用姜黄末拌之令黄，且易悦目也。入药用壳，须洗去外色黄者。"

- **产地**

  主产于福建、广西、广东、云南等地。

- **采收加工**

  果实成熟后，剥取果皮，晒干。

- **药材性状**

  完整果壳近球形，直径 1.2~2.5cm，常黄褐色，或有时灰黄色。外面稍粗糙，或少有微凸的瘤状突起；内面黄棕色，光滑，略带光泽。气微香，味微甜。

- **性味功用**

  甘，温。祛风，解毒，敛疮，生肌。适用于眩晕耳聋，痈疽久溃不敛，烫伤等病症。

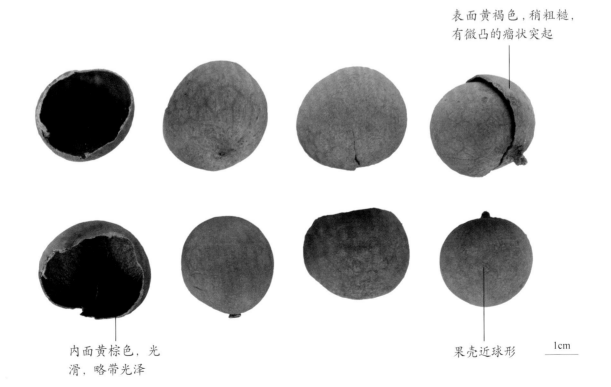

表面黄褐色，稍粗糙，有微凸的瘤状突起

内面黄棕色，光滑，略带光泽

果壳近球形

1cm

# 龙眼核

● **别名**
圆眼核、桂圆核仁。

● **来源**
无患子科植物龙眼 *Dimocarpus longan* Lour. 的种子。

● **溯源**
《本草纲目》在"龙眼"条云："核，主治胡臭。六枚，同胡椒二七枚研，遇汗出即擦之。"

● **产地**
主产于福建、广西、广东、云南等地。

● **采收加工**
果实成熟后，剥除果皮、假种皮，留取种仁，鲜用或晒干备用。

● **药材性状**
种子呈类球形，直径 0.8~1.2cm，表皮红褐色或茶褐色，有光泽。一端有长椭圆形白色种脐，质坚硬。剖开后有 2 片子叶，灰褐色，质亦坚实。气微，味淡而微苦。

● **性味功用**
苦、涩、平。行气散结，止血，燥湿。适用于疝气、瘰疬，创伤出血，腋臭，疔癣，湿疮等病症。

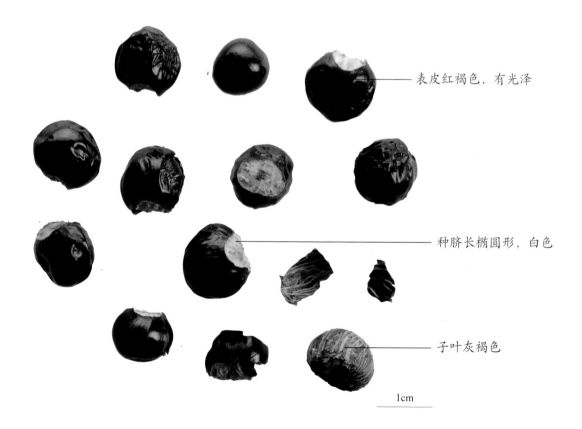

表皮红褐色，有光泽

种脐长椭圆形，白色

子叶灰褐色

1cm

# 龙葵子

- **别名**

  龙葵果。

- **来源**

  茄科植物龙葵 *Solanum nigrum* L. 的果实。

- **溯源**

  本品始载于《药性论》。《新修本草》云："龙葵，所在有之，即关、河间谓之苦菜者。叶圆，花白，子若牛李子，生青熟黑。但堪煮食，不任生啖。"所言与今相符。

- **产地**

  各地均有分布。

- **采收加工**

  秋季采收成熟果实，晒干。

- **药材性状**

  果实类球形，直径 4~7mm。表面黄棕色、棕褐色至黑色，多皱缩不平。基部有宿存果萼，萼片 5，残存果柄细线形，长 1~2cm。种子多数，扁圆形，黄棕色，一端略尖，一端圆钝。

- **性味功用**

  苦，寒。清热解毒，化痰止咳。适用于咽喉肿痛，疔疮，咳嗽痰喘等病症。

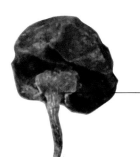

———— 基部有宿存果萼

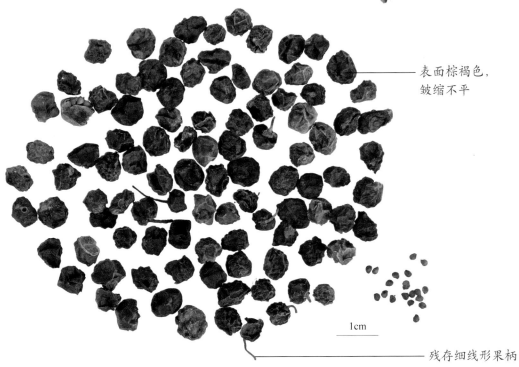

———— 表面棕褐色，皱缩不平

1cm

———— 残存细线形果柄

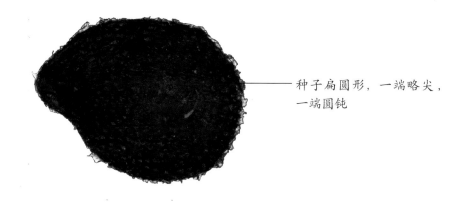

种子扁圆形，一端略尖，
一端圆钝

● **附注**

龙葵果实可以食用，以果实为原料可开发成果酱、果酒、果汁饮料和果冻等。

# 北合欢花

● **别名**

南蛇藤果。

● **来源**

卫矛科植物南蛇藤 *Celastrus orbiculatus* Thunb. 的果实。

● **溯源**

南蛇藤始见《植物名实图考》，云："黑茎长韧，参差生叶，叶如南藤，面浓绿，背青白，光润有齿。根茎一色，根圆长，微似蛇，故名。"南蛇藤果的药用始载于《药物备考》。本品以合欢花入药，为我国华北、东北地区药用习惯。《中国药典》记载合欢花来源为豆科植物合欢 *Albizia julibrissin* Durazz. 的花，是全国主流商品。为区别正品合欢花，市场上将本品称为"北合欢花"。

● **产地**

主产于我国华北、东北地区。

● **采收加工**

秋、冬二季采收成熟果实，除去枝叶，晒干。

● **药材性状**

蒴果球形或裂成3瓣，完整果实直径5~8mm。果皮稍革质，单瓣果皮呈圆匙形；外面黄绿色至黄棕色，内面橙黄色或黄棕色。中央有突起的隔膜，基部有细小果柄。

种子每室2粒，卵形或卵圆形，表面光滑，被红色肉质假种皮。略有异臭，味甘酸而带腥。

● **性味功用**

甘、微苦，平。养心安神，和血止痛。适用于心悸失眠，健忘多梦，牙痛，筋骨痛，腰腿麻木，跌打伤痛等病症。

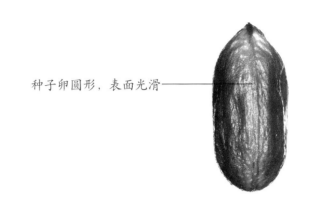

种子卵圆形，表面光滑

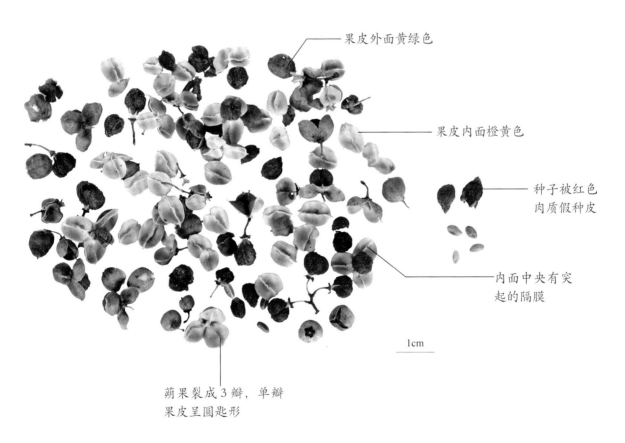

果皮外面黄绿色

果皮内面橙黄色

种子被红色肉质假种皮

内面中央有突起的隔膜

蒴果裂成3瓣，单瓣果皮呈圆匙形

1cm

● 附注

广东地区将木兰科植物夜合花 *Lirianthe coco*（Loureiro）N. H. Xia et C. Y. Wu 的干燥花亦作合欢花入药，习称南合欢花或广合欢花。

# 生菜子

- **别名**

  莴苣子、苣胜子、白苣子。

- **来源**

  菊科植物莴苣 *Lactuca sativa* L. 的果实。

- **溯源**

  《本草纲目》在"莴苣"项下收载其子入药，并在附方中记载"莴苣子三十枚，研细酒服"，治疗乳汁不行。六个附方中，所用的均为莴苣子，即为本品。

- **产地**

  全国各地均有栽培。

- **采收加工**

  夏、秋二季果实成熟时，割取地上部分，晒干，打下果实。

- **药材性状**

  果实呈长椭圆形至卵圆形而扁，一端渐尖，另一端钝圆，长3~5cm，宽1~2mm。外表灰白色，棕褐色。果实的每一面具7~8条形成顺直纹理的纵肋。用时可搓去外皮，多搓时即呈细毛状（纤维状）。搓去外皮后，即露出棕色的种仁，富油性。气弱，味微甘。

- **性味功用**

  辛、苦，微温。通乳汁，利小便，活血行瘀。适用于乳汁不通，小便不利，跌打损伤，瘀肿疼痛，阴囊肿痛等病症。

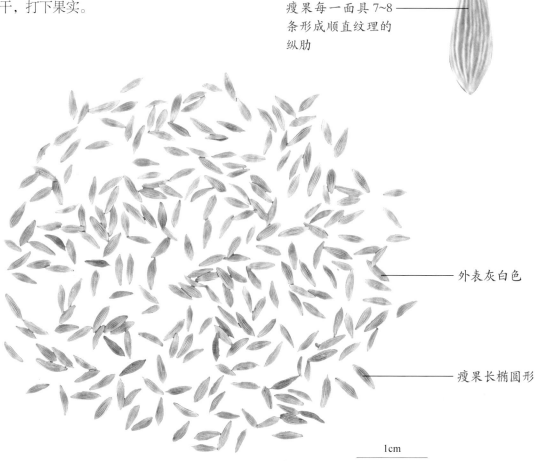

瘦果每一面具7~8条形成顺直纹理的纵肋

外表灰白色

瘦果长椭圆形

1cm

- **别名**

臭花菜籽。

- **来源**

山柑科植物羊角菜 *Gynandropsis gynandra* (L.) Briq. 的种子。

- **溯源**

《本草纲目》记载："白花菜三月种之，柔茎延蔓，一枝五叶，叶大如拇指。秋间开小白花，长蕊，结小角，长二三寸。其子黑色而细，状如初眠蚕沙，不光泽。菜气膻臭，惟宜盐菹食之。"

- **产地**

主产于河北安国。

- **采收加工**

7~9月当角果黄白色略干，种子呈黑褐色时，分批采收，以防脱落。也可待角果全部熟后，割取全株，晒干脱粒。

- **药材性状**

种子扁圆形，直径1~1.5mm，厚约1mm，边缘有一深沟。表面棕色或棕黑色，粗糙不平，于放大镜下观察，表面有突起的细密网纹，网孔方形或多角形，排列较规则或呈同心环状。纵切面可见"U"字形弯曲的胚，胚根深棕色，子叶与胚根等长，淡棕色；胚乳包于胚外，淡黄色，油质。气无，味苦。以粒饱满、色黑者为佳。

- **性味功用**

苦、辛，温；小毒。祛风散寒，活血止痛。适用于风寒筋骨麻木，肩背酸痛，腰痛，腿寒，外伤瘀肿疼痛，骨结核，痔疮瘘管等病症。

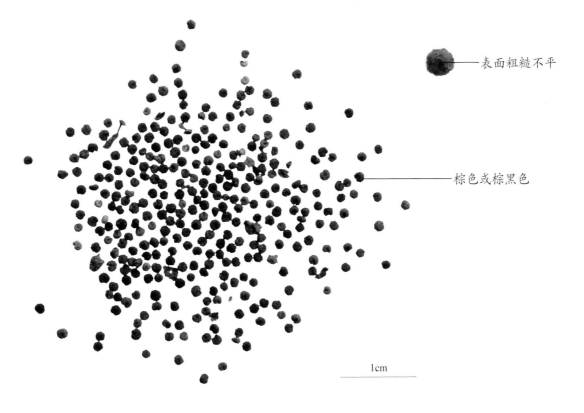

———表面粗糙不平

———棕色或棕黑色

1cm

# 冬瓜子

● **别名**
白瓜子。

● **来源**
葫芦科植物冬瓜 *Benincasa hispida*（Thunb.）Cogn. 的种子。

● **溯源**
《神农本草经》载有白瓜。《本草经集注》云："白瓜子……冬瓜仁也。"《本草图经》云："今处处园圃莳之。其实生苗蔓下，大者如斗而更长，皮厚而有毛，初生正青绿，经霜则白粉。"《本草纲目》亦云："冬瓜，三月生苗引蔓，大叶团而有尖，茎叶皆有刺毛。六七月开黄花，结实大者径尺余，长三四尺，嫩时绿色有毛，老则苍色有粉，其皮坚厚，其肉肥白。"所言即为本品。市场冬瓜子分单边（习称单眼皮）和双边（习称双眼皮）两种，系冬瓜的不同栽培品种。

● **产地**
主产于河北、河南、安徽、江苏、浙江、四川等地。

● **采收加工**
采摘成熟果实，掏出种子，洗净，晒干。

● **药材性状**
种子长椭圆形或卵圆形，扁平，长1~1.5cm，宽0.5~1cm，厚约0.2cm。表面黄白色，略粗糙，边缘光滑（单边冬瓜子）或两面外缘各有一环纹（双边冬瓜子）。一端稍尖，有2个小突起，较大的突起上有珠孔，较小的为种脐，另一端圆钝。种皮稍硬而脆，剥去种皮，可见子叶2枚，白色，肥厚，胚根短小。体轻，富油性。气无，味微甜。以颗粒饱满、色白者为佳。

● **性味功用**
甘，微寒。清肺化痰，消痈排脓，利湿。适用于痰热咳嗽，肺痈，肠痈，白浊，带下，脚气，水肿，淋证等病症。

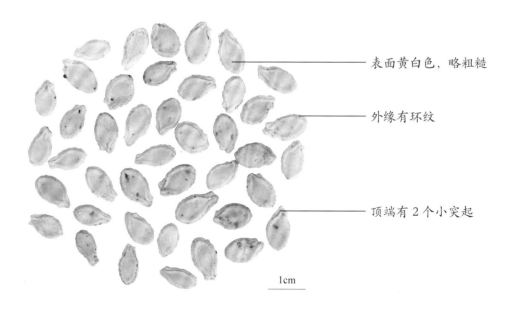

表面黄白色，略粗糙

外缘有环纹

顶端有2个小突起

1cm

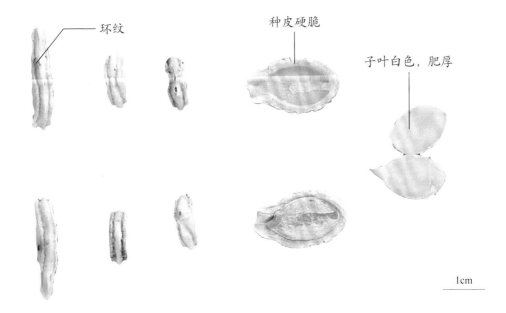

环纹

种皮硬脆

子叶白色，肥厚

1cm

# 丝瓜子 ●

● **来源**

葫芦科植物丝瓜 *Luffa cylindrica*（L.）Roem. 或广东丝瓜 *Luffa acutangula* Roxb. 的种子。

● **溯源**

本品药用始载于《食物本草》，云："二月下种，生苗引蔓，延树竹，或做棚架。其叶大如蜀葵而多丫，兼有细毛刺，取汁可染绿。其茎有棱。六七月开黄花，五出，微似胡瓜花，蕊瓣俱黄。其瓜大寸许，长一二尺，甚则三四尺，深绿色。有皱点，瓜头如鳖首。嫩时去皮，可烹可曝，点茶充蔬。老则大如杵，筋络缠纽如织成，经霜乃枯。涤釜器，故村人呼为洗锅罗瓜。

内有隔，子在隔中，状如栝楼子，黑色而扁。"所言即为本品。另言："（子）苦者，气寒有毒。主大水，面目四肢浮肿，下水。令人吐。甜者，无毒。除烦止渴，治心热，利水道，调心肺，治石淋，吐蛔虫，压丹石。"

● **产地**

全国大部分地区均产。

● **采收加工**

秋季果实成熟后，在采制丝瓜络时，收集种子，晒干。

● **药材性状**

种子长卵形，扁平状，黑色，质硬。种皮边缘有狭翅，翅的一端有种脊，上方有叉状突起。剥开种皮后可见膜状灰绿色的内种皮包于子叶之外。子叶2枚，黄白色。气微，味微香。

广东丝瓜子与丝瓜子主要不同点在于种子表面有网纹及雕纹，边缘无狭翅。

苦，寒。清热，利水，通便，驱虫。适用于水肿，石淋，肺热咳嗽，肠风下血，痔漏，便秘，蛔虫病等病症。

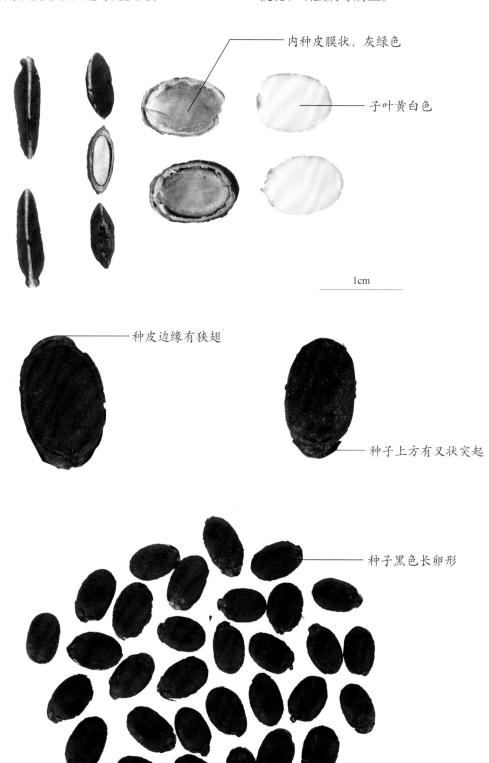

内种皮膜状，灰绿色

子叶黄白色

1cm

种皮边缘有狭翅

种子上方有叉状突起

种子黑色长卵形

1cm

# 冬瓜皮

● **别名**

白冬瓜皮。

● **来源**

葫芦科植物冬瓜 *Benincasa hispida*（Thunb.）Cogn. 的外果皮。

● **溯源**

冬瓜的本草溯源详见"冬瓜子"条，冬瓜皮药用始载于《开宝本草》。

● **产地**

主产于河北、河南、安徽、江苏、浙江、四川等地。

● **采收加工**

用刀削下冬瓜的外果皮，晒干。

● **药材性状**

果皮为不规则薄片，常内卷、筒状或双筒状，大小不一。外表面黄白色至暗绿色，光滑或被白粉；内表面较粗糙，有筋状维管束。体轻而脆，易折断。气微，味淡。以片薄、条长、色灰绿、有粉霜者为佳。

● **性味功用**

甘，微寒。清热利水，消肿。适用于水肿，小便不利，泄泻，疮肿等病症。

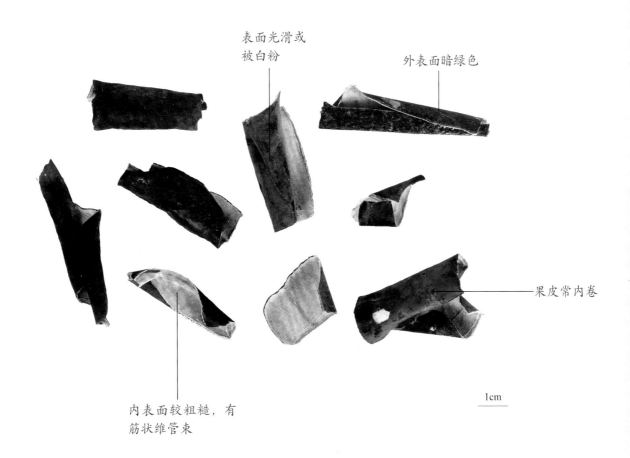

表面光滑或被白粉

外表面暗绿色

果皮常内卷

内表面较粗糙，有筋状维管束

1cm

491

# 丝瓜络

● **别名**

丝瓜网、瓜络、丝瓜筋、丝瓜瓤。

● **来源**

葫芦科植物丝瓜 *Luffa cylindrica*（L.）Roem. 或广东丝瓜 *Luffa acutangula* Roxb. 成熟果实的维管束。

● **溯源**

本品始载于《本草再新》。

● **产地**

全国各地均有产。

● **采收加工**

秋季采摘干枯果实，搓去外皮及果肉，除去种子，晒干。

● **药材性状**

本品多呈长圆柱状，略弯，两端稍细，长短不一。体轻，质韧，富弹性。表面黄白色，粗糙。全体由维管束纵横交错而成。有数条浅纵沟，有时可见残存的果皮和膜质状果肉。横断面有3个空腔，偶见残留黑色种子。气微，味淡。以个大、完整、筋络清晰、质韧、淡黄白色、无种子者为佳。

● **性味功用**

甘，平。通络，活血，祛风。适用于痹痛拘挛，胸胁胀痛，乳汁不通等病症。

維管束纵横交错

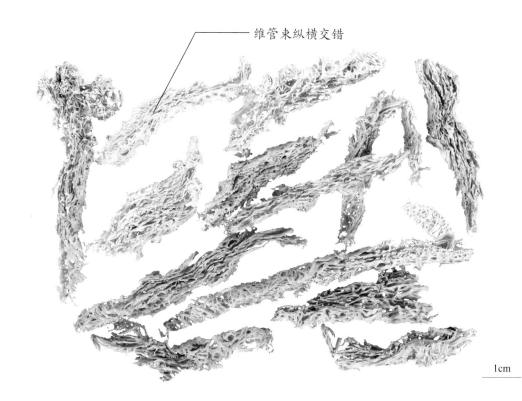

1cm

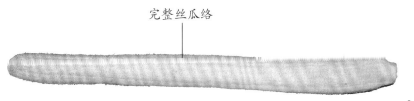

完整丝瓜络

5cm

● **附注**

本品因韧性强，透气性好，天然可再生，长期以来被作为厨房清洁用品。近年来，也被用于制作洗浴用品、鞋垫等。

# 老鼠瓜 ●

● **别名**

野西瓜、蚂蚁瓜、抗旱草 、刺山柑。

● **来源**

白花菜科植物山柑 *Capparis spinosa* L. 的果实。

● **溯源**

本品为我国西北地区习用药材，始载于《新疆中草药手册》，云："治急慢性风湿性关节炎：鲜老鼠瓜根皮四份，果一份；或老鼠瓜鲜叶四份，果一份，共捣成糊状（若稍干，不成糊状时，可酌加热白酒适量），用纱布包敷患部，十五至三十分钟后取下，每日一次，五天为一疗程。"

● **产地**

主产于新疆。

● **采收加工**

秋季采摘近成熟的果实，鲜用或晒干。

● **药材性状**

果实椭圆形（裂开者常四瓣状），灰绿色至黄棕色。果皮薄而韧，表面突起呈疣状，内面血红色。种子深褐色，有辛辣味。

● **性味功用**

苦、辛，温；小毒。祛风止痛，除湿散寒。适用于风湿痹痛，牙痛，泄泻，痢疾等病症。

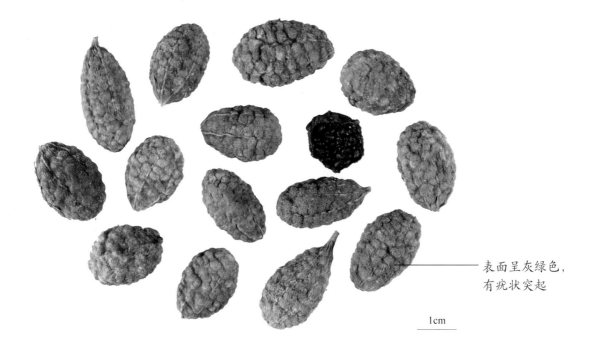

表面呈灰绿色，
有疣状突起

1cm

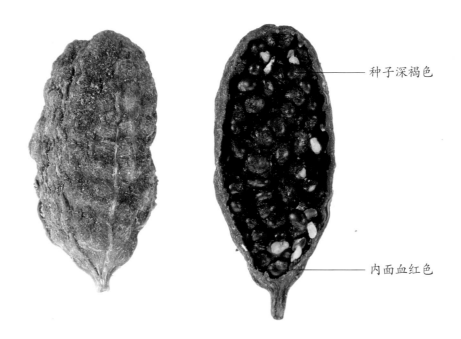

种子深褐色

内面血红色

5mm

● **附注**

1. 该植物的根皮、叶在部分地区亦同等入药，功效同老鼠瓜。

2. 该植物的花蕾及果实常经盐渍或醋浸保存，用作调味料，在地中海地区及印度等国广泛食用。

- **别名**

  胡麻子、大胡麻、亚麻仁。

- **来源**

  亚麻科植物亚麻 *Linum usitatissimum* L. 的种子。

- **溯源**

  亚麻之名始见《本草图经》，云："亚麻子，出兖州威胜军。苗叶俱青，花白色，八月上旬采其实用。"所言与今相符。

- **产地**

  主产于我国东北地区。

- **采收加工**

  8~10月果实成熟时，割取全草，晒干，打出种子，除净杂质，晒干。

- **药材性状**

  种子呈扁平卵圆形，一端钝圆，另端尖而略偏斜，长 4~6mm，宽 2~3mm。表面红棕色或灰褐色，平滑有光泽，种脐位于尖端的凹入处。种脊浅棕色，位于一侧边缘。种皮薄，胚乳棕色，薄膜状，子叶2，黄白色，富油性。无臭，嚼之有豆腥味。用水浸泡后，种子外有透明黏液膜包围。以饱满、光滑、色棕红者为佳。

- **性味功用**

  甘，平。养血祛风，润燥通便。适用于麻风，皮肤干燥，瘙痒，脱发，疮疡湿疹，肠燥便秘等病症。

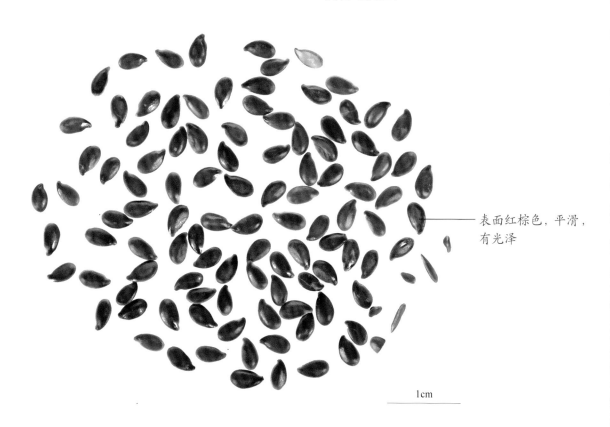

表面红棕色，平滑，有光泽

1cm

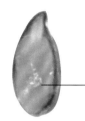

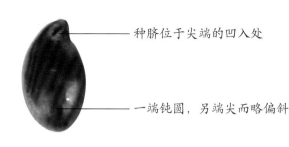

—— 种脐位于尖端的凹入处

—— 子叶黄白色，富油性

—— 一端钝圆，另端尖而略偏斜

● **附注**

亚麻子亦称为胡麻子、大胡麻，中药茺蔚子一名小胡麻，注意区分，详见"茺蔚子"条。

# 苏铁子

● **别名**
苏铁果、凤凰蛋、无漏果、千年枣。

● **来源**
苏铁科植物苏铁 *Cycas revolute* Thunb. 的种子。

● **溯源**
本品以"番蕉"之名始见于《群芳谱》。《花镜》曰："凤尾蕉，一名番蕉。"《本草纲目拾遗》云："出东洋舶上带来。叶如箆箕，生两旁作细尖瓣，嗅之有清气，似梅花香。按：《群芳谱》，铁树，生海南，闽广多有之。"《植物名实图考》载："凤尾蕉，南方有之，南安尤多，树如鳞甲，叶如棕榈，尖硬光泽，经冬不凋。欲萎时，烧铁钉烙之，则复茂。"所言正是本品。

● **产地**
主产于福建、广东、广西、云南等地。

● **采收加工**
秋、冬二季采收，晒干备用。

● **药材性状**
种子卵圆形，长 2~4cm，直径 1.5~3cm。表面橘红色至红褐色，外种皮皱缩，中种皮木质，坚硬。基部渐狭，具棕褐色椭圆形种脐；顶部略平，中部微凹，中央有小尖点。

● **性味功用**
苦、涩、平；有毒。平肝降压，镇咳祛痰，收敛固涩。适用于高血压病，慢性肝炎，咳嗽痰多，痢疾，遗精，带下，跌打刀伤等病症。

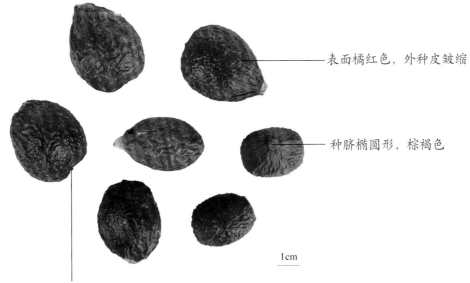

表面橘红色，外种皮皱缩

种脐椭圆形，棕褐色

顶部略平，中部微凹，中央有小尖点

1cm

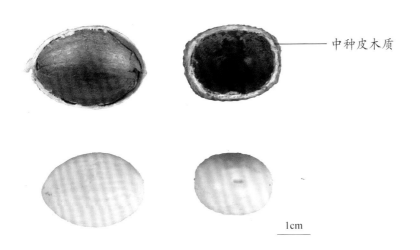

中种皮木质

1cm

● **附注**

该植物的叶亦可入药，详见"苏铁叶"条。

# 西瓜皮

- **别名**

  西瓜翠衣、西瓜衣、西瓜青。

- **来源**

  葫芦科植物西瓜 *Citrullus lanatus* (Thunb.) Matsumu. et Nakai 的外果皮。

- **溯源**

  西瓜之名始载于《日用本草》，云："契丹破回纥，始得此种。"西瓜皮药用收载于《本草纲目》，曰："皮不堪啖，亦可蜜煎、酱藏，口、舌、唇生疮，烧研噙之。" 市售西瓜皮药材有两种商品形态：有的削去内层柔软部分及外层青果皮，有的仅削去内层柔软部分而不去青皮。

- **产地**

  我国各地均有栽培，以华北、东北、西北地区为最多。

- **采收加工**

  夏、秋二季采收成熟西瓜，用刀削下外皮，洗净，晒干。

- **药材性状**

  本品为长条形或不规则的薄片状，弯曲皱缩，多向内卷曲，大小不一。外表面灰绿色、绿褐色或黄棕色；内面灰白色或白色，具网状筋脉（维管束）。常带有果柄。质轻脆，易碎。气弱、味淡。以外皮青绿、内皮近白色、无杂质者为佳。

- **性味功用**

  甘，凉。清热祛暑，消烦止渴。适用于口舌生疮，小便不利，肢体浮肿等病症。

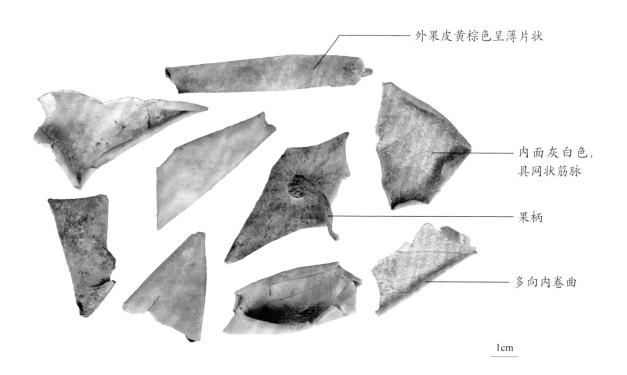

外果皮黄棕色呈薄片状

内面灰白色，具网状筋脉

果柄

多向内卷曲

1cm

- **别名**

  桂丁、肉桂子、桂丁香。

- **来源**

  樟科植物肉桂 *Cinnamomum cassia* Presl 的幼嫩果实。

- **溯源**

  桂丁入药始见于《百草镜》。《纲目拾遗》引《百草镜》曰："桂丁形如吴茱萸，出广西交趾，乃肉桂子也。"所述与今相符。市售桂丁药材有两种，一种为果实，一种为叶柄，注意区别。

- **产地**

  主产于广西、广东、福建等地，云南亦产。

- **采收加工**

  10~11月，采摘未成熟的果实，晒干，去果柄。

- **药材性状**

  本品略呈倒卵形，长5~12mm，直径6~7mm。幼果椭圆形，直径约3mm，被宿存萼包裹，表面黄棕色，先端稍平截，上有一微凸的花柱残基。宿存萼杯状，边缘有不明显的6浅裂，表面暗棕色，有皱纹，下部延长成萼筒，少数连有果柄。气香，味辣。以肉厚、香气浓者为佳。

- **性味功用**

  甘、辛，温。温中散寒，止痛，止呃。适用于心胸疼痛，胃腹冷痛，恶心，嗳气，呃逆，呕吐，肺寒咳喘等病症。

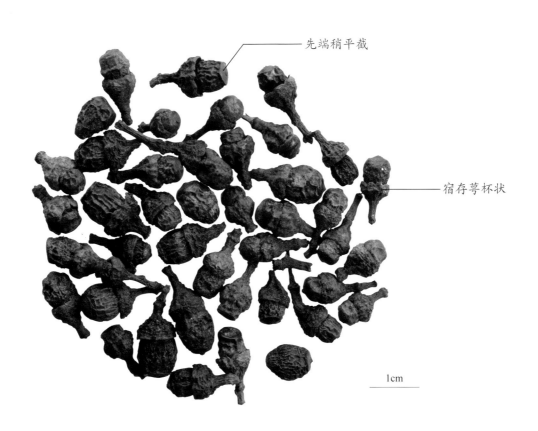

先端稍平截

宿存萼杯状

1cm

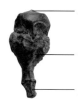

微凸的花柱残基

宿存萼6浅裂，有皱纹

果柄

1cm

● **附注**

1. 阴虚火旺者忌服。

2. 该植物的叶柄亦可入药，亦称桂丁，注意鉴别，详见"桂丁"条。

# 羊蹄实

● **别名**
金荞麦。

● **来源**
蓼科植物羊蹄 *Rumex japonicus* Houtt. 或尼泊尔酸模 *Rumex nepalensis* Spreng. 的果实。

● **溯源**
《本草纲目》在"羊蹄"项下附其"实"入药，曰："气味：苦、涩、平；无毒。主治：赤白杂痢，妇人血气。"即为本品。

● **产地**
主产于我国长江流域及其以南各地。

● **采收加工**
春季果实成熟时采摘，晒干。

● **药材性状**
瘦果宽卵形，有三棱，为增大的内轮花被所包。花被宽卵状心形，长5mm，宽6mm，边缘有锯齿，各具一卵形小瘤。干燥的果实表面棕色。气微，味微苦。

● **性味功用**
苦，平。凉血止血，通便。适用于赤白痢疾，漏下，便秘等病症。

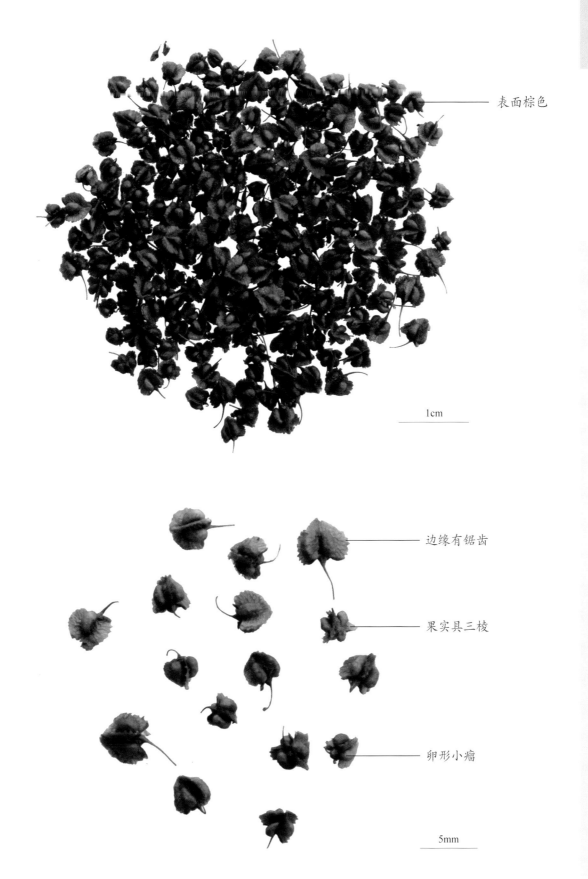

表面棕色

1cm

边缘有锯齿

果实具三棱

卵形小瘤

5mm

# 向天果

- **别名**

  所罗门向天果。

- **来源**

  楝科植物大叶桃花心木 *Swietenia macrophylla* King 的种子。

- **溯源**

  该植物的果实呈直立圆锥形，基部宽、顶端尖，故有此名。本品为南太平洋所罗门群岛传统药物，近年来，国内亦有进口。常用于治疗糖尿病、高血压，备受追捧。

- **产地**

  主产于印度尼西亚、马来西亚，我国台湾、广东、海南等地有引种。

- **采收加工**

  南半球 9~10 月为花期，第 2 年 7~8 月为果期。11 月开始结实，果实在 3~4 月成熟，采下的成熟种子立即晾干或晒干。

- **药材性状**

  种子呈不规则片状或棱锥状，压扁。表面棕红色至棕褐色，光滑，有光泽。基部薄膜质；顶端圆钝，较厚。边缘具翅。种皮坚硬。断面种仁白色，气微，味苦。

- **性味功用**

  苦，凉。解热，降糖，降脂。适用于糖尿病，高血压等病症。

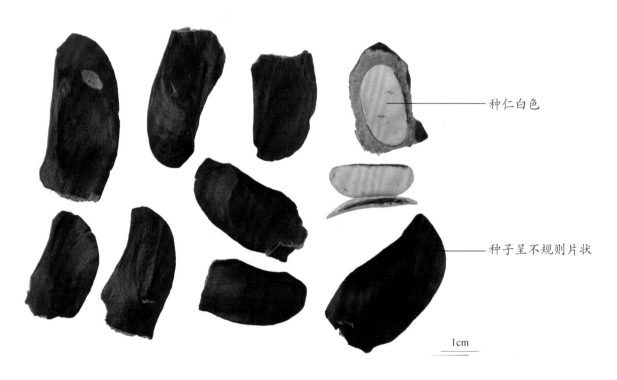

种仁白色

种子呈不规则片状

1cm

- **附注**

  服用时剥去种皮，仅服用种仁。因其苦味较重，难以咀嚼下咽，常将白色果仁掰碎或研末，用水直接送服。

● **别名**

风流果、补肾果、益肾子、龟头子、劲霸果。

● **来源**

壳斗科植物厚鳞柯 *Lithocarpus pachylepis* A. Camus 的果实。

● **溯源**

本品为我国西南少数民族民间药，《中药大辞典》《中华本草》等均未见记载。因其形状奇特，药效往往被夸大，在部分地区及药市多有售卖。

● **产地**

主产于广西西部、云南东南部等地。

● **采收加工**

冬季采收成熟果实，去除外部总苞，晒干。

● **药材性状**

果实呈甚扁的扁圆形，高 15~25mm，宽 40~65mm。顶部平坦，黄棕色或红棕色，角质，中部常微凹，被黄棕色脱落性细伏毛，中央果脐稍凸起，四周边缘凹陷；基部钝圆，灰白色至灰棕色，凹凸不平，靠近顶部有多数空洞。质坚硬，破开可见子房 3 室，子叶平凸，褶合或镶嵌状，不育胚珠位于果壳内壁顶侧或底部。

● **性味功用**

本品常被取类比象，在市场上被宣传具有"温肾壮阳、祛风湿、强腰膝"等功效。《中华本草》记载，柯属 (*Lithocarpus*) 植物的种子或种仁具有清热利湿、止泻痢等功效，鲜有温肾壮阳之功。

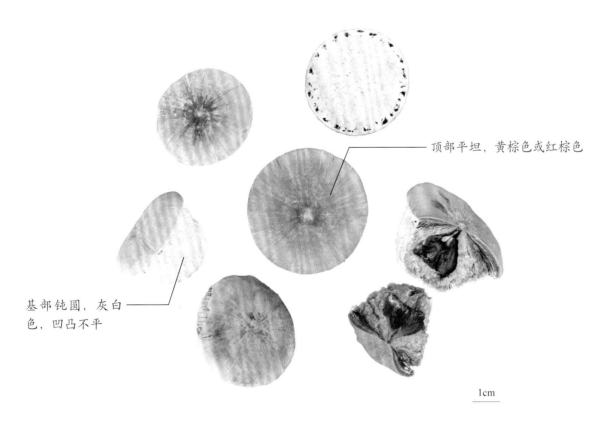

顶部平坦，黄棕色或红棕色

基部钝圆，灰白色，凹凸不平

1cm

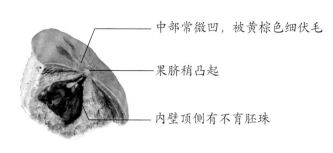

中部常微凹，被黄棕色细伏毛

果脐稍凸起

内壁顶侧有不育胚珠

● **附注**

本品有小毒，用之宜慎。

# 赤 瓟

● 别名

赤包子。

● 来源

葫芦科植物赤瓟 *Thladiantha dubia* Bunge 的果实。

● 溯源

古代本草常将赤瓟记载于"王瓜"条内，亦称王瓜，造成两者混淆。如《本草图经》云："王瓜，生鲁地平泽田野及人家垣墙间，今处处有之。《月令》四月王瓜生，即此也。叶似栝楼，圆无叉缺，有刺如毛，五月开黄花，花下结子如弹丸，生青熟赤，根似葛，细而多糁，谓之土瓜根。"上述王瓜的分布、

特征及所附"均州王瓜"图形态均为赤瓟。

● 产地

我国东北、华北、华东、华南地区均有产。

● 采收加工

果实成熟后连柄摘下，用线将果柄串起，挂于日光下或通风处晒干为止。宜置通风干燥处，防止潮湿霉烂及虫蛀。

● 药材性状

本品呈卵圆形、椭圆形至长圆形，常压扁，长 3~5cm，直径 1.5~3cm。表面橙黄色、橙红色、红色至红棕色，皱缩，有极稀的茸毛及纵沟纹。先端有残留柱基；基部有细而弯曲的果柄。果皮厚约 1mm，内表面

粘连多数黄色长圆形的小颗粒（系不发育的种子），中心有多数扁卵形、棕黑色的成熟种子，新鲜时质软而黏。气特异，味甜。

● **性味功用**

酸、苦，平。理气，活血，祛痰，利湿。适用于反胃吐酸，肺痨咳血，黄疸，痢疾，胸胁疼痛，跌打扭伤，筋骨疼痛，闭经等病症。

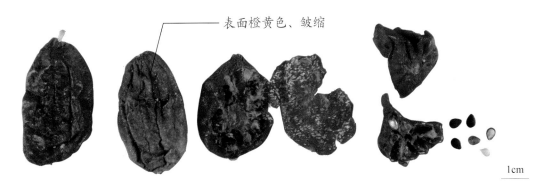

表面橙黄色、皱缩

1cm

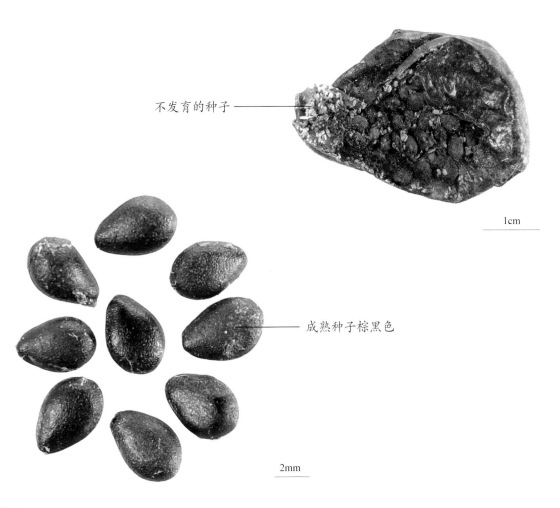

不发育的种子

1cm

成熟种子棕黑色

2mm

● **附注**

分布秦岭以南的南赤瓟 *Thladiantha nudiflora* Hemsl. 的果实，在市场亦作赤瓟售卖。

# 赤阳子

● **别名**

救兵粮、火把果、救军粮、救命粮。

● **来源**

蔷薇科植物火棘 *Pyracantha fortuneana*（Maxim.）Li 的果实。

● **溯源**

赤阳子始载于《滇南本草》，曰："生大川平野间，坟园多以为墙。今处处有之，枝大有刺，结细子，色赤甚繁。"即为本品。

● **产地**

主产于陕西、江苏、湖北、贵州、云南、四川等地。

● **采收加工**

秋季果实成熟时采摘，晒干。

● **药材性状**

果实近球形，直径约 5mm。表面橘红色或深红色，先端有宿存萼片，基部有残留果柄。果肉棕黄色，内有 5 枚种子。气微，味酸涩。

● **性味功用**

酸、涩，平。健脾消食，收涩止痢，止痛。适用于食积停滞，脘腹胀满，痢疾，泄泻，崩漏，带下，跌打损伤等病症。

基部有残留果柄

先端萼片宿存

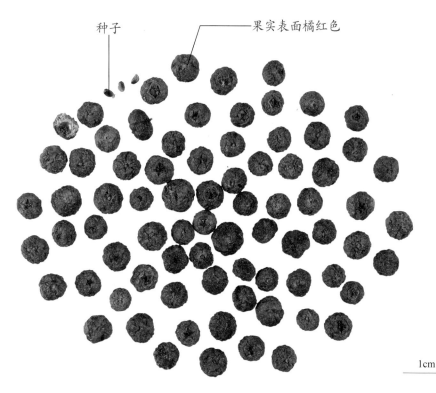
种子　　　果实表面橘红色

1cm

# 芜菁子

- **别名**

  蔓菁子。

- **来源**

  十字花科植物芜青 *Brassica rapa* L. 的种子。

- **溯源**

  芜青始载于《名医别录》。《本草纲目》记载"芜菁子",云:"可升可降,能汗能吐,能下能利小便,又能明目解毒,其功甚伟。"

- **产地**

  我国各地均有栽培。

- **采收加工**

  6~7月果实成熟,割取全株,晒干,打下种子。

- **药材性状**

  种子球形,直径约 1.8mm,浅黄棕色,近种脐处黑色,有细网状窠穴。

- **性味功用**

  苦、辛,寒。养肝明目,行气利水,清热解毒。适用于青盲目暗,黄疸便结,小便不利,癥积,疮痍,面黚等病症。

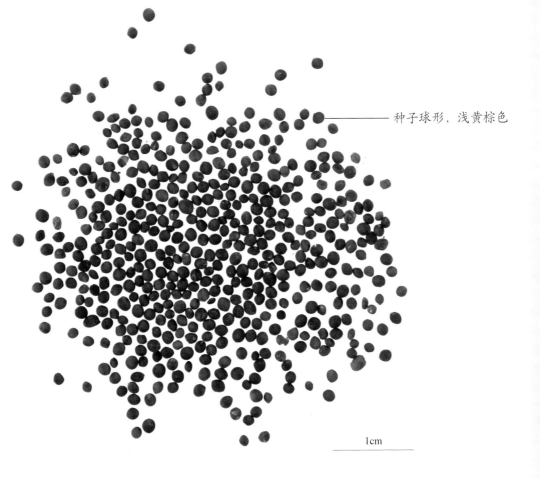

种子球形,浅黄棕色

1cm

# 杉 塔

- **别名**
  杉果、杉树果。

- **来源**
  杉科植物杉木 *Cunninghamia lanceolata*( Lamb. ) Hook. 的球果。

- **溯源**
  杉木始载于《名医别录》。《本草图经》记载"杉材"，曰："今南中深山中多有之，木类松而劲直，叶附枝生，若刺针。"《广东省中药材标准（第一册）》收录本品。

- **产地**
  我国秦岭以南地区均产。

- **采收加工**
  7~8 月间采摘，晒干。

- **药材性状**
  球果卵圆形，长 2.5~5cm，直径 3~4cm。熟时苞鳞革质，棕黄色，三角状卵形，长约 1.7cm，宽 1.5cm；先端有坚硬的刺状尖头；边缘有不规则的锯齿，向外反卷或不反卷；背面的中肋两侧有 2 条稀疏气孔带。

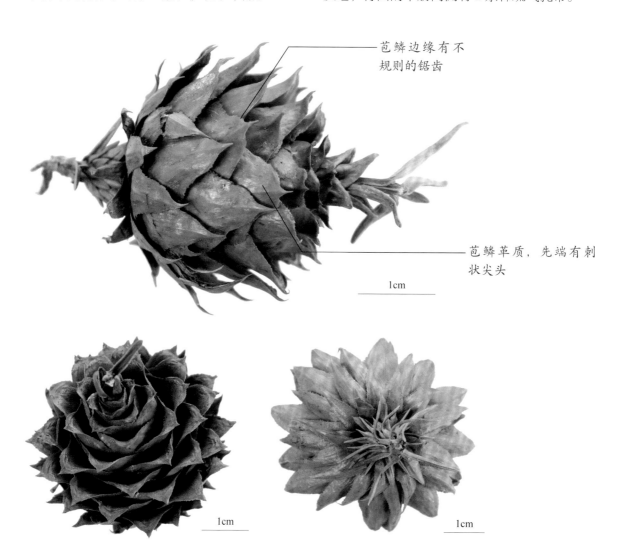

苞鳞边缘有不规则的锯齿

苞鳞革质，先端有刺状尖头

1cm

1cm        1cm

- **性味功用**

辛，微温。温肾壮阳，杀虫解毒，宁心，止咳。

适用于遗精，阳痿，白癜风，乳痈，心悸，咳嗽等病症。

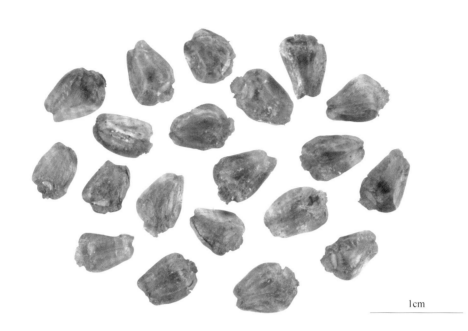

1cm

# 芫荽子 ●

- **别名**

香菜子。

- **来源**

伞形科植物芫荽 *Coriandrum sativum* L. 的果实。

- **溯源**

本品以"胡荽"之名始载于《食疗本草》。《本草纲目》云："胡荽，处处种之。八月下种，晦日尤良。初生柔茎，圆叶，叶有花歧，根软而白，冬春采之，香美可食，可以作菹，道家五荤之一。立夏后开细花成簇，如芹

菜花，淡紫色。五月收子，子如大麻子，亦辛香。"所言即为本品。

- **产地**

主产于江苏、安徽、湖北等地。

- **采收加工**

8~9 月果实成熟时采收，晒干。

- **药材性状**

果实为 2 枚小分果合生的双悬果，圆球形，直径 3~5mm。淡黄棕色至土黄棕色。顶端可见极短柱头残迹，周围有宿存花萼 5 枚。表面较粗糙，不甚明显的波状纵棱 10 条与

明显的直纵棱10条相间排列。小分果背面隆起，腹面中央下凹。质坚脆，揉碎散发浓烈特殊香气，味微辣。

● 性味功用

辛、酸，平。健胃消积，理气止痛，透疹解毒。适用于食积，胸膈满闷，脘腹胀痛，泻痢，肠风便血，麻疹，痘疹不透，疝气，头痛等病症。

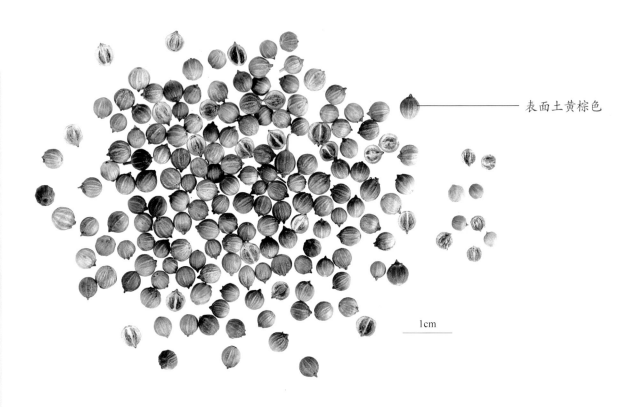

表面土黄棕色

1cm

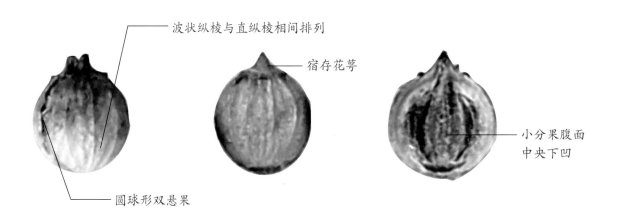

波状纵棱与直纵棱相间排列

宿存花萼

圆球形双悬果

小分果腹面中央下凹

# 芸薹子

● **别名**
油菜子。

● **来源**
十字花科植物芸薹 *Brassica rapa* L. var. *oleifera* DC. 的种子。

● **溯源**
本品始载于《千金方·食治》，云："芸薹，味辛，寒；无毒。主腰脚痹。若旧患腰脚痛者，不可食，必加剧。又治游肿丹毒。"中药市场销售芸薹子为传统油菜的种子（种子较小），现今选育改良的新品种（种子较大）往往不入药用。

● **产地**
主产于我国长江流域和西北地区。

● **采收加工**
4~6 月间，割取地上部分，晒干，打出种子，除去杂质，晒干。

● **药材性状**
种子近球形，直径 1.5~2mm。表面红褐色或棕黑色，放大镜下观察具有网状纹理，一端具黑色圆点状种脐。破开种皮内有子叶 2 枚，肥厚，乳黄色，富油质，沿中脉相对折，胚根位于 2 纵折的子叶之间。气微，味淡。以子粒饱满、色泽光亮者为佳。

● **性味功用**
辛、甘，平。活血化瘀，消肿散结，润肠通便。适用于产后恶露不尽，瘀血腹痛，痛经，肠风下血，血痢，风湿关节肿痛，痈肿丹毒，乳痈，便秘，粘连性肠梗阻等病症。

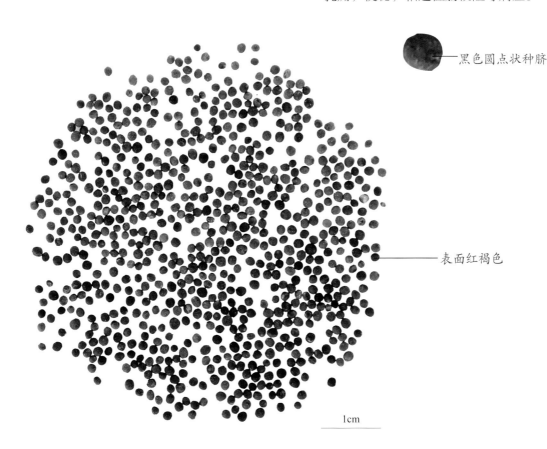

黑色圆点状种脐

表面红褐色

1cm

# 花生衣

- **别名**
  花生皮。

- **来源**
  豆科植物落花生 *Arachis hypogaea* L. 的种皮。

- **溯源**
  花生是外来引种栽培作物。关于花生衣的药用记载目前只可追溯到 20 世纪中期，花生衣在民间用于治疗血小板减少性紫癜。《全国中草药汇编》收录有花生衣。

- **产地**
  我国大部分地区均产。

- **采收加工**
  在加工油料或制作食品时采集红色种皮，晒干。

- **药材性状**
  种皮呈不规则片状，长宽 1~1.5cm。外表面呈淡红色，有纵向或弧形纹理；内表面黄色或白色，亦可见纹理。气香，味淡。

- **性味功用**
  甘、微苦、涩，平。凉血止血，散瘀。适用于血友病，类血友病，血小板减少性紫癜，手术后出血，咯血，便血，衄血，子宫出血等病症。

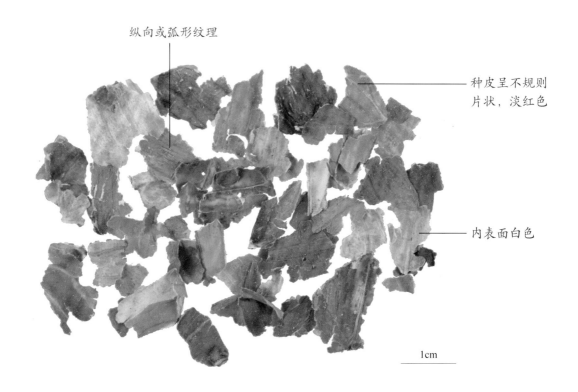

纵向或弧形纹理

种皮呈不规则片状，淡红色

内表面白色

1cm

# 芹菜子

- **别名**

  旱芹子。

- **来源**

  伞形科植物旱芹 *Apium graveolens* L. 的成熟果实。

- **溯源**

  旱芹始载于《履巉岩本草》。芹菜子被《广东省中药材标准（第一册）》收载。在民间，芹菜子与芹菜作用大致相同。芹菜子还是维药。

- **产地**

  我国各地均有栽培。

- **采收加工**

  夏、秋二季果实成熟时割取果序，晒干，打下果实。

- **药材性状**

  本品近球形至广卵形，长 1~1.5mm，直径 1~1.2mm。表面灰绿色至棕黄绿色。分果卵圆形，先端稍尖，残留有花柱基，背面有纵棱 5 条，接合面小，不平坦，果皮松脆。横切面近五角形，果棱短钝，基部远离。气清香而具特异的芹菜气，味辛、微苦、微麻舌。

- **性味功用**

  辛、苦，凉。清肝息风，祛风利湿。适用于眩晕头痛，面红目赤，皮肤湿疹，疮肿等病症。

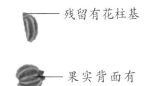

—— 残留有花柱基

—— 果实背面有 5 条纵棱

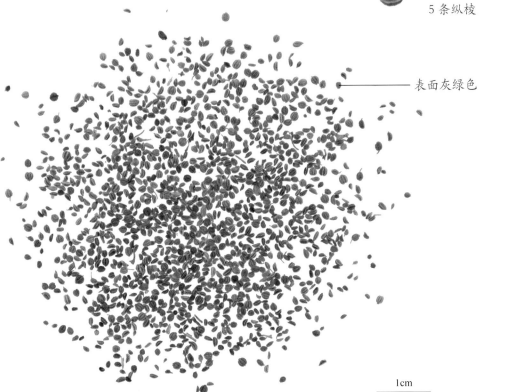

—— 表面灰绿色

1cm

# 芦 子

- **别名**

  青蒟、青蒌。

- **来源**

  胡椒科植物蒌叶 *Piper betle* L. 的果穗。

- **溯源**

  蒟酱始载于《新修本草》，曰："蒟酱，蔓生，叶似王瓜而厚大，味辛香，实似桑椹，皮黑肉白。"《本草图经》引刘渊林注《蜀都赋》云："蒟酱，缘木而生，其子如桑椹，熟时正青，长二三寸。以蜜藏而食之，辛香，温调五脏。"即为本品。

- **产地**

  主产于云南。

- **采收加工**

  秋后果实成熟时采摘，晒1天后，纵剖为二，晒干。

- **药材性状**

  本品呈弯曲的长条状，多数纵剖成两半，长 4~9cm。外表黑褐色，为多数直径 3~4mm 的球果连合而成，纵剖面淡棕色，中央纵槽状，其两侧可见被剖切的果实。果实破碎者胚乳呈灰褐色。果柄存留者长可达 3cm 或更长。具特异之芳香气，味辛、辣。

- **性味功用**

  辛，温。温中下气，消痰散结，止痛。适用于脘腹冷痛，呕吐泄泻，虫积腹痛，咳逆上气，牙痛等病症。

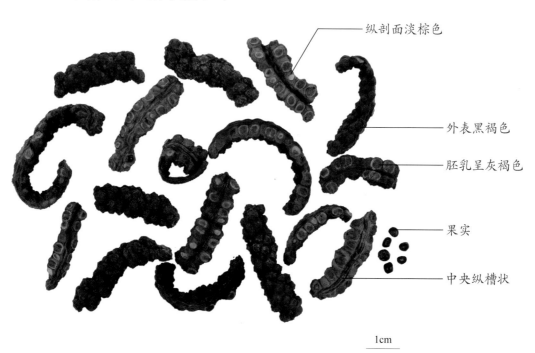

纵剖面淡棕色

外表黑褐色

胚乳呈灰褐色

果实

中央纵槽状

1cm

- **附注**

  该植物的叶亦可入药，详见"青蒌叶"条。

- **别名**

  芒果核。

- **来源**

  漆树科植物杜果 *Mangifera indica* L. 的果核。

- **溯源**

  杜果核始载于《岭南采药录》，云："杜果核煎水服，能消食滞。"

- **产地**

  主产于广东、广西、台湾等地。

- **采收加工**

  夏季果实成熟时采摘，食用杜果后，收集果核，晒干。

- **药材性状**

  本品长卵圆形，略扁，长 5~8cm，宽 3~4.5cm，厚 1~2cm。表面黄白色或土黄色或灰棕色，具数条斜向筋脉纹（内果皮纤维束）及毛状纤维，韧性。果核坚硬，中央隆起，边缘一侧扁薄，另一侧较圆钝，摇之发响。破开后内表面黄白色，光滑，有种子 1 枚。种皮薄，种仁黄白色，肥厚，肾形。气微，种仁味涩，微苦。

- **性味功用**

  酸、涩，平。健胃消食，化痰行气。适用于饮食积滞，食欲不振，咳嗽，疝气，睾丸炎等病症。

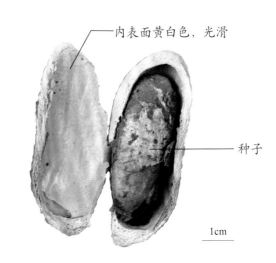

内表面黄白色，光滑

种子

1cm

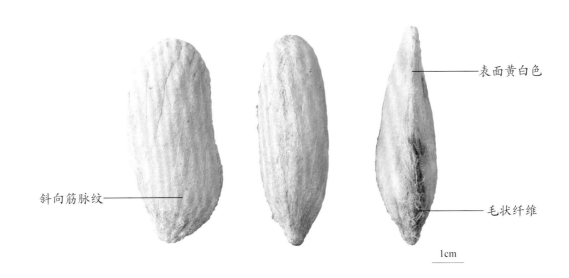

斜向筋脉纹

表面黄白色

毛状纤维

1cm

515

# 牡荆子

- **别名**
牡荆实、黄荆子。

- **来源**
马鞭草科植物牡荆 *Vitex negundo* L. var. *cannabifolia*（Sieb. et Zucc.）Hand.-Mazz. 的果实。

- **溯源**
本品以"小荆实"之名始载于《神农本草经》"蔓荆"条下。《本草纲目》云："牡荆，处处山野多有，樵采为薪。年久不樵者，其树大如碗也。其木心方，其枝对生，一枝五叶或七叶。叶如榆叶，长而尖，有锯齿。五月杪间开花成穗，红紫色。其子大如胡荽子而有白膜皮裹之。"所言与今相符。

- **产地**
主产于我国长江流域及其以南各地。

- **采收加工**
秋季果实成熟时采收，晒干，搓出果实，扬净。

- **药材性状**
果实圆锥形或卵形，长约 3mm，直径 2~3mm。上端略大而平圆，有花柱脱落的凹痕；下端稍尖。宿存萼灰褐色，密被灰白色细绒毛，包被整个果实的 2/3 或更多，萼筒先端 5 齿裂，外面有 5~10 条脉纹。果实表面棕褐色。质坚硬，不易破碎。断面果实较厚，棕黄色，4 室，每室有黄白色种子 1 枚或不育。气香，味苦、涩。以颗粒饱满、气香者为佳。

- **性味功用**
辛、苦，温。化湿祛痰，止咳平喘，理气止痛。适用于咳嗽气喘，胃痛，泄泻，痢疾，疝气痛，脚气肿胀，带下，白浊等病症。

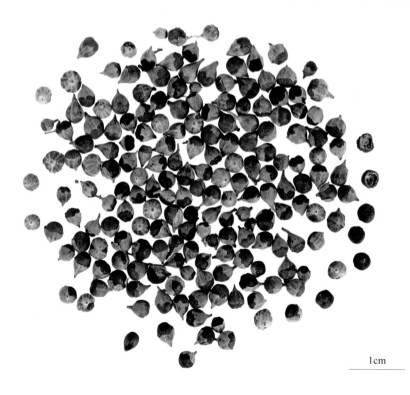

1cm

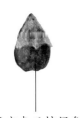 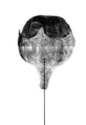 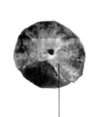 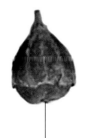

果实表面棕褐色　　宿存萼灰褐色，密　　萼筒外面脉纹明显　　果实上端平圆，有
　　　　　　　　　　被灰白色细绒毛　　　　　　　　　　　　　　花柱脱落的凹痕

● 附注

同属植物黄荆 *Vitex negundo* L. 的果实在部分地区亦同等入药；也有部分地区将二者分别入药，分别称为黄荆子、牡荆子。

# 余甘子 ●

● **别名**

土橄榄、滇橄榄、油甘子。

● **来源**

大戟科植物余甘子 *Phyllanthus emblica* L. 的果实。

● **溯源**

本品以"庵摩勒"之名始载于《新修本草》，云："生岭南。树叶细似合欢，花黄，实似李柰，青黄色，核圆，六七棱。中仁亦入药"《本草图经》亦云："木高一二丈，枝条甚软，叶青细密，朝开暮敛，如合欢夜合而叶微小，春生冬凋，三月有花，着条而生如粟粒，微黄，随即结实作荚，每条三两子，至冬而熟，如李子状，青白色，连核作五六瓣，干即并核皆裂。"所言与今相符。本品在西南少数民族使用较为广泛。因口感与橄榄相似，云南名为(滇)橄榄，应注意鉴别。

● **产地**

主产于我国西南地区。

● **采收加工**

冬季至次春果实成熟时采收，除去杂质，晒干。

● **药材性状**

果实球形或扁球形，直径 1.2~2cm。表面棕褐色至墨绿色，有淡黄色颗粒状突起，具皱纹及不明显的6棱。果肉（中果皮）厚1~4mm，质硬而脆；内果皮黄白色，硬核样，表面略具6棱，背缝线的偏上部有数条维管束，干后裂成6瓣。种子6颗，近三棱形，棕色。气微，味酸涩，回甜。

以个大、肉厚、回甜味浓者为佳。

● **性味功用**

苦、甘、酸，凉。清热利咽，润肺化痰，生津止渴。适用于感冒发热，咳嗽，咽痛，白喉，烦热口渴，高血压等病症。

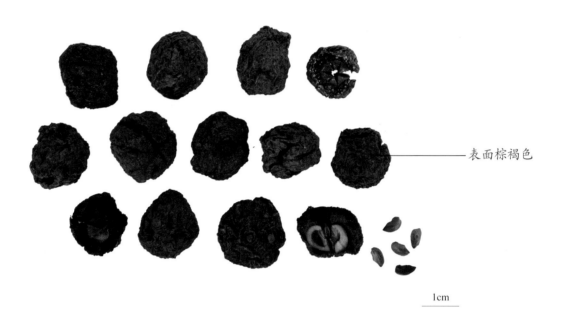

表面棕褐色

1cm

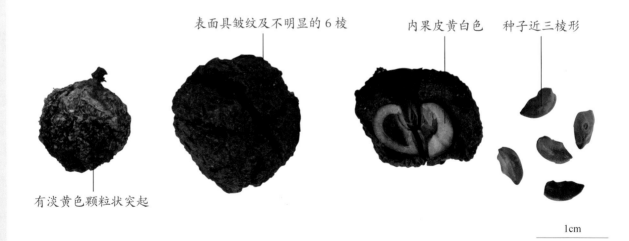

有淡黄色颗粒状突起

表面具皱纹及不明显的6棱

内果皮黄白色

种子近三棱形

1cm

● **别名**

雪莲子、皂角子、皂角籽、皂仁。

● **来源**

豆科植物皂荚 *Gleditsia sinensis* Lam. 的种仁。

● **溯源**

《神农本草经》载有"皂角"条，药用其果实。《本草图经》云："（皂荚）核中白肉亦入治肺药。又炮核取中心黄嚼饵之，治膈痰、吞酸。"近年来，本品以雪莲子之名，多作食材。

● **产地**

主产于云南、贵州等地。

● **采收加工**

秋季采收成熟果实，剥取种子，除去种皮和胚，晒干。

● **药材性状**

本品呈扁心形，长0.6~1cm，宽0.4~0.7cm，厚0.2~0.4cm。表面黄白色至黄棕色，光滑而带有光泽。一端尖，另端钝圆、肥厚。质极坚硬。气微，味微甘，嚼之韧劲，口感黏滑。以颗粒饱满、坚实、色明亮者为佳。

● **性味功用**

辛，温。润肠通便，祛风散热，化痰散结。适用于大便燥结，肠风下血，痢疾里急后重，痰喘肿满，疝气疼痛，瘰疬，肿毒，疮癣等病症。

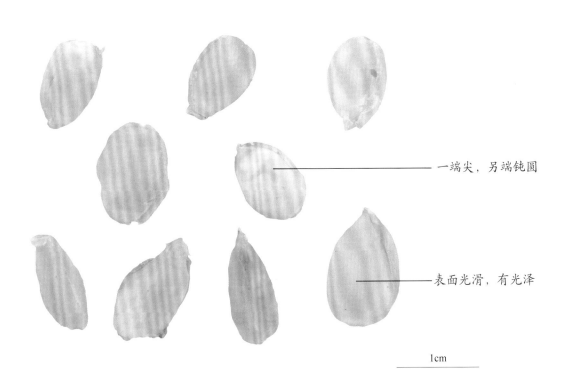

一端尖，另端钝圆

表面光滑，有光泽

1cm

# 皂荚子

● **别名**

皂角子、皂子。

● **来源**

豆科植物皂荚 *Gleditsia sinensis* Lam. 的种子。

● **溯源**

皂荚始载于《神农本草经》。《本草纲目》在"皂荚"条下附有"皂荚子"，并引用前人论述曰："皂角核烧存性，治大便燥结。其性得湿则滑，滑则燥结自通也。"皂角核即为本品。

● **产地**

主产于山东、四川、云南、贵州、陕西等地。

● **采收加工**

秋季果实成熟时采收，剥取种子，晒干。

● **药材性状**

种子呈长椭圆形，一端略狭尖，长1.1~1.3cm，宽0.7~0.8cm，厚约0.7cm。表面棕褐色，平滑而带有光泽，较狭尖的一端有微凹的点状种脐，有的不甚明显。种皮剥落后可见2片大型鲜黄色的子叶。质极坚硬。气微，味淡。以颗粒饱满、坚实、无杂质、无虫蛀者为佳。

● **性味功用**

辛，温。润肠通便，祛风散热，化痰散结。适用于大便燥结，肠风下血，痢疾里急后重，痰喘肿满，疝气疼痛，瘰疬，肿毒，疮癣等病症。

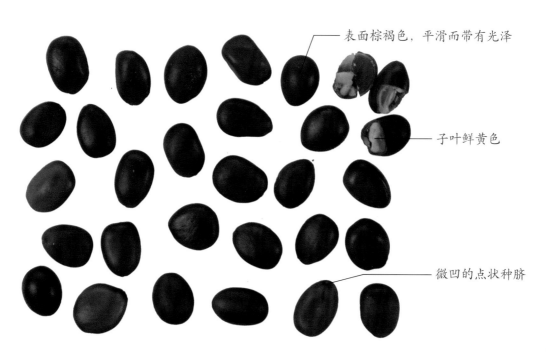

表面棕褐色，平滑而带有光泽

子叶鲜黄色

微凹的点状种脐

1cm

● **别名**

黑枣、有核黑枣、真黑枣、野柿子、软枣。

● **来源**

柿科植物君迁子 *Diospyros lotus* L. 的果实。

● **溯源**

君迁子之名始见于《本草拾遗》。《本草纲目》云："糯枣，其形似枣而软也。司马光《名苑》云：君迁子似马奶，即今牛奶柿也，以形得名。崔豹《古今注》云：牛奶柿即糯枣，叶似柿，子亦如柿而小。唐宋诸家不知君迁、糯枣、牛奶柿皆一物，故详证之。"

● **产地**

我国大部分地区均产。

● **采收加工**

10~11 月果实成熟时采收，晒干或鲜用。

● **药材性状**

果实近球形或椭圆形，直径 1~2cm。表面蓝黑色，常被有蓝色薄蜡层，果皮软韧。断面可见子房 8 室，内有种子 5~8 枚。种子长圆形，长约 1cm，宽约 6mm，褐色，侧扁，背面较厚。宿存萼常除去，或偶见，4 裂，深裂至中部，裂片卵形，长约 6mm，先端钝圆。气微，味甘、后涩。

● **性味功用**

甘、涩，凉。清热，止渴。适用于烦热，消渴等病症。

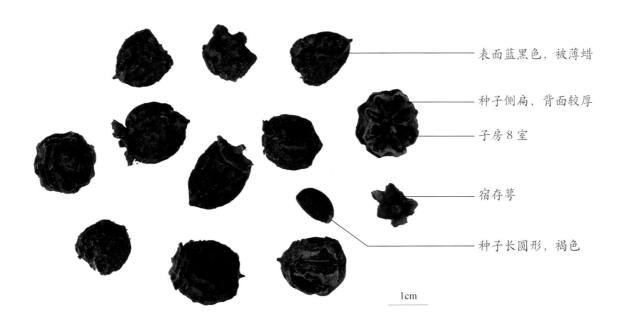

表面蓝黑色，被薄蜡

种子侧扁，背面较厚

子房 8 室

宿存萼

种子长圆形，褐色

1cm

● **附注**

另有市售黑枣，为鲜枣（即红枣）经烟熏制成，属于大枣的干制品，颜色乌黑，又称乌枣或熏枣，与君迁子不同，注意鉴别。

# 孜　然

- **别名**
  野茴香。

- **来源**
  伞形科植物孜然芹 *Cuminum cyminum* L. 的果实。

- **溯源**
  本品始载于《新疆中草药》，多作调料食用。

- **产地**
  主产于新疆。

- **采收加工**
  5月果熟时，割取全株，晒干，打下果实。

- **药材性状**
  果实长圆形，略弯曲，黄棕色至棕褐色。分果两端狭窄，长6mm，宽1.5mm，密被白色刚毛；背面具3棱，腹面平坦微凹，先端花柱基明显。气香特异。

- **性味功用**
  辛，温。散寒止痛，理气调中。适用于脘腹冷痛，消化不良，寒疝腹痛，月经不调等病症。

先端花柱基明显 ——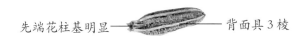—— 背面具3棱

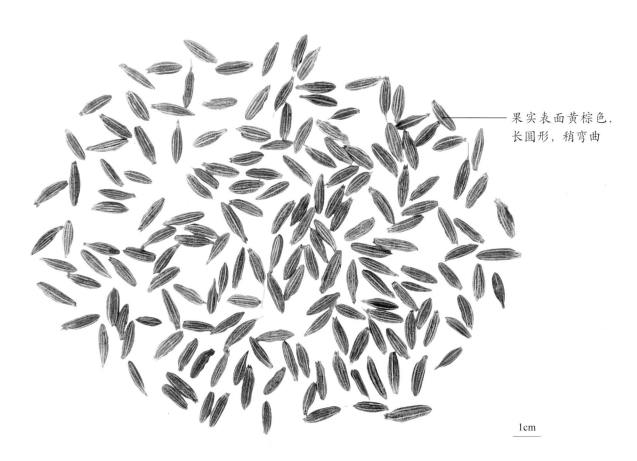

果实表面黄棕色，长圆形，稍弯曲

1cm

# 青龙衣

- **别名**

  青胡桃皮、胡桃青皮。

- **来源**

  胡桃科植物胡桃 *Juglans regia* L. 的未成熟果实的外果皮。

- **溯源**

  胡桃为张骞出使西域带回的植物之一，入药始载于《食疗本草》。《本草纲目》在"胡桃"项下附有"胡桃青皮"，即为本品。

- **产地**

  各地均有栽培。

- **采收加工**

  夏、秋二季摘下未熟果实，削取绿色的外果皮，鲜用或晒干。

- **药材性状**

  果皮多皱缩，完整者略呈半球形或块片状，直径 3~5cm，厚 0.6~1cm。表面黑棕色，纵面多向内卷曲。气微臭，味苦涩。

- **性味功用**

  苦、涩，平。止痛，止咳，止泻，解毒，杀虫。适用于脘腹疼痛，痛经，久咳，泄泻久痢，痈肿疮毒，顽癣，秃疮，白癜风。

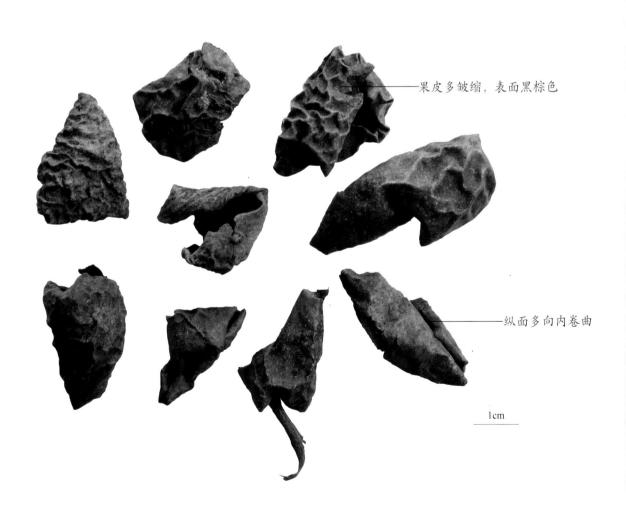

果皮多皱缩，表面黑棕色

纵面多向内卷曲

1cm

# 抽葫芦

- **别名**
  亚腰葫芦、药葫芦。

- **来源**
  葫芦科植物小葫芦 *Lagenaria siceraria* (Molina) Standl. var. *microcarpa* (Naud.) Hara 的果实。

- **溯源**
  《神农本草经》载有"苦瓠"，后世所用有多种。《本草纲目》载："长瓠、悬瓠、壶卢、匏瓜、蒲卢，名状不一，其实一类各色也……古人壶、瓠、匏三名皆可通称，初无分别。后世以长如越瓜、首尾如一者为瓠，瓠之一头有腹长柄者为悬瓠，无柄而圆大形扁者为匏，匏之有短柄、大腹者为壶，壶之细腰者为蒲卢，各分名色，迥异于古。以今参详，其形状虽各不同，则苗、叶、皮、子性味则一，故兹不复分条焉。悬瓠，今人所谓茶酒瓢者是也。蒲芦，今之药壶卢是也。"李时珍所言蒲芦与今药用葫芦(亚腰葫芦)相同。李时珍记载有壶卢、苦瓠、败瓢三味药，现仅药用葫芦。今临床所用苦葫芦，皆为葫芦科植物小葫芦的果壳。

- **产地**
  全国各地均有栽培。

- **采收加工**
  秋季采收成熟果实，晒干。

- **药材性状**
  本品呈哑铃状，黄棕色。一端有残存果柄，稍小；另一端底部有花脱落残迹，较大；中间缢缩。震摇有声响，打碎后，内有干燥种子多数。以个大、完整、摇之有声响者为佳。

- **性味功用**
  苦，寒。利水，消肿，清热，散结。适用于水肿，黄疸，消渴，癃闭，痈肿恶疮，疥癣等病症。

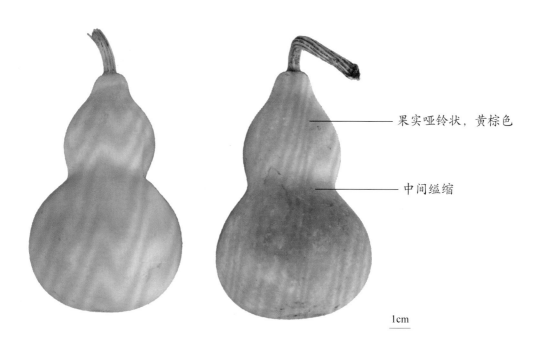

果实哑铃状，黄棕色

中间缢缩

1cm

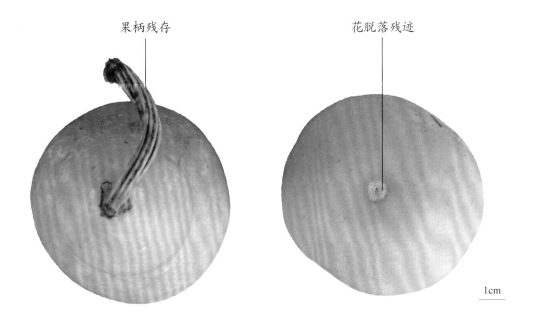

果柄残存　　　　　　花脱落残迹

1cm

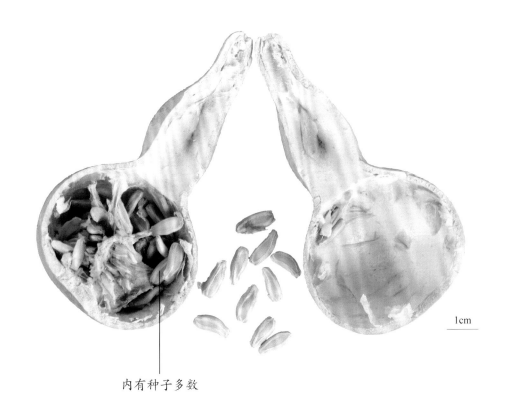

内有种子多数

1cm

● **附注**

《本草纲目》在附方中引用《简便方》云："治腹胀黄肿，用亚腰壶卢连子烧存性，每服一个，食前温酒下。不饮酒者，白汤下。十余日效。"

# 苦丁香

- **别名**
  甜瓜蒂、甜瓜把。

- **来源**
  葫芦科植物甜瓜 *Cucumis melo* L. 的果柄。

- **溯源**
  《神农本草经》载有"瓜蒂"。《本草图经》云："瓜蒂即甜瓜蒂也。生嵩高平泽。今处处有之，亦园圃所莳。"《本草纲目》云："甜瓜，北土、中州种莳甚多。二三月下种，延蔓而生，叶大数寸，五六月花开黄色，六七月瓜熟。其类甚繁，有团有长，有尖有扁。大或径尺，小或一捻。其棱或有或无，其色或青或绿，或黄斑、掺斑，或白路、黄路。其瓤或白或红，其子或黄或赤，或白或黑。"所言正是本品。本品在市场上有纯果柄和带果皮的果柄两种商品规格，其中前者在全国应用，后者产于江苏、浙江，多自产自销。

- **产地**
  全国大部分地区均产。

- **采收加工**
  夏季采收成熟果实，切下果柄，晒干或阴干。

- **药材性状**
  果柄细圆柱形，常扭曲，长 3~6cm，直径 2~4cm，连接瓜的一端略膨大，直径约 8mm，有纵沟纹；外表面灰黄色，有稀疏短毛茸；带果皮的果柄较短，长 0.3~2.6cm，略弯曲或扭曲，有纵沟纹。果皮部分近圆盘形，直径约 2cm；外表面暗黄色至棕黄色，皱缩，边缘薄而内卷；内表面黄白色至棕色。果柄质坚韧，不易折断。断面纤维性，中空。气微，味苦。以色棕黄、味苦者为佳。

- **性味功用**
  苦，寒；有毒。涌吐痰食，除湿退黄。适用于中风，癫痫，喉痹，痰涎壅盛，呼吸不利，宿食不化，胸脘胀痛，湿热黄疸等病症。

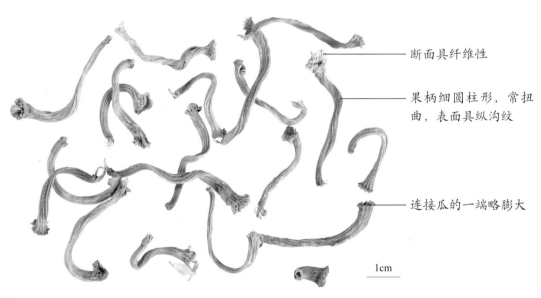

断面具纤维性

果柄细圆柱形，常扭曲，表面具纵沟纹

连接瓜的一端略膨大

1cm

- **附注**
  本品有毒，曾有过量服用致死的报道，用药宜慎。

● **别名**

石莲子、土石莲子、广石莲子。

● **来源**

豆科植物喙荚云实 *Caesalpinia minax* Hance 的种子。

● **溯源**

李时珍在《本草纲目》"莲实"条中提到："今药肆一种石莲子,状如土石而味苦,不知何物也。"本品与石莲子极似,今市场上也称为苦石莲,可能即为令李时珍困惑的品种。《增订伪药条辨》在"石莲子"项下记载:"今市肆有一种苦石莲,状如土石,味极苦涩。不知何物伪充。或云即树上所生苦珠子之类。"

● **产地**

主产于广东、广西、云南、四川、贵州等地。

● **采收加工**

7~8 月间采收成熟果实,敲破,除去果壳,取出种子,晒干。

● **药材性状**

本品呈椭圆形,两端钝圆,长 1.2~2.2cm,直径 0.7~1.2cm。表面乌黑色,有光泽,有时可见横环纹或横裂纹。基部有珠柄残基,其旁为小圆形的合点。质坚硬,极难破开。种皮厚约 1mm,内表面灰黄色,平滑而有光泽。除去种皮后,内为 2 片棕色肥厚的子叶,富油质,中央有空隙。气微弱,味极苦。以黑褐色、颗粒饱满者为佳。

● **性味功用**

苦,凉。清热化湿,散瘀止痛。适用于风热感冒,痢疾,淋浊,痈肿,疮癣,跌打损伤,毒蛇咬伤等病症。

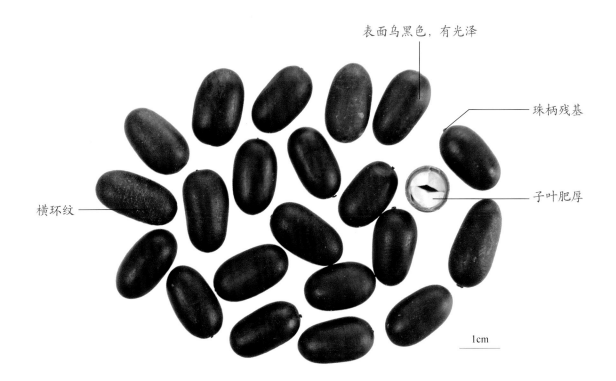

表面乌黑色,有光泽

珠柄残基

子叶肥厚

横环纹

1cm

▼ 苦石莲壳

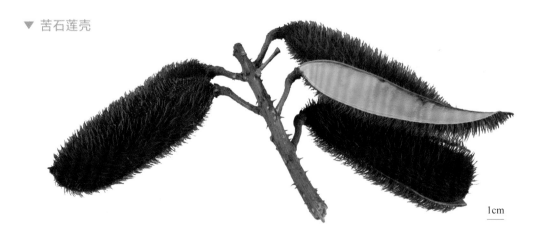

1cm

● **附注**

本品与石莲子外观性状很相似，应注意鉴别。

# 苦瓜干

● **别名**
凉瓜干、苦瓜片。

● **来源**
葫芦科植物苦瓜 *Momordica charantia* L. 的果实。

● **溯源**
苦瓜始载于《救荒本草》，原名锦荔枝，云："人家园篱边多种，苗引藤蔓延、附草木生。茎长七八尺，茎有毛涩，叶似野葡萄叶，而花叉多，叶间生细丝蔓，开五瓣黄碗子花，结实如鸡子大，尖觜纹皱，状似荔枝而大，生青熟黄，内有红瓤，味甜。"《本草纲目》载苦瓜"气味：苦，寒；无毒。主治：除邪热，解劳乏，清心明目"。

● **产地**
全国各地均产。

● **采收加工**
秋季采收果实，切片晒干。

● **药材性状**
苦瓜片呈椭圆形或矩圆形，厚 2~8mm，长 3~15cm，宽 0.4~2cm，全体皱缩，弯曲。果皮浅灰棕色，粗糙，有纵棱或瘤状突起。中间有时夹有种子或种子脱落后留下的孔洞。质脆，易断。气微味苦。以青边、肉质、片薄、子少者为佳。

● **性味功用**
苦，寒。祛暑涤热，明目，解毒。适用于暑热烦渴，消渴，赤眼疼痛，痢疾，疮痈肿毒等病症。

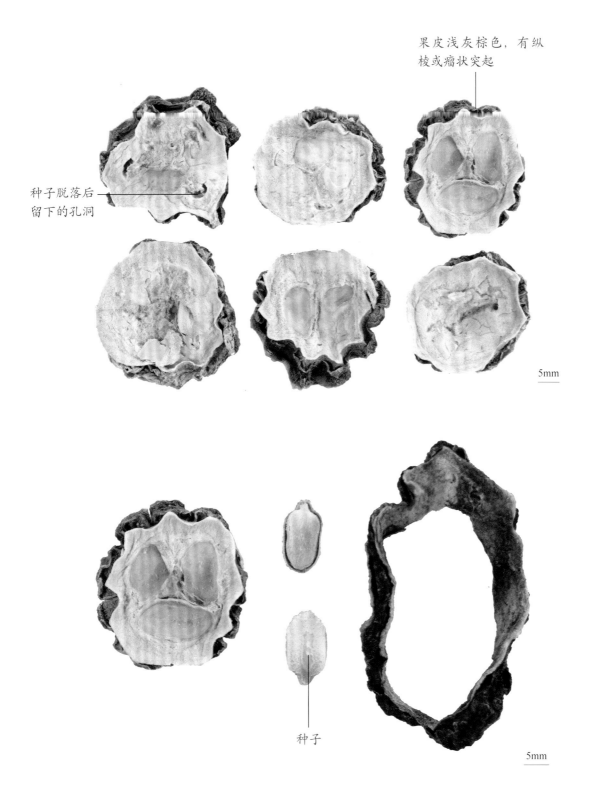

果皮浅灰棕色,有纵棱或瘤状突起

种子脱落后留下的孔洞

5mm

种子

5mm

● **附注**

王士雄在《随息居饮食谱》中认为:"青则苦寒,涤热,明目,清心,可酱可腌,鲜时烧肉,先瀹去苦味,虽盛夏而肉汁能凝,中寒者勿食。熟则色赤,味甘性平,养血滋肝,润脾补肾。"即苦瓜果实有生青熟赤之分,其性有生寒熟平之别。市场上苦瓜片多为青苦瓜加工而成。本品苦寒,脾胃虚寒者,不宜服用。

# 苦瓜子

- **来源**
  葫芦科植物苦瓜 *Momordica charantia* L. 的
  种子。

- **溯源**
  《本草纲目》在"苦瓜"项下记载其子入
  药，"苦、甘，无毒。主治：益气壮阳"。
  即为本品。

- **产地**
  各地均有栽培。

- **采收加工**
  秋后采收成熟果实，剖开，收取种子，洗净，
  晒干。

- **药材性状**
  种子长圆形，扁平，长1~1.5cm，宽0.5~1cm，
  淡黄色至淡棕黄色。两端各具小角状齿，
  两面布有不规则刻纹。质脆，较硬。有特
  殊刺激性气味，味苦。

- **性味功用**
  苦、甘，温。温补肾阳。适用于肾阳不足，
  小便频数，遗尿，遗精，阳痿等病症。

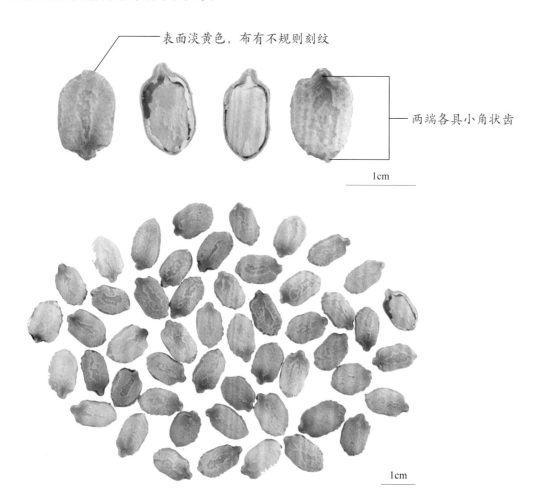

表面淡黄色，布有不规则刻纹

两端各具小角状齿

1cm

1cm

- **别名**
布牙（维吾尔药名）。

- **来源**
豆科植物苦豆子 *Sophora alopecuroides* L. 的种子。

- **溯源**
苦豆子在历代本草中未见记载。《中华本草（维吾尔药卷）》收录苦豆子，记载其来源为豆科植物苦豆子的全草或种子。冷背药材市场有销售其种子。20世纪70年代以来，关于苦豆子的研究报告较多，结果表明全草及种子均可提取苦参碱及苦豆子总碱，而种子的生物碱含量高于全草，且用种子提取不破坏植被，有利于生态保护及资源再生。因此，近年来多用种子提取苦参碱及苦豆子碱。以其提取物为主要原料的制剂已大量用于临床。

- **产地**
主产于我国华北、西北地区及河南、西藏等地。

- **采收加工**
秋季果实成熟时采收，打下种子，晒干。

- **药材性状**
本品卵圆形或两端平截，略扁，长3~4mm，直径约2mm。表面黄色或淡棕色，光滑，具蜡质光泽。一侧有棕色条形种脐，较宽的一端可见圆形凹陷的珠孔。质坚，不易破碎。种皮革质，子叶2枚，黄色。气微，味苦。

- **性味功用**
苦，寒；有毒。清热燥湿，止痛，杀虫。适用于痢疾，胃痛，带下过多，湿疹，疮疖，顽癣等病症。

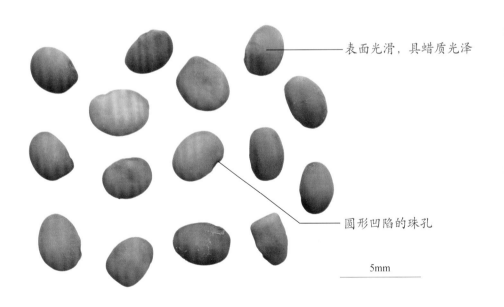

表面光滑，具蜡质光泽

圆形凹陷的珠孔

5mm

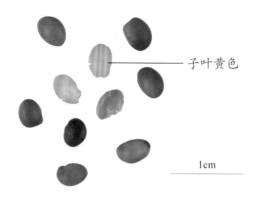

子叶黄色

1cm

● **附注**

本品有毒，应用时应控制剂量。

# 罗汉果

● **来源**

葫芦科植物罗汉果 *Siraitia grosvenorii*（Swingle）C. Jeffrey ex A. M. Lu et Z. Y. Zhang 的果实。

● **溯源**

《岭南采药录》记载："罗汉果，果形圆如橙，味甘，理痰火咳嗽，和猪精肉煎汤服之。"即为本品。

● **产地**

主产于广西的永福、临桂。

● **采收加工**

9~10月果熟时采摘，置地板上，使其后熟，8~10天果皮由青绿转黄，用火烘炕，经5~6天，叩之有声时，即成干燥果实，然后刷毛，纸包。

● **药材性状**

果实圆球形或长圆形，长 6~8cm，直径 4~6.5cm。表面棕绿色或黄褐色，有时可见深棕色斑纹和木栓斑点，全体被白色毛茸，以果实两端较密，并隐约可见 8~10 条纵纹。果实先端有圆点状柱基；基部有果柄痕。体轻，果皮薄，质脆易碎。果瓤干缩，淡黄色至淡棕色，质松如海绵。具焦糖气，味极甜。种子多数，紧密排列成 6 列。种子扁平状，类圆形，中央有一长形凹陷，边缘呈不规则缺刻状，长 1.5~2cm，宽 0.7~1.5cm，厚 0.3~0.4cm。表面黄色，先端一小突尖微凹，为珠孔所在。种仁位于中央，长卵形，质坚硬，周围具放射状沟纹。

质松脆，味甜。以个大、完整、摇之不响、
色黄褐者为佳。

● **性味功用**

甘，凉。清肺利咽，化痰止咳，润肠通便。
适用于肺热痰火咳嗽，咽喉炎，扁桃体炎，
急性胃炎，便秘等病症。

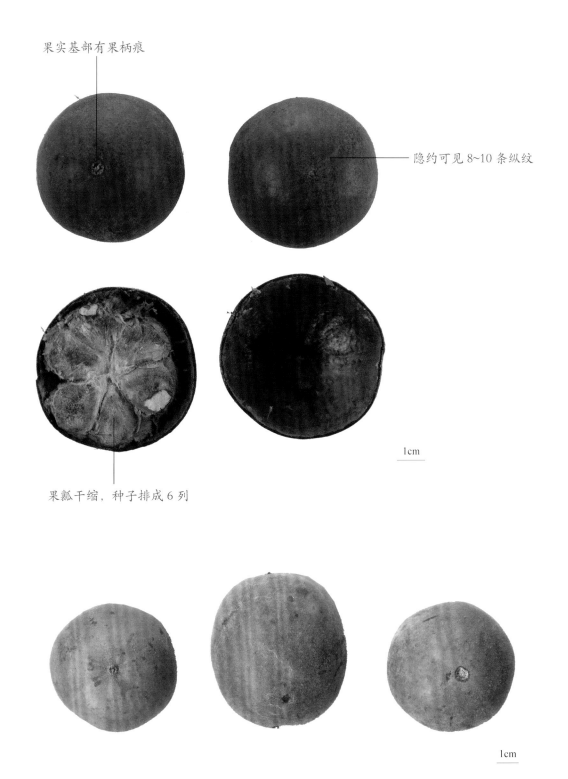

果实基部有果柄痕

隐约可见 8~10 条纵纹

果瓤干缩，种子排成 6 列

1cm

1cm

# 苦檀子

● **别名**

猪腰子、冲天子、苦蚕子、日头鸡。

● **来源**

豆科植物厚果崖豆藤 *Millettia pachycarpa* Benth. 的种子。

● **溯源**

本品始载于《草木便方》，曰："苦檀子苦辛有毒，杀虫攻毒久蠹涂。一切皮风叶煎洗，疥癣疳癫洗擦除。"据赵素云和李文虎整理，认为《草木便方》中苦檀子即为本品。

● **产地**

主产于云南、广西等地。

● **采收加工**

果实成熟后采收。除去果皮，将种子晒干。

● **药材性状**

种子扁圆而略呈肾形，着生在荚果两端的种子，一面圆形，另一面平截；居于荚果中间的种子，两面均平截；长约 4cm，厚约 3cm。表面红棕色至黑褐色，有光泽，或带有灰白色的薄膜，脐点位于中腰凹陷处。子叶 2 片，肥厚，角质样，易纵裂；近脐点周围有不规则的突起，使子叶纵裂而不平。气微，味淡而后带窜透性的麻感。以皮红褐色、个大、无虫蛀者为好。

● **性味功用**

苦、辛，热；大毒。攻毒止痛，消积杀虫。适用于疥癣疮癫，痧气腹痛，小儿疳积等病症。

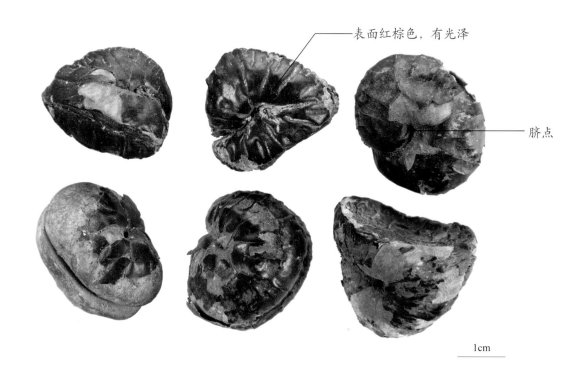

表面红棕色，有光泽

脐点

1cm

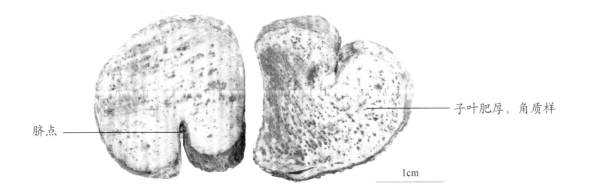

脐点 —————

————— 子叶肥厚，角质样

1cm

● **附注** ——————————————————

《中国主要有毒植物》记载其中毒症状有：呕吐、腹痛、眩晕、黏膜干燥、呼吸迫促、失神。对神经的作用先刺激而后麻痹。解救方法：早期可考虑洗胃，给润滑保护剂，补充液体等对症治疗。

# 苘麻子 ●

● **别名**
冬葵子。

● **来源**
锦葵科植物苘麻 *Abutilon theophrasti* Medicus 的种子。

● **溯源**
苘麻之名始载于《新修本草》。《本草纲目》云："苘麻，今之白麻也。多生卑湿处，人亦种之。叶大似桐叶，团而有尖。六七月开黄花。结实如半磨形，有齿，嫩青老黑。中子扁黑，状如黄葵子。"《本草纲目》记载苘麻以实、根入药。在附方中，用苘麻子治眼疾。现市场上多有苘麻子，鲜有果实销售。

● **产地**
主产于四川、河南、江苏、湖北、安徽等地。

● **采收加工**
秋季果实成熟时采收，晒干后，打下种子。筛去果皮及杂质，再晒干。

● **药材性状**
种子三角状扁肾形，一端较尖，长3.4~4mm，宽约3mm。表面暗褐色，散有稀疏短毛，边缘凹陷处具淡棕色的种脐。种皮坚硬，剥落后可见胚根圆柱形，子叶折叠呈"W"字形，胚乳与子叶交错。气微，味淡。以籽粒饱满、无杂质者为佳。

● **性味功用**

苦，平。清利湿热，解毒消痈，退翳明目。

适用于赤白痢疾，小便淋痛，痈疽肿痛，乳腺炎，目翳等病症。

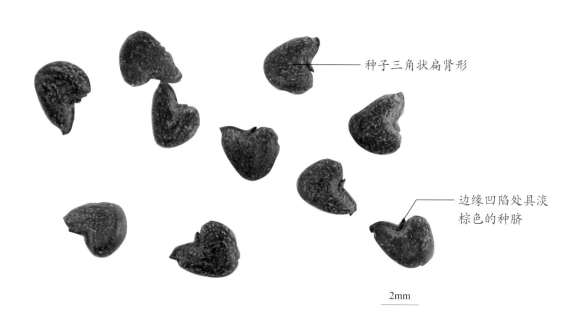

种子三角状扁肾形

边缘凹陷处具淡棕色的种脐

2mm

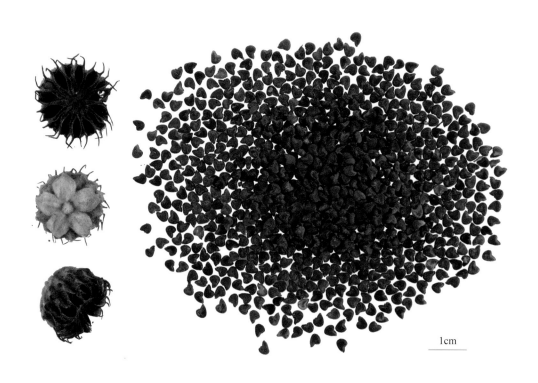

1cm

● **别名**

枇杷籽。

● **来源**

蔷薇科植物枇杷 *Eriobotrya japonica*（Thunb.）Lindl. 的种子或种仁。

● **溯源**

《本草纲目拾遗》始载"枇杷核"，云："治肝有余诸症，气实者可用……核能令合者离，故肝实可疏。一合一离，正见互为乘除之妙。《物理小识》：枇杷核能去霉垢，故能化痰。"

● **产地**

主产于四川，湖南、安徽、江苏、浙江亦产。

● **采收加工**

果实成熟时，剥拾种子，晒干。

● **药材性状**

种子圆形或扁圆形，直径 1~1.5cm。表面棕褐色，有光泽。种皮纸质，子叶 2 片，外表淡黄色或类白色，内面为白色，富油性。气微香，味涩。

● **性味功用**

甘，平；小毒。化痰止咳，疏肝行气，利水消肿。适用于咳喘痰多，疝气，水肿等病症。

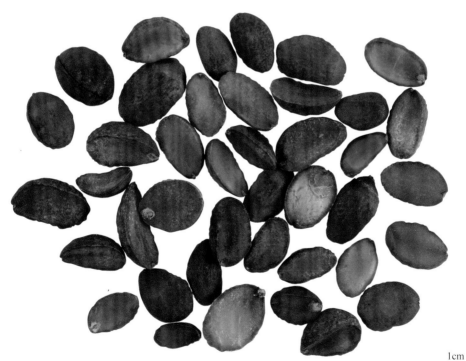

1cm

# 松 塔

- **别名**

松实、松元、松果、小松球、松球。

- **来源**

松科植物马尾松 *Pinus massoniana* Lamb.、油松 *Pinus tabuliformis* Carr. 或云南松 *Pinus yunnanensis* Franch. 的球果。

- **溯源**

本品始载于《本草纲目拾遗》，云："松球，即山松所结卵球，初青，久则裂作鳞甲形，片片四开而坠。入药取青嫩者。"所言即为本品。现今市场多用成熟球果。

- **产地**

分布范围较广，除新疆、宁夏、内蒙古等地外，其他各地均有分布。

- **采收加工**

春末夏初采集，鲜用或干燥备用。

- **药材性状**

本品多破碎，完整者呈类球卵圆形，棕色或棕褐色，质硬，由木质化螺旋状排列的种鳞组成，直径 4~6cm。种鳞背面先端宽厚隆起，鳞脐钝尖。有松脂特异香气，味微苦涩。偶有种子，具翅，长卵圆形，长 2~2.7cm。

- **性味功用**

甘、苦，温。祛风除痹，化痰止咳平喘，利尿，通便。适用于中风，关节疼痛，咳嗽，腹胀，便秘等病症。

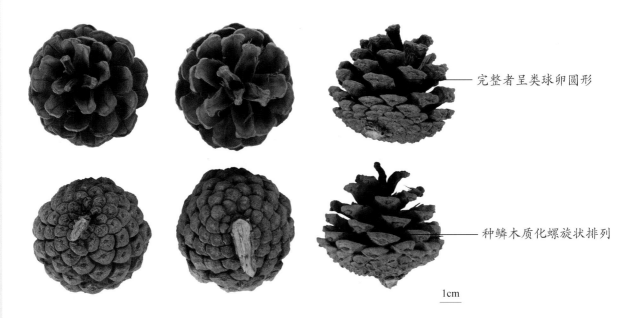

完整者呈类球卵圆形

种鳞木质化螺旋状排列

1cm

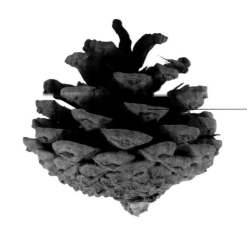

种鳞背面先端宽厚隆起

● **附注**

本品含挥发油、多糖、黄酮类、多酚类、木质素类等化学成分，现代研究表明其具抗肿瘤、抗病毒、增强免疫力等药理作用。

# 刺五加籽 ●

● **别名**

刺五加果、刺五加子。

● **来源**

五加科植物刺五加 *Eleutherococcus senticosus*（Rupr. et Maxim.）Maxim. 的果实。

● **溯源**

刺五加之名始载于《东北药用植物志》，云："刺五加，为强壮剂。有驱风、化湿、利尿、健胃之效，治阴痿、筋骨疼痛、四肢不遂及疝气腹痛等症。"《中国药典》1977 年版始作为独立药物收载。传统药用部位为根、根状茎或茎叶。近年来，采集果实晒干，以供茶饮。

● **产地**

主产于我国东北地区。

● **采收加工**

秋季采收近成熟果实，晒干。

● **药材性状**

果实卵球形，直径 0.7~0.8cm，黑色。表面纵向突起 5 棱，两侧凹陷呈浅沟状；基部果柄线形，长 1~2cm；先端常有宿存花柱 2，长 1.5~2mm。种子具 5 棱，坚硬。气微，味苦微甘。

● **性味功用**

甘，温。益气，安神。适用于失眠多梦，倦怠乏力等病症。

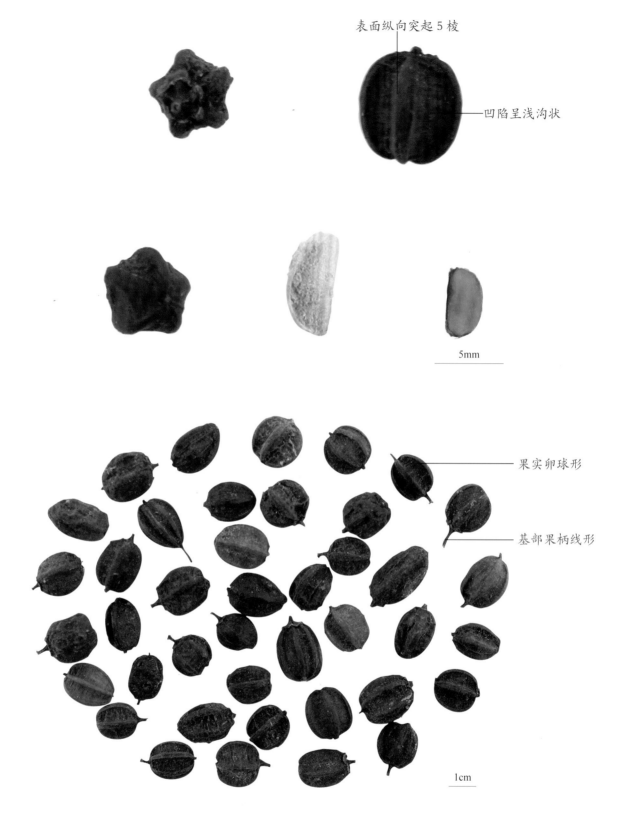

表面纵向突起5棱

凹陷呈浅沟状

5mm

果实卵球形

基部果柄线形

1cm

● **附注**

刺五加传统药用部位为根及根状茎或茎。

# 刺玫果

- **别名**

  刺莓果、刺木果。

- **来源**

  蔷薇科植物山刺玫 *Rosa davurica* Pall. 的果实。

- **溯源**

  20世纪80年代因本品富含维生素和芦丁，作为保健品得到开发。目前发现其具有抗衰老、抗疲劳、防治心血管疾病等作用而被日益关注。

- **产地**

  主产于我国东北、华北地区。

- **采收加工**

  8~9月果实近成熟时摘下，晒干，除去宿存萼片，或将新鲜果实切成两半，除去果核，晒干。

- **药材性状**

  果实呈球形或卵圆形，直径0.7~1.2cm，壁坚脆，橙红色。先端可见宿存花萼及残存果柄；内有瘦果15~40粒，椭圆形或圆锥形，淡黄色，着生白色茸毛。味酸甜。以色红、果肉肥厚、表皮光泽者为佳。

- **性味功用**

  酸、苦、温。健脾消食，活血调经，敛肺止咳。适用于消化不良，食欲不振，脘腹胀痛，腹泻，月经不调，痛经，动脉粥样硬化，肺结核咳嗽等病症。

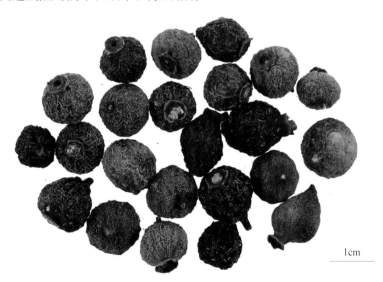

1cm

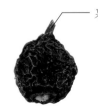

果柄残存

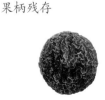

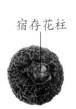

宿存花柱

内有瘦果

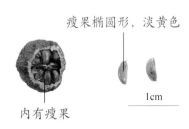

瘦果椭圆形，淡黄色

1cm

# 刺 梨

- **别名**

  刺莓果、茨梨、刺酸梨子、刺菠萝、佛郎果、九头鸟。

- **来源**

  蔷薇科植物缫丝花 *Rosa roxburghii* Tratt.、单瓣缫丝花 *Rosa roxburghii* Tratt. f. *normalis* Rehd. et Wils. 的果实。

- **溯源**

  本品始载于《本草纲目拾遗》,引《宦游笔记》云:"刺梨,形如棠梨,多芒刺,不可触。渍其汁,同蜜煎之,可作膏,正不减于楂梨也。花于夏,实于秋。花有单瓣重台之别,名为送春归。密萼繁英,红紫相间,植之园林,可供玩赏。"所言即为本品。

- **产地**

  主产于贵州。

- **采收加工**

  秋、冬二季采摘成熟果实,晒干。

- **药材性状**

  本品呈扁球形或圆锥形,直径2~4cm。表面黄褐色,密被针刺,有的并具褐色斑点。先端常有5枚黄褐色宿存的花萼。纵剖面观果肉黄白色。瘦果多数,着生于萼筒基部凸起的花托上,卵圆形,浅黄色,直径1.5~3mm,骨质。气微香,味酸、涩、微甜。

- **性味功用**

  甘、酸,平。健胃,消食,止泻。适用于食积饱胀,肠炎腹泻等病症。

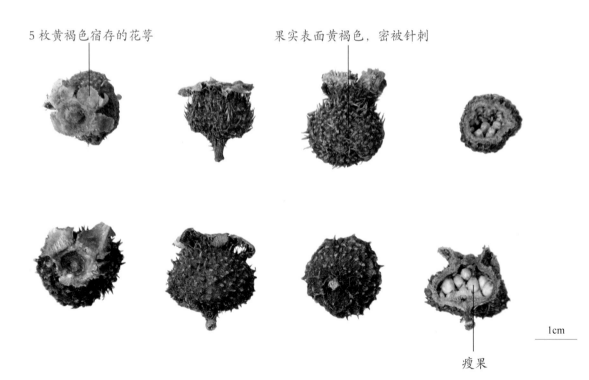

5枚黄褐色宿存的花萼　　　果实表面黄褐色,密被针刺

1cm

瘦果

# 金橘

- **别名**

  金桔片、金桔、金橘片。

- **来源**

  芸香科植物金橘 *Fortunella margarita* (Lour.) Swingle、金弹 *Fortunella margarita* (Lour.) Swingle 'Chintan' 或金柑 *Fortunella japonica* (Thunb.) Swingle 的果实。

- **溯源**

  本品始载于《本草纲目》，云："金橘生吴、粤、江、浙、川、广间，或言出营道者为冠，而江浙者皮甘肉酸，次之。其树似橘，不甚高大，五月开白花结实，秋冬黄熟，大者径寸，小者如指头，形长皮坚，肌理细莹，生则深绿色，熟乃黄如金，其味酸甘，而芳香可爱，糖造蜜饯皆佳。"所言与今相符。

市场所售常切成片，多供茶饮。

- **产地**

  主产于浙江、江西等地。

- **采收加工**

  采摘成熟果实，切片，快速干燥。

- **药材性状**

  完整果实卵圆形或长圆球形，果顶凹入。表面橘黄色至红褐色，平滑，油腺密生。果皮薄，瓣囊 4~7 个，种子多数，卵状球形，子叶绿色。味酸甜。

- **性味功用**

  辛、甘，温。理气解郁，消食化痰，醒酒。适用于胸闷郁结，脘腹痞胀，食滞纳呆，咳嗽痰多，伤酒口渴等病症。

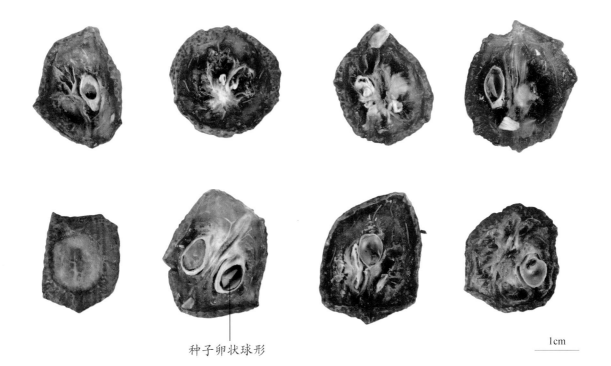

种子卵状球形

1cm

# 肥皂子

中国冷背药材清源图鉴·各论

- **别名**
  肥皂核、肉皂角子。

- **来源**
  豆科植物肥皂荚 *Gymnocladus chinensis* Baill. 的种子。

- **溯源**
  肥皂荚始载于《本草纲目》，曰："生高山中。其树高大，叶如檀及皂荚叶，五六月开白花，结荚长三四寸，状如云实之荚而肥厚多肉。内有黑子数颗，大如指头，不正圆，其色如漆而甚坚，中有白仁如栗。"《本草纲目》记载肥皂核主治除风气。

- **产地**
  主产于江苏、浙江、江西、安徽、湖北、福建、广东、四川等地。

- **采收加工**
  9~10 月采取果实，干燥后剥取种子，晒干。

- **药材性状**
  本品呈类球形，一端略狭尖，长 1.5~2cm，宽 1.5~1.8cm，厚 1~1.2cm。外皮黑色，光滑，种脐位于尖端，呈棕色点状。剥开种皮，见白色子叶 2 片。以个大、黑褐色、饱满坚实、有光泽者为佳。

- **性味功用**
  甘，温。祛痰，通便，利尿，杀虫。适用于顽痰阻塞，大肠风秘，下痢，淋证，疥癣等病症。

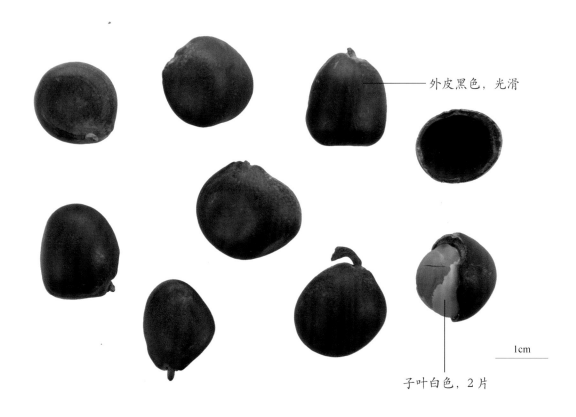

外皮黑色，光滑

子叶白色，2 片

1cm

# 狗鞭果

● **来源**

壳斗科植物饭甑青冈 *Cyclobalanopsis fleuryi*（Hick. et A. Camus）Chun ex Q. F. Zheng 带壳的种子。

● **溯源**

果实形状奇特，似狗鞭，故冠名"狗鞭果"。历代文献均无记载，广西靖西端午节药材市场有售。

● **产地**

主产于江西、福建、广东、海南、广西、贵州、云南等地。

● **采收加工**

果实成熟时采收，晒干。

● **药材性状**

壳斗钟形或近圆筒形，包着坚果约 2/3，口径 2.5~4cm，高 3~4cm，壁厚达 6mm。内外壁被黄棕色毡状长绒毛。小苞片合生成 10~13 条同心环带，环带近全缘。坚果柱状长椭圆形，直径 2~3cm，高 3~4.5cm，密被黄棕色绒毛。柱座长 5~8mm。果脐凸起，直径约 12mm。

● **性味功用**

目前暂无性味功用记载。

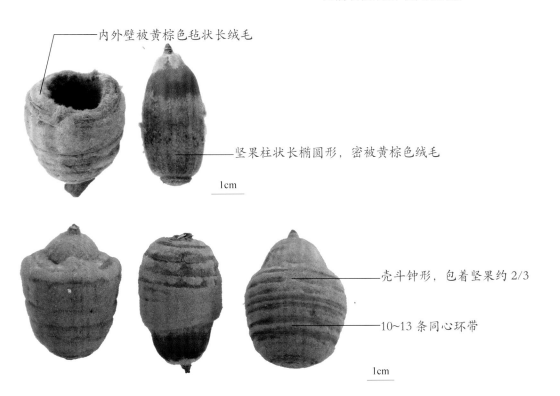

内外壁被黄棕色毡状长绒毛

坚果柱状长椭圆形，密被黄棕色绒毛

1cm

壳斗钟形，包着坚果约 2/3

10~13 条同心环带

1cm

● **附注**

该属种子并无补肾壮阳之用。狗鞭果，借类比象，托名有补肾之功，用之宜慎。

# 油桐子

- **别名**

桐子、油桐果。

- **来源**

大戟科植物油桐 *Vernicia fordii*（Hemsl.）Airy Shaw 的种子。

- **溯源**

本品原植物以"罂子桐"为名始载于《本草拾遗》，曰："有大毒……似梧桐，生山中。"《本草图经》在"桐"条中云："或云今南人作油者，乃岗桐也。此桐亦有子，颇大于梧子耳。"《本草纲目》云："……油桐枝、干、花、叶并类岗桐而小，树长亦迟，花亦微红。但其实大而圆，每实中有二子或四子，大如大风子。其肉白色，味甘而吐人。亦或谓之紫花桐，人多种莳收子，货之为油，入漆家或艌船用，为时所须。"

- **产地**

主产于我国秦岭以南各地。

- **采收加工**

秋季果实成熟时采收，将其堆积于潮湿处，泼水，覆以干草，经10天左右，外壳腐烂，除去外皮，收集种子，晒干。

- **药材性状**

种子宽卵形，一端宽，中间有凸起的小突尖，另端微凹。表面凹凸不平，有不规则的凸起。种皮木质。种仁富有油性。

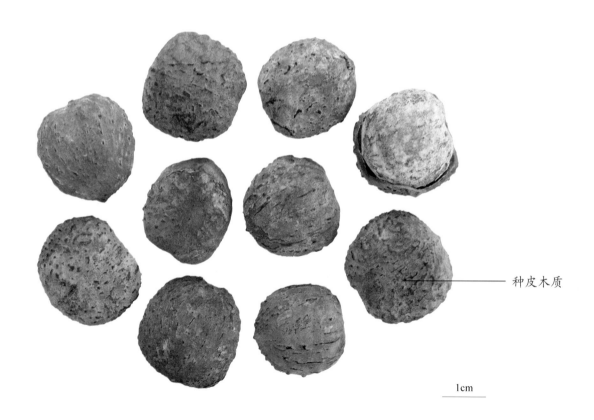

种皮木质

1cm

● **性味功用**

甘、微辛，寒；大毒。吐风痰，消肿毒，利二便。适用于风痰喉痹，痰火瘰疬，食积腹胀，二便不通，丹毒，疥癣，烫伤，急性软组织炎症，寻常疣等病症。

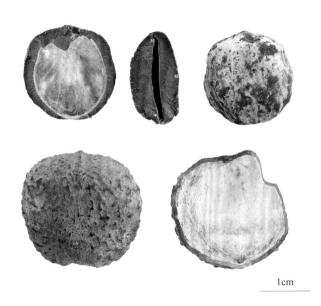

1cm

# 南山楂

● **别名**

山楂豆、山楂球、山里红果。

● **来源**

蔷薇科植物野山楂 *Crataegus cuneate* Sieb. et Zucc. 的果实。

● **溯源**

山楂的药用首载于《新修本草》。《本草纲目》云："其类有二种，皆生山中。一种小者，山人呼为棠梂子、茅楂、猴楂，可入药用。树高数尺，叶有五尖，丫间有刺。三月开五出小白花。实有赤、黄二色，肥者如小林檎，小者如指头，九月乃熟，小儿采而卖之。闽人取熟者去皮核，捣和糖蜜，作为楂糕，以充果物。其核状如牵牛子，黑色，甚坚。一种大者，山人呼为羊枕子。树高丈余，花叶皆同，但实稍大而色黄绿，皮涩肉虚为异尔。初甚酸涩，经霜乃可食。功应相同，而采药者不收。"所言小者即为蔷薇科植物野山楂。至民国，始将大小山楂分别称为"北山楂"和"南山楂"。纵观历代本草，明代以前药用以南山楂为良。明清以后，山楂多用北产者。

● **产地**

主产于我国华东地区。

● **采收加工**

秋季果实成熟时采收，除去果柄及杂质，晒干。

● **药材性状**

果实呈类圆球形，也有压扁成饼状。质硬。表面灰红色至棕褐色，有小斑点。先端有凹窝，基部有果柄残痕。内部核大，果肉薄。气微，味酸微涩。以个匀、色红、质坚者为佳。

● **性味功用**

酸、甘，微温。消食积，散瘀血，驱绦虫。适用于消化不良，腹胀，腹泻，跌打损伤等病症。

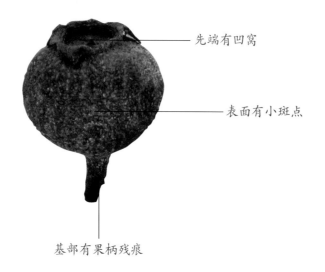

—— 先端有凹窝

—— 表面有小斑点

基部有果柄残痕

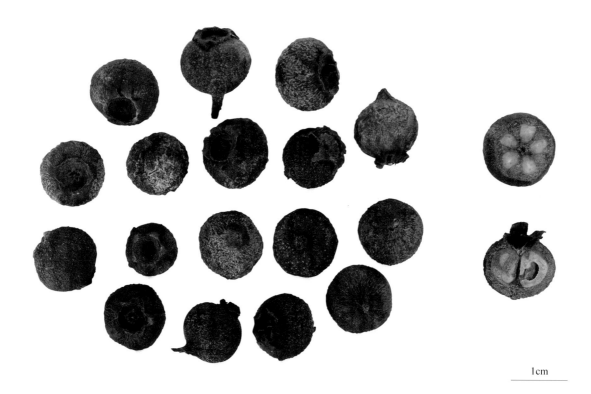

1cm

# 波棱瓜子

● **别名**
色吉美多（藏药名）。

● **来源**
葫芦科植物波棱瓜 *Herpetospermum pedunculosum*（Ser.）C. B. Clarke 的种子。

● **溯源**
本品为藏医常用药，始载于《月王药诊》，云：
"波棱瓜与纤毛婆婆纳、藏茵陈、止泻木
煎汤，治疗'赤巴'炎症。"《晶珠本草》
《四部医典》等本草著作均有记载。

● **产地**
主产于西藏、云南等地。

● **采收加工**
6~10月采收成熟的果实，切开取出种子，
晒干。

● **药材性状**
种子略呈扁长方形，长 1~1.5cm，宽 4~
7mm，厚 2~3mm。表面棕褐色至黑褐色，
具凹凸不平的雕纹，呈类"人"字形、类圆形、
不规则形沟纹及点状突起。一端有三角形
突起，另端渐薄，略呈楔形；中央微凹（种
脐），两侧稍平截，其边缘稍凸起呈微波
状弯曲，中间有 1 条纵棱。种皮革质，种
仁外被暗绿色薄膜，内有子叶 2 片，乳白色，
富油性。气微，味苦，令人恶心。

● **性味功用**
苦，寒。泻肝火，清胆热。适用于黄疸型
传染性肝炎，胆囊炎，消化不良等病症。

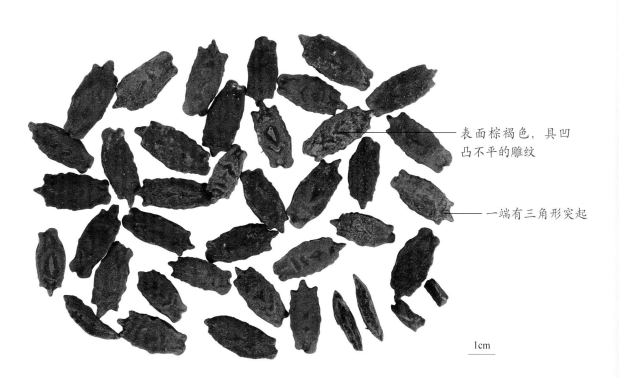

表面棕褐色，具凹
凸不平的雕纹

一端有三角形突起

1cm

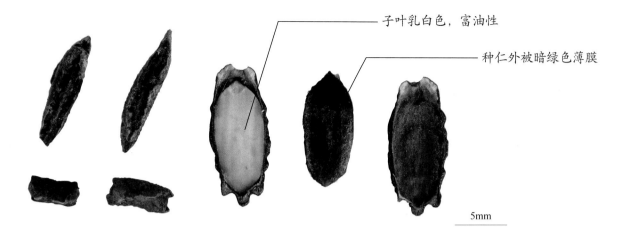

子叶乳白色，富油性

种仁外被暗绿色薄膜

5mm

● **附注**

该植物生长于海拔 2300~3500m 的山坡灌丛及林缘、路旁。在藏区有将木鳖子、王瓜、西藏赤雹等葫芦科其他属植物种子误作波棱瓜子的现象。

# ● 挂金灯

● 别名

锦灯笼、金灯笼、红姑娘。

● 来源

茄科植物酸浆 *Physalis alkekengi* L. 或挂金灯 *Physalis alkekengi* L. var. *franchetii*（Mast.）Makino 的带宿存萼的果实。

● 溯源

本品始载于《救荒本草》，云："苗高一尺余，苗似水茛而小，叶似天茄儿叶窄小，又似人苋叶颇大而尖。开白花，结房如囊，似野西瓜，葫形如撮口布袋。又类灯笼样，囊中有实，如樱桃大，赤红色。"所言与今相符。

● 产地

主产于江苏。

● 采收加工

秋季果实成熟，宿存萼呈橘红色时采摘，晒干。

● 药材性状

宿存萼膨大而薄，略呈灯笼状，多皱缩或压扁，长 2.5~4.5cm，直径 2~4cm，表面橘红色，有 5 条明显的纵棱，棱间具网状细脉纹，先端渐尖，微 5 裂；基部内凹，有细果柄。体轻，质韧，中空，或内有类球形浆果，直径约 1.2cm，橘黄色或橘红色，表面皱缩，内含多数种子。种子细小，扁圆形，黄棕色。气微，宿萼味苦，果实微甜、微酸。以个大、色鲜红者为佳。

● **性味功用**

酸、甘，寒。清肺利咽，利尿通淋。适用于肺热痰咳，咽喉肿痛，骨蒸劳热，小便淋涩，天疱湿疮等病症。

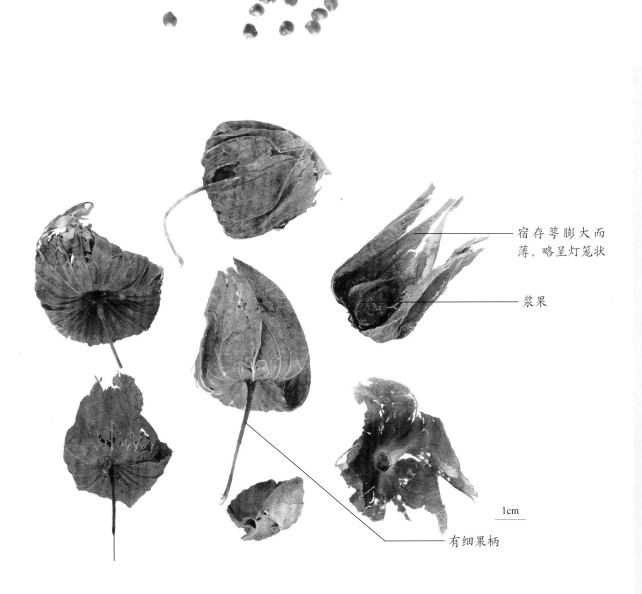

种子细小，扁圆形，黄棕色

宿存萼膨大而薄，略呈灯笼状

浆果

有细果柄

1cm

● **附注**

本品全草亦可入药，名为酸浆。

# 荞 麦

● **别名**
花麦、花荞、甜荞、荞子、三角麦。

● **来源**
蓼科植物荞麦 *Fagopyrum esculentum* Moench. 的果实。

● **溯源**
本品始载于《千金·食治》。《本草纲目》云："荞麦南北皆有。立秋前后下种，八九月收割，性最畏霜。苗高一二尺，赤茎绿叶，如乌桕树叶。开小白花，繁密粲粲然。结实累累如羊蹄，实有三棱，老则乌黑。"所言与本品相符。

● **产地**
全国各地均有栽培。原产于中亚地区。

● **采收加工**
霜降前后果实成熟时收割，打下果实，除去杂质，晒干。

● **药材性状**
果实中部膨大，呈卵圆三棱锥状，棱脊尖锐，具条纹纹饰，长5~6mm，表面棕褐色，光滑，无光泽。

● **性味功用**
甘、微酸，寒。健脾消积，下气宽肠，解毒敛疮。适用于肠胃积滞，泄泻，痢疾，盗汗，疱疹，丹毒，痈疽，烫伤等病症。

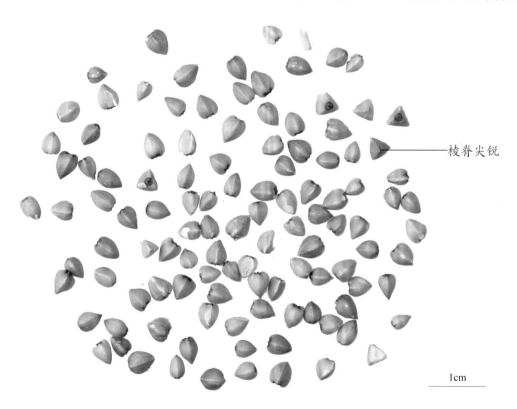

棱脊尖锐

1cm

● **附注**
临床应用时多用炒荞麦。

# 茶 籽

● **别名**

山茶子。

● **来源**

山茶科植物茶 *Camellia sinensis* (Linn.) O. Ktze. 的种子。

● **溯源**

本品始载于《本草纲目》，云："茶有野生、种生，种者用子。苦，最戟人喉，而闽人以榨油食用。"另言："茶子，苦寒，有毒。适用于喘急咳嗽，去痰垢。捣仁洗衣，除油腻。"

● **产地**

主产于我国长江流域及其以南各地。

● **采收加工**

秋季果实成熟时采收，晒干。

● **药材性状**

种子类球形，直径 1~1.6cm。表面棕褐色，光滑，具纵向褐色条纹。基部具椭圆形种脐。破开，子叶肥厚，白色，富油性。

● **性味功用**

苦，寒；有毒。降火消痰平喘。适用于痰热喘嗽，头脑鸣响等病症。

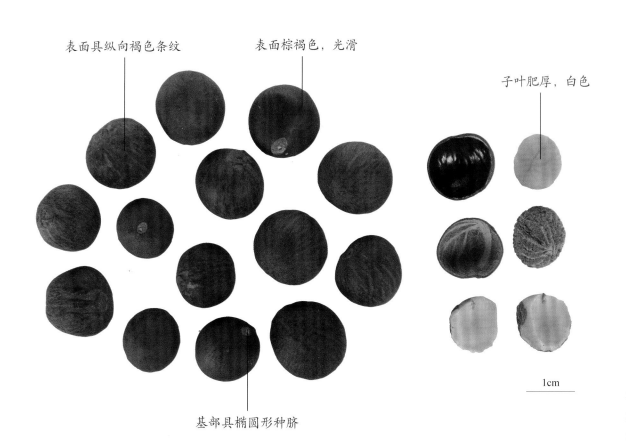

表面具纵向褐色条纹

表面棕褐色，光滑

子叶肥厚，白色

基部具椭圆形种脐

1cm

# 茺蔚子

● **别名**
益母草子、小胡麻、三角胡麻。

● **来源**
唇形科植物益母草 *Leonurus japonicus* Houtt. 的果实。

● **溯源**
本品原植物始载于《神农本草经》。《本草图经》云："今园圃及田野见者极多，形色皆如郭说，而苗叶上节节生花，实似鸡冠子，黑色，茎作四方棱，五月采。有云九月采实，医方中稀见用实者。"可见本品在宋代已极少使用。

● **产地**
主产于我国华北、华中、华东地区。

● **采收加工**
秋季割取全草，晒干，打出果实，除去杂质，晒干。

● **药材性状**
果实长圆形，具三棱，长 2~3mm，直径 1~1.5mm。先端平截，下端渐窄，有凹入的果柄痕。表面灰褐色或褐色，有稀疏深色斑点。切面果皮褐色，胚乳、子叶白色，富油质。气微，味苦。以粒大、饱满者为佳。

● **性味功用**
甘、辛，微寒；小毒。活血调经，清肝明目。适用于月经不调，痛经，闭经，产后瘀滞腹痛，肝热头痛，头晕，目赤肿痛，目生翳障等病症。

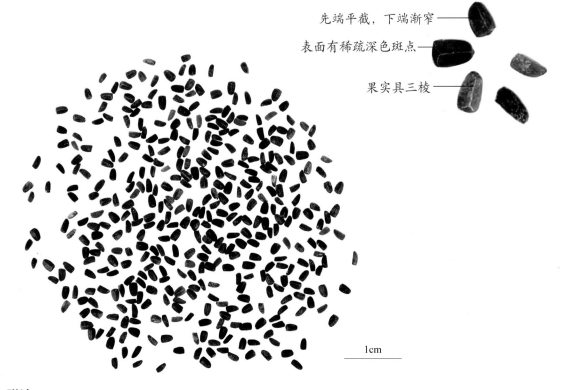

先端平截，下端渐窄 ——
表面有稀疏深色斑点 ——
果实具三棱 ——

1cm

● **附注**

茺蔚子一名小胡麻，亚麻子又称为胡麻子、大胡麻，注意区分，详见"亚麻子"条。

# 荔枝壳

- **别名**
  荔枝皮。

- **来源**
  无患子科植物荔枝 *Litchi chinensis* Sonn. 的果皮。

- **溯源**
  本品始载于《本草蒙筌》。《本草纲目》云："痘疮出不爽快，煎汤饮之。又解荔枝热，浸水饮。"

- **产地**
  主产于广东、福建等地。

- **采收加工**
  6~7月采收成熟的果实，剥取外果皮，晒干。

- **药材性状**
  完整果皮类球形，多呈不规则开裂。表面赤褐色至棕褐色，有多数小瘤状突起；内面光滑，深棕色，具光泽。薄革质而脆。

- **性味功用**
  苦，凉。除湿止痢，止血。适用于痢疾，血崩，湿疹等病症。

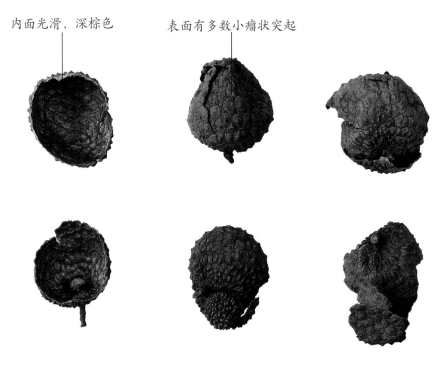

内面光滑，深棕色　　　表面有多数小瘤状突起

1cm

# 荔枝核

- **别名**
  荔核、荔仁、枝核、大荔核。

- **来源**
  无患子科植物荔枝 *Litchi chinensis* Sonn. 的种子。

- **溯源**
  《本草衍义》记载荔枝核治癫疝，气痛，妇人血气刺痛。《本草纲目》记载："荔枝核入厥阴，行散滞气，其实双结而核肖睾丸，故其治癫疝卵肿，有述类象形之义。"

- **产地**
  主产于广东、广西、福建等地。

- **采收加工**
  6~7月果实成熟时采摘，除去荔枝肉（假种皮）后，收集种子，洗净，晒干。

- **药材性状**
  种子长圆形或长卵形，稍扁，长1.5~2.5cm，直径0.5~1.5cm。表面棕色至棕红色，稍具光泽，有不规则凹隙和细皱纹。一端平截，有近圆形、黄棕色的种脐，直径5~7mm；另一端圆钝。质坚硬，剖开后种皮薄革质而脆，有2片肥厚子叶，橙黄色或棕黄色。气微，味微甘、苦涩。以粒大、饱满者为佳。

- **性味功用**
  甘、微苦，温。理气止痛，祛寒散滞。适用于疝气痛，睾丸肿痛，胃脘痛，痛经及产后腹痛等病症。

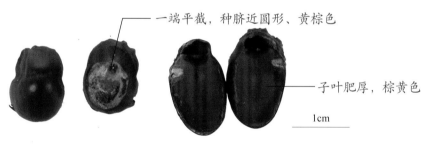

一端平截，种脐近圆形、黄棕色

子叶肥厚，棕黄色

1cm

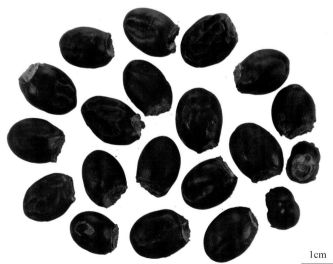

1cm

# 南天仙子

● **别名**
广天仙子。

● **来源**
爵床科植物大花水蓑衣 *Hygrophila megalantha* Merr. 的种子。

● **溯源**
天仙子原名莨菪子，始载于《神农本草经》，列为下品。目前我国多数省区使用的天仙子为茄科植物天仙子 *Hyoscyamus niger* L.的成熟种子，即历代本草中的天仙子。南天仙子载于《药物出产辨》，云："产自安南、西贡、石叻。系外施之疮科药，不能食。"即系进口品。《全国中草药汇编》《中药鉴别手册》等曾将南天仙子的来源考订为爵床科植物水蓑衣的种子。据仇良栋和罗献瑞（1996 年）研究认为，进口天仙子应为爵床科植物大花水蓑衣的种子。

● **产地**
我国华南等地有栽培。

● **采收加工**
秋季成熟后采收种子，晒干。

● **药材性状**
本品呈扁平心脏形，直径约 1mm。表面棕红色或暗褐色，用放大镜观察略平滑，无网纹。基部有种脐，脐点微凹，有贴伏的表皮毛成薄膜状，遇水则膨胀竖立，蓬松散开，黏性大。无臭，味淡而粘舌。

● **性味功用**
苦、辛，凉。清热健胃，消肿止痛。适用于消化不良，咽炎，乳腺炎，蛇虫咬伤，疮疖等病症。

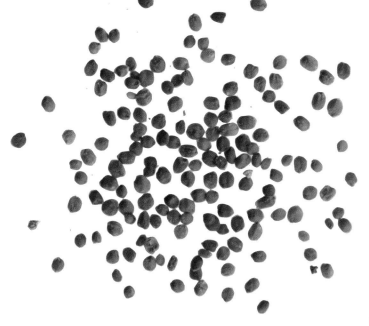

5mm

# 南天竹子

● **别名**

天烛子、天竺子、南竹子。

● **来源**

小檗科植物南天竹 *Nandina domestica* Thunb. 的果实。

● **溯源**

《本草图经》载有"南烛"，云："今惟江东州郡有之，株高三五尺，叶类苦楝而小，凌冬不凋，冬生红子作穗，人家多植庭除间，俗谓之南天烛。"所言即为本品。果实药用首见于《本草纲目拾遗》，云："名红把子，治八角虱，同水银捣烂擦之即除。亦可浸酒去风痹。"

● **产地**

主产于我国华东地区。

● **采收加工**

秋季果实成熟时或至次年春季采收，晒干，置干燥处，防蛀。

● **药材性状**

果实近球形，黄棕色、棕红色至棕褐色，果皮质脆易碎。表面光滑，有光泽。先端宿存微突出的柱基，基部留有果柄或其残痕。剥去果皮，内部种子呈扁圆形，中央略凹。味酸、涩。以干燥、色红、完整者为佳。

● **性味功用**

酸、甘，平；有毒。敛肺，止咳，平喘。适用于久咳，喘息，百日咳等病症。

先端宿存微突出的柱基

基部留有果柄或其残痕

果实近球形，黄棕色

1cm

种子扁圆形

● **附注**

杜鹃花科植物南烛 *Vaccinium bracteatum* Thunb. 的果实称为南烛子，别名南天烛，注意区分，详见"南烛子"条。

● **别名**

南瓜仁、白瓜子、窝瓜子、倭瓜子。

● **来源**

葫芦科植物南瓜 *Cucurbita moschata*（Duch. ex Lam.）Duch. ex Poir. 的种子。

● **溯源**

本品药用始载于《本草纲目》，云："四月生苗，引蔓甚繁，一蔓可延十余丈，节节生根，近地即着。其茎中空。其叶状如蜀葵而大如荷叶。八九月开黄花，如西瓜花。一本可结数十颗，其色或绿或黄或红。经霜收置暖处，可留至春。其子如冬瓜子。其肉厚色黄，不可生食，惟去皮瓤瀹食，味如山药。"所言与本品原植物相符。

● **产地**

主产于我国华东地区。

● **采收加工**

夏、秋二季采摘成熟果实，收集种子，除去瓤膜，洗净，晒干。

● **药材性状**

本品扁圆形，表面淡黄色，质硬。种皮两面平坦而微隆起，边缘稍有棱，一端略尖。先端有珠孔，种脐稍突起或不明显。除去种皮，有黄绿色薄膜状胚乳。子叶 2 枚，黄色，肥厚，有油性。气微香，味微甘。以颗粒饱满、色黄白者为佳。

● **性味功用**

甘，温。驱虫。适用于绦虫病，血吸虫病。

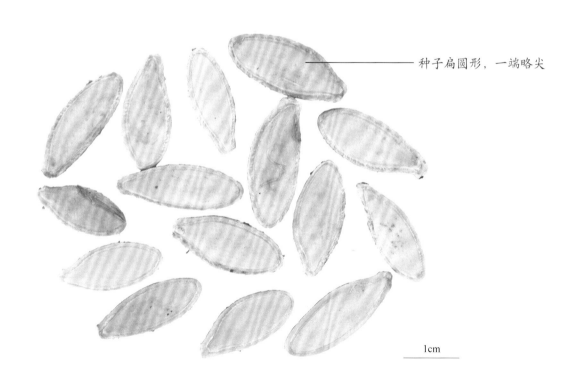

种子扁圆形，一端略尖

1cm

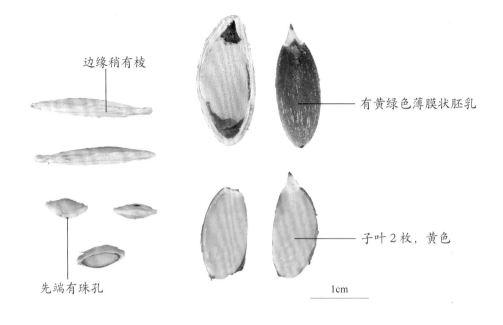

边缘稍有棱

有黄绿色薄膜状胚乳

子叶 2 枚，黄色

先端有珠孔

1cm

# 相思子

- **别名**

相思豆、鸳鸯豆、红豆、郎君子。

- **来源**

豆科植物相思子 *Abrus precatorius* L. 的种子。

- **溯源**

本品始载于《千金要方》。《本草拾遗》云："生岭南，树高丈余，子赤黑间者佳。"《本草纲目》云："相思子，生岭南。树高丈余，白色。其叶似槐，其花似皂荚，其荚似扁豆。其子大如小豆，半截红色，半截黑色，彼人以嵌首饰。"所言与今相符。

- **产地**

主产于我国广东、广西等地。

- **采收加工**

夏、秋二季分批采摘成熟果实，晒干，打出种子，除去杂质。

- **药材性状**

种子呈椭圆形，少数近于球形，长径 5~7mm，直径 4~5mm。表面半截红色，半截黑色。种脐凹陷，白色，椭圆形，位于腹面的一端，周围呈乌黑色，约占种皮表面的 1/4~1/3。种脊位于种脐一端，呈微凸的直线状。质坚硬，不易破碎，破开后内有 2 片子叶和胚根，淡黄色。具青草气，味微苦涩。以干燥、个大、粒饱满、质坚、红黑分明、色艳者为佳。

- **性味功用**

苦、辛，平；大毒。清热解毒，祛痰，杀虫。适用于痈疮，腮腺炎，疥癣，风湿骨痛等病症。

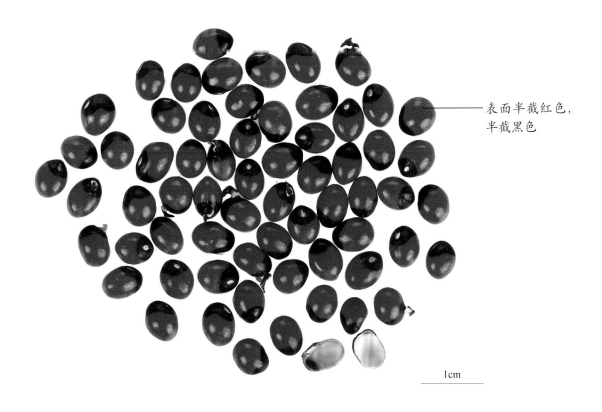

表面半截红色，
半截黑色

1cm

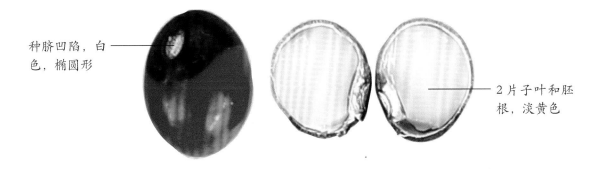

种脐凹陷，白
色，椭圆形

2片子叶和胚
根，淡黄色

● **附注**

明代《本草原始》中赤小豆的药图图注曰："一种色红如珊瑚，顶黑。"即为本品。可见明代已出现相思子混作赤小豆药用的现象。《植物名实图考》曰："医肆以相思子半红半黑者充之（指赤小豆），殊误人病。"因相思子含多种毒性蛋白，有强烈毒性，服用0.5mg即可中毒，因此应注意鉴别。

# 南瓜蒂

- **别名**

  南瓜把。

- **来源**

  葫芦科植物南瓜 *Cucurbita moschata*（Duch. ex Lam.）Duch. ex Poir. 的瓜蒂。

- **溯源**

  本品药用始载于《本草纲目拾遗》，引吴秀峰言："凡瓜熟皆蒂落，惟南瓜其蒂坚牢不可脱。昔人曾用以入保胎药中，大妙。"

- **产地**

  主产于我国华东地区。

- **采收加工**

  秋季采收成熟的果实，切取瓜蒂，晒干。

- **药材性状**

  瓜蒂呈五至六边形的盘状，直径2.5~5.6cm，上有残存柱状果柄。表面淡黄色，微有光泽，具稀疏刺状短毛及突起的小圆点。柱状果柄略弯曲，直径1~2cm，有隆起棱脊5~6条，纵向延伸至蒂端。质坚硬，断面黄白色，常有空隙。以蒂大、色黄、坚实者为佳。

- **性味功用**

  苦，平。解毒，利水，安胎。适用于痈疽肿毒，疔疮，烫伤，疮溃不敛，水肿腹水，胎动不安等病症。

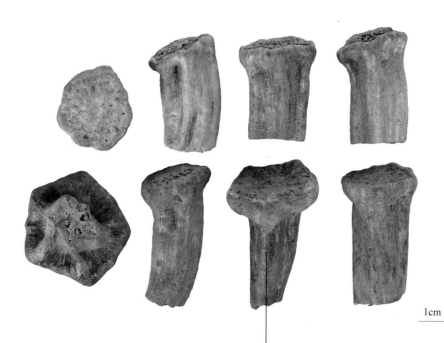

果柄有隆起的棱脊 5~6 条

1cm

# 南酸枣

- **别名**

广枣。

- **来源**

漆树科植物南酸枣 *Choerospondias axillaris* （Roxb.）Burtt et Hill. 的果实。

- **溯源**

广枣为蒙医习用药材之一。据白明纲考证，广枣始载于藏医书《月王药诊》，云："广枣形似心，功效治心病。"藏药名为"宁芍沙"，广枣之蒙古药名"居日很－芍沙"乃是由原藏药名意译、音译组合而得。《四部医典》《晶珠本草》均有收载。

- **产地**

主产于浙江、福建、湖北、湖南等地。

- **采收加工**

9~10 月果实成熟时采收，晒干。

- **药材性状**

果实呈椭圆形或卵圆形，长 2~3cm，直径 1.4~2cm。表面黑褐色或棕褐色，稍有光泽，具不规则的皱褶。基部有果梗痕。果肉棕褐色。果核近卵形，长 2~2.5cm，直径 1.2~1.5cm，表面白色，先端有 5 个（偶有 4 或 6 个）明显的小孔，质坚硬。味酸。以个大、肉厚、色黑褐者为佳。

- **性味功用**

甘、酸，平。行气活血，养心安神，消积，解毒。适用于气滞血瘀，胸痛，心悸气短，神经衰弱，失眠，支气管炎，食滞腹满，腹泻，疝气，烫火伤等病症。

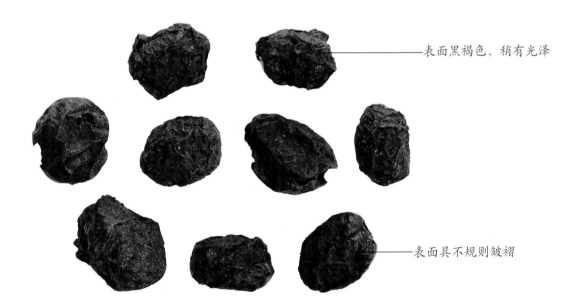

表面黑褐色，稍有光泽

表面具不规则皱褶

- **附注**

该植物的果核常单独入药，名五眼果，详见"五眼果"条。

# 南鹤虱

● **别名**
野胡萝卜子、窃衣子、鹤虱。

● **来源**
伞形科植物野胡萝卜 *Daucus carota* L. 的果实。

● **溯源**
始载于《救荒本草》，云："生荒野中。苗叶似家胡萝卜，俱细小，叶间攒生茎叉，梢头开小白花，众花攒开如伞盖状，比蛇床子花头又大，结子比蛇床亦大。其根比家胡萝卜尤细小。"其果实常混入中药鹤虱药材。一般认为，鹤虱正品来源为菊科植物天名精 *Carpesium abrotanoides* L. 的果实，因此，将本品习称为"南鹤虱"。

● **产地**
主产于我国华东、中南地区。

● **采收加工**
秋季采收成熟果实，除去杂质，晒干。

● **药材性状**
本品为双悬果，椭圆形，多裂为分果，分果长 3~4mm，宽 1.5~2.5mm。表面淡棕色或棕黄色，先端有花柱残基，基部钝圆，背面隆起，具 4 条窄翅状次棱，翅上密生 1 列黄白色钩刺，次棱间的凹下处有不明显的主棱，其上散生短柔毛，接合面平坦。种仁类白色，有油性，体轻。搓碎时有特异香气，味微辛、苦。

● **性味功用**
苦、辛，平；小毒。杀虫消积。适用于蛔虫病，蛲虫病，绦虫病，虫积腹痛，小儿疳积等病症。

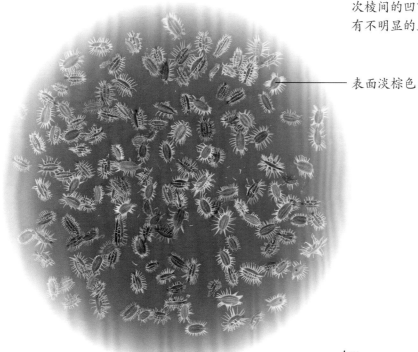

翅上密生黄白色钩刺 —

次棱间的凹下处有不明显的主棱 —

表面淡棕色 —

1cm

●  **别名**

拐枣。

● **来源**

鼠李科植物北枳椇 *Hovenia dulcis* Thunb. 或枳椇 *Hovenia acerba* Lindl. 的种子。

● **溯源**

本品入药始载于《新修本草》，曰："其树径尺，木名白石，叶如桑柘，其子作房似珊瑚，核在其端。"《本草纲目》云："枳椇木高三四丈，叶圆大如桑柘，夏月开花，枝头结实，如鸡爪形，长寸许，纽曲，开作二三歧，俨若鸡之足距，嫩时青色，经霜乃黄，嚼之味甘如蜜，每开歧尽处，结一二小子，状如蔓荆子，内有扁核赤色，如酸枣仁形。"

● **产地**

主产于我国秦岭以南各地。

● **采收加工**

10~11 月果实成熟时连肉质花序轴一并摘下，晒干，取出种子。

● **药材性状**

种子扁平圆形，背面稍隆起，腹面较平坦，直径 3~5mm，厚 1~1.5mm。表面红棕色、棕褐色或棕黑色，有光泽，于放大镜下观察可见散在凹点。基部凹陷处有点状淡色种脐，顶端有微凹的合点，腹面有纵行隆起的种脊。种皮坚硬，胚乳白色，子叶淡黄色，肥厚，均富油质。气微，味微涩。以饱满、有光泽者为佳。

● **性味功用**

甘，平。解酒毒，止渴除烦，止呕，利大小便。适用于醉酒，烦渴，呕吐，二便不利等病症。

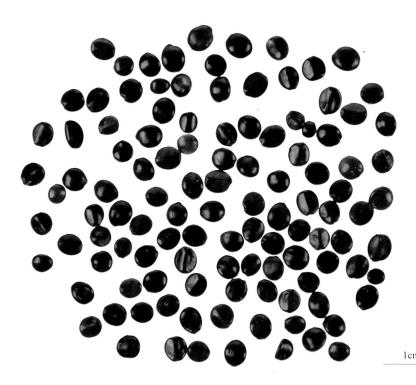

1cm

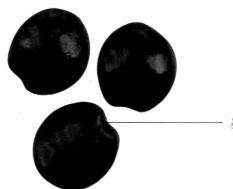

————— 基部凹陷处有点状淡色种脐

● **附注**

部分地区将其肉质果柄连同种子一起入药，名为拐枣，注意区别。

# 柿 蒂

● **别名**

柿丁、柿子把、柿萼。

● **来源**

柿科植物柿 *Diospyros kaki* Thunb. 的宿存萼。

● **溯源**

本品入药始载于《本草拾遗》。《本草纲目》中记载："古方单用柿蒂煮汁饮之，取其苦温能降逆也。济生柿蒂散加以丁香、生姜之辛热，以开痰散郁，盖从治之法，而昔人亦常用之收效矣。"

● **产地**

主产于山东、河南等地。

● **采收加工**

秋、冬二季收集成熟柿子的果蒂及宿存花萼，去柄，晒干。

● **药材性状**

宿存萼近盘状，先端 4 裂，裂片宽三角形，多向外反卷或破碎不完整，具纵脉纹；萼筒增厚，平展，近方形，直径 1.5~2.5cm。表面红棕色，被稀疏短毛，中央有短果柄或圆形凹陷的果柄痕。内面黄棕色，密被锈色短绒毛，放射状排列，具光泽，中心有果实脱落后圆形隆起的疤痕。裂片质脆，易碎，萼筒坚硬，木质。以个大而厚、质硬、近黄褐者为佳。

● **性味功用**

苦、涩，平。降逆下气。适用于呃逆。

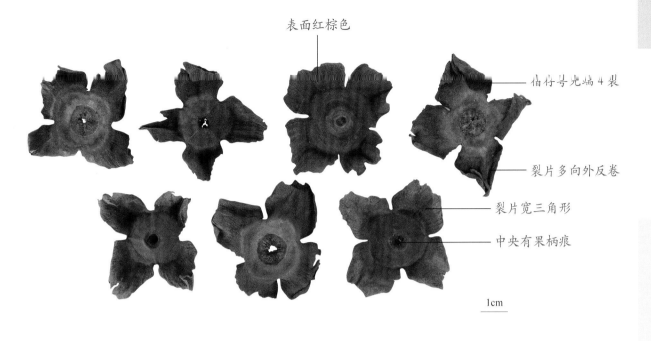

表面红棕色

萼片多光端4裂

裂片多向外反卷

裂片宽三角形

中央有果柄痕

1cm

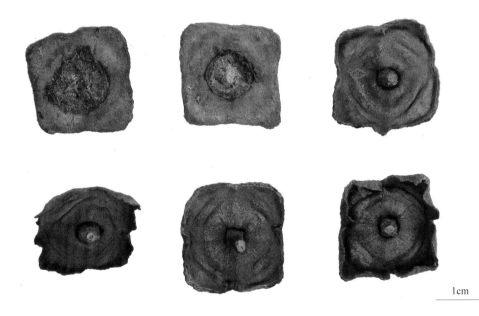

1cm

● **附注**

1.《本草纲目》记载，济生柿蒂散"用柿蒂、丁香各二钱，生姜五片，水煎服。治咳逆胸满，咳逆不止"。

2.市场上有"帽柿蒂"：宿存萼盘状，中央明显隆起，直径1.5~2.5cm。萼筒部帽状或喇叭状，有的残存小幼果。萼裂片4裂，宽三角形，平展，多反卷。底部有圆形的果柄痕。

# 枸骨子

● **别名**

枸骨果。

● **来源**

冬青科植物枸骨 *Ilex cornuta* Lindl. ex Paxt. 的果实。

● **溯源**

本品始载于《本经逢原》，云："其木严冬不凋，叶生五刺，其子正赤。"所言正是本品。

● **产地**

主产于我国华东地区。

● **采收加工**

冬季采摘成熟果实，捡去果柄及杂质，晒干。

● **药材性状**

果实圆球形或类球形，直径 7~8mm。表面浅棕色至暗红色，微有光泽，外果皮多干缩而形成深浅不等的凹陷。先端具宿存花柱基，基部有果柄痕及残存花萼，偶有细果柄。外果皮质脆易碎，内有分果核 4 枚。分果核呈球体的四等分状，黄棕色至暗棕色，极坚硬，有隆起脊纹，内有种子 1 枚。气微，味微涩。以果大、饱满、色红、无杂质者为佳。

● **性味功用**

苦、涩，微温。补肝肾，强筋活络，固涩下焦。适用于体虚低热，筋骨疼痛，崩漏，带下，泄泻等病症。

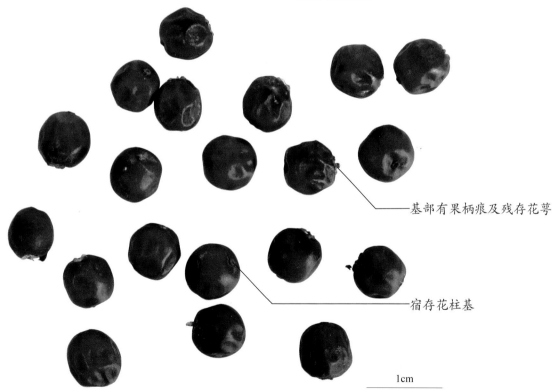

————基部有果柄痕及残存花萼

————宿存花柱基

1cm

● **附注**

该植物的根、叶均可入药，详见"枸骨根""枸骨叶"条。

● **别名**
绿衣枳壳、枸桔李片。

● **来源**
芸香科植物枸橘 *Poncirus trifoliata*（L.）Raf. 的果实。

● **溯源**
本品以"枳实"之名始载于《神农本草经》。《本草图经》云："枳实，生河内川泽，枳壳生商州山谷，今京西江湖州郡皆有之，以商州者为佳。如橘而小，高亦五七尺，叶如橙，多刺。春生白花，至秋成实。九月、十月采，阴干。旧说，七月、八月采者为实，九月、十月采者为壳。"该植物在古代曾作中药枳实、枳壳的正品来源。现今《中国药典》规定枳实、枳壳的来源为酸橙 *Citrus aurantium* L. 及其栽培品。当前在部分地区仍有药用，称之为绿衣枳壳。本品在北方俗称枸桔李，通过现代技术快速干燥，以供茶饮。

● **产地**
主产于我国长江流域。

● **采收加工**
秋季采收近成熟果实，切厚片，晒干。

● **药材性状**
完整果实球形，常加工成片状或半球形（横切者），直径 2~3cm。外表面灰绿色或绿黄色，有微隆起的皱纹，被细柔毛。横剖面果皮厚 3~5mm，边缘油点 1~2 列，瓤囊 5~7 瓣，中轴宽 2~5mm。气香，味微苦。

● **性味功用**
苦，寒。行气宽中，消食，化痰。适用于胸腹痞满胀痛，食积不化，痰饮，胃下垂等病症。

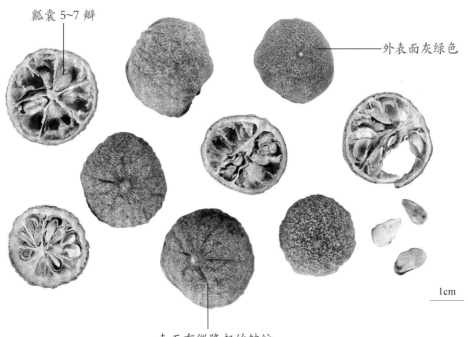

瓤囊 5~7 瓣

外表面灰绿色

表面有微隆起的皱纹

1cm

# 香铃子

- **别名**

  香椿子、香椿铃。

- **来源**

  楝科植物香椿 *Toona sinensis* （A. Juss.）Roem. 的果实。

- **溯源**

  《本草纲目》在释名中记载："香者为椿，臭者为樗"，并在附方中引用《保寿堂方》治疗误吞鱼刺，"用香椿树子(阴干)半碗，擂碎，热酒冲服，良久连骨吐出"。此处"香椿树子"即为本品。

- **产地**

  主产于我国华东、华北、华中地区。

- **采收加工**

  秋季采收果实，晒干。

- **药材性状**

  完整果实椭圆形，长 2.5 ~ 3.5cm。果皮开裂为 5 瓣，深裂至全长的 2/3 左右。裂片披针形，先端尖；外表黑褐色，有细纹理；内表黄棕色，光滑，厚约 2.5mm；质脆。果轴呈圆锥形，先端钝尖，黄棕色，有 5 条棕褐色棱线。断面内心松泡，色黄白。种子着生于果轴及果瓣之间，5 列，种子有极薄的种翅，黄白色，半透明。基部斜口状，种仁细小不明显。气微弱。以完整、干燥者为佳。

- **性味功用**

  辛、苦，温。祛风，散寒，止痛。适用于外感风寒，风湿痹痛，胃脘痛，疝气痛，痢疾等病症。

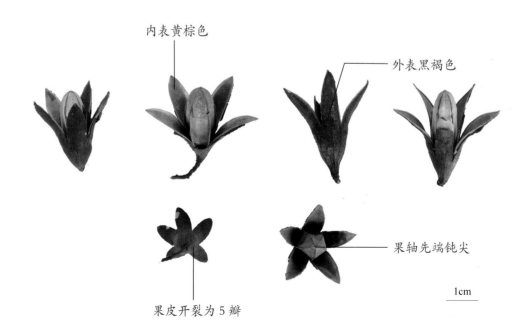

内表黄棕色

外表黑褐色

果轴先端钝尖

果皮开裂为 5 瓣

1cm

▼ 种子

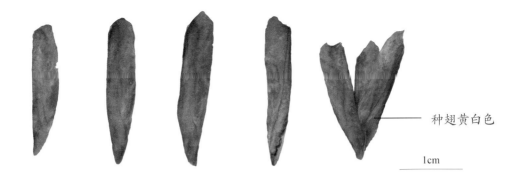

种翅黄白色

1cm

▼ 果轴横切

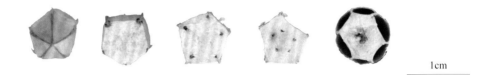

1cm

# 急性子 ●

● **别名**

金凤花子、凤仙子。

● **来源**

凤仙花科植物凤仙花 *Impatiens balsamina* L. 的种子。

● **溯源**

急性子始见于《救荒本草》"小桃红"条,云:"人家园圃多种,今处处有之。苗高二尺许,叶似桃叶而窄边有细锯齿。开红花,结实形类桃样,极小,有子似萝卜子,取之易迸散,俗称急性子。"《本草纲目》在"凤仙花"项下记载其子入药"主治:产难,积块噎膈,下骨哽,透骨通窍",并记载"凤仙子其性急速,故能透骨软坚。疱人烹鱼肉硬者,投数粒即软烂,是其验也。"

● **产地**

我国南北各地均有栽培。

● **采收加工**

8 ~ 9月当蒴果由绿转黄时,及时采摘,打出种子,筛去果皮及杂质,晒干。

● **药材性状**

种子扁圆形或扁卵圆形,长 2~3.5mm,宽 2~3mm。表面棕褐色,粗糙,有细密疣状突起及短条纹,一端有突出的种脐。质坚硬,剖开后,种皮薄,子叶2枚,肥厚,半透明,油质。气微,味淡、微苦。以颗粒饱满者为佳。

● **性味功用**

辛、微苦,温;小毒。行瘀降气,软坚散结。适用于闭经,痛经,产难,产后胞衣不下,噎膈,痞块,骨鲠,龋齿,疮疡肿毒等病症。

571

▼ 凤仙花的果实及种子

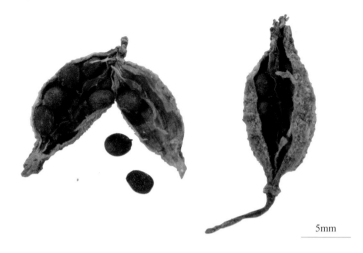

5mm

▼ 种子

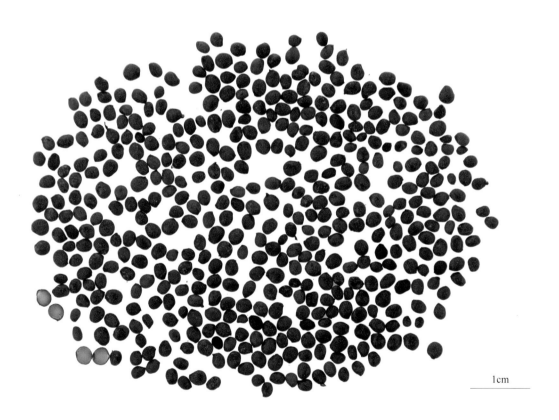

1cm

● **附注**

该植物的全草亦可入药，详见"凤仙透骨草"条。该植物的花亦可入药，详见"凤仙花"条。

● **别名**
扁豆皮。

● **来源**
豆科植物扁豆 *Lablab purpureus* (Linn.) Sweet
的种皮。

● **溯源**
白扁豆始载于《名医别录》。《本草图经》
记载："其实亦有黑、白二种，白者温而
黑者小冷，入药当用白者。"《本草便读》
在"扁豆"条下附"扁豆皮"，曰："皮
可达肌而行水。"

● **产地**
主产于安徽、湖南、河南、浙江、山西等地。

● **采收加工**
秋季采收种子，剥取种皮，晒干。

● **药材性状**
本品呈囊壳状、凹陷或卷缩成不规则瓢片
状，长约1cm，厚不超过1mm。表面光滑，
乳白色或淡黄白色，有的可见种阜，完整
的种阜半月形，类白色。质硬韧，体轻。
气微，味淡。以囊壳完整、色黄白、不带
种仁者为佳。

● **性味功用**
甘，微温。消暑化湿，健脾和胃。适用于
暑湿内蕴，呕吐泄泻，胸闷纳呆，脚气浮肿，
妇女带下等病症。

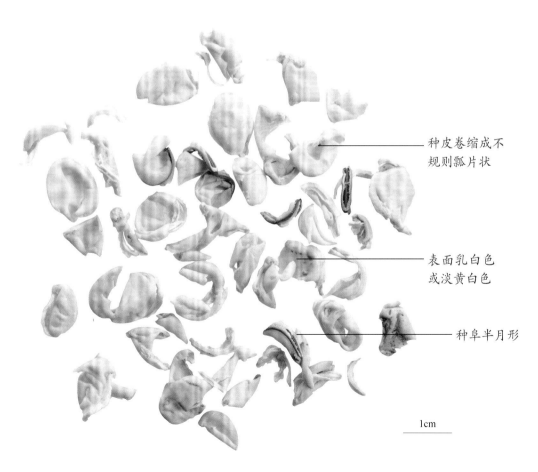

种皮卷缩成不
规则瓢片状

表面乳白色
或淡黄白色

种阜半月形

1cm

# 骆驼蓬子

- **别名**
  山芝麻、夜来香。

- **来源**
  蒺藜科植物骆驼蓬 *Peganum harmala* L. 的种子。

- **溯源**
  骆驼蓬子始载于《新疆中草药》。

- **产地**
  主产于我国华北、西北各地。

- **采收加工**
  秋季果实成熟时采收，搓下种子，去净杂质，晒干。

- **药材性状**
  种子呈圆锥状三角形四面体，长 2~4mm，中部直径 1~2mm。先端较狭而尖，可见脐点；下端钝圆。表面粗糙，棕色至褐色。置放大镜下可见表面皱缩呈蜂窝状，用水浸泡后膨胀，表面平滑。气微，味苦。

- **性味功用**
  苦，温。止咳平喘，祛风湿，解郁。适用于咳嗽气喘，小便不利，关节酸痛，四肢麻木，精神郁闷，癔症等病症。

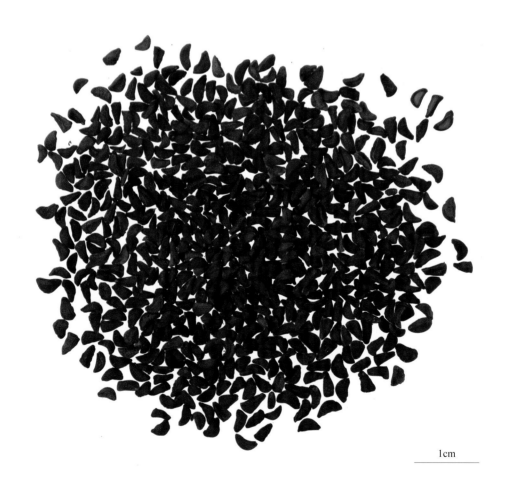

1cm

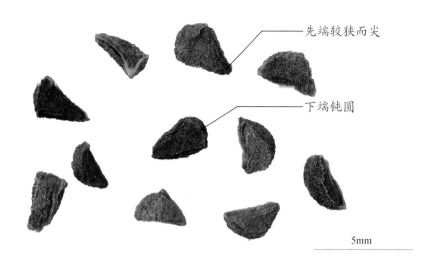

先端较狭而尖

下端钝圆

5mm

# 莲 房 ●

● **别名**

莲蓬壳、莲壳、莲蓬。

● **来源**

睡莲科植物莲 *Nelumbo nucifera* Gaertn. 的花托。

● **溯源**

《本草纲目》在莲藕项下记载"莲房"入药，即为本品。李时珍认为莲房以陈久者良，引用《妇人经验方》中瑞莲散治经血不止，"用陈莲蓬壳烧存性，研末，每服二钱，热酒下"。

● **产地**

我国大部分地区均产。

● **采收加工**

秋季果实成熟时，割下莲蓬，除去果实（莲子）及梗，晒干。

● **药材性状**

本品为倒圆锥状或漏斗状花托，多撕裂，直径 5~8cm，高 4~6cm。表面灰棕色，具细纵纹及皱纹，或局部表面破裂呈纤维状。顶面圆而平，有多数挖除果实后的圆形小孔穴；基部有花柄残基或痕迹。体轻，质疏松，纵破开多裂隙似海绵状。气微，味微涩。以身干、不碎、无梗、净壳者为佳。

● **性味功用**

苦、涩，平。散瘀止血，消肿定痛。适用于崩漏，月经过多，便血，尿血等病症。

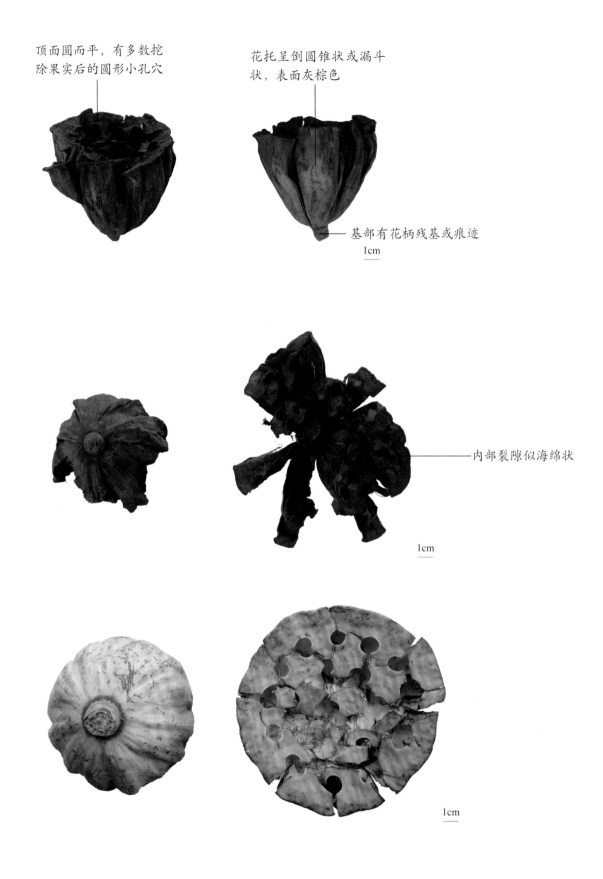

顶面圆而平，有多数挖除果实后的圆形小孔穴

花托呈倒圆锥状或漏斗状，表面灰棕色

基部有花柄残基或痕迹

1cm

内部裂隙似海绵状

1cm

1cm

● **附注**

该植物的雄蕊、花瓣等均可入药，详见"莲须""莲花"条。

- **别名**
  盐肤木子、盐麸子。

- **来源**
  漆树科植物盐肤木 *Rhus chinensis* Mill. 的果实。

- **溯源**
  本品以"盐麸子"之名始载于《本草纲目》，云："肤木即构木，东南山原甚多。木状如椿，其叶两两对生，长而有齿，面青背白，有细毛，味酸。正叶之下，节节两边有直叶贴茎，如箭羽状。五六月开花，青黄色成穗，一枝累累。七月结子，大如细豆而扁，生青，熟微紫色。其核淡绿，状如肾形。核外薄皮上有薄盐，小儿食之，滇、蜀人采为木盐。叶上有虫，结成五倍子，八月取之。"所言即为本品。

- **产地**
  主产于我国华东、华南等地。

- **采收加工**
  10月采收成熟果实，晒干。

- **药材性状**
  果实球形，略压扁，直径4~5mm，棕红色至红褐色。表面被具节柔毛和腺毛，偶有盐霜析出。一端具花柱脱落残基，另端具果柄痕。果核直径3~4mm。质坚硬。气微，味咸、酸。

- **性味功用**
  酸、咸，凉。生津润肺，降火化痰，敛汗，止痢。适用于痰嗽，喉痹，黄疸，盗汗，痢疾，顽癣，痈毒，头风白屑等病症。

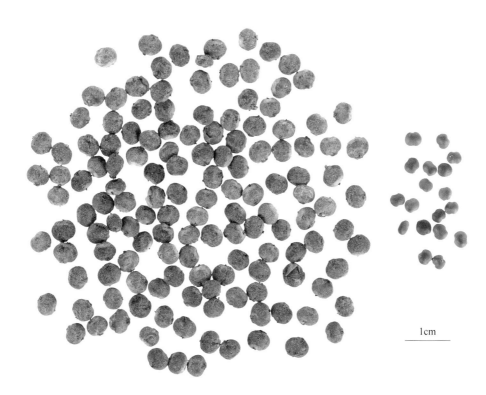

1cm

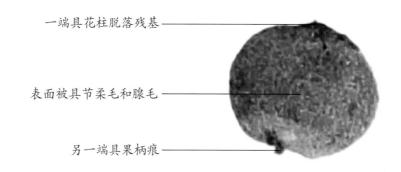

一端具花柱脱落残基 ——————

表面被具节柔毛和腺毛 ——————

另一端具果柄痕 ——————

● **附注** ——————————————————————————————

1. 盐肤木的根及茎亦可入药，《广东省中药材标准（第一册）》，以"盐肤木"收录。

2. 五倍子蚜 *Melaphis chinensis*（Bell）Baker 寄生在盐肤木叶上的虫瘿，即中药"五倍子"。

# 棕榈子 ————————————————————————————

● **别名**

棕树果。

● **来源**

棕榈科植物棕榈 *Trachycarpus fortunei* (Hook. f.) H. Wendl. 的果实。

● **溯源**

本品始载于《本草拾遗》。《本草图经》云："出岭南及西川，江南亦有之。木高一二丈，傍无枝条。叶大而圆，歧生枝端。有皮相重，被于四傍，每皮一匝为一节。二旬一采，转复生上。六七月生黄白花，八九月结实，

作房如鱼子，黑色。"所言即为本品。

● **产地**

我国长江流域以南各地均产，多自产自销。

● **采收加工**

霜降前后，果皮为青黑色时采收，晒干。

● **药材性状**

果实肾形或近球形，常一面隆起，一面凹下。凹面有沟，旁有果柄痕。长 8~10mm，宽 5~8mm。表面灰黄色或绿黄色，成熟者灰蓝色而被蜡被，平滑或有不规则网状皱纹。外果皮、中果皮较薄，常脱落而露出灰棕

色或棕黑色坚硬的内果皮。种仁乳白色，角质。气微，味微涩而微甜。

● **性味功用**

苦、涩，平。止血，涩肠，固精。适用于肠风，崩漏，带下，泻痢，遗精等病症。

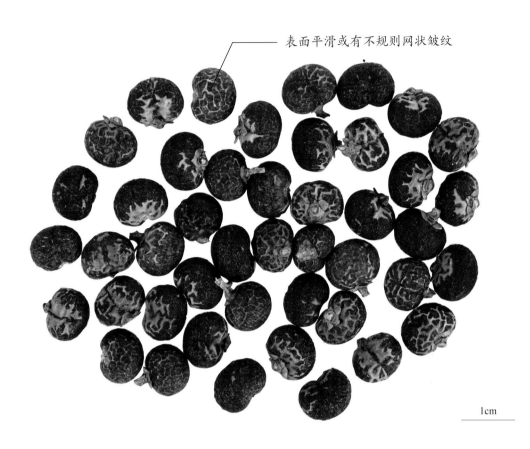

表面平滑或有不规则网状皱纹

1cm

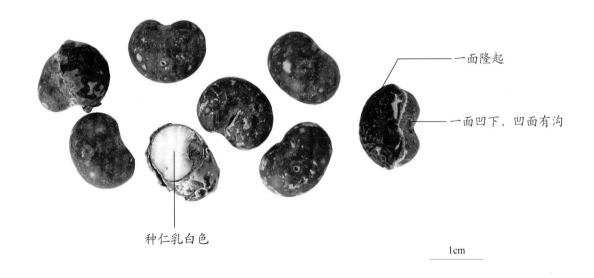

一面隆起

一面凹下，凹面有沟

种仁乳白色

1cm

# 桃金娘子

- **别名**
  山稔子、岗苍子。

- **来源**
  桃金娘科植物桃金娘 *Rhodomyrtus tomentosa*（Ait.）Hassk. 的果实。

- **溯源**
  《本草纲目拾遗》云："粤志，草花之以娘名者，有桃金娘，丛生野间，似梅而末微锐，似桃而色倍赩，中茎纯紫，丝缀深黄如金粟，名桃金娘。八九月实熟青绀，若牛乳状。产桂林，今广州亦多有之。"《本草纲目拾遗》记载桃金娘，曰："子，味甘入脾，养血明目。"《岭南采药录》记载岗苍子，曰："山野间丛生小灌木，暮春开花，似芍药而小，有红、白二种，子大如莲实，有四叶承之。六七月熟，熟则如软柿，外紫内赤，中有细核，甘美可食。能活血补血，与黄精同功。"即为本品。

- **产地**
  主产于我国华南、西南地区。

- **采收加工**
  秋季果实成熟时采收，晒干。

- **药材性状**
  果实长圆球形，直径约 1cm，质较硬，表面土黄色或暗绿褐色。先端有宿存萼片 5 枚及花柱残基；底部稍尖。断面子房 3 室，每室种子 2 列。种子黄白色，扁平。味淡、微甜，气微香。以个大、干燥者为佳。

- **性味功用**
  甘、涩，平。补血，滋养，安胎。适用于贫血，病后体虚，神经衰弱，耳鸣，遗精等病症。

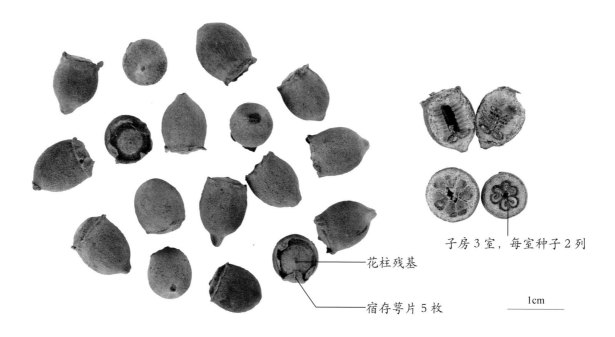

子房 3 室，每室种子 2 列

花柱残基

宿存萼片 5 枚

1cm

- **附注**
  桃金娘的根亦入药，称岗稔。

●  **别名**

土茴香。

● **来源**

伞形科植物莳萝 *Anethum graveolens* L. 的
果实。

● **溯源**

莳萝始载于宋代《开宝本草》，云："生
佛誓国，如马芹子，辛香。"《本草图经》
记载："今岭南及近道皆有之。三四月生苗，
花、实大类蛇床而香辛，六月、七月采实。"
《本草纲目》记载："其子簇生，状如蛇
床子而短，微黑，气辛臭，不及茴香。"
即与本品一致。

● **产地**

原产于欧洲南部。我国东北地区及甘肃、

四川、广东、广西等地有栽培。

● **采收加工**

夏、秋二季果实成熟时采收果枝，打落果实，
去净杂质，晒干。

● **药材性状**

双悬果多分离为分果，每一分果扁平广卵形，
长 3~4mm，宽 2~2.5mm，厚 1~2mm。表
面呈棕色，背面有 3 条不甚明显的棱线，
两侧棱向外延展呈翅状。双悬果基部有残
存的果柄。气微香，味辛，麻舌。

● **性味功用**

辛，温。温脾开胃，散瘀暖肝，理气止痛。
适用于腹中冷痛，胁肋胀满，呕吐食少，
寒疝等病症。

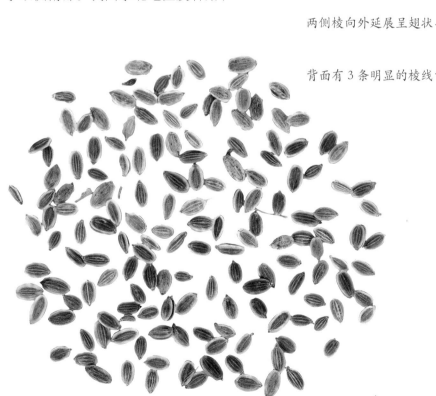

两侧棱向外延展呈翅状 ———

背面有 3 条明显的棱线 ———

1cm

# 娑罗子

- **别名**

天师栗、婆娑子、苏罗子、梭椤子。

- **来源**

七叶树科植物七叶树 *Aesculus chinensis* Bge.
或天师栗 *Aesculus wilsonii* Rehd. 的种子。
前者称苏罗子，后者称娑罗子。

- **溯源**

娑罗子，又名天师栗，始载于《本草纲目》，
曰："按宋祁《益州方物记》云：天师栗，
惟西蜀青城山中有之……似栗而味美，惟
独房若橡为异耳。今武当山所卖娑罗子，
恐即此物也。"《药性考》载："娑罗子，
一枝七叶、九叶，苞如人面，花如牡丹，
香白。"《本草纲目拾遗》引《留青日札》
曰："娑罗树出西番海中……株甚巨，每
枝生叶七片，有花穗甚长，而黄如栗花，
秋后结实如栗，可食，正所谓七叶树也。"
所述与本品一致，也包括同属近缘种。

- **产地**

苏罗子（七叶树）主产于陕西汉中、安康，
河南西峡、嵩县；浙江、江苏亦产。娑罗
子（天师栗）主产于四川、湖北、贵州等地。

- **采收加工**

10月间采收成熟果实，晒后，剥除果皮，
收集种子晒干；或直接捡取种子，晒干。

- **药材性状**

种子近于球形或不规则的扁球形，直径
2.5~3.5cm。表面不平坦，上部种脐黄白色，
约占种子的1/3或近1/2；下部栗褐色，稍
有光泽，凹凸不平；基部凹陷，有稍突起
的种脊，沿一边伸至种脐。质坚硬，断面
白色或淡黄色。子叶肥厚，粉质。气微弱，
子叶味极苦。

- **性味功用**

甘，温。疏肝，理气，宽中，止痛。适用
于胸胁、乳房胀痛，痛经，胃脘痛等病症。

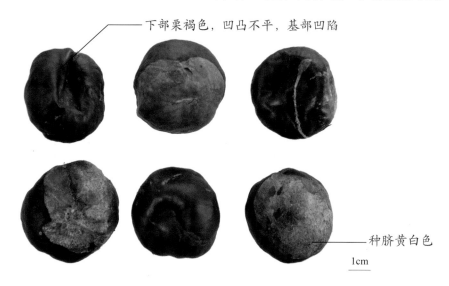

下部栗褐色，凹凸不平，基部凹陷

种脐黄白色

1cm

- **附注**

同属植物浙江七叶树 *Aesculus chinensis* Bunge var. *chekiangensis*（Hu et Fang）Fang、欧洲七
叶树 *Aesculus hippocastanum* L. 或云南七叶树 *Aesculus wangii* Hu 等的种子在部分地区亦作娑
罗子入药。

# 海红豆

- **别名**

红豆、孔雀豆、相思豆。

- **来源**

豆科植物海红豆 *Adenanthera pavonina* L. var. *microsperma*（Teijsm. et Binnend.）Nielsen 的种子。

- **溯源**

海红豆始载于《海药本草》。徐表《南州记》云："生南海人家园圃中，大树而生，叶圆，有荚。"《遵义府志》云："古诗：红豆生南国，春来发几枝。按：俗呼娑罗树，皮叶青黑色，近本无枝，上团团如盖，四时不凋。叶似冬青叶，所在皆有，惟遵义清溪有一株，四五年一结子，形如胡豆，绝圆。若经十年始结，则子愈大，并鲜红

异常。"以上诸书所述形态、产地与豆科植物海红豆一致。

- **产地**

主产于广东、海南、广西、贵州、云南等地。

- **采收加工**

秋季果熟时采摘果实，打下种子，晒干。

- **药材性状**

种子呈阔卵形或椭圆形，长 5.5~8mm，宽 4.5~7mm。表面鲜红色，光亮，一端可见种脐。

- **性味功用**

微苦、辛，微寒；小毒。疏风清热，燥湿止痒，润肤养颜。适用于面部黑斑，痤疮，酒渣鼻，头面游风，花斑癣等病症。

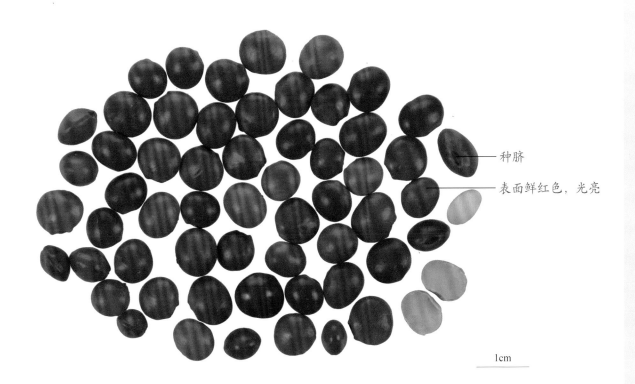

种脐

表面鲜红色，光亮

1cm

# 海底椰

- **别名**
海椰子、复椰子、巨籽棕。

- **来源**
棕榈科植物海椰子 *Lodoicea maldivica*（J. F. Gmel.）Pers. 的果实。

- **溯源**
本品为近年进口药物，尚无记载。市售海底椰药材有两种，一种为非洲海底椰，其原植物为棕榈科植物海椰子；另一种为泰国海底椰，其来源为同科植物扇叶糖棕 *Borassus flabellifer* L. 的果实，切片椭圆形或圆形，主产于东南亚。二者价格相差十余倍，一般认为非洲海底椰为正品。

- **产地**
仅产于非洲塞舌尔群岛。

- **采收加工**
采摘成熟果实，剥取外层海绵状的纤维质外壳，将骨质内果皮切片，晒干即得。

- **药材性状**
果实长 30~45cm，宽 25~40cm。外皮黑色或黑棕色，具纵纹。切片为扇状弯曲的长方形。外皮黑色，断面白色，坚硬。气微，味淡。

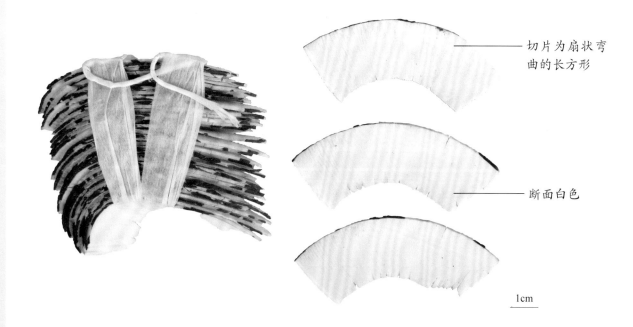

切片为扇状弯曲的长方形

断面白色

1cm

- **性味功用**

甘，平。滋阴润肺，除燥清热，润肺止咳。

适用于久咳不止，止血，中风，精神烦躁等病症。当地认为此物具有催情、壮阳的功效。

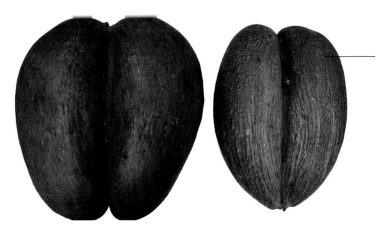

—— 外皮黑色或黑棕色，具纵纹

# 桑 椹 ●

- **别名**

桑果。

- **来源**

桑科植物桑 *Morus alba* L. 的果穗。

- **溯源**

《诗经》中即有桑的记载。《神农本草经》将桑列为中品。《本草衍义》云："本经言桑甚详，然独遗乌椹。桑之精英尽在于此。"《本草纲目》在"桑"项下附有"桑椹"。即为本品。市售桑椹药材有黄、黑两种。黄棕色者为未成熟果实晒干所得，药材较干燥；黑色者为成熟果实晒干所得，质软粘手，味甜。一般认为黑色者为佳。

- **产地**

主产于江苏、浙江、湖南、四川、河北、山东、安徽、辽宁、河南、山西等地。

- **采收加工**

5～6月当桑的果穗变红色时采收，晒干或蒸后晒干。

- **药材性状**

聚花果由多数小瘦果集合而成，呈长圆形，长1~2cm，直径5~8mm。黄棕色、棕红色至暗紫色，有短果序梗。小瘦果卵圆形，稍扁，长约2mm，宽约1mm，外具肉质花被片4枚。气微，味微酸而甜。以个大、肉厚、色紫红、糖性大者为佳。

- **性味功用**

甘、酸，寒。滋阴养血，生津，润肠。适用于肝肾不足和血虚精亏的头晕目眩，腰酸耳鸣，须发早白，失眠多梦，津伤口渴，消渴，肠燥便秘。

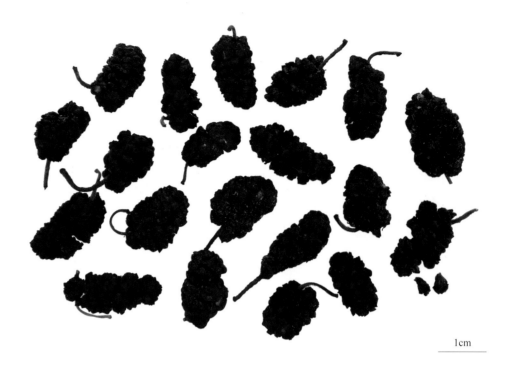

1cm

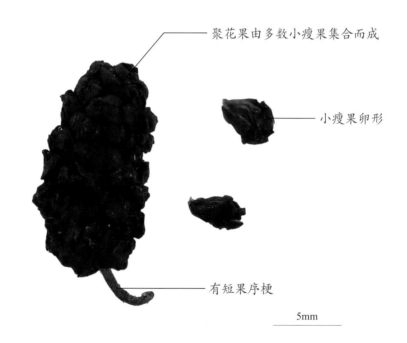

聚花果由多数小瘦果集合而成

小瘦果卵形

有短果序梗

5mm

● **附注**

　　近年来，自国外引种的水果桑椹，亦出现在药材市场。果实长圆柱形，黑色，长达3~4cm，与传统药用桑椹形态迥然不同，注意鉴别。

# 浮小麦

● **别名**

浮麦。

● **来源**

禾本科植物小麦 *Triticum aestivum* L. 干瘪轻浮的颖果。

● **溯源**

浮小麦入药最早见于《卫生宝鉴》。《本草蒙筌》谓："浮小麦，先枯未实。"《本草纲目》云："浮麦，即水淘浮起者，焙用。"

● **产地**

我国产麦区均有生产。

● **采收加工**

夏至前后，成熟果实采收后，取瘪瘦轻浮与未脱净皮的麦粒，筛去灰屑，用水漂洗，晒干或烘干。

● **药材性状**

干瘪颖果呈长圆形，两端略尖，长约7mm，直径约2.6mm。表面黄白色，皱缩。有时尚带有未脱净的外稃与内稃。腹面有一深陷的纵沟；先端钝形，带有浅黄棕色柔毛；另一端呈斜尖形，有脐。质硬而脆，易断，断面白色，粉性差。无臭，味淡。以粒均匀、轻浮、无杂质者为佳。

● **性味功用**

甘，凉。除虚热，止汗。适用于阴虚发热，盗汗，自汗等病症。

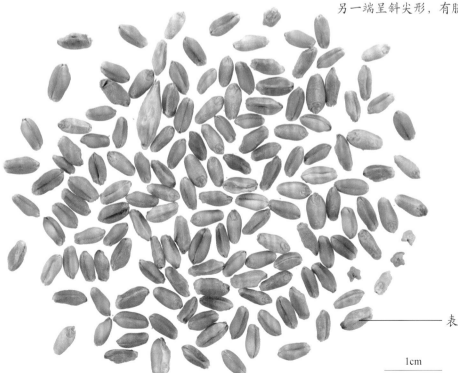

先端钝形，带有浅黄棕色柔毛 ——

腹面有一深陷的纵沟 ——

另一端呈斜尖形，有脐 ——

—— 表面黄白色，皱缩

1cm

# 菱 壳

● **别名**

鬼见愁、铁菱角、干菱角、风菱角、乌菱壳、菱皮。

● **来源**

菱科植物菱 *Trapa natans* L. 或四角刻叶菱 *Trapa incisa* Sieb. et Zucc. 的果皮。

● **溯源**

《本草纲目》记载："野菱，自生湖中，叶、实俱小。其角硬直刺人，其色嫩青老黑。"《本草纲目拾遗》记载："刺菱，乃小菱也，生杭州西湖里，六桥一带多有之，以其四角尖如针芒刺手，故名……其菱大者如蚕豆，小者如黄豆，味绝鲜美，虽至秋老，亦不甚大。" 市售菱壳有两种类型：一种为成熟果实的果皮，为食用种子后的剩余物，常剥开呈块状；一种为种子未发育的果实，内部中空，果皮完整，习称鬼见愁，质佳。

● **产地**

我国南方各地均产。

● **采收加工**

8~9 月收集果皮，晒干。

● **药材性状**

菱：果实为稍扁的倒三角形。先端中央稍突起；两侧有刺，两侧间距离 4~5cm，刺角长约 1cm。果壳坚硬，木化。

野菱：果实扁三角形，有四角。两侧两角斜向上开展，宽 2~3cm；前后两角向下伸长，角较尖锐。

● **性味功用**

甘，平。补脾健胃，生津止渴，解毒消肿。适用于脾胃虚弱，泄泻，痢疾，暑热烦渴，饮酒过度，疮肿等病症。

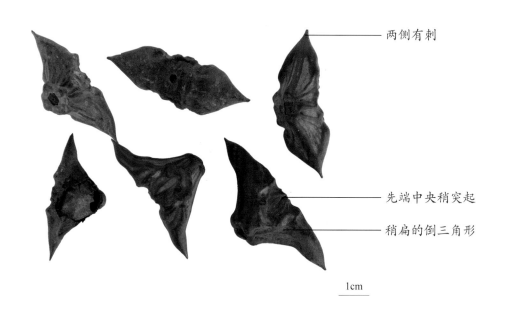

两侧有刺

先端中央稍突起

稍扁的倒三角形

1cm

# 菥蓂子

● **别名**

恒日格－乌布斯（蒙药名）、寨卡（藏药名）。

● **来源**

十字花科植物菥蓂 *Thlaspi arvense* L. 的种子。

● **溯源**

本品属于蒙药、藏药。《认药白晶鉴》记载："生于松软的土地及田间。茎如竹箭，叶厚，绿色，开白色小花，果实状如手鼓，种子类似芝麻，红黑色，油性，味苦。"藏医药本草《蓝琉璃》《晶珠本草》《甘露本草明镜》等均收录本品。

● **产地**

主产于江苏、浙江、湖北、安徽等地。

● **采收加工**

秋季果实成熟时采收，晒干，打下种子，除去杂质。

● **药材性状**

本品略呈扁卵圆形，长约 1.5mm，宽 1~1.4mm。表面红褐色至暗褐色。两面各有 5~7 条突起的偏心形环纹；基部尖，并有小凹。种皮脆而薄。种仁黄色，有油性。无臭，气微，味苦、淡。

● **性味功用**

辛，温。除湿痹，补五脏，益精气，强筋骨。适用于胃炎、肺痈、丹毒、目赤肿痛、迎风流泪、风湿痹痛等病症。

5~7 条突起的偏心形环纹 ——

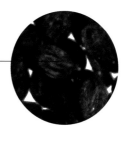

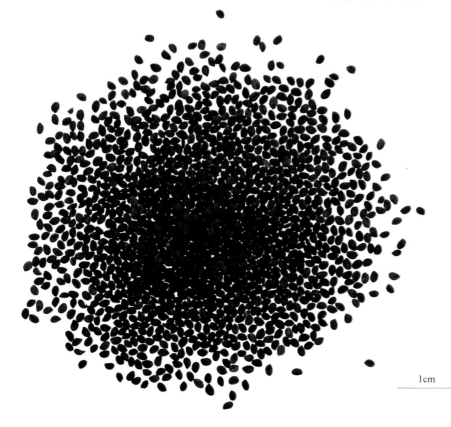

1cm

# 黄瓜子

- **来源**

  葫芦科植物黄瓜 *Cucumis sativus* L.的种子。

- **溯源**

  黄瓜子是民间药，也是民族药。维吾尔医本草《药物之园》记载："黄瓜子，是黄瓜的种子……种子椭圆形，扁平，白色。"即为本品。

- **产地**

  我国各地均有栽培。

- **采收加工**

  夏、秋二季采收成熟的果实，剖开，取出种子，洗净，晒干。

- **药材性状**

  种子呈扁平狭椭圆形或狭倒卵形，长4~7mm，宽2~3mm。先端常有一急尖，底端略尖，中部略鼓起，边缘圆滑。表面乳黄色至淡黄棕色，在放大镜下观察，底端近中间处可见略凹入而不明显的长点状种脐。剥去种皮可见2片贴紧的子叶，浅黄色，富油性。气微，味淡而芳香。

- **性味功用**

  辛、温。续筋接骨，祛风，消痰。适用于骨折筋伤，风湿痹痛，老年痰喘等病症。

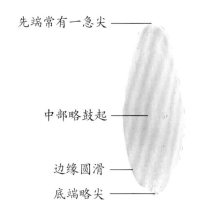

先端常有一急尖 ——

中部略鼓起 ——

边缘圆滑 ——

底端略尖 ——

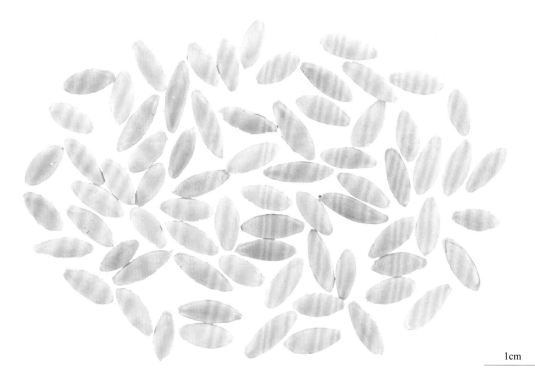

1cm

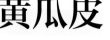

- **别名**
  金衣。

- **来源**
  葫芦科植物黄瓜 *Cucumis sativus* L.的果皮。

- **溯源**
  黄瓜始载《本草拾遗》。《本草纲目》中又称"胡瓜"，李时珍认为："张骞使西域得种，故为胡瓜。按：杜宝《拾遗录》，隋大业四年避讳，改胡瓜为黄瓜。"

- **产地**
  我国各地均有栽培。

- **采收加工**
  夏、秋二季采收，刳下果皮，晒干或鲜用。

- **药材性状**
  本品呈不规则卷筒状或片状，厚1~2mm。外表面黄褐色，上有深褐色疣状突起及黄白色或黄色网状花纹；内表面黄白色，有皱纹。质轻而柔韧。气清香，味淡。

- **性味功用**
  甘、淡，凉。清热，利水，通淋。适用于水肿尿少，热结膀胱，小便淋痛等病症。

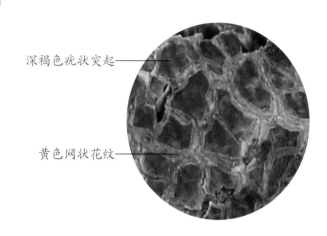

深褐色疣状突起——

黄色网状花纹——

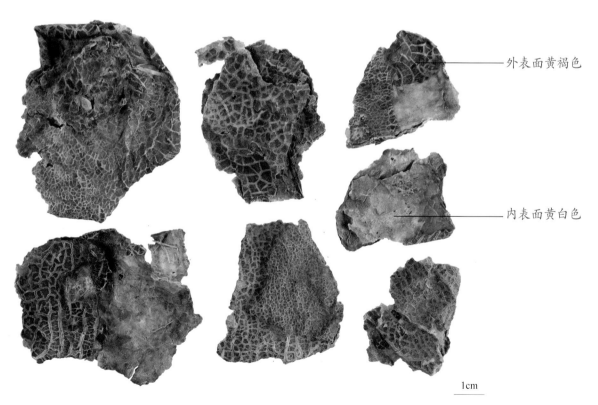

外表面黄褐色

内表面黄白色

1cm

# 黄皮核

● **别名**
黄皮果核。

● **来源**
芸香科植物黄皮 Clausena lansium（Lour.）Skeels 的种子或种仁。

● **溯源**
《岭南杂记》曰："黄皮果大如龙眼，又名黄弹，皮黄白，有微毛，瓤白如猪肪。有青核数枚，酸涩不成味，久之少甘。树似橄榄，绿条开小花，夏末结实，小儿嗜之。"
《岭南采药录》记载："黄皮……其核，治疝气，研烂涂小儿头上疮疖，甚效……黄皮核又能治百足咬伤，捣烂敷之。"

● **产地**
主产于广西、广东、福建等地。

● **采收加工**
7~9月采摘成熟的果实，剥取种子，洗净，鲜用或晒干。

● **药材性状**
种子呈扁卵圆形，长1.1~1.6cm，宽8~9mm，厚3~4mm。表面较光滑；基部1/3呈棕色，较平坦；上部2/3呈棕黄色，具不规则皱纹。种脐位于先端略尖而稍弯向一侧，近椭圆形。合点位于圆端，与种脐同一侧面。种脊略突起，自种脐通向合点。种皮薄而脆，多破碎脱落。子叶2，土黄色，肥厚。质脆，易折断。断面黄白色。气微，味辛、微苦。

● **性味功用**
辛、微苦，微温。行气止痛，解毒散结。适用于气滞脘腹疼痛，疝痛，睾丸肿痛，痛经，小儿头疮，蜈蚣咬伤等病症。

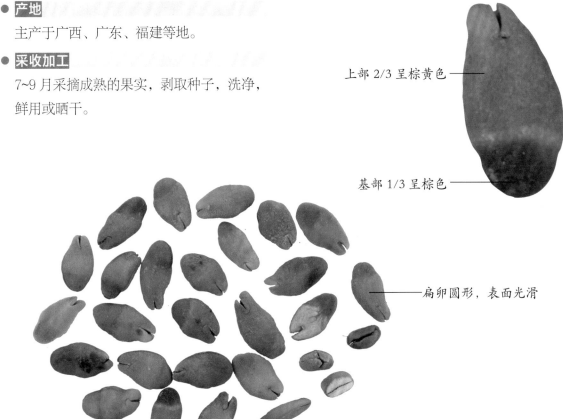

上部2/3呈棕黄色 ——

基部1/3呈棕色 ——

—— 扁卵圆形，表面光滑

1cm

# 黄荆子

● **来源**

马鞭草科植物黄荆 *Vitex negundo* L.的果实。

● **溯源**
《本草纲目拾遗》引《玉环志》云："叶似枫而有杈，结黑子如胡椒而尖。"以上所述类似本品。

● **产地**
主产于江苏、浙江、湖南、四川、广西等地。

● **采收加工**
8~9月采摘果实，晾晒干燥。

● **药材性状**
果实连同宿存萼及短果柄呈倒卵状类圆形或近梨形，长3~5.5mm，直径1.5~2mm。

宿存萼灰褐色，密被棕黄色或灰白色绒毛，包被整个果实的2/3或更多；萼筒先端5齿裂，外面具5~10条脉纹。果实近球形，先端稍大略平圆，有花柱脱落的凹痕；基部稍狭尖，棕褐色。质坚硬，不易破碎。断面黄棕色，4室，每室有黄白色或黄棕色种子1颗或不育。气香，味微苦、涩。以颗粒饱满者为佳。

● **性味功用**
辛、苦，温。祛风解表，止咳平喘，理气消食止痛。适用于伤风感冒，咳嗽，哮喘，胃痛吞酸，消化不良，食积泻痢，胆囊炎，胆结石，疝气等病症。

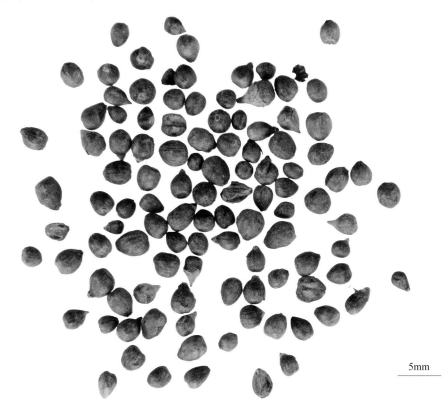

5mm

● **附注**
黄荆子与牡荆子的基原为同属植物，药材形态较为近似，注意鉴别。

# 菴蕳子

- **别名**
  菴闾子、菴蒿子。

- **来源**
  菊科植物菴闾 *Artemisia keiskeana* Miq. 的果实。

- **溯源**
  本品始载于《神农本草经》。《本草纲目》云：
  "菴蕳，叶不似艾，似菊叶而薄，多细丫，
  面背皆青。高者四五尺，其茎白色，如艾
  茎而粗。八九月开细花，淡黄色。结细实
  如艾实，中有细子，极易繁衍。"所言与
  今相符。

- **产地**
  主产于广东及我国华东、东北地区。

- **采收加工**
  秋、冬二季采收成熟果实，搓去总苞及杂质，
  打出果实，晒干。

- **药材性状**
  本品钝圆形，略呈三棱形，长 2~4mm。表
  面黄棕色至棕褐色。一端钝圆，一端渐尖，
  顶部具白色长椭圆形或线状疤痕。

- **性味功用**
  辛、苦，温。活血散瘀，祛风除湿。适用
  于妇女血瘀经闭，产后瘀滞腹痛，跌打瘀肿，
  风湿痹痛等病症。

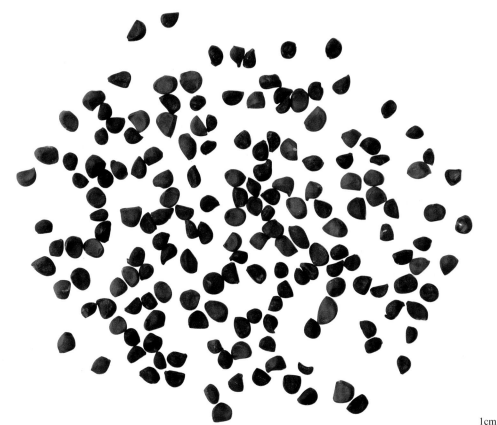

1cm

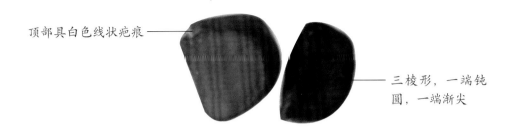

顶部具白色线状疤痕 —— 

—— 三棱形，一端钝圆，一端渐尖

- **附注**

该植物全草亦可药用，名为苘蔺。

# 菩提叶

- **别名**

叶上果。

- **来源**

椴树科植物椴树 *Tilia tuan* Szyszl. 或南京椴 *Tilia miqueliana* Maxim. 等带苞片的果序。

- **溯源**

本品药用源于欧洲。当地选用椴树科椴树属植物带苞片的果序泡水饮用，具有改善睡眠等效果。

- **产地**

主产于我国华东、华北地区。

- **采收加工**

9~10 月采收带苞片的果序，晒干。

- **药材性状**

苞片狭窄倒披针形，黄褐色，长 10~16cm，宽 1.5~2.5cm，无柄，顶端钝，基部圆形或楔形，上面常无毛，下面有星状毛，下半部 5~7cm，与花序柄合生。果实球形，淡黄白色，外被星状茸毛。气微，味淡。以苞片完整、色黄绿者为佳。

- **性味功用**

辛、苦，凉。安神镇静，改善睡眠。适用于高血压，高血脂，失眠等病症。

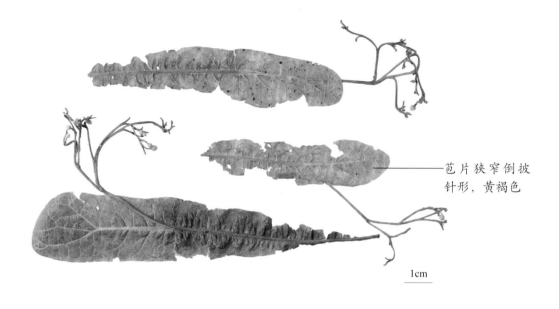

苞片狭窄倒披
针形，黄褐色

1cm

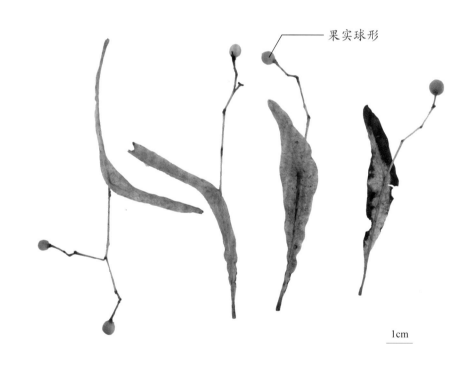

果实球形

1cm

● **附注** ————————————————————————————————————

　　菩提树因佛祖释迦牟尼而闻名，其原植物为桑科菩提树 *Ficus religiosa* L.。在我国仅华南地区有分布，华东及华北各地引种栽培称为"菩提树"的植物，大多为椴树科椴树属植物。

- **别名**

  八月瓜、八月札、八月炸。

- **来源**

  木通科植物木通 *Akebia quinata* (Houtt.) Decne、三叶木通 *Akebia trifoliata* (Thunb.) Koidz. 或白木通 *Akebia trifoliata* (Thunb.) Koidz. subsp. *australis* (Diels) T. Shimizu 的未成熟果实。

- **溯源**

  《食疗本草》曰："燕覆子……是木通实，名桴棪子，茎名木通。"《日华子本草》记载："（木通）子名覆子，七八月采。"

- **产地**

  主产于江苏、湖南、湖北、四川、浙江、安徽、陕西等地。

- **采收加工**

  7~8 月果实未成熟时采摘，对半剖开或切 4 瓣，晒干。

- **药材性状**

  果实肾形或长椭圆形，稍弯曲，长 3~9cm，直径 1.5~3.5cm；表面黄棕色，有不规则纵皱网纹，先端钝圆，基部有果梗痕；果皮革质，较厚，断面淡灰黄色，内有多数种子，包埋在灰白色果瓤内；果肉气微香，味微涩。种子扁长卵形或不规则三角形，略扁平，宽约 5mm，厚约 2mm；表面红棕色或深红棕色，有光泽，密布细网纹，先端稍尖，基部钝圆，种脐略偏向一边，其旁可见白色种阜；种皮薄，油质；胚细小，长约 1mm，位于靠近基部一端。气微弱，味苦，有油腻感。以肥壮质重、大小均匀者为佳。

- **性味功用**

  苦，寒。疏肝和胃，活血止痛，软坚散结，利小便。适用于肝胃气滞，脘腹、胁肋胀痛，饮食不消，下痢便泄，疝气疼痛，腰痛，经闭痛经，瘿瘤瘰疬，恶性肿瘤等病症。

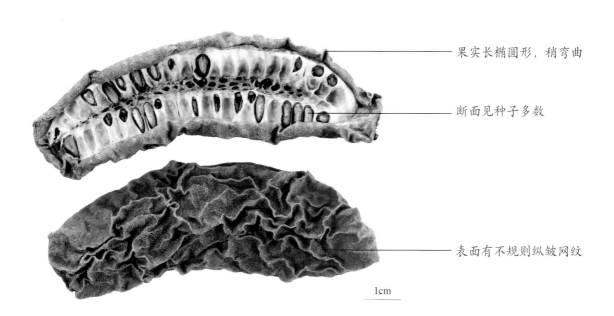

果实长椭圆形，稍弯曲

断面见种子多数

表面有不规则纵皱网纹

1cm

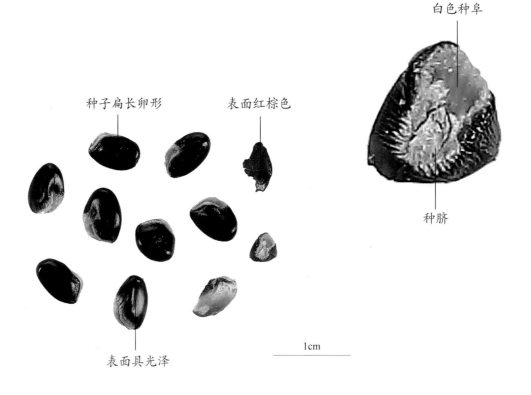

白色种阜

种子扁长卵形　　表面红棕色

种脐

表面具光泽　　　　　　　　1cm

# 菠菜子

- **来源**
  藜科植物菠菜 *Spinacia oleracea* L. 的种子。

- **溯源**
  菠菜始载于《食疗本草》。《回回药方·三十六卷》中称"撒法你知子"，治因血液和黄胆液引起的胸、肺的疼痛有效。本品也是维吾尔药。《本草纲目》记载药用部位为菜及根。今药材市场上有售菠菜子。

- **产地**
  我国各地均有栽培。

- **采收加工**
  夏、秋二季采收成熟的果序，晒干后，打下种子，除去杂质。

- **药材性状**
  种子呈三角状类圆形，直径 2~3cm。表面略粗糙，在两端常各有 1 枚角刺，灰白色。种皮坚硬，砸破后可见粉质白色胚乳。

- **性味功用**
  甘，平。清肝明目，止咳平喘。适用于风火目赤肿痛，咳喘等病症。

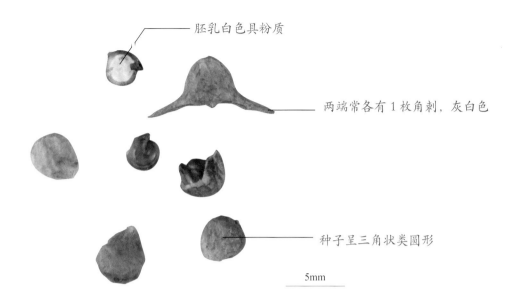

胚乳白色具粉质

两端常各有1枚角刺，灰白色

种子呈三角状类圆形

5mm

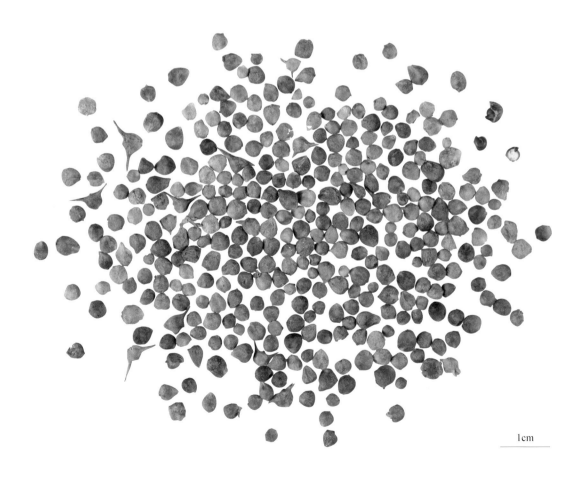

1cm

# 营 实

- **别名**
  蔷薇子、野蔷薇子。

- **来源**
  蔷薇科植物野蔷薇 *Rosa multiflora* Thunb. 的果实。

- **溯源**
  本品始载于《神农本草经》，云："主痈疽，恶疮，结肉，跌筋，败疮，热气，阴蚀不瘳。利关节。"《本草经集注》曰："营实即是蔷薇子，以白花者为良。"

- **产地**
  主产于我国华东、华中及华北地区。

- **采收加工**
  秋季采收，以半青半红未成熟时为佳，鲜用或晒干。

- **药材性状**
  果实呈卵圆形，长 6~8mm，具果柄，先端有宿存花托之裂片。果实外皮红褐色，内为肥厚肉质果皮。种子黄褐色，果肉与种子间有白毛。果肉味甜酸。以个大、均匀、肉厚、无杂质者为佳。

- **性味功用**
  酸，凉。清热解毒，祛风活血，利水消肿。适用于疮痈肿毒，风湿痹痛，关节不利，月经不调，水肿，小便不利等病症。

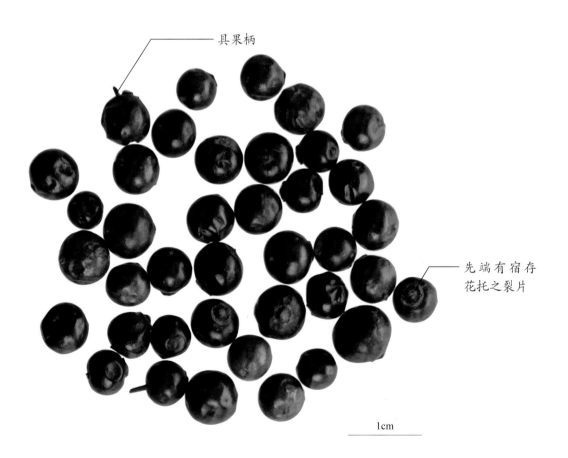

具果柄

先端有宿存花托之裂片

1cm

# 梧桐子

● **别名**

桐子、梧桐果。

● **来源**

梧桐科植物梧桐 *Firmiana simplex* （L.）W. Wight 的种子。

● **溯源**

本品始载于《本草经集注》，在"桐叶"条下载："桐树有四种，青桐叶皮青似梧而无子。梧桐色白，叶似青桐而有子，子肥亦可食。"《本草纲目》云："梧桐处处有之。树似桐而皮青不皴，其木无节直生，理细而性紧。叶似桐而稍小，光滑有尖。其花细蕊，坠下如醭。其荚长三寸许，五片合成，老则裂开如箕，谓之橐鄂。其子缀于橐鄂上，多者五六，少或二三。子大如胡椒，其皮皱。"所言正是本品。

● **产地**

我国南方地区均产。

● **采收加工**

秋季种子成熟时将果枝采下，打落种子，除去杂质，晒干。

● **药材性状**

种子圆球形或类圆形，状如豌豆，直径6~8mm。表面黄棕色至深棕色，有明显隆起的网状皱纹。质轻而硬。外层种皮较脆易破裂，内层种皮坚韧。剥除种皮，外胚乳数层，淡红色；内胚乳肥厚，淡黄色，油质。子叶2片薄而大，紧贴在胚乳上，胚根位于较狭的一端。气味均微。以个大、饱满、黄棕色者为佳。

● **性味功用**

甘，平。顺气和胃，健脾消食，止血。适用于胃脘疼痛，伤食腹泻，疝气，须发早白，小儿口疮，鼻衄等病症。

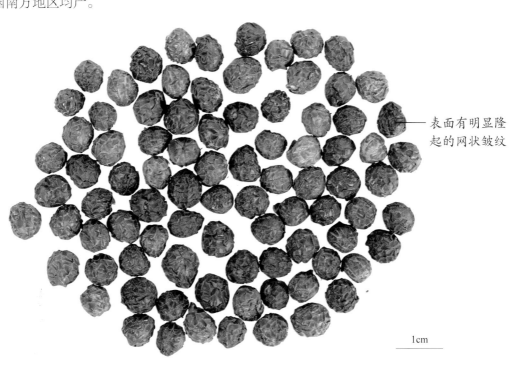

表面有明显隆起的网状皱纹

1cm

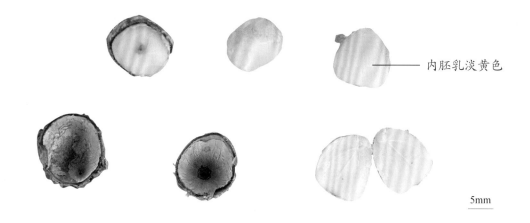

内胚乳淡黄色

5mm

● **附注**

有报道应用本品治疗鼻出血有较好的疗效。

# 野鸦椿子

● **别名**

鸡眼睛、鸡眼椒、鸡肾果、山海椒。

● **来源**

省沽油科植物野鸦椿 *Euscaphis japonica*（Thunb.）Dippel 的果实或种子。

● **溯源**

野鸦椿始载于《植物名实图考》，曰："野鸦椿生长沙山阜。丛生，高可盈丈，绿条对节，节上发小枝，对叶密排，似椿而短，亦圆；似檀而有尖，细齿疏纹，赭根旁出，略有短须。俚医以为达表之药。秋结红实，壳似赭桐花而微硬，迸裂时，子着壳边如梧桐子，遥望似花瓣上粘黑子。"

● **产地**

主产于四川、湖南、福建等地。

● **采收加工**

秋季采收成熟果实或种子，晒干。

● **药材性状**

果实为蓇葖果，常 2~3 个着生于同一果柄的顶端，单个呈倒卵形、类圆形，稍扁，微弯曲，先端较宽大，下端较窄小，长 7~20mm，宽 5~8mm。果皮外表面呈红棕色，有凸起的分叉脉纹；内表面淡棕红色或棕黄色，具光泽，内有种子 1~2 粒。种子扁球形，直径约 5mm，厚约 3mm，黑色，具光泽，一端边缘可见凹下的种脐。种皮外层质脆，内层坚硬。种仁白色，油质。气微，果皮味微涩，种子味淡而油腻。

● **性味功用**

辛，温。祛风散寒，行气止痛，消肿散结。

适用于胃痛，寒疝疼痛，泄泻，痢疾，脱肛，月经不调，子宫下垂，睾丸肿痛等病症。

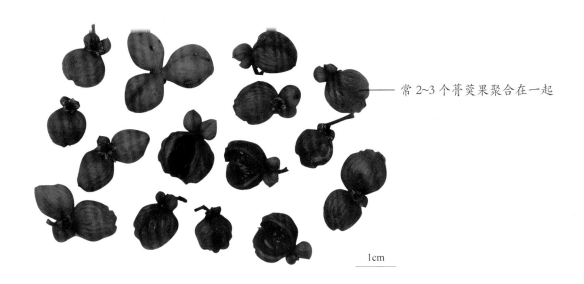

—— 常2~3个蓇葖果聚合在一起

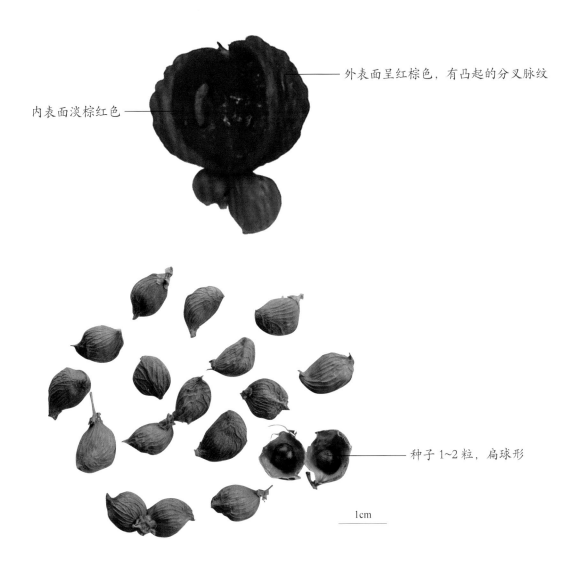

外表面呈红棕色，有凸起的分叉脉纹

内表面淡棕红色 ——

—— 种子1~2粒，扁球形

1cm

# 曼陀罗子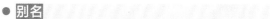

● **别名**
醉仙桃。

● **来源**
茄科植物白花曼陀罗 *Datura metel* L. 或毛曼陀罗 *Datura innoxia* Mill. 的果实或种子。

● **溯源**
曼陀罗在我国药用历史悠久。有人认为华佗"麻沸散"的主药就是曼陀罗的花（洋金花）。《分类草药性》中胡茄子即为本品。曼陀罗子也是蒙医药品种。

● **产地**
主产于江苏、广东、福建、河北、山东等地。

● **采收加工**
夏、秋二季果实成熟时采收，亦可晒干后取出种子。

● **药材性状**
白花曼陀罗子扁平，三角形，宽约 3mm。毛曼陀罗子扁肾形，长约 5mm，宽约 3mm。两者均淡褐色。气特异，味微苦。有毒。

● **性味功用**
辛、苦，温；有毒。平喘，祛风，止痛。适用于喘咳，惊痫，风寒湿痹，脱肛，跌打损伤，疮疖等病症。

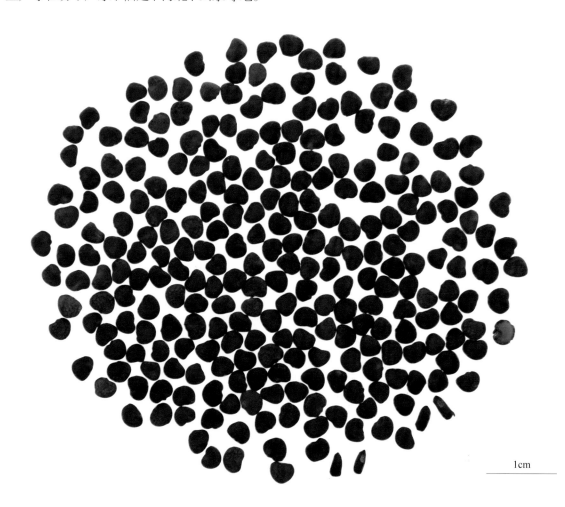

1cm

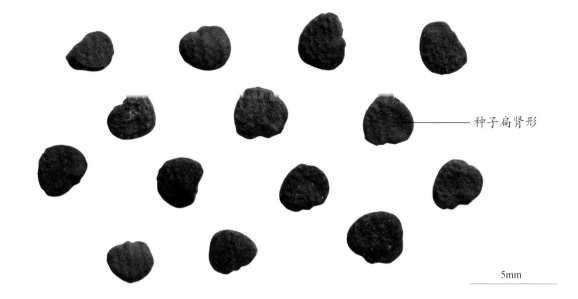

种子扁肾形

5mm

# 猪牙皂 ●

● **别名**

猪牙皂角、小皂角、小皂荚、月牙皂。

● **来源**

豆科植物皂荚 *Gleditsia sinensis* Lam. 的不育果实。

● **溯源**

《神农本草经》载有"皂荚"。《名医别录》记载皂荚"如猪牙者良"。《本草图经》曰："今医家作疏风气丸煎，多用长皂荚；治齿及取积药，多用猪牙皂荚。所用虽殊，大抵性味不相远。九月、十月采荚，阴干用。"本草所载形如猪牙者即为本品。

● **产地**

全国大部分的地区有产。

● **采收加工**

秋季采摘不育果实，晒干。

● **药材性状**

果实呈圆柱形，略扁而弯曲，长 5~11cm，宽 0.7~1.5cm。表面紫棕色或紫褐色，被灰白色蜡质粉霜，擦去后有光泽，并有细小的疣状突起及网状裂纹。先端有鸟喙状花柱残基，基部具果梗残痕。质硬而脆，易折断。断面棕黄色，中间疏松，有淡棕色的丝状物，偶有发育不全的种子。气微，有刺激性，味先甜而后辣。以个小、饱满、色紫黑、有光泽、无果柄者为佳。

适用于胸中痰盛，咳逆上气，中风牙关紧闭，口噤不开，痈疽疮肿等病症。

● **性味功用**

辛，温；有小毒。祛痰，开窍，散结消肿。

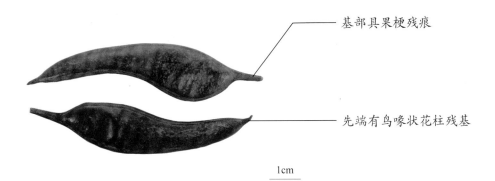

基部具果梗残痕

先端有鸟喙状花柱残基

1cm

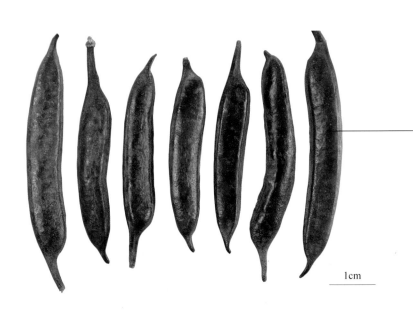

圆柱形，略扁而弯曲；表面被灰白色蜡质粉霜，擦去后有光泽

1cm

● **附注**

该植物正常发育的果实入药，名为皂荚；种子入药，名为肥皂子。

# 甜瓜子

- **别名**

  香瓜子。

- **来源**

  葫芦科植物甜瓜 *Cucumis melo* L. 的种子。

- **溯源**

  甜瓜以瓜蒂入药，始载于《神农本草经》。《本草纲目拾遗》载："止月经太过，为末去油，水调服。"《开宝本草》记载甜瓜子"主腹内结聚，破溃脓血，最为肠胃脾内壅要药，正是此甜瓜子之功"。

- **产地**

  我国大部分地区均产。

- **采收加工**

  夏、秋二季采收甜瓜的种子，阴干。

- **药材性状**

  种子长卵形，扁平，长 6~8mm，宽 3~4mm，厚约 1mm。一端稍狭，先端平截，有不明显的种脐；另一端圆钝。表面黄白色至淡棕色，平滑，稍具光泽，放大镜下可见细密纵纹理。质较硬而脆，除去种皮后，有白色膜质的胚乳，包于子叶之外。子叶白色，富油性。气微，味淡。以颗粒饱满、色黄白者为佳。

- **性味功用**

  甘，寒。清肺，润肠，散结，消瘀。适用于肺热咳嗽，口渴，大便燥结，肠痈，肺痈等病症。

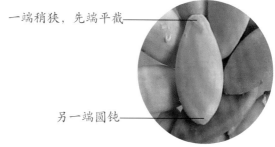

一端稍狭，先端平截——

另一端圆钝——

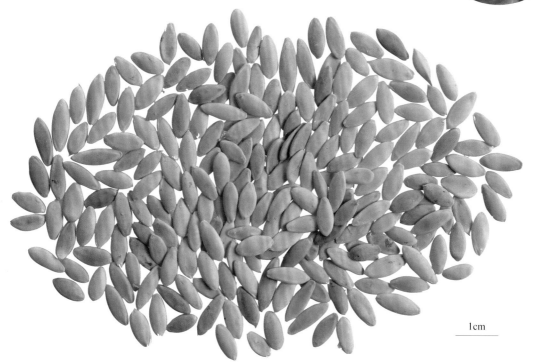

1cm

# 猪腰子

● **来源**
豆科植物猪腰豆 *Afgekla filipes* (Dunn) R. Geesink 的种子。

● **溯源**
本品始载于《本草纲目》："猪腰子，生柳州。蔓生结荚，内子大若猪之内肾，状酷似之，长三四寸，色紫而肉坚。"

● **产地**
主产于广西、云南等地。

● **采收加工**
果实成熟时采收，晒干，打下种子，再晒干。

● **药材性状**
种子猪肾状，长约8cm，宽4.5cm。熟后暗褐色，光滑。种脐甚狭长，长3.5~4cm。

● **性味功用**
甘、微辛，凉。清热解毒。适用于疮毒。

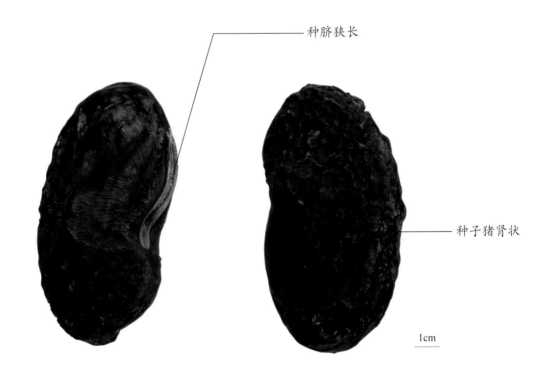

种脐狭长

种子猪肾状

1cm

# 猪鞭豆

- **别名**

  牛尾豆、蛇仔豆、接骨凉伞、白鹤参、跌死猫树子。

- **来源**

  紫葳科植物菜豆树 *Radermachera sinica* (Hance) Hemsl. 的果实。

- **溯源**

  本品在西南部分地区民间药用，广西靖西端午节药市有售。因造型特异，故名"猪鞭豆"。

- **产地**

  主产于广西、贵州等地。

- **采收加工**

  秋季果实尚未开裂时采收，晒干。

- **药材性状**

  果实圆柱形，细长，常扭曲，长可达85cm，直径约1cm。果皮薄革质，表面多沟纹，中央隔膜细圆柱形，微扁。种子椭圆形，连翅长约2cm，宽约5cm。气微，味略苦涩。

- **性味功用**

  苦，寒。消暑解毒，散瘀消肿。适用于伤暑发热，痈肿，跌打骨折，毒蛇咬伤等病症。

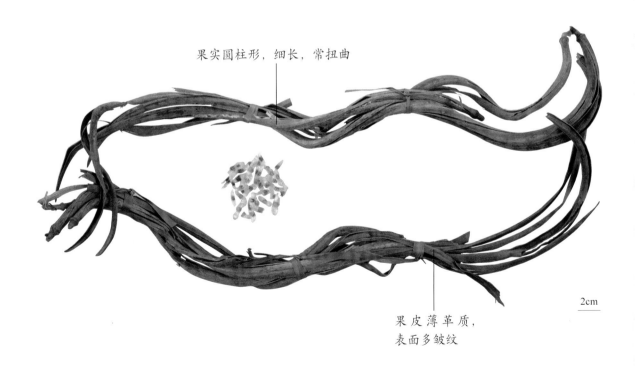

果实圆柱形，细长，常扭曲

果皮薄革质，表面多皱纹

2cm

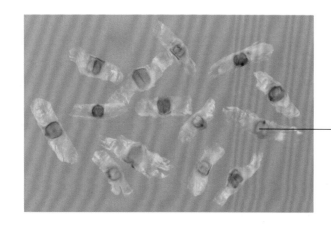

种子卵圆形，具翅

2cm

● **附注**

该植物的根、叶等在部分地区亦可入药，功效同果实。

# 猫儿屎

● 别名

猫屎瓜、猫屎筒、鬼指头。

● 来源

木通科植物猫儿屎 *Decaisnea insignis* (Griffith) J. D. Hooker et Thomson 的果实。

● 溯源

本品始载于《贵州草药》，云："猫儿屎，性平，味甘辛。清肺止咳，祛风除湿润燥；治肺痨咳嗽，风湿关节痛。"

● 产地

主产于陕西、甘肃、湖北、四川等地。

● 采收加工

秋季果实成熟时采收，晒干或烘干。

● 药材性状

果实圆柱形，长 5~10cm，直径约 2cm。表面黑色，具小疣凸，具环状缢纹。先端截平，但腹缝先端延伸为圆锥形凸头。气微，味甘。

● 性味功用

甘，平。祛风除湿，清肺止咳。适用于风湿痹痛，肛门湿烂，阴痒，肺痨咳嗽等病症。

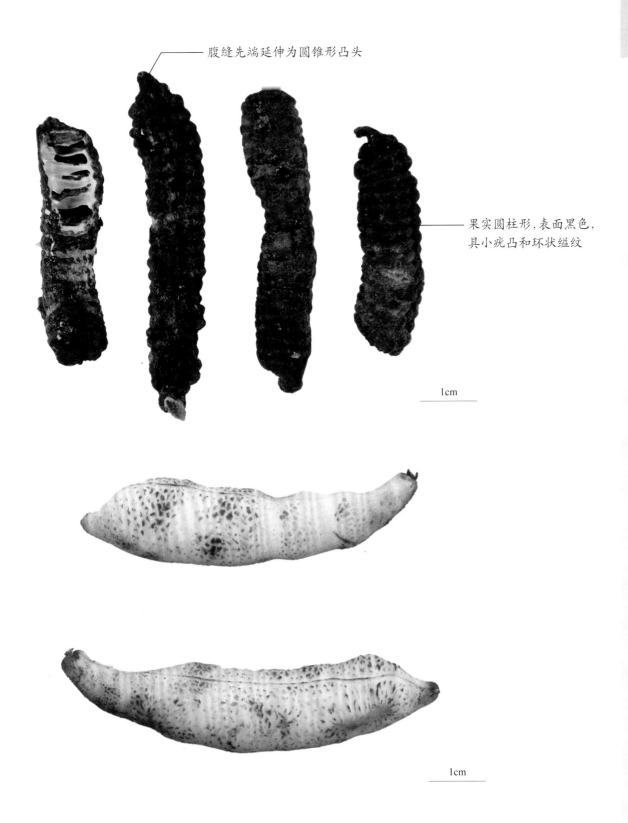

腹缝先端延伸为圆锥形凸头

果实圆柱形，表面黑色，具小疣凸和环状缢纹

1cm

1cm

● 附注

　　该植物的根在部分地区亦同等入药，注意区别。

# 减肥果

● **别名**
减脂果、瘦身果、瘦瘦果。

● **来源**
藤黄科植物大果藤黄 *Garcinia pedunculata* Roxb. 的果实。

● **溯源**
本品在《中药大辞典》《中华本草》等文献中尚未记载，为近年新兴饮品，常用于减脂、瘦身。

● **产地**
主产于云南、西藏等地。

● **采收加工**
秋季采收膨大尚未成熟的果实，切片，晒干。

● **药材性状**
本品呈圆片状，直径 11~20cm，厚 0.2~0.3cm。外果皮绿色，断面白色，中央子房 8~10 室，有种子 8~10 枚。种子黄棕色，多瘦瘪。气微，味苦涩。

● **性味功用**
苦，凉。健脾消食，润肠通便，利咽消肿。适用于咽喉肿痛，咳嗽，腹胀，便秘等病症。

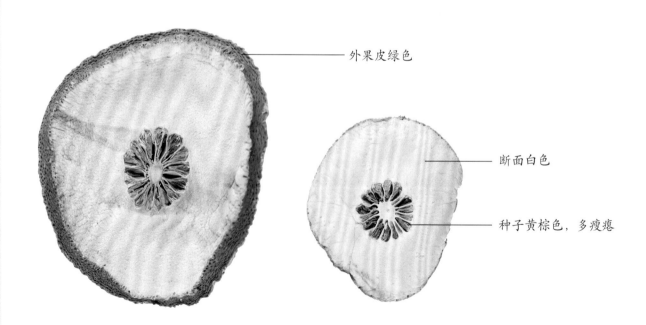

外果皮绿色

断面白色

种子黄棕色，多瘦瘪

1cm

● **别名**
一群鸭、雁鹅群。

● **来源**
胡桃科植物枫杨 *Pterocarya stenoptera* C. DC. 的果实。

● **溯源**
枫杨以"枫柳"之名始载于《新修本草》，以皮入药，称枫柳皮。枫杨果实入药，见于《民间常用草药汇编》。因其果序之名，亦名一群鸭、雁鹅群。

● **产地**
主产于我国长江流域。

● **采收加工**
夏、秋二季果实近成熟时采收，除去杂质，晒干。

● **药材性状**
小坚果类卵形，棕褐色，长约 6mm。先端宿存花柱二分叉。果翅 2 枚，着生于果实先端背面，翅长圆形至长圆状披针形，平行或先端稍外展，具纵纹。质坚，不易破碎，断面白色。气微清香，味淡。

● **性味功用**
苦，温。温肺止咳，解毒敛疮。适用于风寒咳嗽，疮疡肿毒，天疱疮等病症。

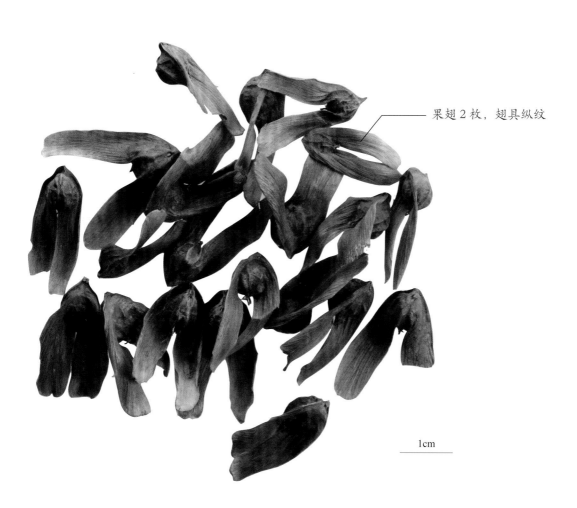

果翅 2 枚，翅具纵纹

1cm

# 椒条子

- **别名**
  荆条子、紫穗槐子、紫穗槐果。

- **来源**
  豆科植物紫穗槐 *Amorpha fruticosa* Linn. 的果实。

- **溯源**
  本品尚无药用记载。近年来，国外文献报道，产于北美的甘草和紫穗槐果实里的 Amorfrutin 成分（苯基类化合物），具有抗癌活性，且具有一定的抗糖尿病作用。

- **产地**
  原产于美国，我国南北各地广泛栽培。

- **采收加工**
  秋季果实成熟时采收，除去果梗及杂质，晒干。

- **药材性状**
  荚果类纺锤形，略扁，稍弯曲成"S"形。表面具圆形或椭圆形瘤状突起。先端骤尖，尖突长约 2mm；基部残存果柄及花萼。果皮易与种子剥离。种子 1 枚，种脐位于果柄向上 3/4。气清香，味微辛，有黄瓜味。

- **性味功用**
  苦，凉。祛湿，消肿。适用于痈肿，湿疹，烧烫伤等病症。

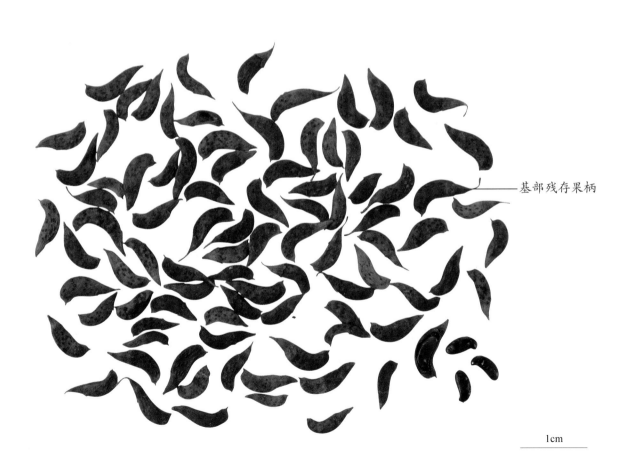

基部残存果柄

1cm

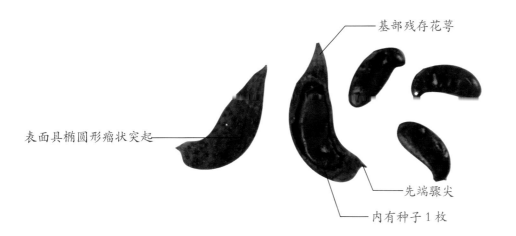

基部残存花萼

表面具椭圆形瘤状突起

先端骤尖

内有种子1枚

● **附注**

该植物学名为紫穗槐，在北方习称为荆条、椒条，故有椒条子、荆条子之名。马鞭草科植物荆条 *Vitex negundo* L. var. *heterophylla*（Franch.）Rehder 的果实亦名荆条子，注意区别。

# 望江南子 ●

● **别名**

假决明。

● **来源**

豆科植物望江南 *Senna occidentalis* (Linnaeus) Link 的种子。

● **溯源**

本品始载于《救荒本草》，云："其花名茶花儿，人家园圃中多种，苗高二尺许，茎微淡赤色，叶似槐叶而肥大微尖，又似胡苍耳叶颇大，及似皂角叶亦大，开五瓣金黄色，结角三寸许，叶味微苦……今人多捋其子作草决明代用。"所言正是本品。本品常混充决明子，但本品有毒，应注意鉴别。

● **产地**

主产于我国长江流域以南各地。

● **采收加工**

10 月果实成熟变黄时，割取全株，晒干后脱粒，取种子再晒干。

● **药材性状**

种子呈卵形而扁，一端稍尖，长径 3~4mm，短径 2~3mm，暗绿色。中央有淡褐色椭圆形斑点，微凹，有的四周有白色放射状细网纹，但贮藏后渐脱落而平滑，先端具斜生黑色条状的种脐。质地坚硬。气香，有豆腥味，富黏液。

● **性味功用**

甘、苦，凉；有毒。清肝，健胃，通便，解毒。适用于目赤肿痛，头晕头胀，消化不良，胃痛，痢疾，便秘，痈肿疔毒等病症。

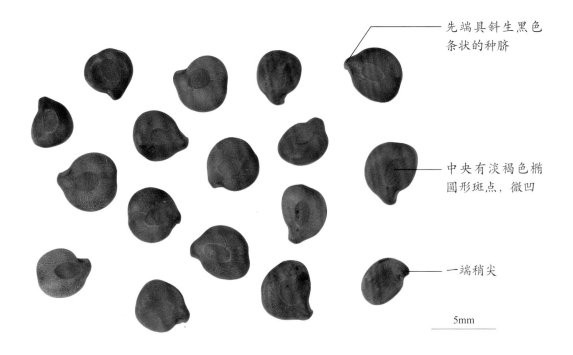

先端具斜生黑色
条状的种脐

中央有淡褐色椭
圆形斑点，微凹

一端稍尖

5mm

四周有白色放射状细网纹

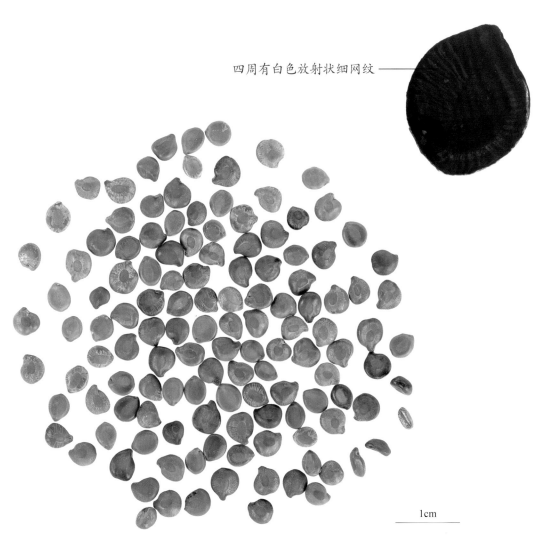

1cm

# 绿豆衣

● **别名**

绿豆皮、绿豆壳。

● **来源**

豆科植物绿豆 *Vigna radiata* （L.） Wilczek 的种皮。

● **溯源**

绿豆药用始载于《开宝本草》，云："绿豆圆小者佳。粉作饵炙食之良。"所言与今相符。绿豆衣的药用始载于《本草纲目》，名为豆皮，可"解热毒，退目翳"。

● **产地**

我国南北各地均有栽培。

● **采收加工**

捞取绿豆发芽后残留的皮壳，晒干即得。

● **药材性状**

本品多向内卷成梭形或不规则形，长 4~7mm，直径约 2mm。表面黄绿色至暗绿色，微有光泽；内表面色较淡。种脐呈长圆形槽状，其上常有残留黄白色种柄。质较脆，易捻碎。气微，味淡。以身干、色绿者为佳。

● **性味功用**

甘，寒。清暑止渴，利尿解毒，退目翳。适用于暑热烦渴，泄泻，痢疾，水肿，丹毒，目翳等病症。

种脐呈长圆形槽状，其
上常有残留黄白色种柄

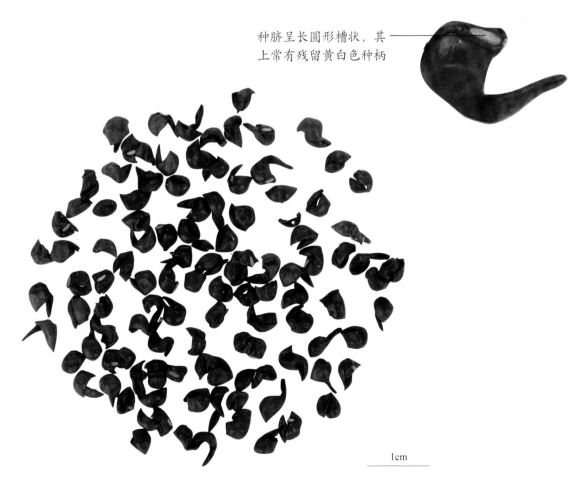

1cm

# 博落回子

● **来源**
罂粟科植物博落回 *Macleaya cordata*（Willd.）R. Br. 的果实。

● **溯源**
本品药用始载于《本草拾遗》，云："生江南山谷，茎叶如蓖麻，茎中空，吹作声如博落回，折之有黄汁，药人立死，不可轻用入口。"所言正是本品。本品临床几乎不用，多为化学提取原料。

● **产地**
主产于江西、浙江、安徽、江苏等地。

● **采收加工**
秋季采摘成熟果实，晒干。

● **药材性状**
果实倒披针形，长 1~1.5cm，宽 0.2~0.4cm。表面黄褐色或棕褐色，外被白粉。里面种子常 4~8 枚，卵球形。种皮蜂窝状，具鸡冠状突起。

● **性味功用**
苦、辛，寒；有毒。抗癌，提高免疫力。一般不单独口服，外用可以杀虫治疗皮癣，现在多将其提取后使用。

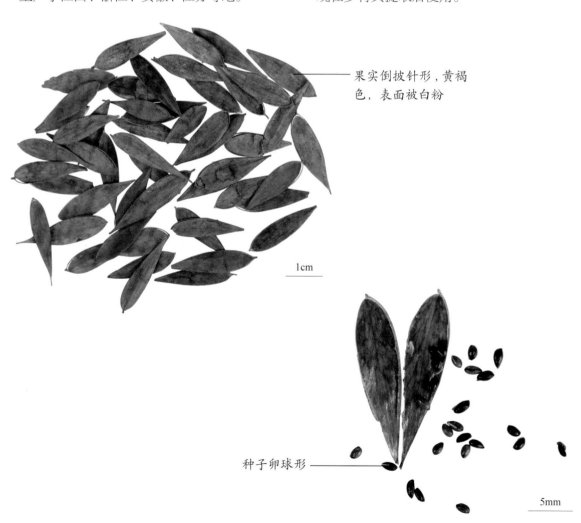

果实倒披针形，黄褐色，表面被白粉

1cm

种子卵球形

5mm

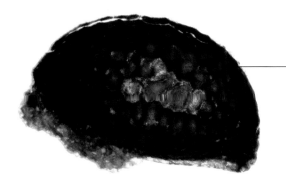

种皮蜂窝状，
具鸡冠状突起

● **附注**

本品富含多种生物碱。现代药理研究表明可增加机体免疫力，抗病毒感染及治疗恶性肿瘤。

# 喜树果 ●

● **别名**

喜树子。

● **来源**

蓝果树科植物喜树 *Camptotheca acuminata* Decne. 的果实。

● **溯源**

近年发现喜树碱对癌症有治疗作用，始入药用。多为药厂提取原料。

● **产地**

主产于我国长江以南各地。

● **采收加工**

10~11月采收成熟果实，晒干。

● **药材性状**

果实披针形，长2~2.5cm，宽5~7mm。先端尖，有柱头残基；基部变狭，可见着生在花盘上的椭圆形凹点痕；两边有翅。表面棕色至棕黑色，微有光泽，有纵皱纹，有时可见数条角棱和黑色斑点。质韧，不易折断，断面纤维性。内有种子1粒，干缩成细条状。气微，味苦。

● **性味功用**

苦、辛，寒；有毒。清热解毒，散结消癥。适用于多种肿瘤，如胃癌、肠癌、绒毛膜上皮癌、淋巴肉瘤等病症。

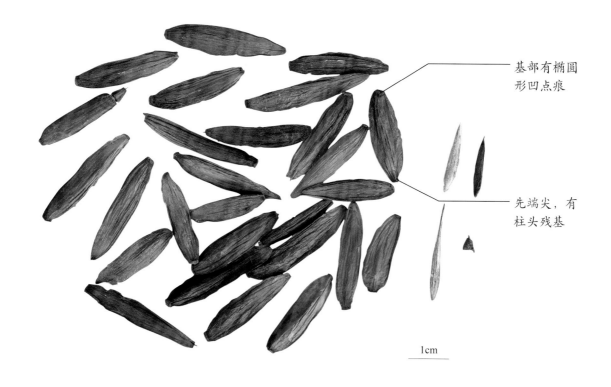

基部有椭圆
形凹点痕

先端尖，有
柱头残基

1cm

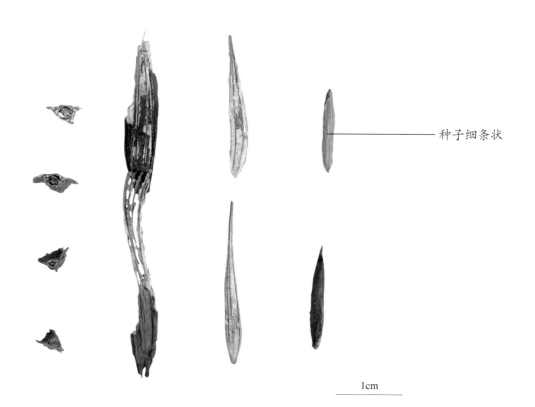

种子细条状

1cm

## ● 附注

据报道，喜树果实在发育中，喜树碱的含量逐渐升高，当喜树果完全成熟时，喜树碱的含量
达到最大。

# 葫芦子

- 别名
  壶卢子。

- 来源
  葫芦科植物葫芦 *Lagenaria siceraria* (Molina) Standl. 或瓠瓜 *Lagenaria siceraria* (Molina) Standl. var. *depressa* (Ser.) Hara 的种子。

- 溯源
  《本草纲目》在"壶卢"条中记载其子入药，曰："齿断或肿或露，齿摇疼痛，用八两同牛膝四两，每服五钱，煎水含漱，日三四次。"

- 产地
  我国各地均有栽培。

- 采收加工
  秋季采收成熟的果实，切开取出种子，洗净，晒干。

- 药材性状
  种子白色，倒卵形或三角形。长约20mm，先端截形或2齿裂，稀圆。

- 性味功用
  甘，平。清热解毒，消肿止痛。适用于肺炎，肠痈，牙痛等病症。

种子先端截形或2齿裂

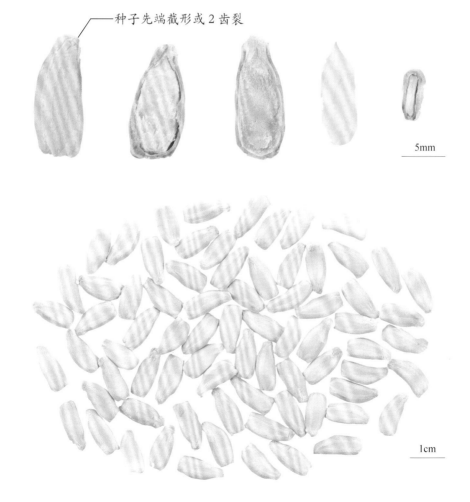

5mm

1cm

# 葡萄籽

- **来源**

  葡萄科植物葡萄 *Vitis vinifera* L. 的种子。

- **溯源**

  本品历代无药用记载。现代药理研究发现，本品含有多种活性成分，具有一定的抗氧化、抗衰老作用，被广泛应用于医药、化妆品、保健品和食品等领域。目前市场上已有多种以葡萄籽为原料的产品问世。

- **产地**

  主产于我国华东、华北地区。

- **采收加工**

  果实成熟时采收，除去富含汁液的果皮，收集种子，晒干。

- **药材性状**

  种子呈倒卵状椭圆形，长 0.5~0.8cm。表面黄棕色至灰棕色。先端近圆形；基部有短喙。种脐在种子背面中部，呈椭圆形。种脊微突出，腹面中棱脊突起，两侧洼穴宽沟状，向上达种子 1/4 处。

- **性味功用**

  甘，温。抗氧化。适用于失眠，体乏，冠心病，心肌缺血等病症。

基部有短喙

种脐在种子背面中部

先端近圆形

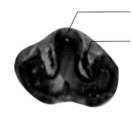

腹面中棱脊突起

两侧洼穴宽沟状

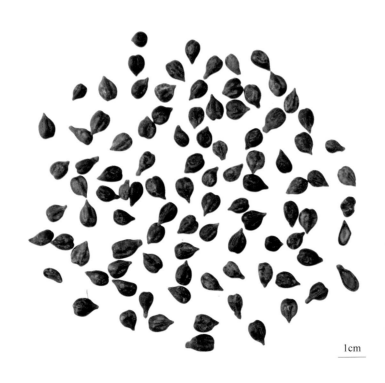

1cm

# 葱 子

● **别名**

葱实、大葱籽。

● **来源**

百合科植物葱 *Allium fistulosum* L. 的种子。

● **溯源**

本品始载于《神农本草经》，列为中品。《新修本草》云："葱有数种……其人间食葱，又有两种：有冻汉葱，即经冬不死，分茎栽莳而无子也；又有汉葱，冬即叶枯。食用入药，冻葱最善，气味亦佳。"《本草纲目》云："汉葱春末开花成丛，青白色。其子味辛色黑，有皱纹，作三瓣状。"所言与今相符。

● **产地**

我国各地均有栽培，以山东产量最大。

● **采收加工**

夏、秋二季采收果实，晒干，搓取种子，簸去杂质。

● **药材性状**

种子三角状扁卵形，一面微凹，另面隆起，有棱线 1~2 条，长 3~4mm，宽 2~3mm。表面黑色，多光滑或偶有疏皱纹，凹面平滑。基部有两个突起，较短的突起先端灰棕色或灰白色，为种脐，较长的突起先端为珠孔。纵切面可见种皮薄，胚乳灰白色，胚白色，弯曲，子叶 1 枚。体轻，质坚硬。气特异，嚼之有葱味。以粒饱满、色黑、无杂质者为佳。

● **性味功用**

辛，温。温肾，明目，解毒。适用于肾虚阳痿，遗精，目眩，视物昏暗，疮痈等病症。

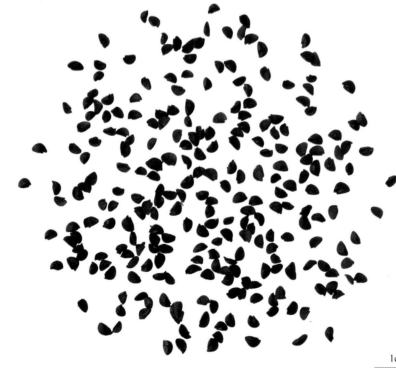

1cm

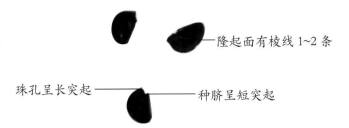

隆起面有棱线1~2条

珠孔呈长突起 —————

种脐呈短突起

● **附注**

本品与韭菜子性状相似，其中韭菜子呈扁卵圆形，表面有明显皱纹，而不具棱线。在解剖镜下可见整体表面有鱼鳞状纹理，而葱子呈三角状扁卵形，表面光滑，有1~2条棱线，在解剖镜下有明显的覆瓦状纹理。

# 楮实子

● **别名**

榖实、楮实、楮桃子、野杨梅子。

● **来源**

桑科植物构树 *Broussonetia papyrifera*（Linn.）Vent. 的果实。

● **溯源**

本品始载于《名医别录》，列入上品。陶弘景云："此（楮）即今榖树也。"李时珍亦云："许慎《说文》言楮、榖乃一种也，不必分别，惟辨雌雄耳。雄者皮斑而叶无桠叉，三月开花成长穗，如柳花状，不结实，歉年人采花食之；雌者皮白而叶有桠叉，亦开碎花，结实如杨梅，半熟时水澡去子，蜜煎作果食。二种树并易生，叶多涩毛。

南人剥皮捣煮造纸，亦缉练为步，不坚易朽。"据此所述，系指本品。

● **产地**

主产于湖南、湖北、山西、甘肃等地。

● **采收加工**

9月果实变红时采摘，在水中揉去果肉，滤出果实，晒干。

● **药材性状**

果实呈扁圆形或卵圆形，长1.5~3mm，直径1.5mm，厚至1mm。表面红棕色，有网状或疣状突起。一侧有棱，一侧略平或有凹槽。果皮坚脆，易压碎，膜质种皮紧贴于果皮内面。胚乳类白色，富油性。气微，味淡。以色红、饱满者为佳。

● **性味功用**

甘，寒。滋肾益阴，清肝明目，健脾利水。

适用于肾虚腰膝酸软，阳痿，目昏，目翳，水肿，尿少等病症。

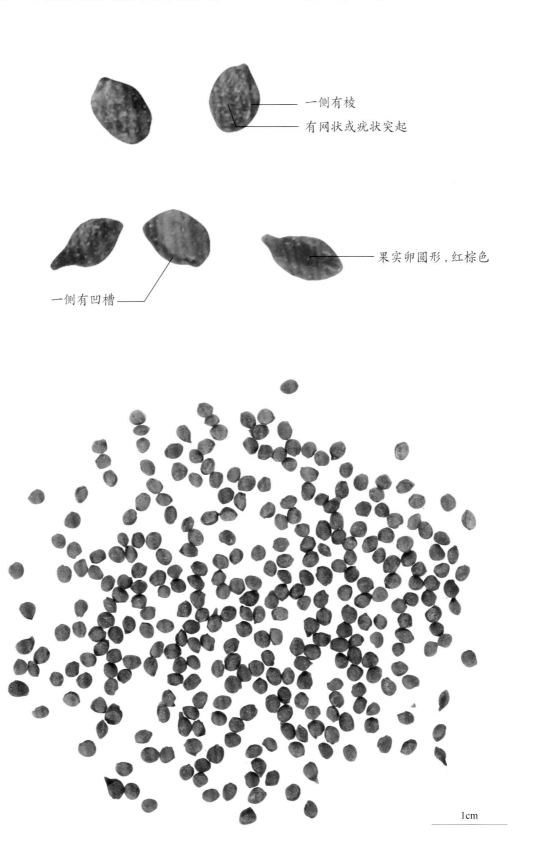

一侧有棱

有网状或疣状突起

一侧有凹槽

果实卵圆形，红棕色

1cm

# 棉花籽

● **别名**
棉籽。

● **来源**
锦葵科植物草棉 *Gossypium herbaceum* L.、陆地棉 *Gossypium hirsutum* L.、海岛棉 *Gossypium barbadense* L. 或树棉 *Gossypium arboreum* L. 的种子。

● **溯源**
《本草纲目》在"木棉"条云："江南、淮北所种的木绵，四月下种，茎弱如蔓，高者四五尺，叶有三尖如枫叶，入秋开花黄色，如葵花而小，亦有红紫者，结实大如桃，中有白绵，绵中有子，大如梧子，亦有紫绵者，八月采棎，谓之绵花。"所言与今相符。种子的药用始见《本草经疏》，

曰："木棉子，祛风湿、寒湿之药也。"

● **产地**
我国南北各地多有栽培。

● **采收加工**
秋季采收棉花时，收集种子，晒干。

● **药材性状**
种子长卵状，质柔韧。外被 2 层白色棉毛，一层长棉毛及一层短茸毛，少数仅具 1 层长棉毛。研开后，种仁黄褐色，富油性，有油香气。

● **性味功用**
辛，温。温肾，通乳，活血止血。适用于阳痿，腰膝冷痛，带下，遗尿，胃痛，乳汁不通，崩漏，痔血等病症。

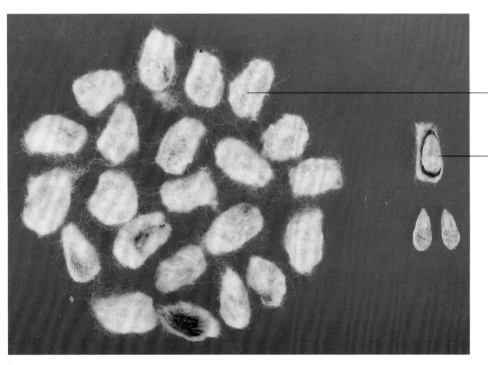

种子长卵状，外被白色棉毛

种仁黄褐色

1cm

# 紫云英子

- **别名**

  红花草子。

- **来源**

  豆科植物紫云英 *Astragalus sinicus* L. 的种子。

- **溯源**

  《植物名实图考》记载："吴中谓之野蚕豆，江西种以肥田，谓之红花菜。"今安徽、江苏等地依然用紫云英种肥田，并以养蜂收蜜。

- **产地**

  主产于江苏、安徽、河北等地。

- **采收加工**

  春、夏二季果实成熟时，割下全草，打下种子，晒干。

- **药材性状**

  种子呈长方状肾形，两侧明显压扁，长达3.5mm。腹面中央内陷较深，一侧成沟状。表面黄绿色或棕绿色。质坚硬。气微弱，嚼之微有豆腥气，味淡。

- **性味功用**

  辛，凉。祛风明目。适用于目赤肿痛。

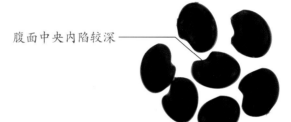

腹面中央内陷较深

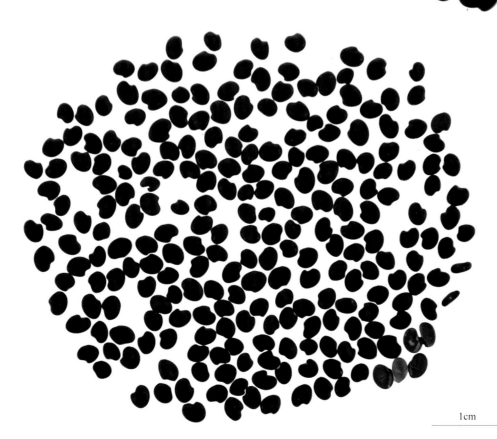

1cm

627

# 黑 豆

- **别名**
  稆豆、乌豆、黑大豆。

- **来源**
  豆科植物大豆 *Glycine max* (L.) Merr. 的黑色种子。

- **溯源**
  本品始载于《神农本草经》，名大豆。《名医别录》云："生泰山平泽，九月采。"黑大豆之名则首见于《本草图经》，云："大豆有黑白二种，黑者入药，白者不用。"《本草纲目》云："大豆有黑、白、黄、褐、青、斑数色。黑者名乌豆，可入药，及充食，作豉。黄者可作腐、榨油、造酱，余但可作腐及炒食而已。皆以夏至前后下种，苗高三四尺，叶团有尖，秋开小白花成丛，结荚长寸余，经霜乃枯。"以上所述，与今之大豆相符。市售黑豆药材有两种，一种的种皮内表面为黄色，一种的种皮内表面为绿色，一般认为绿色者为佳。

- **产地**
  我国各地广泛栽培。

- **采收加工**
  8~10月果实成熟后采收，晒干，碾碎果壳，拣取黑色种子。

- **药材性状**
  种子呈椭圆形而略扁，长 6~10mm，直径 5~7mm，厚 1~6mm。表面黑色，略有光泽，有时具横向皱纹，一侧边缘具长圆形种脐。种皮薄，内表面呈灰黄色（或绿色）。除去种皮，可见到 2 片子叶，黄绿色，肥厚。质较坚硬。气微，其豆腥味。

- **性味功用**
  甘，平。活血利水，祛风解毒，健脾益肾。适用于水肿胀满，风毒脚气，黄疸浮肿，肾虚腰痛，遗尿，风痹筋挛，产后风痉，口噤，痈肿疮毒，药物、食物中毒等病症。

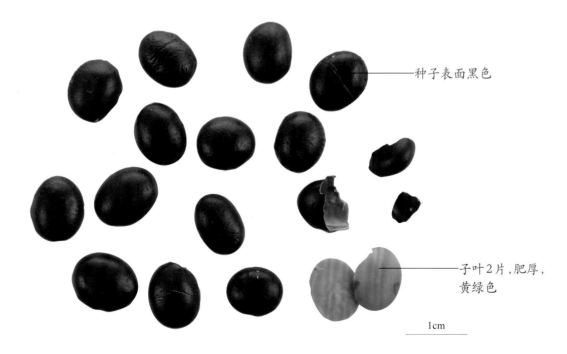

种子表面黑色

子叶2片，肥厚，黄绿色

1cm

- **别名**

  黑豆皮、黑大豆皮、稽豆衣。

- **来源**

  豆科植物大豆 *Glycine max* (L.) Merr. 的黑色种皮。

- **溯源**

  黑大豆之名首见《本草图经》，云："大豆有黑、白二种，黑者入药，白者不用。"《本草纲目》亦云："黑者名乌豆，可入药。"并言："大豆皮生用，疗痘疮目翳。嚼烂，敷小儿尿灰疮。"所言正是本品。

- **产地**

  我国大部分地区均产。

- **采收加工**

  取黑大豆用清水浸泡，待其发芽后，搓下种皮，晒干。

- **药材性状**

  本品呈不规则卷曲的碎片，厚约 0.1mm。外表面黑色光滑，微具光泽，有的碎片可见色稍淡、椭圆形的种脐；内表面浅灰黄色至浅灰棕色，平滑。气微，味淡。

- **性味功用**

  甘，凉。养血平肝，祛风解毒。适用于头痛，阴虚烦热，盗汗，风痹，湿毒，痈疮，眩晕等病症。

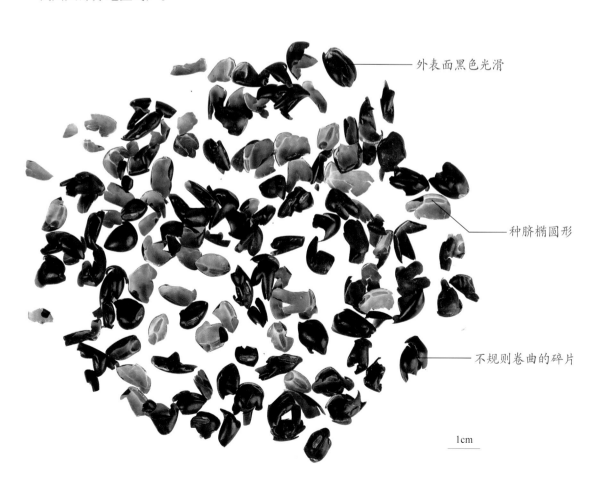

外表面黑色光滑

种脐椭圆形

不规则卷曲的碎片

1cm

# 黑枸杞

● **别名**
黑果枸杞。

● **来源**
茄科植物黑果枸杞 *Lycium ruthenicum* Murray 的果实。

● **溯源**
本品原为少数民族药，在《四部医典》《晶珠本草》等藏医经典记载，可治疗心热病、心脏病、月经不调、停经等。《维吾尔药志》用其治疗尿道结石、癣疥、齿龈出血等。近年来研究发现，本品含有大量原花青素，在抗衰老、改善睡眠、美容养颜等方面具有一定的效果。近年来，在各大药材市场均有销售。

● **产地**
主产于我国西北地区。

● **采收加工**
秋季采摘成熟果实，晒干。

● **药材性状**
果实圆球形，直径 4~8mm，果皮皱缩，蓝黑色或紫黑色。果柄灰白色，纤细。宿存萼灰白色，包裹果实基部，先端 5 裂片，平展或反卷。种子多数，肾形，褐色。

● **性味功用**
甘，温。抗氧化，防衰老，改善睡眠。适用于失眠，心悸，心肌缺血，便秘等病症。

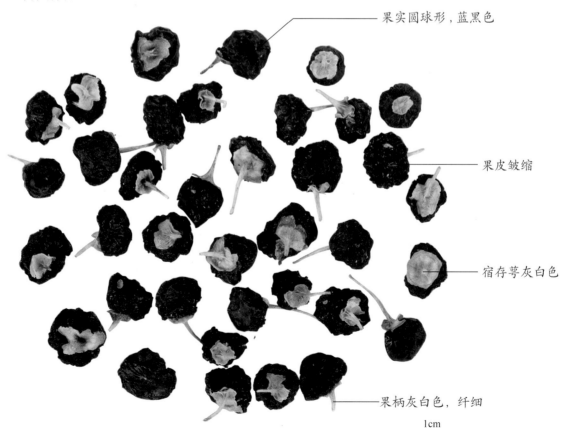

果实圆球形，蓝黑色

果皮皱缩

宿存萼灰白色

果柄灰白色，纤细

1cm

- **别名**

  鸡屎果。

- **来源**

  桃金娘科植物番石榴 *Psidium guajava* Linn. 的果实。

- **溯源**

  该植物的果实，既可入药，亦可食用。

- **产地**

  主产于我国华南地区。

- **采收加工**

  秋季果熟时，收集，晒干。

- **药材性状**

  完整果实卵圆形或梨形，长 3~8cm。先端有宿存萼片，常不规则 4~6 裂。药材多切成圆片状，横切面可见子房多 4~6 室，种子多数。坚硬。气微，味苦、涩。

- **性味功用**

  苦、涩，平。止痛，止泻。适用于腹痛，泻痢等病症。

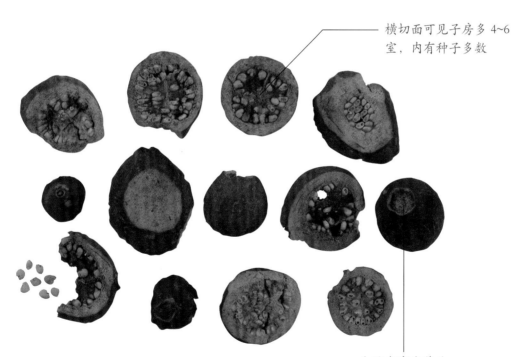

横切面可见子房多 4~6 室，内有种子多数

先端有宿存萼片

1cm

# 缅 茄

● **别名**
木茄、沕茄。

● **来源**
豆科植物缅茄 *Afzelia xylocarpa* (Kurz) Craib 的种子。

● **溯源**
本品始载于《本草纲目拾遗》，援引《珍异药品》云："缅茄，一名沕茄，形如大栗，上有罩帽，如画皮样，出滇南缅甸地方，坚如石。"并引《滇南杂记》曰："缅茄出缅甸，大而色紫，蒂圆整，蜡色者佳。"所言即为本品。本品亦多雕琢装饰，以供赏玩。

● **产地**
主产于广东、海南、广西等地。

● **采收加工**
秋、冬二季采摘成熟果实，剥取种子，晒干。

● **药材性状**
本品明显分为两部分。一端为种子，呈卵形或近圆形，略扁，长宽均约 2.5cm，厚约 1.5cm，表面深褐色。另一端为坚硬的种柄，角质状，有蜡样光泽，表面亮黄色，大小略与种子相同。

● **性味功用**
辛，平。清热解毒，消肿止痛。适用于赤眼，眼生云翳，疮毒，火热牙痛等病症。

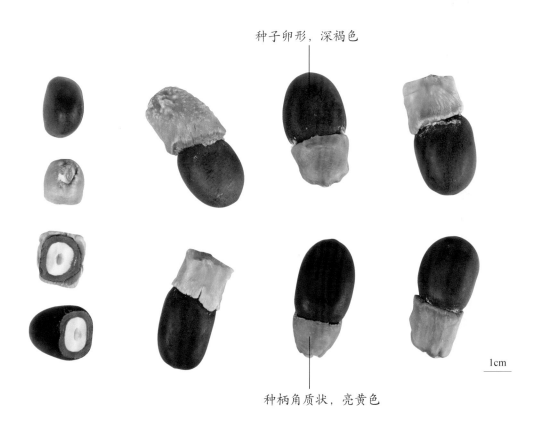

种子卵形，深褐色

1cm

种柄角质状，亮黄色

# 蓖麻子

● **别名**

蓖麻仁。

● **来源**

大戟科植物蓖麻 *Ricinus communis* L. 的种子。

● **溯源**

本品以"草麻子"之名收载于《雷公炮炙论》。《新修本草》始称蓖麻子，云："此人间所种者，叶似大麻叶而甚大，其子如蜱，又名草麻。"所言正是本品。

● **产地**

我国各地均产。

● **采收加工**

秋季果实变棕色，果皮未开裂时分批采摘，晒干，除去果皮。

● **药材性状**

种子呈椭圆形或卵形，稍扁，长0.9~1.8cm，宽0.5~1cm。表面光滑，有灰白色与黑褐色或黄棕色与红棕色相间的花斑纹。一面较平，一面较隆起，较平的一面有1条隆起的种脊；一端有灰白色或浅棕色突起的种阜。种皮薄而脆。胚乳肥厚，白色，富油性。子叶2，薄。无臭，味微苦辛。

● **性味功用**

甘、辛，平；有毒。消肿拔毒，泻下通滞。适用于痈疽肿毒，瘰疬，喉痹，疥癣癣疮，水肿腹满，大便燥结等病症。

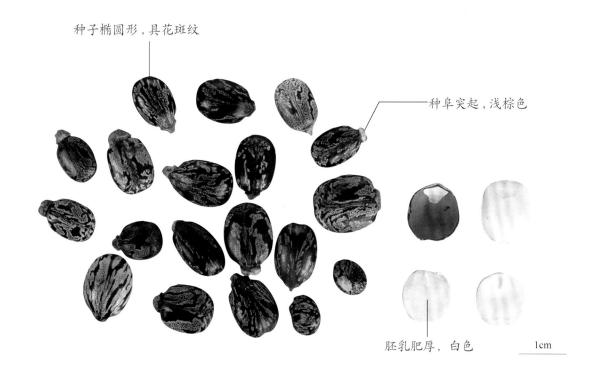

种子椭圆形，具花斑纹

种阜突起，浅棕色

胚乳肥厚，白色

1cm

# 蒲葵子

- **别名**
  葵树子、葵扇子、蒲扇子。

- **来源**
  棕榈科植物蒲葵 *Livistona chinensis*（Jacq.）R. Br. 的果实。

- **溯源**
  蒲葵最早以叶柄入药收载于《岭南采药录》，云："即用制葵扇者，取其叶柄于新瓦上煅灰，沸水冲服，或炒香煎水饮，能治血崩。"种子药用的记载首见于广州部队编著的《常用中草药手册》。

- **产地**
  主产于我国华南地区。

- **采收加工**
  春季采收果实，除去杂质，晒干。

- **药材性状**
  果实椭圆形，形似橄榄，长 1.8~2.2cm，直径 1~1.2cm。表面黑褐色至棕褐色，有明显的竖花纹，并有棕黄色斑点。圆形果柄位于一端，易剥落。先端有花被残基，圆尖。剥开果皮，内可见白色有花纹的种子，极坚硬，不易破碎。气微，味苦。

- **性味功用**
  苦，平；小毒。活血化瘀，软坚散结。适用于慢性肝炎，癥瘕积聚等病症。

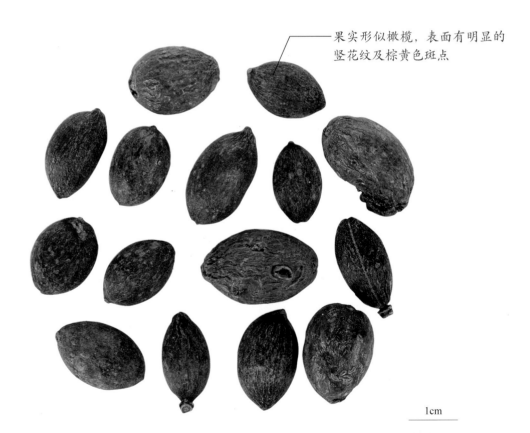

果实形似橄榄，表面有明显的竖花纹及棕黄色斑点

1cm

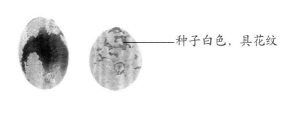

种子白色，具花纹

● **附注**

《中华本草》记载本品可治疗肺癌、绒毛膜上皮癌、恶性葡萄胎等多种癌症。

# 槐　角 ●

● 别名

槐实、槐连豆。

● 来源

豆科植物槐 *Sophora japonica* L. 的果实。

● 溯源

"槐"始载于《神农本草经》，被列为上品。《本草图经》曰："六月、七月结实，七月七日采嫩实，捣汁作煎。十月采老实入药。"《本草纲目》云："其实作荚连珠，中有黑子，以子连多者为好。"

● 产地

我国各地均产。

● 采收加工

多于11~12月果实成熟时采收。将打落或摘下的果实晒至干透成黄绿色时，除去果柄及杂质，或以沸水稍烫后再晒至足干。

● 药材性状

荚果圆柱形，有时弯曲；在种子间缢缩而呈念珠状，长1~6cm，直径0.6~1cm。表面黄绿色或黄褐色，皱缩而粗糙，稍有光泽。背缝线一侧有黄色带。先端有突起的残留柱基，基部常有果柄残留。质柔润，易在缢缩处折断，断面果肉黄绿色，有黏性，呈半透明角质状。种子1~6颗，肾形或长圆形，长8~10mm，宽5~8mm，棕黑色；表面平滑，有光泽；一侧有下凹的灰白色圆形种脐。质坚硬。子叶2枚，黄绿色。气微，味微苦，嚼之有豆腥气。以饱满、色黄绿、质柔润者为佳。

635

- **性味功用**

苦，寒。凉血止血，清热泻火，清肝明目。

适用于痔疮出血，肠风下血，血痢，崩漏，血淋，血热吐衄，肝热目赤，头晕目眩等病症。

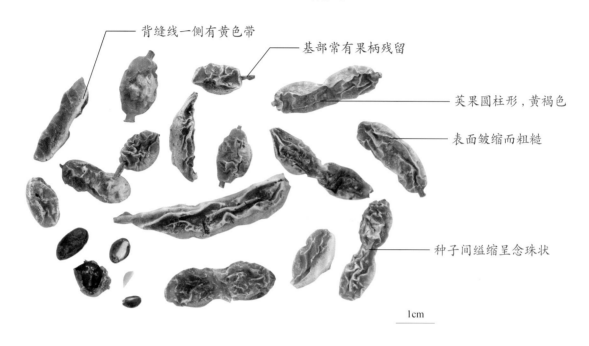

背缝线一侧有黄色带

基部常有果柄残留

荚果圆柱形，黄褐色

表面皱缩而粗糙

种子间缢缩呈念珠状

1cm

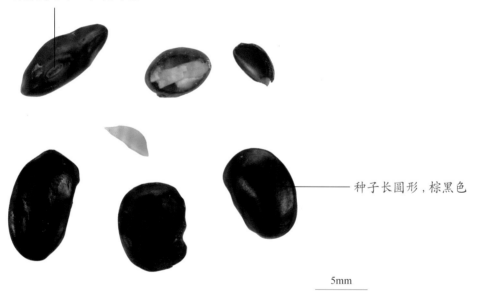

种脐圆形下凹，灰白色

种子长圆形，棕黑色

5mm

- **附注**

《和剂局方》载有"槐角丸"，曰："治五种肠风泻血。粪前有血名外痔，粪后有血名内痔，大肠不收名脱肛，谷道四面胬肉如奶名举痔，头上有孔名痿疮，内有虫名虫痔，并皆治之。槐角（去梗，炒）一斤，地榆、当归（酒焙）、防风、黄芩、枳壳（麸炒）各半斤。为末，酒糊丸，如梧桐子大。每服五十丸，米饮下。"

● **别名**

枫树果、枫树球、枫果、九空子。

● **来源**

金缕梅科植物枫香树 *Liquidambar formosana* Hance 的干燥成熟果序。

● **溯源**

《本草纲目拾遗》始载路路通入药，曰："即枫实……乃枫树所结子也。外有刺球如栗壳，内有核，多孔穴。"因枫香的头状花序除去宿存萼后，呈蜂窝状小孔，且相互交通，故称路路通、九空子。

● **产地**

主产于江苏、浙江、安徽、福建、湖北、湖南、陕西等地。

● **采收加工**

冬季果实成熟后采收，除去杂质，晒干。

● **药材性状**

聚花果由多数小蒴果集合而成，呈球形，直径 2~3cm。基部有总梗。表面灰棕色或棕褐色，有多数尖刺及喙状小钝刺，长 0.5~1mm，常折断。小蒴果顶部开裂，呈蜂窝状小孔。体轻。质硬，不易破开。气微，味淡。

● **性味功用**

苦，平。祛风活络，利水，通经。适用于关节麻痹，麻木痉挛，水肿胀满，乳少，经闭等病症。

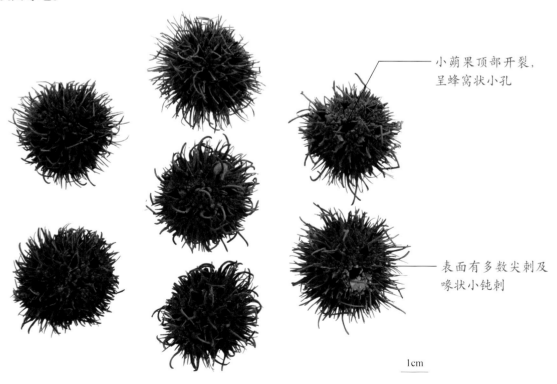

小蒴果顶部开裂，呈蜂窝状小孔

表面有多数尖刺及喙状小钝刺

1cm

● **附注**

孕妇慎服。

# 碧桃干

- **别名**

  桃枭、瘪桃干、桃奴。

- **来源**

  蔷薇科植物桃 *Prunus persica* L. Batsch 或山桃 *Prunus davidiana*（Carr.）Franch. 的幼果。

- **溯源**

  本品以桃枭之名始载于《名医别录》，云："桃枭是（桃）实着树不落，实中者。正月采之。"《本草纲目》："桃子干，悬如枭首磔木之状。奴者，言其不能成实者。"正是本品。油桃及蟠桃类的未成熟果实不能作本品使用。

- **产地**

  主产于江苏、浙江、安徽、山东、山西、河北等地。

- **采收加工**

  4~6 月拾取自然脱落的幼果，翻晒 4~6 天，由青色变为青黄色即得。

- **药材性状**

  本品呈矩圆形或卵圆形，长 1.8~3cm，直径 1.5~2cm，厚 0.9~1.5cm。表面黄绿色，密被短柔毛，具网状皱缩的纹理。先端渐尖，呈鸟喙状；基部不对称，有的存有少数棕红色的果柄。质坚硬，不易折断。破开，断面内果皮厚而硬化，腹缝线凸出，背缝线不明显。含未成熟种子 1 枚。气微弱，味微酸涩。以干燥、实大、坚硬、色黄绿者为佳。

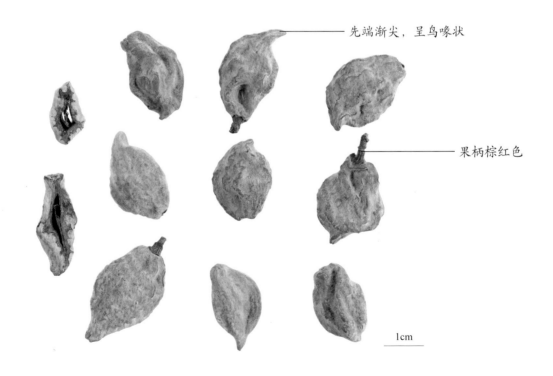

先端渐尖，呈鸟喙状

果柄棕红色

1cm

● **性味功用**

酸、苦，平。敛汗涩精，活血止血，止痛。

适用于盗汗，遗精，吐血，疟疾，心腹痛，妊娠下血等病症。

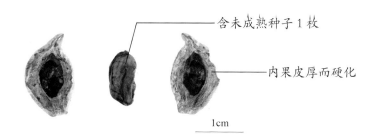

含未成熟种子 1 枚

内果皮厚而硬化

1cm

# 榧 子 ●

● **别名**

香榧。

● **来源**

红豆杉科植物榧 *Torreya grandis* Fort. 的种子。

● **溯源**

"榧子"始载于《神农本草经》，列为下品，原作"彼子"。《新修本草》云："此彼子当木傍作皮，被仍音披，木实也，误入虫部……叶似杉，木如柏，肌软，子名榧子。"并在"榧实"条下云："此物是虫部中彼子也……其树大连抱，高数仞，叶似杉，其木如柏，作松理，肌细软，堪为器用也。"《本草衍义》曰："榧实，大如橄榄，壳

色紫褐而脆，其中子有一重粗黑衣，其仁黄白色，嚼久渐甘美。"《本草纲目》云："榧，生深山中，人呼为野杉……冬月开黄圆花，结实大小如枣，其核长如橄榄核，有尖者，不尖者，无棱而壳薄，黄白色，其仁可生啖，亦可焙收。以小而心实者为佳，一树不下数十斛。"根据诸家本草对榧的形态特征描述，可以证实古代药用榧子的正品即今之红豆杉科植物榧的种子。

● **产地**

主产于浙江、江苏、安徽、江西、福建、湖南等地。

● **采收加工**

10~11 月间种子成熟时采摘，除去肉质外皮，

639

取出种子，晒干。

● **药材性状**

种子椭圆形或长卵圆形，长 2~4cm，直径
1.5~2.5cm。外表面黄棕色至深棕色，微具
纵棱。一端钝圆，具一椭圆形种脐；另一
端略尖。种皮坚而脆。种仁 1 枚，卵圆形，

黄白色，质坚实，富油性。气微，味微甜、
涩。炒熟后具香气。

● **性味功用**

甘、涩，平。杀虫，消积，润燥。适用于
肠道寄生虫病，小儿疳积，肺燥咳嗽，肠
燥便秘，痔疮等病症。

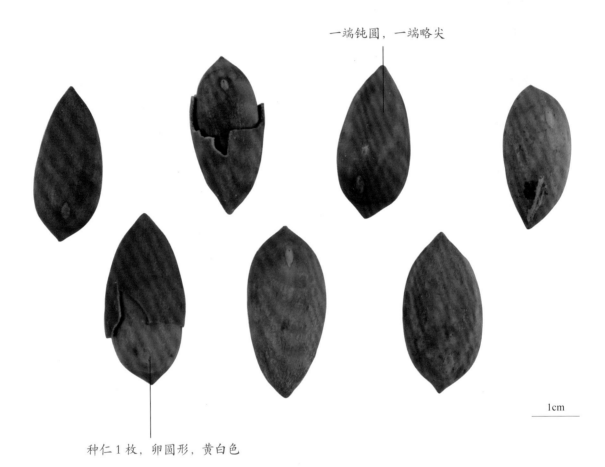

一端钝圆，一端略尖

种仁 1 枚，卵圆形，黄白色

1cm

● **附注**

榧子种皮紫褐色，种仁黄白如玉，炒食味香美，故又称香榧。超市或炒货店偶见有售。榧子
可用于治疗绦虫、钩虫、蛔虫、蛲虫等肠道寄生虫病。药性缓和，驱虫而不伤脾胃，且能润肠，
利于虫体排出，是比较安全、有效的驱虫药。单味食用也可用于肠燥便秘。

- **别名**

  木腰子、象豆。

- **来源**

  豆科植物榼藤子 *Entada phaseoloides*（L.）Merr. 的种子。

- **溯源**

  榼藤之名始见《南方草木状》，云："榼藤，依树蔓生，如通草藤也，其子紫黑色，三年方熟。其壳贮药，历年不坏。生南海。"《本草纲目》载："榼藤子，紫黑色，微光，大一二寸，圆扁，人多剔去肉，作药瓢垂腰间。"所言正是本品。本品亦可雕琢装饰，以供赏玩。

- **产地**

  主产于海南、广东、广西、台湾、云南等地。

- **采收加工**

  冬、春二季种子成熟后采集，去外壳，晒干。

- **药材性状**

  种子呈扁圆形，直径 4~5cm，厚 1~1.8cm。表面棕褐色，具光泽，少数两面中央微凹，被棕黄色粉状物，除去后可见细密的网状纹理。种脐长椭圆形。种皮极坚硬，难破碎，破开后，种仁乳白色；子叶两片，甚大，厚 5~7mm，子叶间中央常有空腔；近种脐处有细小的胚。气微，味淡，嚼之有豆腥味。

- **性味功用**

  甘、涩，平；有毒。行气止痛，利湿消肿。适用于脘腹胀痛，黄疸，脚气水肿，痢疾，痔疮，脱肛，喉痹等病症。

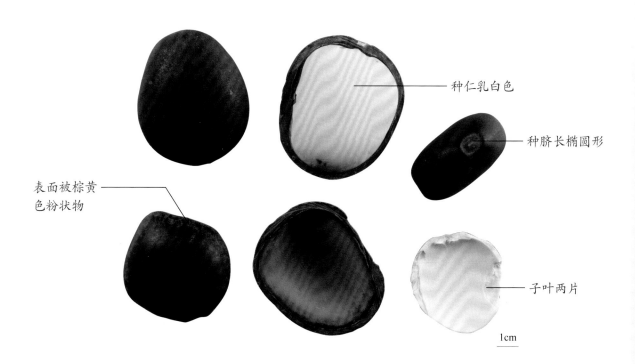

表面被棕黄色粉状物

种仁乳白色

种脐长椭圆形

子叶两片

1cm

# 酸　角

- **别名**
  酸豆，甜角，甜酸角。

- **来源**
  豆科植物酸豆 *Tamarindus indica* L. 的果实。

- **溯源**
  《滇南本草》收载酸饺，曰"酸饺，味甘、酸，平。治酒化为痰，隔于胃中，同白糖煎膏，早晚服一钱。象最喜食。出夷人地者佳。"《本草纲目》记载："酸角，云南、临安诸处有之，如猪牙皂荚，浸水和羹，酸美如醋。"所述与本品相符。酸角原产热带非洲，我国有引种，云南种植较多，被誉为"酸角之乡"。

- **产地**
  主产于云南、广东、广西、福建等地。

- **采收加工**
  春季采摘，晒干。

- **药材性状**
  果实长圆形，长 3~6cm，直径约 1.5cm。表面深褐色，果皮较厚，质坚硬，内含种子 3~10 枚。种子条圆形或近圆形，表面红褐色，平滑有光泽。气微，味酸。

- **性味功用**
  甘、酸，凉。清热解暑，和胃消积。适用于中暑，食欲不振，小儿疳积，妊娠呕吐，便秘等病症。

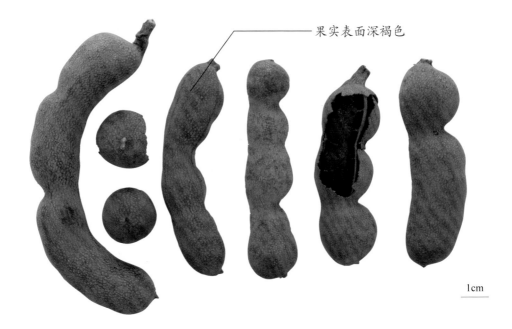

果实表面深褐色

1cm

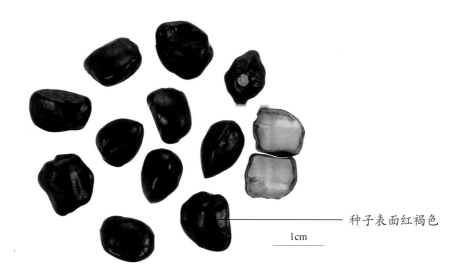

种子表面红褐色

1cm

● **附注**

有人认为"罗望子"是酸角的别名。据张敏考证，"罗望子"与"罗晃子"是同种药物，均指梧桐科植物苹婆 *Sterculia monosperma* Ventenat 的种子，即凤眼果，不宜作酸角的别名。

# 罂粟壳 ●

● **别名**

大烟壳、米壳、烟斗斗。

● **来源**

罂粟科植物罂粟 *Papaver somniferum* L. 的果壳。

● **溯源**

罂粟入药，始载于《本草拾遗》。《本草纲目》曰："其壳入药甚多，而本草不载，乃知古人不用之也。"

● **产地**

政府指定单位生产。

● **采收加工**

6~8月采摘成熟果实，破开，除去种子，晒干。

● **药材性状**

果壳椭圆形或瓶状卵形，长 4~6cm，直径 2~4cm，有时破碎成片状。表面黄褐色或棕褐色，有纵或横的割痕。先端有柱头 7~15 个，辐射状排列成盘状；基部有时有残存果柄。果皮硬脆，木质。断面可见 7~15 个侧膜胎座，其上有点状突起，为种子脱落的残痕。气清香，味微苦。

● **性味功用**

酸、涩，微寒。敛肺，涩肠，固肾，止痛。适用于久咳劳嗽，喘息，泄泻，痢疾，脱肛，遗精，带下，心腹及筋骨疼痛等病症。

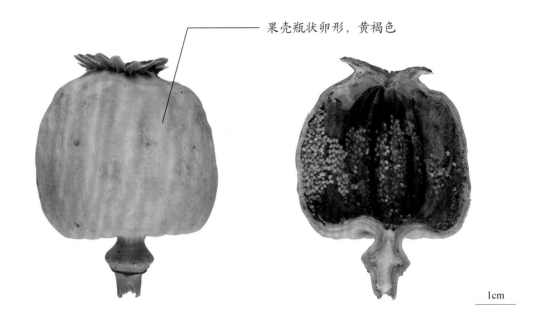

果壳瓶状卵形，黄褐色

1cm

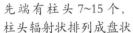

先端有柱头 7~15 个，
柱头辐射状排列成盘状

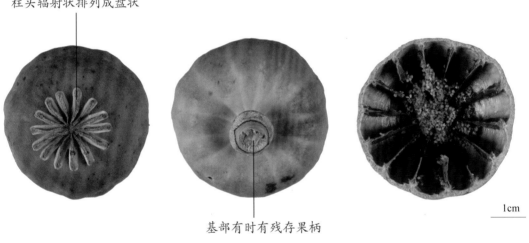

基部有时有残存果柄

1cm

● **附注**

本品易成瘾，不宜久服。罂粟的种子，古代本草中称为罂子粟，常煮粥以供食用。《本草纲目》
归为谷部，并谓："罂粟秋种冬生，嫩苗作蔬食甚佳……中有白米极细，可煮粥和饭食。水
研滤浆，用绿豆粉作腐食尤佳。亦可取油。"罂粟壳入药则得到李时珍的推崇。《本草纲目》
引王硕《易简方》曰："粟壳治痢如神。但性紧涩，多令人呕逆，故人畏而不敢服。若用醋制，
加以乌梅，则用得法矣。或同四君子药，尤不致闭胃妨食而获奇功也。"

● **别名**

算盘珠。

● **来源**

大戟科植物算盘子 *Glochidion puberum*（L.）Hutch. 的果实。

● **溯源**

算盘子始载于《植物名实图考》，曰："野南瓜，一名算盘子，一名柿子椒，抚、建、赣南、长沙山坡皆有之。高尺余，叶附茎，对生如槐、檀。叶微厚硬，茎下开四出小黄花，结实如南瓜，形小于凫茈。秋后迸裂，子缀壳上如丹珠。"并附野南瓜图，附图明显可见其叶为互生，花萼分为6，这与今算盘子植物形态一致。

● **产地**

主产于我国秦岭以南各地。

● **采收加工**

秋季采摘，拣净杂质，晒干。

● **药材性状**

蒴果扁球形，形如算盘珠，常具 8~10 条纵沟。红色或红棕色，被短绒毛。先端具环状稍伸长的宿存花柱。内有数颗种子，种子近肾形，具纵棱。表面红褐色。气微，味苦、涩。

● **性味功用**

苦，凉；小毒。清热除湿，解毒利咽，行气活血。适用于痢疾，泄泻，黄疸，疟疾，淋浊，带下，咽喉肿痛，牙痛，疝痛，产后腹痛等病症。

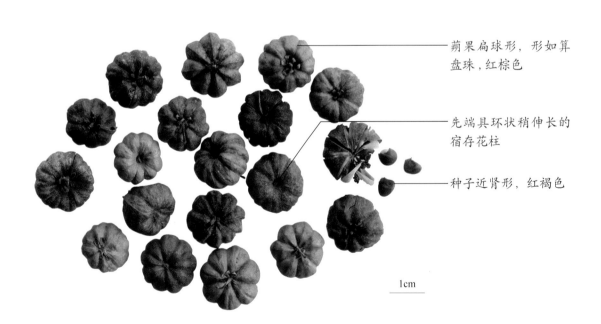

蒴果扁球形，形如算盘珠，红棕色

先端具环状稍伸长的宿存花柱

种子近肾形，红褐色

1cm

● **附注**

同属植物湖北算盘子 *Gloohidion wilsonii* Hutch. 的果实，市场上亦作算盘子流通。

# 辣木籽

● **来源**

辣木科植物辣木 *Moringa oleifera* Lam. 的种子。

● **溯源**

辣木，根有辛辣味，故名辣木。辣木通常是辣木科辣木属植物的统称。原产印度和非洲的热带及南亚热带干旱或半干旱地区。海南、云南等地均有引种。辣木籽可以碾粉作为调味剂，辣木籽油可作食用油。近年来，辣木籽因味苦回甜的口感，以及降血压、降血糖、调节肠胃等功效，在各药材市场备受追捧。

● **产地**

我国海南、云南、广东、广西等地均有栽培。

● **采收加工**

花期全年，果期 6~12 月。

● **药材性状**

种子近球形，直径约 8mm，棕褐色。具 3 棱，每棱有白色膜质的翅。种仁白色，气微，味苦涩，回甜。

● **性味功用**

辛、苦，凉。降血压，降血糖，调节肠胃。适用于高血压，高血糖，高血脂，腹胀，便秘等病症。

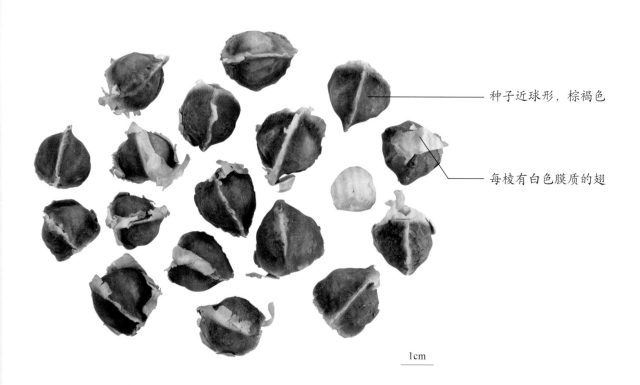

种子近球形，棕褐色

每棱有白色膜质的翅

1cm

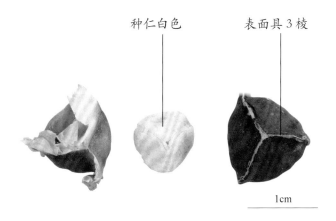

种仁白色　　　表面具3棱

1cm

● **附注**

不同体质的人品尝辣木籽的口感略有差异，有以此判断疾病类型的说法，值得进一步研究。

# 橡　子 ●

● **别名**

橡栗、橡实、橡斗子。

● **来源**

壳斗科植物麻栎 *Quercus acutissima* Carr. 或辽东栎 *Quercus wutaishanica* Mayr 的果实。

● **溯源**

橡实始载于《雷公炮炙论》。《新修本草》云："栎、栎皆有斗，以栎为胜，所在山谷中皆有。"《本草图经》曰："橡实，栎木子也……木高二三丈，三四月开黄花，八九月结实，其实为皂斗，栎、栎皆有斗，而以栎为胜。不拘时采其皮，并实用。"《本草纲目》云："栎，一种结实者，其名曰栩，其实为橡……四五月开花如栗花，黄色；结实如荔枝核而有尖。其蒂有斗，包其半截。其仁如老莲肉，山人俭岁采以为饭，或捣浸取粉食，丰年可以肥猪。北人亦种之。其木高二三丈，坚实而重，有斑文点点。大者可作柱栋，小者可为薪炭。"以上所述形态特征，与今之麻栎和辽东栎相符合。

● **产地**

主产于我国东北、华北和华东等地。

● **采收加工**

冬季果实成熟后采收，连壳斗摘下，晒干后除去壳斗，再晒至足干，贮放通风干燥处。

● **药材性状**

麻栎：坚果卵状球形至长卵形，长约2cm，直径1.5~2cm。表面淡褐色，果脐突起。种仁白色。

辽东栎：坚果卵形至长卵形，长1.7~1.9cm，直径1~1.3cm。果脐略突起。种仁白色。气微味淡、微涩。

● **性味功用**

苦、涩，微温。收敛固脱，止血，解毒。适用于泄泻痢疾，便血，痔血，脱肛，小儿疝气，疮痈久溃不敛，乳腺炎，睾丸炎，面皯等病症。

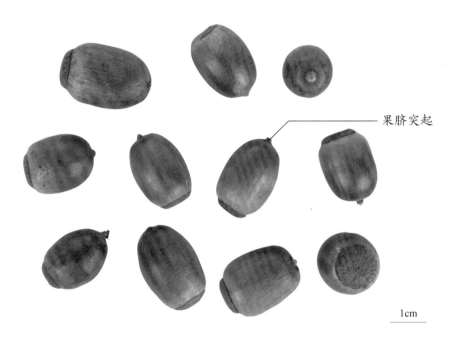

果脐突起

1cm

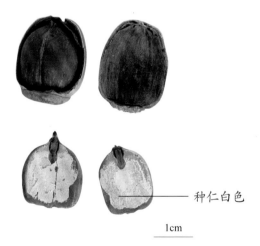

种仁白色

1cm

● **附注** —————————————

市场上橡子品种来源复杂，多来自壳斗科植物麻栎或辽东栎的果实。《本草纲目》中记载："木实为果，橡盖果也。俭岁，人皆取以御饥，昔挚虞入南山，饥甚拾橡实而食；唐杜甫客秦州，采橡、栗自给，是矣。"

● **别名**

蕤核、蕤子、白桵仁、棫仁。

● **来源**

蔷薇科植物齿叶扁核木 *Prinsepia uniflora* Batal. 的果核。

● **溯源**

蕤仁原名蕤核，始载于《神农本草经》。《本草图经》曰："蕤核，生函谷川谷及巴西，今河东亦有之，其木高五七尺，茎间有刺，叶细似枸杞而尖长，花白，子红紫色，附枝茎而生，类五味子，六月成熟，五月、六月采实，去核壳阴干。"

● **产地**

主产于山西、陕西、甘肃、内蒙古等地。

● **采收加工**

夏、秋二季果实成熟时采摘，除去果肉，洗净，碎核取仁，晒干。

● **药材性状**

果核呈扁心脏形或扁卵形，两侧略不对称，长 7~10mm，宽 6~8mm，厚 3~5mm。表面浅棕色至暗棕色，有深色的网状沟纹，常有棕褐色果肉残留。质坚硬，敲开果核后，可见种子为扁平的类圆形或心脏形，长 6~7mm，宽约 5mm，厚约 2mm。种皮红棕色，膜质，两面有深色纵脉纹 3~5 条，尖端侧有淡色短种脐，圆端有合点，两者之间有深色种脊。子叶白色肥厚，油质。气无，味微苦。以颗粒饱满肥厚、表面纹理清楚者为佳。

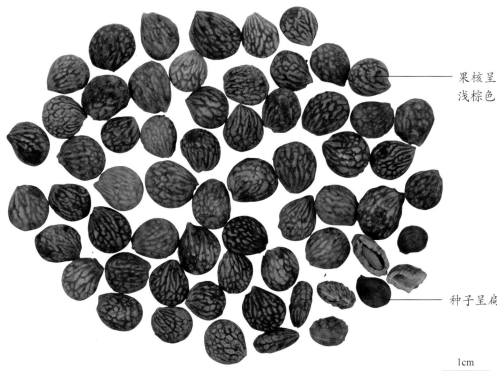

果核呈扁心脏形，浅棕色

种子呈扁平类圆形

1cm

- **性味功用**
甘，微寒。疏风散热，养肝明目，安神。

适用于目赤肿痛，昏暗羞明，眦烂多泪，夜寐不安等病症。

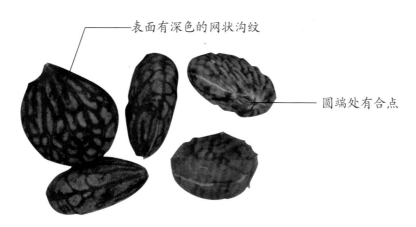

表面有深色的网状沟纹

圆端处有合点

# 樱桃核

- **别名**
樱桃米、樱桃子。

- **来源**
蔷薇科植物樱桃 *Cerasus pseudocerasus* (Lindl.) G. Don 的果核。

- **溯源**
樱桃核的药用记载始于《滇南本草》。《本草图经》云："樱桃，旧不著所出州土，今处处有之。而洛中、南都者最盛，其实熟时深红色者谓之朱樱，正黄明者谓之蜡樱……其木多阴，最先百果而熟，故古多贵之。"所言正是本品。

- **产地**
主产于我国华东、华北、华中地区。

- **采收加工**
夏季采收成熟果实，搓去外皮及果肉，取出果核，洗净，晒干。

- **药材性状**
果核呈卵圆形或长圆形，长8~10mm，直径5mm。表面黄白色或淡黄色，有网状纹理，两侧各有一条明显棱线。先端略尖，微偏斜，基部钝圆而凹陷，另一边稍薄，近基部呈翅状。质坚硬，不易破碎。敲开果核(内果皮)有种子1枚，种皮黄棕色或黄白色，常皱缩，子叶淡黄色。气无，味微苦。

- **性味功用**
辛，温。发表透疹，消瘤去瘢，行气止痛。适用于痘疹初期透发不畅，皮肤瘢痕，瘿瘤，疝气疼痛等病症。

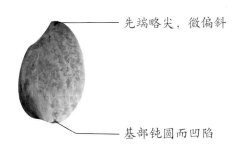

先端略尖，微偏斜

基部钝圆而凹陷

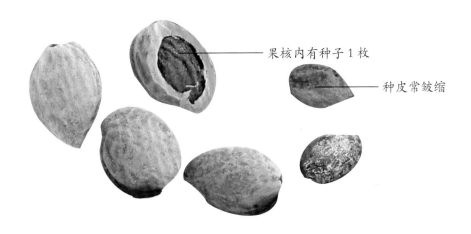

果核内有种子 1 枚

种皮常皱缩

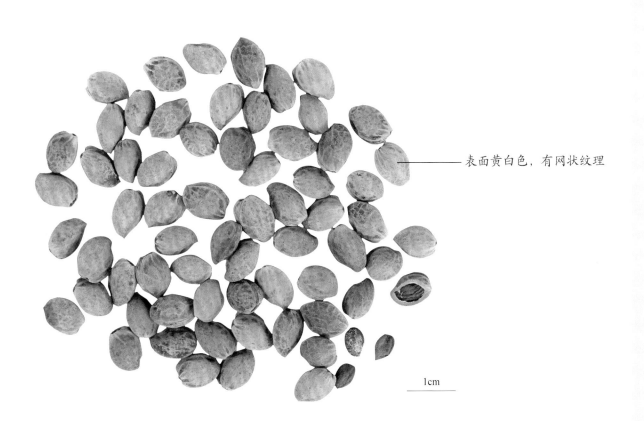

表面黄白色，有网状纹理

1cm

# 樟树子

● **别名**

香樟子、樟木子。

● **来源**

樟科植物樟 *Cinnamomum camphora*（L.）Presl 的果实。

● **溯源**

本品始载于《本草拾遗》。《本草品汇精要》云："木高四五丈，径大丈许。皮如柳而坚实，叶似梨厚大而面青碧，背丹如枫，枝干婆娑荫地，夏开白花，五出若梅，秋结子，至冬成实如榛，褐色而不堪啖，惟可作油燃灯而已。生福建福州府罗源深山谷及樟州府，或道傍郊野中亦有之。"所言正是本品。

● **产地**

主产于我国长江流域及其以南各地。

● **采收加工**

秋、冬二季采摘成熟果实，晒干。

● **药材性状**

果实圆球形，直径 5~8mm，棕黑色至紫黑色。表面皱缩不平，或有光泽，有的基部尚包有宿存的花被。果皮肉质而薄，内含种子 1 枚，黑色。气香，味辛辣。以个大、饱满、干燥、无杂质者为佳。

● **性味功用**

辛，温。祛风散寒，温胃和中，理气止痛。适用于脘腹冷痛，寒湿吐泻，气滞腹胀，脚气等病症。

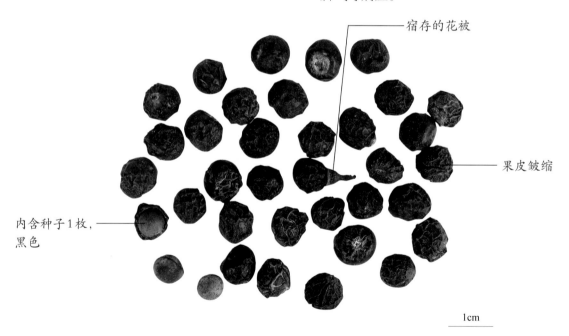

宿存的花被

果皮皱缩

内含种子1枚，黑色

1cm

● **附注**

樟树果实感染樟粉果菌形成菌瘿，其形状似梨，称为樟梨或樟梨子，具有散寒化滞、行气止痛之功效。在广东药材市场，将樟的虫瘿果称为"樟木扣"（樟梨子），将正常成熟果实称为"樟木子"。

**别名**

樟梨、樟榕子、樟树梨。

● **来源**

樟科植物樟 *Cinnamomum camphora* (L.) Presl 的果实感染樟粉果菌 *Exobasidium sawadae* Yamada 形成病态果实的瘤状菌瘿。

● **溯源**

樟梨子始载于《本草纲目拾遗》，曰："樟梨，即樟树子也，出处州府遂昌县福罗坞仙人坝周公园，大者为贵，小者次之。云可治心胃脘疼，服之立效。即香樟子也，较他产者略大。叶南郊自处州回，询以樟梨，据云，此非子，乃千年樟树所结枝丫间者，如瘤然，形似梨故名之，然则此乃樟瘤也。"据江西中医药大学范崔生教授调查樟梨子为樟树果实感染樟粉果菌形成的菌瘿，其形状似梨，故名樟梨子。

● **产地**

主产于浙江、江西南部的吉安、遂州、赣县等地。

● **采收加工**

秋、冬二季摘取或拾取自落果梨，除去果梗，晒干。

● **药材性状**

菌瘿呈梨形、类球形，不规则状，长0.7~2.5cm，宽0.8~2.1cm。表面灰褐色至棕黄色，具瘤状突起或网状沟纹。质地坚硬，难以折断。击碎面略呈角质光泽，黑褐色或灰黄色，有时可见黄白色干瘪种子。基部有灰黑色果柄与宿存萼。气香，味微苦、涩。

● **性味功用**

辛，温。健胃温中，理气止痛。适用于胃寒脘腹疼痛，食滞腹胀，呕吐腹泻等病症；外用治疮肿。

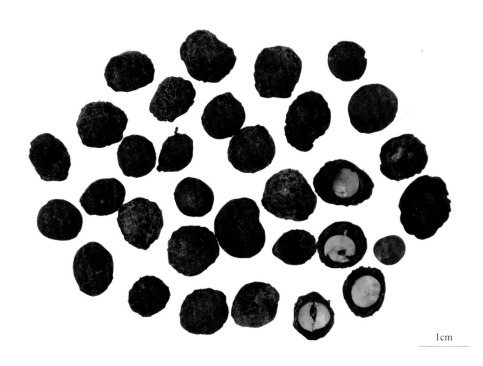

1cm

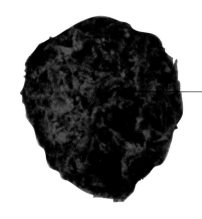

—— 表面具瘤状突起或网状沟纹

● **附注**

樟树果实因感染樟粉果菌而引起过度生长，膨胀成病态状。初生时为黄色小点状，逐渐扩大并凸出，呈梨状，后成类圆形瘤状或不规则形，10~11月全果肿大，次年1~2月变黄褐色，病态果实即为菌瘿。据范崔生等2002年报道，江西吉安、赣县产量较大，两地年收量为200~500kg。

# 橄榄果

● **别名**

青果、甘榄。

● **来源**

橄榄科植物橄榄 *Canarium album* Raeusch. 的果实。

● **溯源**

本品始载于嵇含《南方草木状》，云："橄榄子，大如枣，八月熟，生交趾。"《本草图经》云："今闽广诸郡皆有之。秋晚实成，南人尤重之。咀嚼之，满口香久不歇。山野中生者，子繁而树峻，不可梯缘，但刻根下方寸许，内盐于中，一夕子皆落，木亦无损。其枝节间有脂膏如桃胶，南人采得，并其皮、叶煎之如黑饧，谓之榄糖，

用胶船，着水益干，牢于胶漆。"所言即为本品。

● **产地**

主产于我国华南地区。

● **采收加工**

采摘成熟果实，晒干或阴干。

● **药材性状**

果实纺锤形，两端钝尖，长 2.5~4cm，直径 1~1.5cm；表面棕黄色或黑褐色，有不规则深皱纹。果肉厚，灰棕色或棕褐色。果核（内果皮）梭形，暗红棕色；表面具纵棱3条，其间各有2条弧形弯曲的沟；质坚硬。破开后其内多分3室，各有种子1颗。外种皮黄色，常紧贴于内果皮上；内

种皮红棕色，膜质。胚乳极薄。子叶2片。气无，果肉味涩，久嚼微甜。以个大、坚实、肉厚、味先涩后甜者为佳。

● **性味功用**

甘、酸，平。清肺利咽，生津止渴，解毒。适用于咳嗽痰血，咽喉肿痛，暑热烦渴，醉酒，鱼蟹中毒等病症。

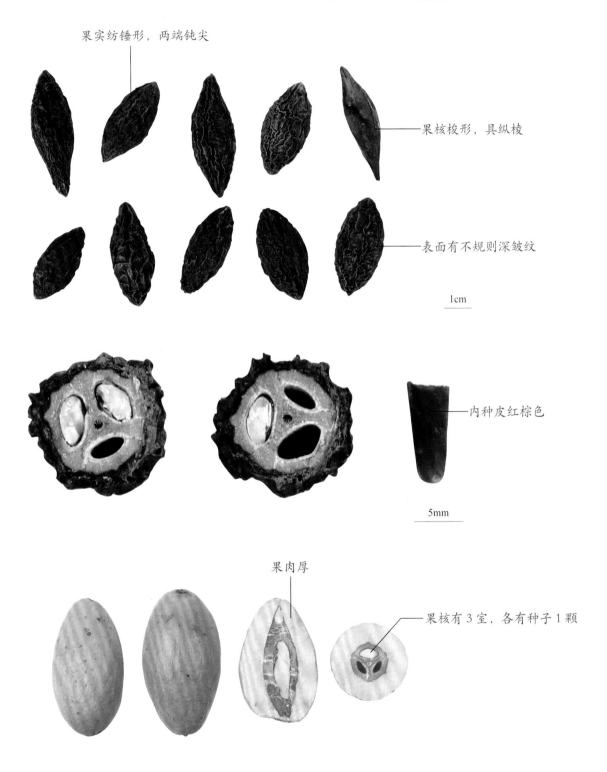

果实纺锤形，两端钝尖

果核梭形，具纵棱

表面有不规则深皱纹

1cm

内种皮红棕色

5mm

果肉厚

果核有3室，各有种子1颗

1cm

# 橄榄核

- **别名**
  青果核。

- **来源**
  橄榄科植物橄榄 *Canarium album* Raeusch. 的果核。

- **溯源**
  《本草纲目》在"橄榄"项下附有实（即橄榄果）、核（即橄榄核）等入药。在附方中，记载用"橄榄核烧研，油调涂之"，治耳足冻疮。

- **产地**
  主产于福建、广东、四川、云南、广西等地。

- **采收加工**
  秋季采收成熟果实，除去果肉，鲜用或晒干。

- **药材性状**
  果核梭形，暗红棕色，表面有3条纵棱，棱间有2条弧形弯曲的沟。质坚硬，破开后内分3室，每室各有种子1颗。内果皮分2层，外层较厚，红褐色，内层较薄，黄色。种皮红棕色，膜质。子叶2片折叠，白色或黄白色，油性。气清香。以颗粒均匀、饱满、无霉变者为佳。

- **性味功用**
  甘、涩，温。解毒，敛疮，止血，利气。适用于咽喉肿痛，口舌生疮，冻疮，疳疮，天疱疮，肠风下血，睾丸肿痛等病症。

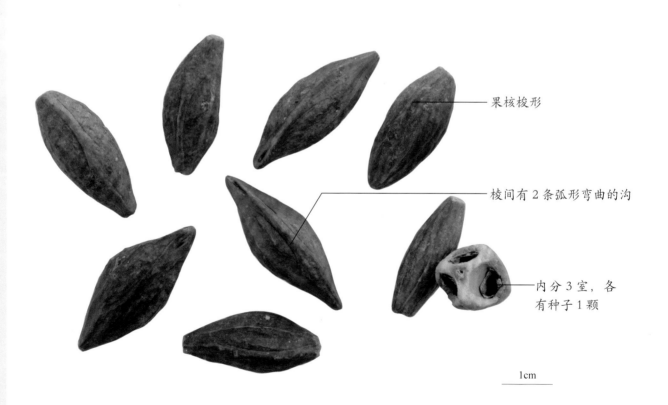

果核梭形

棱间有2条弧形弯曲的沟

内分3室，各有种子1颗

1cm

# 橹罟子

● **别名**

露兜子、野菠萝。

● **来源**

露兜树科植物露兜树 *Pandanus tectorius* Soland. 的核果。

● **溯源**

《本草纲目》引《桂海志》云："橹罟子，大如半升碗，数十房攒聚成球，每房有缝，冬生青，至夏红。破其瓣食之，微甘。出广西。"《岭南采药录》也载有橹罟子，内容与《本草纲目》大致相同。据关培生先生考证，橹罟子即为露兜树的核果。

● **产地**

主产于广东、广西等地。

● **采收加工**

秋季采摘成熟果实，将小核果分开，晒干。

● **药材性状**

果实呈椭圆形或球状椭圆形，长达20cm，外表黄红色，由50~70个纤维状肉质核果组成。核果倒圆锥形，稍有棱角，长4~6cm。先端钝圆，有花柱残迹。外果皮灰棕色，光滑，但多破碎或不存在；中果皮几乎全由木质纤维构成，质坚韧，黄白色或灰棕色；内果皮坚硬，木质，有4~10室，果室狭长，内面棕色，有扁而狭长之种子1粒。气微，味淡。

● **性味功用**

辛、淡，凉。补脾益血，行气止痛，化痰利湿，明目。适用于痢疾，胃痛，咳嗽，疝气，睾丸炎，痔疮，小便不利，目生翳障等病症。

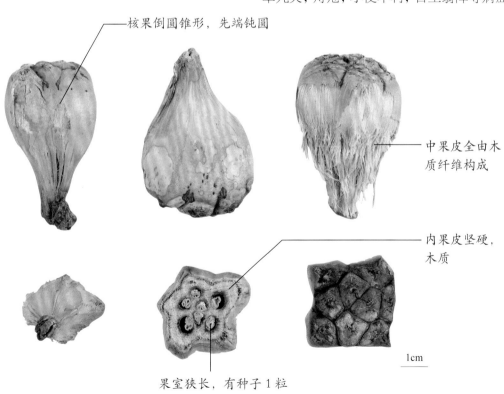

核果倒圆锥形，先端钝圆

中果皮全由木质纤维构成

内果皮坚硬，木质

1cm

果室狭长，有种子1粒

# 橘 络

- **别名**
  凤尾橘络、金丝橘络。

- **来源**
  芸香科植物橘 *Citrus reticulata* Blanco 及其栽培变种的果皮内层筋络。

- **溯源**
  橘始载于《神农本草经》。《本草纲目》在"橘"项下附"橘瓤上筋膜"，即橘络，"主治口渴，吐酒，炒熟煎汤饮，甚效"。

- **产地**
  主产于四川、福建、浙江等地。

- **采收加工**
  将橘皮剥下，撕下白色筋络，晒干。

- **药材性状**
  本品呈长形松散的网络状，稍弯曲，多为淡黄白色。干后质脆，易折断。香气淡，味微苦。以经络多、蒂小、橘白少、无杂质者为佳。

- **性味功用**
  甘、苦，寒。通经络，宣滞气。适用于经络气滞，痰积血郁，伤酒口渴。

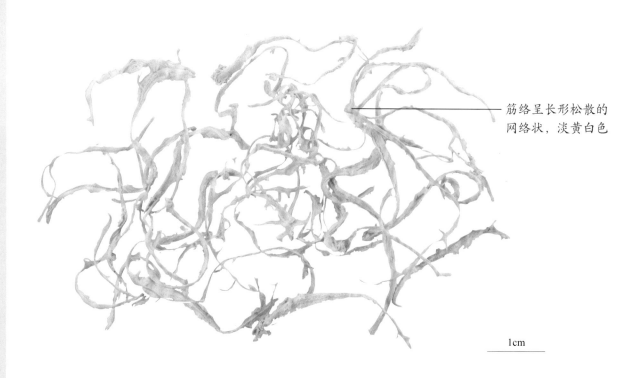

筋络呈长形松散的网络状，淡黄白色

1cm

● **来源**

芸香科植物橘 *Citrus reticulata* Blanco 及其栽培变种的种子。

● **溯源**

本品药用始载于《日华子本草》。《本草纲目》云："凡用须以新瓦焙香，去壳取仁，研碎入药。"

● **产地**

主产于我国长江流域及其以南各地。

● **采收加工**

秋、冬二季食用果肉时，收集种子，洗净，晒干或烘干。

● **药材性状**

种子略呈卵形，长 0.8~1.2cm，直径 0.4~0.6cm。表面淡黄白色或淡灰白色，光滑，一侧有种脊棱线。一端钝圆，另端渐尖成小柄状。外种皮薄而韧；内种皮菲薄，淡棕色。子叶 2，黄绿色，有油性。气微，味苦。以色黄白、子粒饱满、大小均匀者为佳。

● **性味功用**

苦，平。理气，散结，止痛。适用于疝气，睾丸肿痛，乳痈，腰痛等病症。

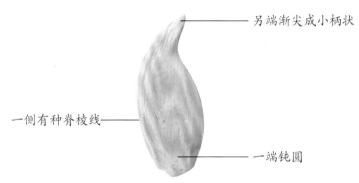

另端渐尖成小柄状

一侧有种脊棱线

一端钝圆

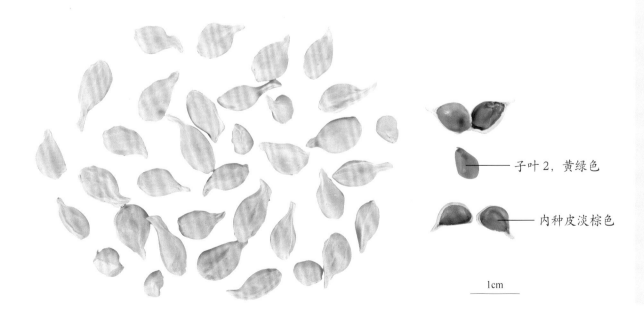

子叶 2，黄绿色

内种皮淡棕色

1cm

# 藏青果

- **别名**
西藏青果、西青果。

- **来源**
使君子科植物诃子 *Terminalia chebula* Retz. 的幼果。

- **溯源**
诃子，以"诃黎勒"之名始载于《新修本草》。《本草图经》记载："南海风俗尚贵此汤，然煎之不必尽如昔时之法也。诃子未熟时，风飘堕者，谓之随风子，暴干收之，益小者佳，彼人尤珍贵之。"所记随风子与本品一致。

- **产地**
主产于云南省临沧地区和德宏傣族景颇族自治州。

- **采收加工**
9~10月采收未成熟的幼果，经水烫后晒干。

- **药材性状**
幼果呈长卵形，略扁。一端较大，另端略小，钝尖，下部有一果柄痕。有的稍弯曲。长1.5~3cm，直径0.5~1.2cm。表面黑褐色，具明显的纵皱纹。质坚硬。断面褐色，有胶质样光泽，核不明显，常空心，小者黑褐色，无空心。无臭，味苦涩、微甘。以身干、个均匀、质坚实、断面无空心者为佳。

- **性味功用**
苦、涩、微甘，微寒。清热生津，利咽解毒。适用于阴虚白喉，扁桃体炎，喉炎，痢疾，肠炎等病症。

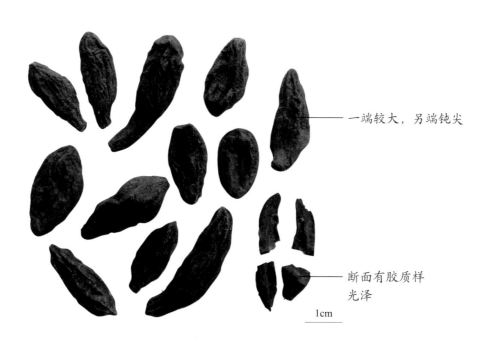

一端较大，另端钝尖

断面有胶质样光泽

1cm

- **附注**
成熟果实即常用的中药诃子。

# 藏茴香

● **别名**

开日维亚（维吾尔药名）。

● **来源**

伞形科植物葛缕子 *Carum carvi* L. 的果实。

● **溯源**

本品为民族药。维吾尔医本草《注医典》，藏医本草《度田本草》《甘露本草明镜》等有收录本品。

● **产地**

主产于我国东北、华北、西北地区及四川西部等地。

● **采收加工**

7~8 月果实将成熟时割取全株，晒干，打下种子，去其杂质，备用。

● **药材性状**

果实长椭圆形，略弯曲，长 3~6mm。表面灰绿色或灰棕色，具 5 条突起的肋线，有时可见残留的纤细果柄。质脆，气芳香，味辛辣。

● **性味功用**

辛、甘，温。理气开胃，散寒止痛。适用于脘腹冷痛，呕逆，消化不良，疝气痛，寒滞腰痛等病症。

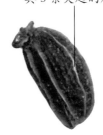

具 5 条突起的肋线

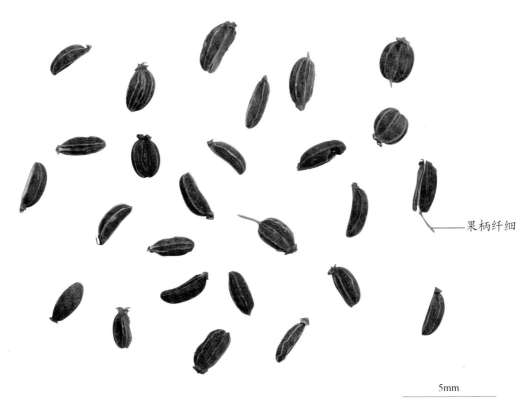

果柄纤细

5mm

661

# 澄茄子

● **别名**
山胡椒、山苍子。

● **来源**
樟科植物山鸡椒 *Litsea cubeba* (Lour.) Pers. 的果实。

● **溯源**
本品以"山胡椒"之名首载于《滇南本草》。《植物名实图考长编》引《广西通志》云："山胡椒，夏月全州人以代茗饮，大能清暑益气，或以为即荜澄茄。"因山鸡椒果实的形状和气味与胡椒科植物荜澄茄 *Piper cubeba* L. 的果实相似，因此称澄茄子。

● **产地**
主产于广西、江苏、浙江、四川、福建等地。

● **采收加工**
7月中下旬至8月中旬，果实青色且密布白色斑点时采收，除去枝叶，晒干。

● **药材性状**
果实圆球形，直径4~6mm。表面棕褐色至棕黑色，有网状皱纹。基部常有果柄痕。中果皮易剥去，内果皮暗棕红色，果皮坚脆。种子1粒，内有肥厚子叶2枚，富含油质。具特异强烈窜透性香气，味辛、凉。

● **性味功用**
辛、微苦，温。温中止痛，行气活血，平喘，利尿。适用于脘腹冷痛，食积气胀，反胃呕吐，中暑吐泻，泄泻痢疾，寒疝腹痛，哮喘，寒湿水臌，小便不利，小便浑浊，疮疡肿毒，牙痛，寒湿痹痛，跌打损伤等病症。

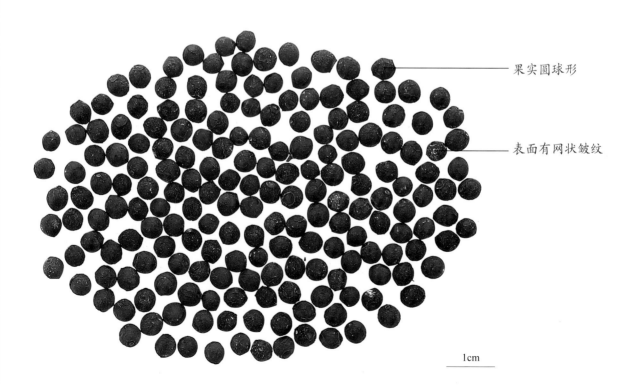

果实圆球形

表面有网状皱纹

1cm

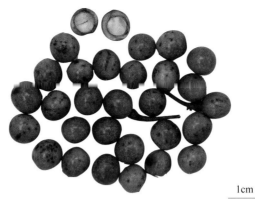

1cm

● **附注**

1. 该药材采收季节性很强。如果实尚未完全成熟时采摘，水分多，柠檬醛含量少，为采收过早；若至果实成熟后期，果皮转变为褐色，柠檬醛自然挥发而消失，为采收过迟。采收时间以果实青色、密布白色斑点、用手捻碎后有强烈生姜味时为最佳。

2. 该植物的地下部分亦可入药，详见"豆豉姜"条。

# 鹰嘴豆

● **别名**

香豆子、回回豆、鸡头豆。

● **来源**

豆科植物鹰嘴豆 *Cicer arietinum* L. 的种子。

● **溯源**

因其形状奇特，尖如鹰嘴，故名鹰嘴豆。鹰嘴豆以"回回豆"之名始载于《救荒本草》，曰："回回豆又名那合豆。生田野中，茎青，叶似蒺藜叶，又似初生嫩皂荚而有细锯齿，开五瓣淡紫色花，如蒺藜花样，结角如杏仁样而肥，有豆如牵牛子，微大。"《饮膳正要》载有回回豆子。所述均为本品。《本草纲目》误认为回回豆、胡豆即是豌豆，应注意鉴别。本品也是民族药，在维吾尔医药中有应用。

● **产地**

主产于河北、山西、陕西、甘肃、青海等地。

● **采收加工**

秋季果实成熟时，割取地上部分，晒干，打下种子，除去杂质。

● **药材性状**

本品形似鹰头，长5~9mm，直径4~7mm。表面白色、微红色或淡白色。有蜂窝状的皱纹，微被短绒毛，种脐处密集。种脐微尖，点状，珠孔在喙的腹面。由种脐向下经背部至珠孔有一明显的种脊维管束。质坚硬。气微，具豆腥气。

● **性味功用**

甘，平。清热解毒。适用于消渴，肝炎，脚气。

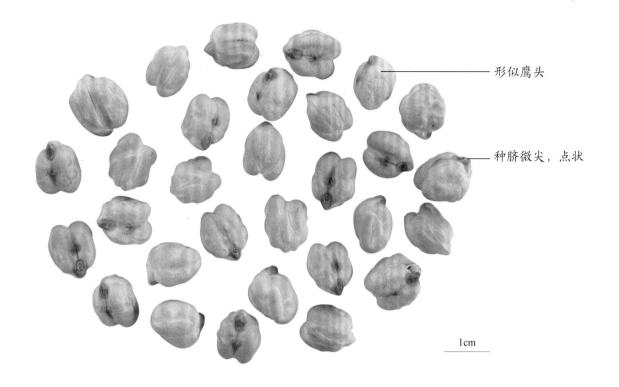

形似鹰头

种脐微尖，点状

1cm

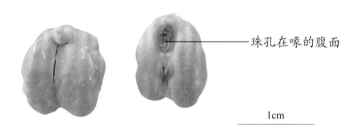

珠孔在喙的腹面

1cm

● **附注** ——————————————————————————————————

　　古代本草记载鹰嘴豆可食。《本草纲目拾遗》引《五杂俎》云："回回豆，状如榛子，磨入面中，极香。"